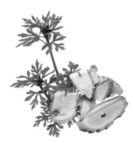

吃对食物不生病，用对药材病见好，但是中药数百款，怎么挑、怎么选？本书针对不同症状精选出适用药材，讲解其功效，让您随手翻，随时看，无病养生，有病对症调。

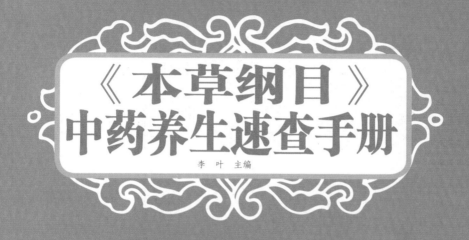

《本草纲目》
中药养生速查手册

李 叶 主编

北京联合出版公司
Beijing United Publishing Co.,Ltd.

北京科学技术出版社

图书在版编目（CIP）数据

《本草纲目》中药养生速查手册 / 李叶主编 . — 北京：北京联合出版公司，2014.1
（2022.3 重印）

ISBN 978-7-5502-2424-7

Ⅰ . ① 本 … Ⅱ . ① 李 … Ⅲ . ① 《本草纲目》—养生（中医）—手册 Ⅳ . ① R281.3-
62 ② R212-62

中国版本图书馆 CIP 数据核字（2013）第 296234 号

《本草纲目》中药养生速查手册

主　　编：李　叶
责任编辑：唐晓波　史　媛
封面设计：韩　立
内文排版：刘欣梅

北京联合出版公司
北京科学技术出版社　出版
（北京市西城区德外大街 83 号楼 9 层　100088）
三河市华成印务有限公司印刷　新华书店经销
字数 400 千字　720 毫米 ×1020 毫米　1/16　20 印张
2014 年 1 月第 1 版　2022 年 3 月第 3 次印刷
ISBN 978-7-5502-2424-7
定价：68.00 元

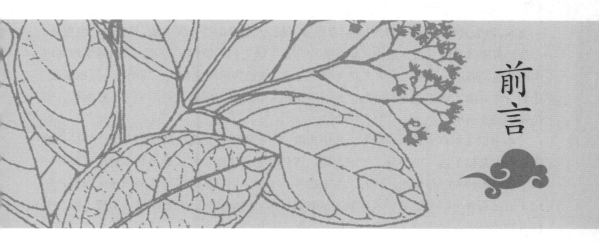

前言

养生是一个永恒而广泛的话题，我国自古就非常重视选用中药以保健身体和延缓衰老。在医学文献、中药养生专著中记载了很多行之有效的传统养生药方，蕴藏着极其丰富的中药养生知识，对我们的日常养生保健意义深远。

《本草纲目》一直被中国人奉为治病养生的圣典，其中的养生智慧和养生良方被代代相传。古往今来，人们对于中药和中药养生的重视和深厚情感是其他民族所难以理解的：在古代，中国的每一个医生都精通中药学，懂得采药和制药；每一个读书人都尽量要通晓中药学，以便仕途不顺利时改做医生，不为良相则为名医；每一个母亲都了解一些中草药的知识，学会辨认常用草药，懂得随季节变化用草药配合饮食预防疾病，懂得用草药为家人治疗常见病和较轻的外科创伤。甚至可以说，中药养生几乎已成为每一个中国人必须要知晓的生活常识，犹如布帛菽粟，与国人的生活不可须臾相离：风寒时离不了一碗热腾腾的姜汤，补血要找大枣和赤小豆，为产妇下奶要喝通草猪蹄汤，调理小儿脾胃、消食化积要吃山药米粥……中国人一生的健康与中药养生关系密切：年轻的母亲一怀孕，家人就会用一些草药加进她的饭菜汤羹，加强她和胎儿的健康。婴儿一出世，母亲就会给孩子缝制一个小药枕，里面的填充物就是避免幼儿常见病的几种中药。到一生的尽头，家人会为死者用药液洗身，更换用药物熏制过的寿衣，再在棺椁中放一些药物随葬。

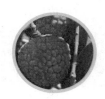

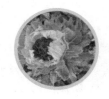

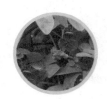

在当今社会，中药养生备受人们关注，从人们热衷的养生图书、中药养颜、中草药精华养发素等即可见端倪。人们期待从历史悠久、卓有成效的中药养生这一宝库中获取更多的养生智慧和力量。发掘这一宝库，汲取其精华是提高人们的生存质量、延长人类寿命的一次飞跃，具有重大的意义。为帮助普通读者在日常生活中认识各类中药，了解它们的特性、功效，从而科学地利用中药养生，通过运用中药养生方式来调养自身，使机体阴阳平衡、五脏调和、气血畅通，达到身体健康、延年益寿的目的，我们组织相关专业人士编撰了这部《〈本草纲目〉中药养生速查手册》。

本书以《本草纲目》为底本，从中选取了近三百种常用的中药进行介绍，并按功效将这些中药做了进一步细分，如解表药、清热药等，使读者仅从目录和书眉即可对每一种中草药的药效一目了然。同时，本书参考了《本草纲目》的编写体例和相关内容，介绍了近三百种中药的正名、采集加工、炮制技术、药理作用、性味归经、功能主治及本药方和药膳方，并列出了药方、药膳方的配方、用法、炮制方法、随症加减和禁忌等。其中一些经典的药方和药膳方是直接引自《本草纲目》，旨在挖掘本草经典巨著中的智慧和传世良方，以惠及今人。

为方便读者辨认中药，本书提供了每种药材的形态图和药材图片，图片清晰精美，立体展现植物形态，叶的脉络、花的形态都清晰可辨，帮助普通读者进行辨认，轻松掌握中药的特点。

本书内容丰富，通俗易懂，体例简明，可供广大中药养生爱好者和患者自学自用，无论有无医学基础，均可一看就懂，一学就会，是一部即查即用的家庭常备养生图书，可随时随地为自己及家人、好友找到合适的养生良方。许多药方、药膳方取材方便、简单易行，安全有效，适合普通百姓日常使用。中医讲究辨证施治，由于人与人之间存在生理和病理上的差异，因而其中所录药方和药膳方未必适合所有人，在使用时最好配合医院的诊断并遵医嘱使用，以确保安全。对于身患重疾的读者，一定要及时就医，在医生指导下使用相关的中药方和药膳，以期取得更好的疗效。

最后，愿这本书能为你送去健康，愿中药养生护佑你一生平安健康。

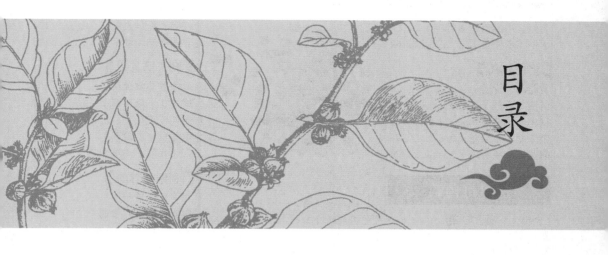

目录

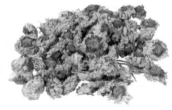
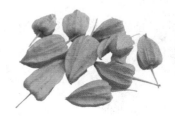
1

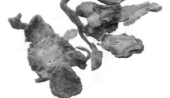

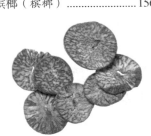

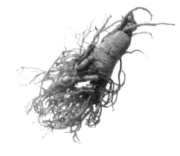

补气安神篇

安神药

【重镇安神药】

【养心安神药】

平肝息风药

【平抑肝阳药】

【息风止痉药】

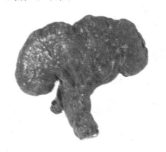

补虚药

【补气药】

【补阳药】

【补血药】

【补阴药】

收涩药

【固表止汗药】

【敛肺止咳药】

【涩肠止泻药】

【涩精缩尿止带药】

解毒杀虫燥湿止痒药

拔毒化腐生肌药

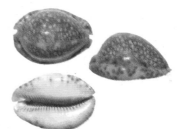

清热解毒篇

解表散风

凉血止血

清肺舒肝

温通经脉

通阳散寒

疮毒泻火

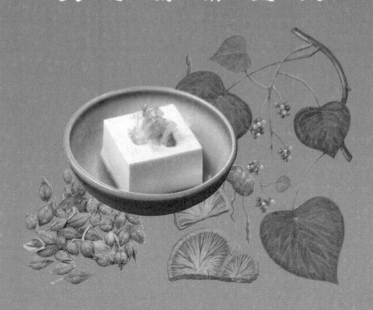

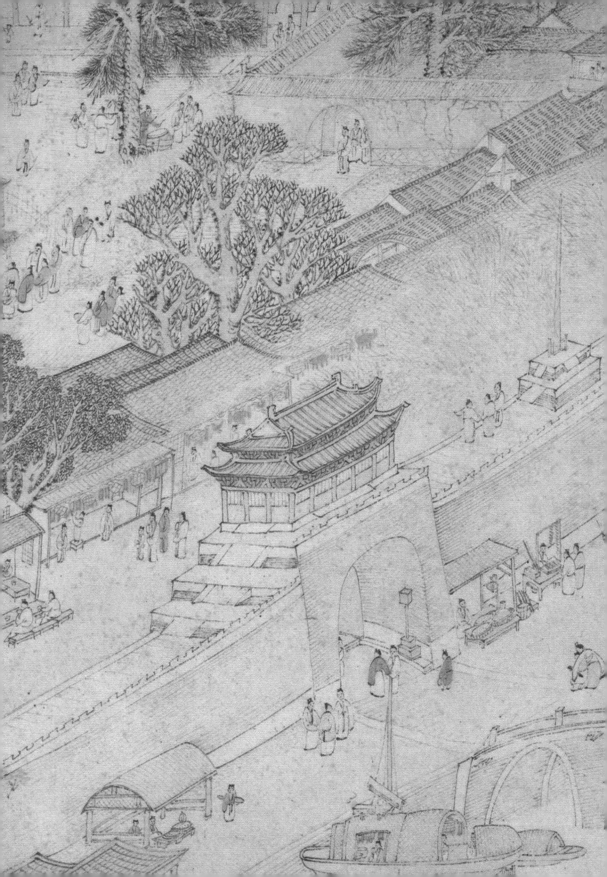

解表药

【概　念】

在中医学理论中，凡是解除表证，以发散表邪为主要作用的药物，统称解表药。

【功　效】

解表药多属辛散轻扬之品，能促进人体发汗或者微发汗，可以使表邪由汗出而得解，即发汗解表的功效。部分解表药以其宣通透达的特性，还有宣肺平喘、利水消肿、宣毒透疹、活血消痈、通痹止痛等功效。

【药理作用】

中医学科学研究表明，解表药主要具有解热镇痛、促进发汗、祛痰镇咳、抗菌、抗病毒、抗过敏、抗炎作用。

【适用范围】

解表药主要用于治疗头痛身痛、恶寒发热、无汗或者有汗不畅、脉浮的外感表证。对现代临床称谓的一般感冒、上呼吸道感染、流行性感冒、流脑及乙脑初起、支气管炎、麻疹、哮喘、肺炎、风湿性关节炎、急性肾炎、化脓性皮肤病等有一定的治疗作用，部分药物还可用于治疗高血压、突发性耳聋、冠心病等。

【药物分解】

解表药根据药性和作用的不同，主要分为发散风寒药及发散风热药两类。

发散风寒药，药性辛温。辛以散风，温可祛寒，因此具有发散风寒的作用。主要用于恶寒发热、头痛、无汗、肢体酸痛、清涕、鼻塞、苔薄白、喉痒咳嗽、脉浮的风寒表证。部分药物以辛温发散的特性，兼有平喘、利水、透疹、止痛等作用，对于麻疹、咳喘、水肿、风疹、风湿痹痛等具有上述表证的患者也可使用。中医药方常用的发散风寒药有细辛、紫苏叶、香薷、麻黄、桂枝、防风、羌活、藁本、荆芥、白芷、苍耳子、辛夷、生姜、鹅不食草、葱白、西河柳、胡荽。

发散风热药，药性辛凉。辛以散风，凉可祛热，因此具有发散风热的功效。主要用来治疗感冒风热或温病初起，发热恶寒、咽痛口渴、头痛目赤、脉浮数、舌苔薄黄的风热表证。部分药物在发散风热的同时，还兼具有清头目、利咽喉、宣肺、透疹之功。对于因感受风热而致的咽喉肿痛、目赤肿痛、咳嗽、疹出不畅等症均可选用。中医药方常用的发散风热药有薄荷、蝉蜕、葛根、牛蒡子、升麻、桑叶、柴胡、菊花、蔓荆子、淡豆豉、木贼、山芝麻、浮萍、蜇蟱。

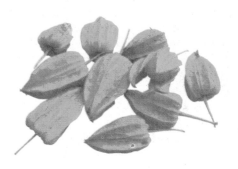

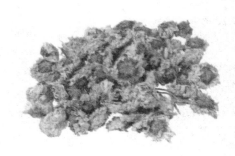

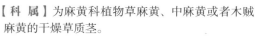

草麻黄 学名：Ephedra sinica Stapf

HERBA EPHEDRAD   Mahuang

【麻黄】

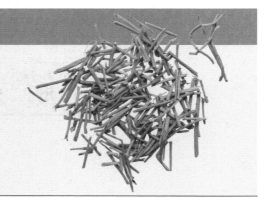

别名：龙沙，卑相，卑盐，狗骨，草麻黄，中麻黄，木贼麻黄，麻黄草。

◎《本草纲目》记载麻黄：

"散赤目肿痛，水肿，风肿，产后血滞。"

【科 属】为麻黄科植物草麻黄、中麻黄或者木贼麻黄的干燥草质茎。

【地理分布】**1.草麻黄** 平原、山坡、河床、干燥荒地、草原、河滩附近以及固定沙丘多有生长，常成片丛生。分布于华北以及辽宁、吉林、河南西北部、新疆、陕西等地。**2.中麻黄** 生长于海拔数百米到2000米的干旱荒漠、戈壁、沙漠、草地或干旱山坡上。分布于华北、西北以及山东、辽宁等地，以西北地区最为常见。**3.木贼麻黄** 生于干旱荒漠、多沙石的山地或者草地，干旱的山脊、山顶多石处。分布于华北以及陕西西部、甘肃、新疆等地。

【采收加工】秋季采割绿色茎枝，或者连根拔起，除去木质茎、残根及杂质，在通风处阴干或晾至7～8成干的时候再晒干，切段。

【药理作用】促进汗腺分泌；抗炎；解热；平喘；镇咳；增强心肌收缩力；抗病原微生物；升压；抗变态反应；兴奋中枢神经等。

【化学成分】有机酸类：肉桂酸，香草酸等；黄酮类：山奈酚，芹菜素，槲皮素，芦丁等；生物碱类：伪麻黄碱，麻黄碱，麻黄次碱等；挥发油类：β－萜品烯醇，二氢葛烯醇，月桂烯，1－α－萜烯醇等；其他：麻黄多糖，硒等元素。

【性味归经】辛，微苦，温。归肺、膀胱经。

【功能主治】宣肺平喘，发汗解表，利水消肿。用于风寒感冒，风水浮肿，胸闷喘咳，支气管哮喘。

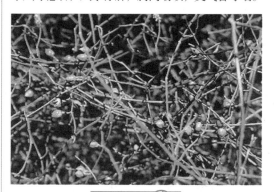

本草药方

◎ **1.主治：**哮喘。

麻黄、白芥子各3g，茯苓12g，皂角子、半夏、紫苏子各6g。加水煎沸15分钟，滤出药液，再加水煎20分钟，去渣，两煎药液兑匀，分服，每天1～2剂。

◎ **2.主治：**哮喘。

麻黄、炮姜各3g，附子15g，牛膝、葶苈子、杜仲、巴戟天各9g，白果20粒（打碎），生姜4片。煎服法同1。每天1剂。

◎ **3.主治：**哮喘。

麻黄30g，冰糖120g。麻黄、冰糖加清水一碗，在砂锅内煎数沸，澄清放石板上就成为片糖。每次服9g，早晚各服1次。

药膳养生

◎ **麻黄葛根豆豉粥**

麻黄2g，淡豆豉30g，荆芥6g，葛根20g，山栀3g，生姜3片，生石膏末30g，葱白2茎，粳米100g。各味药同入砂锅水煎沸5～10分钟，去渣取汁，入米煮稀薄粥，服食。▶发汗，清热。适用于感冒引起的高热不退，头痛无汗，肺热喘急，烦躁，咽干口渴；病毒感染所引起的高热无汗。服后汗出热退即停服。

◎ **麻黄连翘赤小豆汤**

麻黄、连翘、杏仁、甘草、生姜各6g，大枣12g，梓白皮、赤小豆各18g。各味加水一起煎汤温服。▶宣肺利气解表，清热利湿和中。适用于湿热郁蒸发黄、恶寒发热等表证者。

荆芥 学名：Schizonepeta tenuifolia Briq.

HERBA SCHIZONEPETAE　　JingJie

【荆芥】

别名：假苏，姜芥。

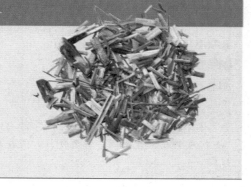

◎《本草纲目》记载荆芥：

"散风热，清头目，利咽喉，消疮肿。治项强，目中黑花，及生疮，阴㿉，吐血、衄血、下血、血痢，崩中，痔漏。"

【科 属】为唇形科植物荆芥的干燥的地上部分。

【地理分布】海拔在 540 ～ 2700 米之间的山坡路旁或者山谷、林缘多有生长。多栽培，也有野生。分布于黑龙江、辽宁、河北、河南、山西、甘肃、陕西、四川、青海、贵州等地。浙江、江苏、云南、福建等地也有栽培。

【采收加工】夏末、秋初开花时采收，除去杂质，晒干。

【药理作用】抗炎，解热，降温；镇痛、镇静；止血；兴奋子宫；抗微生物；祛痰平喘；抗氧化等。

【化学成分】挥发油类：消旋薄荷酮，右旋薄荷酮，α–蒎烯，莰烯，对聚伞花烯，右旋柠檬烯，胡椒酮，β–葎草烯等。荆芥穗中黄酮类：香叶素，橙皮苷，橙皮素；其他：荆芥二醇，荆芥苷和荆芥醇。荆芥花梗中含苯并呋喃类化合物。

【性味归经】辛，微温。归肺、肝经。

【功能主治】透疹，解表散风。用于头痛，感冒，麻疹，风疹，疮疡初起。炒炭止血，治产后血晕，崩漏。

药膳养生

◎ **荆芥白粟米粥**

　　荆芥穗 9g，豆豉 15g，薄荷 6g，白粟米 100g。3 味药煎汤，去渣取汁，加米煮粥，空腹食。▶祛风解表。适用于恶寒发热无汗，外感风寒以及中风言语謇涩，精神昏聩，口面歪斜。

◎ **荆芥穗豆淋酒**

　　荆芥穗 160g，大豆 300g（炒令烟出，好酒 1000 毫升沃之，去豆不用）。用水 3000 毫升，和酒一起煮至一半。去滓温服适量。▶适用于忽而摇头口噤，背强直如发痉之状，此由风邪乘虚客于足太阳经，诊其脉缓而迟。其人本虚，风邪留于经络，日久而发痉，其脉三部俱洪数者，由蕴热搏于诸阳之经，严重者日夜数十发。

本草药方

◎ 1. 主治：感冒，头痛，发热，鼻流清涕，恶风寒。

　　荆芥、桔梗、防风、黄芩、苏叶、牛蒡子、陈皮各 9g，甘草 5g，生姜 3 片。加水煎沸 15 分钟，滤出药液，再加水煎 20 分钟，去渣，两煎药液兑匀，分服，每天服 1 ～ 2 剂。

◎ 2. 主治：产后感冒。

　　荆芥穗、金钱花、白花蛇舌草、防风、川芎、白芷、党参、当归、薄荷、柴胡、桂枝、生姜各 10g。煎服法同 1。每天服 1 剂。

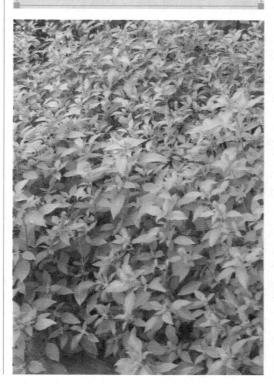

肉桂 学名：Cinnamomum cassia Presl

RAMULUS CINNAMOMI Guizhi

【桂枝】

别名：柳桂，肉桂枝。

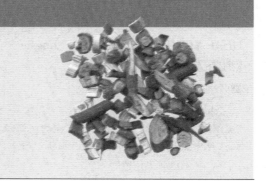

◎《本草纲目》记载桂枝：

"去伤风头痛，开腠理，解表发汗，去皮肤风湿。"

【科属】为樟科植物肉桂的干燥嫩枝。

【地理分布】常绿阔叶林中多有生长，但多为栽培。在福建、台湾、云南、广东、广西等地的热带以及亚热带地区均有栽培，尤其以广西栽培为多，大多数为人工纯林。

【采收加工】肉桂定植2年后，采折嫩枝，去叶，晒干。

【药理作用】抗炎；解热，镇痛；抗病毒，抗菌，镇静，抗惊厥等。

【化学成分】挥发油类：桂皮醇乙酸酯，桂皮醛，苯甲醛，香豆素，β-榄香烯等；有机酸类：原儿茶酸，桂皮酸，长链脂肪酸等；其他：β-谷甾醇等。

【性味归经】辛、甘，温。归心、肺、膀胱经。

【功能主治】温通经脉，发汗解肌，平冲降气，助阳化气。用于风寒感冒，血寒经闭，脘腹冷痛，风寒湿痹，心悸，水肿，奔豚，痰饮。

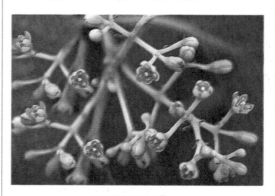

本草药方

◎ **1. 主治：冻疮未溃。**

桂枝15g，草乌头、川乌头、樟脑、小茴香各30g，红花20g。一起制成粗末，以白酒浸泡1周，去渣，涂于患处，每天2~3次。

◎ **2. 主治：硬皮病。**

桂枝、天花粉、玄参、白芍、赤芍、当归、牡丹皮、姜黄、苏木、制川乌各8g，生地黄、熟地黄、鸡血藤、何首乌、鳖甲、丹参、益母草、十大功劳叶各14g。加水煎沸15分钟，滤出药液，再加水煎20分钟，去渣，两煎药液兑匀，分服，每天1剂。

◎ **3. 主治：硬皮病。**

桂枝、羌活、制川乌头、防风、独活、防己、白芥子、桑寄生、当归、牛膝、玄参各10g，伸筋草、连翘、黄芪各15g。煎服法同1。每天1剂。

肢端冷痛明显加附子、丹参、泽兰、漏芦各10g；肌肉关节酸麻疼痛加泽兰、丹参、白薇、贯众各10g；咳嗽加前胡、麻黄、桔梗各10g；尿蛋白阳性加黑豆、白术、玉米须、薏苡仁各10g。

药膳养生

◎ **万应茶饮**

茶叶30g，肉桂、豆蔻、陈皮、大黄、木香、厚朴、檀香、藿香、香薷、紫苏叶、木瓜、薄荷、羌活、枳壳、前胡、白术、泽泻、丁香、明党参、山楂、肉豆蔻、小茴香、砂仁、茯苓、甘草、槟榔、白扁豆、桔梗、香附、猪苓、姜半夏、白芷、苍术、茶叶各25g。每服10g，开水浸泡或者煎煮取汁，去渣，每天1次，小儿酌减，代茶饮用。▶具有疏风解表的功能。适用于外感风寒，感冒发热，暑湿痢疾，呕吐泄泻，胸满腹胀。

◎ **桂枝浸酒**

桂枝40g，独活、芎䓖、甘草（炙微赤）、牛膝（去苗）、薯蓣、干姜（炮裂）、附子（炮裂去皮、脐）、踯躅花（醋拌炒令干）各30g，天雄（炮裂去皮、脐）、防风（去芦头）、杜仲（去皱皮炙微黄）、茵芋、白术各60g，白茯苓、蒴藋根、猪椒根皮各80g。上细锉，用生绢袋贮，用清酒约20升，浸8天。每天空心并于夜卧时，暖1小盏服。▶适用于大风疾、风寒。

紫 苏

学名：Perilla frutescens (L.)Britt.

FOLIUM PERILLAE　　Zisuye

【紫苏叶】

别名：苏叶。

◎《本草纲目》记载紫苏叶：
"解肌发表，散风寒，行气宽中，消痰利肺，和血，温中，止痛，定喘，安胎，解鱼蟹毒，治蛇犬伤。"

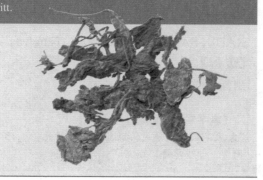

【科　属】为唇形科植物紫苏的干燥叶（或带嫩枝）。

【地理分布】全国各地广泛栽培。

【采收加工】夏秋季枝叶茂盛以及花序刚长出的时候采收，放于通风处阴干。

【药理作用】解热；镇静；增强胃肠蠕动，促进消化液分泌；祛痰止咳平喘；升高血糖；抗凝血；抗微生物；抗诱变等。

【化学成分】紫苏叶中挥发油类：异白苏烯酮，紫苏酮等。紫苏全草中挥发油类：$\alpha-$蒎烯，紫苏醛，左旋柠檬烯，薄荷醇，紫苏醇，丁香油酚等；黄酮类：黄芩素等；其他类：枯酸，野黑樱苷等氰苷，缩合性鞣质等。紫苏子中脂肪酸类：硬脂酸，棕榈酸，亚油酸，油酸等；其他类：氨基酸，铝、铁、镁、钙等元素。

【性味归经】辛，温。归肺、脾经。

【功能主治】行气和胃，解表散寒。对于咳嗽呕恶，风寒感冒，鱼蟹中毒，妊娠呕吐有疗效。

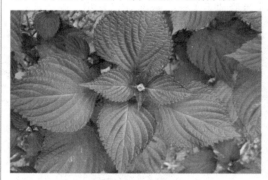

本草药方

◎ 1. 主治：咳嗽。
　　紫苏叶、甜杏仁、枇杷叶、大蒜各18g，甘草5g。加水煎沸15分钟，滤出药液，再加水煎20分钟，去渣，两煎药液兑匀，分服，每天1~2剂。

◎ 2. 主治：妊娠恶阻，肝胃不和型。
　　苏叶、茯苓、乌梅、姜竹茹各8g，陈皮6g，炙甘草4.5g，黄连、干姜各3g。煎服法同1。每天1剂。

◎ 3. 主治：风寒咳嗽痰喘。
　　紫苏子、款冬花、杏仁、黄芩各8g，麻黄（蜜炙）5g、白果（去皮）、神曲、半夏、槟榔（炒）、甘草各6g，煎服法同1。每天1剂。

◎ 4. 主治：气短咳嗽，气虚上气喘促。
　　紫苏子、官桂、半夏曲、橘红各3g，人参6g，当归、前胡、厚朴、炙甘草各2g。煎服法同1。每天1剂。
　　气虚加麦门冬6g，五味子6g；阴虚加熟地黄15g。

药膳养生

◎ 紫苏生茂午时茶
　　紫苏叶、岗梅、青蒿各300g，黄芩、大腹皮、陈皮、前胡、葛根、茯苓、广藿香各200g，桔梗、干姜、法半夏、羌活、石菖蒲、扁豆、厚朴、白芷、山楂、川芎、麦芽、独活各160g，枳壳、甘草各100g，茶叶末300g，砂仁65g，虫屎来400g，荷叶、香薷各150g，柴胡、防风各90g，苍术100g。将上药制成深棕色长方形茶块，每块重11.3g，密闭保存。每次1~2块，水煎，代茶多饮。▶对于感冒发热、腹痛呕吐、头痛头晕、湿热积滞有疗效。

◎ 紫苏生茂甘和茶
　　紫苏叶259g，岗梅230g，广藿香120g，荷叶130g，枳壳45g，救必应130g，柴胡80g，荆芥86g，茶叶120g，前胡45g，香薷160g，苍术58g，布渣叶60g，黄芩130g，青蒿160g，茶饼144g，槟榔72g，羌活86g，山芝麻150g，薄荷165g，甘草120g，水翁花230g，厚朴60g。制成五色药茶，每包6g。每服1~3g，代茶多饮。▶适用于感冒发热，积滞中暑，骨痛头眩。

防风

学名：Saposhnikovia divaricata (Turcz.) Schischk.

RADIX SAPOSHNIKOVIAE　Fangfeng

《防风》

别名： 铜芸，回云，回草，百枝

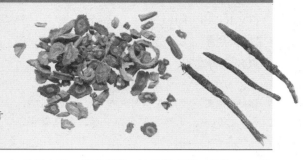

◎《本草纲目》记载防风主治：

"大风，头眩痛恶风，风邪目盲无所见，风行周身，骨节疼痹，烦满。"

【科属】 为伞形科植物防风的干燥根。

【地理分布】 草原、多石砾山坡上和丘陵。东北、华北及陕西、宁夏、甘肃、山东等地多有分布。

【采收加工】 春、秋季将根挖出，除去杂质，干燥。

【药理作用】 抗炎；镇痛，镇静，抗惊厥；解热；降温；抗菌；抑制迟发性超敏反应等。

【化学成分】 挥发油类：己醛，α－蒎烯，β－桉叶醇，辛醛，β－没药烯，花侧柏烯，十一烷酸等；色原酮类：升麻素等二氢呋喃色原酮，亥茅酚等二氢吡喃色原酮等；香豆素类：欧芹属乙素，香柑内脂，珊瑚菜素，补骨脂素等；其他：β－谷甾醇，多糖，甘露醇，胡萝卜苷，硒，蔗糖等。

【性味归经】 辛、甘、温。归膀胱、肝、脾经。

【功能主治】 胜湿，止痉，解表祛风。用于破伤风，风湿痹痛，感冒头痛，风疹瘙痒。

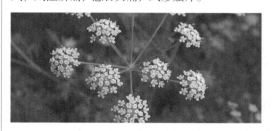

本草药方

◎ **1. 主治：破伤风。**

防风、川芎、羌活、半夏、大黄、川乌头、草乌头、白僵蚕、全蝎、白芷、南星、蝉蜕、天麻、甘草各8g，白附子12g，蜈蚣3条，琥珀3g（研分3次冲服），朱砂3g（研分3次冲服）。加水煎沸15分钟，滤出药液，再加水煎20分钟，去渣，两煎药液兑匀，分服，每天1剂。

◎ **2. 主治：破伤风。**

防风、荆芥穗（炒，制成粗末）各30g，鱼鳔120g（炒，为粗末），黄酒1000毫升，蜜蜡120g。放入坛中，重汤炖4小时，饮酒100毫升，每天1~3次。服后取汗。

◎ **3. 主治：破伤风，苦笑面容，牙关紧。**

防风、天南星各5g，麝香0.1g。一起制成末，黄酒送服。

◎ **4. 主治：跌打损伤，风湿性关节痛，周身的神经痛症。**

防风12g，红花9g，当归15g，白芷、天南星各9g。以上5味，酒洗焙干，研磨成细末。成人每次服3g，热黄酒送下，早晚各服1次。病情严重的，每次服7g。

药膳养生

◎ **四时甘和茶**

防风、陈皮、稻芽、藿香、山楂、厚朴、紫苏叶、柴胡、乌药、薄荷叶、荆芥穗各3g，茶叶35g。沸水冲泡或者煎煮。每次6~12g，每天1~2次，代茶饮。▶适用于食滞饱胀，感冒、冒暑，泄泻，呕吐，醉酒。

◎ **防风粳米粥**

防风10~15g，葱白2根，粳米100g。防风、葱白煎煮取汁，去渣；粳米按常法煮粥，待粥将熟时加入药汁，煮稀粥食。▶散寒止痛，祛风解表。适用于发热，畏冷，自汗，恶风，身痛，头痛，外感风寒等症。

◎ **松叶防风酒**

防风、麻黄各30g，松叶（10月初采）160g，制附子15g，独活30g，肉桂、秦艽各20g，牛膝36g，生地30g，醇酒1500毫升。上药捣碎细，和匀，纱布包盛，酒浸净器中封口，春秋7天，冬14天，夏5天，满日开取，去渣备用。每温饮1小杯（约10毫升），每天3次。▶适用于因风湿侵袭所致的关节疼痛，步履艰难，四肢麻木。

羌 活 别名：Notopterygium incisium Ting ex H.T. Chang

RHIZOMA ET RADIX NOTOPTERYGLL　Qianghuo

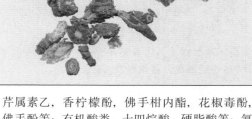

【羌活】

别名： 羌青，扩羌使者，胡王使者，羌滑，黑药，退风使者。

◎《本草纲目》记载羌活：
"治贼风失音不语，多痒，手足不遂，口面斜，遍身麻痹、血癫。"

【科 属】为伞形科植物羌活或者宽叶羌活的干燥根茎以及根。

【地理分布】1. 羌活 生于海拔2000～4200米的灌丛下、林缘、沟谷草丛中。分布于甘肃、陕西、四川、青海、西藏等地。2. 宽叶羌活 海拔1700～4500米的林缘及灌丛内多有生长。分布于山西、内蒙古、宁夏、陕西、甘肃、青海、四川、湖北等地。

【采收加工】春、秋两季挖取根以及根茎，去除杂质，晒干或者烘干。

【药理作用】抗炎；抗过敏；解热；镇痛；扩张冠状动脉，增加冠脉流量；抗血栓；抗菌；抗心律失常；抗癫痫；抗氧化等。

【化学成分】挥发油类：柠檬烯，α-蒎烯，β-蒎烯，洋芹子油脑，愈创木醇等；香豆素类：欧芹属素乙，香柠檬酚，佛手柑内酯，花椒毒酚，佛手酚等；有机酸类：十四烷酸，硬脂酸等；氨基酸类：组氨酸，赖氨酸，精氨酸，天冬氨酸等；其他：果糖，葡萄糖，鼠李糖等单糖，胡萝卜苷，β-谷甾醇等。

【性味归经】辛、苦、温。归膀胱、肾经。

【功能主治】除湿，止痛，散寒，祛风。用于风寒感冒头痛，肩背酸痛，风湿痹痛。

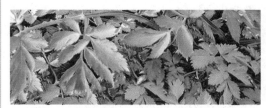

本草药方

◎ 1. 主治：**感冒，发热。**

羌活、知母、金银花、桔梗、连翘、大青叶、柴胡、黄芩各9g，板蓝根、葛根、鱼腥草各13g，生石膏28g，甘草3g。加水煎沸15分钟，滤出药液，再加水煎20分钟，去渣，两煎药液兑匀，分服，每天1剂。

恶寒重加防风10g；头痛甚加白芷10g；鼻塞流泪打喷嚏加薄荷、苍耳子各10g；咽痛加玄参、山豆根各10g；声音嘶哑加天花粉、射干各10g；痰多胸闷加葶苈子、瓜蒌各10g；气喘加麻黄5g，杏仁10g；咳嗽加半夏、浙贝母各10g；口渴加芦根10g；便秘加大黄4g。

◎ 2. 主治：**肩周炎，肩及上臂麻木疼痛。**

羌活、木瓜、泽兰叶、赤芍、地龙、桑寄生、独活、桂枝各14g，黄芪50g，红花19g，苏木、乳香、没药、地鳖虫各10g，蜈蚣3条。加水煎沸15分钟，滤出药液，再加水煎20分钟，去渣，两煎药液兑匀，分服，每天1剂。

药膳养生

◎ **羌活午时解表茶**

羌活500g，柴胡、连翘、苍术、陈皮、枳实、白芷、山楂肉、防风、前胡、藿香、神曲、甘草、川芎各290g，厚朴、桔梗、麦芽、苏叶各450g，红茶10kg，生姜2.5kg，面粉3.25kg。先将生姜刨丝打汁候用；上药除应炒者外，其余生晒，研磨成粗末；将姜汁、面粉打浆和药为块，每块约干重15g。每用1～2块，加水煎服，服药时宜热饮，盖被取汗。▶清热解表。对于寒重热轻，发热恶寒，胸闷，恶心不思饮食，头痛体痛，身困乏力等均有疗效。

◎ **解表午时茶冲剂**

羌活、防风、白芷、苍术、柴胡、藿香、川芎、前胡、陈皮、连翘、枳实、山楂各30g，麦芽（炒）45g，甘草、六神曲（炒）各30g，紫苏叶、桔梗、厚朴各44g，红茶960g。将上药制成淡棕色的颗粒，装袋，每袋10g。每次10g，每天1～2次，开水冲后代茶饮。▶解表散寒。适用于感冒风寒，内伤食积，寒热吐泻。

苍 耳 学名：Xanthium sibiricum Patr.

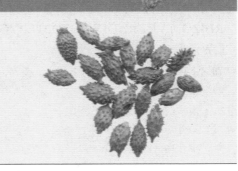

FRUCTUS XANTHLL Cangerzi
『苍耳子』

别名：苍子，牛虱子，胡寝子，苍郎种，棉螳螂，胡苍子，饿虱子，苍棣子，苍耳蒺藜，刺儿棵。

◎《本草纲目》记载苍耳子：
"炒香浸酒服，去风补益。"

【科　属】为菊科植物苍耳的干燥成熟带总苞的果实。

【地理分布】丘陵、平原、荒坡、低山、路边多有生长。

【采收加工】秋季果实成熟时摘下晒干，或者打下果实，去除杂质，晒干。

【药理作用】抗微生物；镇痛，抗炎；降血糖；抑制心肌收缩力，降血脂；减慢心率；抗氧化等。

【化学成分】挥发油类：反式石竹烯，壬醛，十六烷，十五烷，β-芹子烯等；脂肪油类：油酸、亚油酸，棕榈酸，硬脂酸等的甘油酯；其他：苍耳子苷，不皂化成分蜡醇，β-谷甾醇，脑磷脂，卵磷脂，生物碱，树脂，维生素C，色素，蛋白质；

种仁含毒蛋白；种壳含戊聚糖，苍术苷，氢醌等。

【性味归经】辛，苦，温，有毒。归肺经。

【功能主治】通鼻窍，散风除湿。用于鼻渊流涕，风寒头痛，湿痹拘挛，风疹瘙痒。

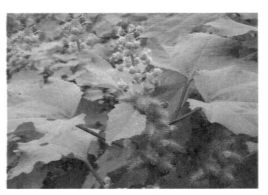

本草药方

◎ **1. 主治：胃热牙痛，偏正头痛。**
苍耳子、槟榔、玉竹、石斛、石膏、麦门冬各8g。加水煎沸15分钟，滤出药液，再加水煎20分钟，去渣，两煎药液兑匀，分服，每天1剂。病重者加量。忌食刺激性食物。

◎ **2. 主治：各种牙痛。**
苍耳子15g，鸡蛋1个。将苍耳子削去外皮，用瓦或者砖焙黄为末，再将鸡蛋打破，将药末倒入搅匀，炒熟食之。不放油盐。每天1次，连服3次。

◎ **3. 主治：鼻息肉。**
苍耳子、细辛、苦丁香、辛夷各6g，僵蚕9g，硇砂3g，冰片0.5g。共研极细末。用本药少量吹撒于息肉处，每天2次，对息肉深者用少量脱脂棉蘸药塞放于息肉处，每天1次。

◎ **4. 主治：慢性鼻窦炎。**
苍耳子100g，辛夷180g，蜂蜜250g，金银花、茜草、菊花各60g。将除蜂蜜外5味药碾碎，煎熬，最后调入蜂蜜，得药600毫升。每天服用3次，每次5~20毫升口服。

药膳养生

◎ **苍耳川芎茶**
苍耳子（去刺杵碎）、川芎各10g。水煎，取汁代饮。▶适用于风寒头痛。

◎ **苍耳粥**
苍耳子16g，粳米150g。先煎苍耳子，去渣，然后用米煮粥，空腹服。▶祛风消肿。用于痔疮下血，鼻渊齿痛，风疹瘾疹，老人目暗不明等症。

◎ **苍耳子茶**
苍耳子12g，白芷、辛夷各6g，薄荷6g，葱白3根，茶叶6g。上药一同研磨成细末，开水冲泡，代茶饮，每天1剂。▶适用于慢性副鼻窦炎，过敏性鼻炎等。

◎ **苍耳子粳米粥**
苍耳子16g，粳米60g。苍耳子捣烂，加水适量绞取汁，放入粳米煮粥，空腹食用。▶祛风除湿。适用于风湿痹痛，皮肤瘙疹，鼻渊头痛，目暗耳鸣等症。不宜和猪肉一起食用。

玉兰 学名：Magnolia denudata Desr.

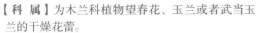

FLOS MAGNOLIAE　Xinyi

【辛夷】

别名： 房木，辛雉，迎春，木笔花，毛辛夷，辛夷桃，姜朴花，春花，白花树花，会春花。

◎《本草纲目》记载辛夷：

"主治鼻渊鼻鼽，鼻窒鼻疮，及痘后鼻疮，并用研末，入麝香少许，葱白蘸入数次，甚良。"

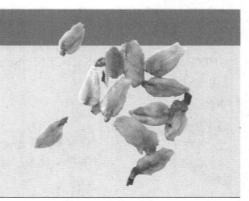

【科 属】为木兰科植物望春花、玉兰或者武当玉兰的干燥花蕾。

【地理分布】**1. 望春花** 海拔400～2400米山坡林中多有生长。分布于陕西南部、河南西部、湖北西部、甘肃以及四川等地。**2. 玉兰** 生于海拔1200米以下的常绿阔叶树和落叶阔叶树混交林中，现庭园普遍栽培。安徽、江西、浙江、广东、湖南等地多有分布。**3. 武当玉兰** 生于海拔1300～2000米的常绿阔叶树、落叶阔叶树混交林中。陕西、河南、湖北、甘肃、四川等地多有分布。

【采收加工】冬末春初花蕾未放的时候采摘，剪去枝梗，干燥。

【药理作用】局部收敛、刺激和麻醉作用；抗炎，抗过敏；降压；抗凝血；抗微生物；兴奋子宫等。

【化学成分】挥发油类：芳樟醇，龙脑，樟脑，桃金娘醇，香茅醇，α-蒎烯，β-蒎烯，月桂烯，莰烯，香桧烯，柠檬烯，莳醇等；木脂素类：辛夷木脂体，木兰木脂体，冷杉树脂酚二甲醚等；其他：E-对羟基桂皮酸乙酯，水溶性成分木兰碱等。

【性味归经】辛，温。归肺、胃经。

【功能主治】通鼻窍，散风寒。对于风寒头痛，鼻塞，鼻渊，鼻流浊涕有疗效。

本草药方

◎ **1. 主治：慢性鼻窦炎。**

辛夷、苍耳子、金银花各14g，鱼腥草、山豆根各28g，蒲公英20g，黄芩12g，天花粉、桔梗各10g，甘草、薄荷各6g。加水煎沸15分钟，滤出药液，再加水煎20分钟，去渣，两煎药液兑匀，分早晚两次服，每天1剂。

头痛较重，加白芷、川芎各10g；鼻塞较重，加菖蒲12g，皂角刺10g；鼻窦积脓，加败酱草20g；咳嗽，加杏仁10g；纳呆神疲，加白术、陈皮各10g；便秘，加大黄6g（后下）。

◎ **2. 主治：慢性鼻窦炎。**

辛夷、甘草各5g，鹅不食草13g，白芷、苍耳、薄荷各12g。煎服法同1。每天1剂。

偏于风热、热毒者加菊花、连翘、黄芩各9g；偏于湿热内盛者加黄芩、升麻各6g；偏于肺虚气弱者加诃子9g，桔梗6g，黄芪10g；偏于脾虚湿浊内盛者加山药、党参、薏苡仁各15g。

药膳养生

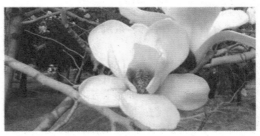

◎ **辛夷苏叶茶**

辛夷花3g，苏叶6g。春季采剪未开放的辛夷花蕾，晒到半干，堆起，待内部发热后再晒到全干；苏叶切碎。上药拌匀，白开水冲泡。每天1剂，代茶饮用。▶适用于鼻塞流涕，感冒头痛，急慢性鼻窦炎，过敏性鼻炎等症。

◎ **辛夷煮鸡蛋**

辛夷花16g，鸡蛋2个。辛夷入砂锅内，加清水2碗，煎取1碗；鸡蛋煮熟去壳，刺小孔无数个，与药汁同煮片刻。饮汤食蛋，常服有效。▶滋养扶正，通窍止涕。适用于流浓浊涕，慢性鼻窦炎，体弱不任寒凉等。

◎ **辛夷花茶**

辛夷花6g。开水冲泡。代茶饮。也可稍加白糖。▶适用于血管痉挛性头痛，高血压。

11

姜 学名：Zingiber officinale Rosc.

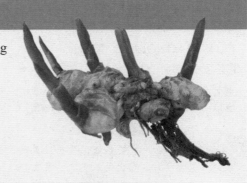

RHIZOMA ZINGIBERIS RECENS Shengjiang

【生姜】

别名：老姜。

◎《本草纲目》记载生姜：

"生用发散，熟用和中。解食野禽中毒成喉痹。浸汁，点赤眼。捣汁和黄明胶熬，贴风湿痛。"

【科属】为姜科植物姜的新鲜根茎。

【地理分布】我国中部、东南部到西南部各省广为栽培。

【采收加工】秋冬季采收，除去杂质，洗净。

【药理作用】抗炎，解热镇痛；抗惊厥；止吐；保护胃黏膜；抗肝损伤；抑制血小板聚集；增强心肌收缩力；抗微生物；抗氧化等。

【化学成分】挥发油类：β－甜没药烯，α－姜烯，α－姜黄烯，β－水芹烯，紫苏醛，樟烯等，姜醇；氨基酸类：天门冬氨酸，丝氨酸，谷氨酸等；其他：呋喃牛儿酮等。

【性味归经】辛，微温。归肺、脾、胃经。

【功能主治】温中止呕，解表散寒，化痰止咳。用于风寒感冒，寒痰咳嗽，胃寒呕吐。

本草药方

◎ **1. 主治：神经性呕吐。**

生姜、藿香、紫苏梗各14g。加水煎沸15分钟，滤出药液，再加水煎20分钟，去渣，两煎药液兑匀，分服，每天1~2剂。

◎ **2. 主治：痉挛性肠绞痛。**

生姜20g，炒白芍50g。加水煎18分钟，去渣。分服，每天1剂。

◎ **3. 主治：胆道蛔虫症。**

生姜、大枣各10g，白芍80g，乌梅、大黄、槟榔、桂枝各14g。煎服法同1。每天1剂。

◎ **4. 主治：胆囊炎。**

生姜、木通、龙胆草、黄芩、泽泻、半夏、木香、大黄、白芍、元胡各8g，茵陈、柴胡、栀子各15g。煎服法同1。每天1剂。

◎ **5. 主治：大动脉炎，大动脉炎引发无脉症。**

生姜、白芍、桂枝、熟地黄、当归、牛膝各8g，鸡血藤、黄芪各14g，大枣4枚。煎服法同1。每天1~2剂。

药膳养生

◎ **生姜红糖茶**

生姜3片，红糖适量。先煎生姜，溶入红糖，调匀，代茶多饮。▶适用于头痛身疼，发热恶寒，鼻流清涕，舌淡红，舌苔薄白，脉浮紧者。

◎ **生姜芥菜汤**

生姜10g，鲜芥菜500g。芥菜洗净切段，生姜切片，同加清水4碗，煎到2碗，食盐少量调味，每天分2次饮，同食芥菜。▶发表散寒，宣肺祛痰。适用于感冒或感冒风寒，头痛咳嗽，痰白难出，筋骨疼痛等症。

◎ **生姜粥**

鲜生姜6g，糯米100g。生姜切薄片；或将生姜16g捣汁。若用于虚寒呕逆，温中养胃，宜用糯米同煮做粥；若用于风寒感冒，宜用南粳米50g煮粥，粥成后加生姜（或姜汁）及葱白2根，再煮片刻，成稀薄粥。温热顿服，用于感冒，临睡前服，服后即睡。▶适用于怕冷发热头痛，风寒感冒，肺寒咳嗽，胃虚中寒性隐痛，呕逆，呕吐清水，反胃等症。

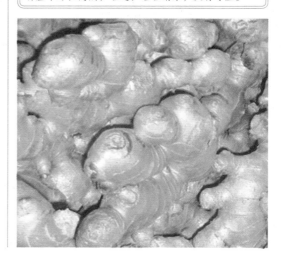

葱 学名: Allium fistulosum L.

BULBUS ALLII FISTULOSI Congbai

〖葱 白〗

别名: 葱茎白, 葱白头。

◎《本草纲目》记载葱白:

"除风湿, 身痛麻痹, 虫积心痛, 止大人阳脱, 阴毒腹痛, 小儿盘肠内钓, 妇人妊娠溺血, 通乳汁, 散乳痈, 利耳鸣, 涂犬伤, 制蚯蚓毒。"

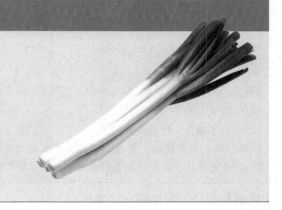

【科 属】为百合科植物葱、香葱的新鲜鳞茎。

【地理分布】1. 葱 全国各地都有栽植。2. 香葱 海拔 2000~2600 米草甸、河谷或者潮湿山坡多有生长。产于内蒙古以及新疆, 北温带有分布。

【采收加工】夏、秋季采挖, 除去须根、叶及外膜, 鲜用。

【药理作用】促进消化液分泌; 抗菌, 抗原虫; 保护胃黏膜; 驱虫, 镇静, 镇痛等。

【化学成分】大蒜辣素, 维生素 B_1、维生素 B_2、维生素 C, 甾体皂苷类成分, 钙、磷、铁等元素, 脂肪, 蛋白质, 烟酸, 糖类, 色素类, 胡萝卜素等。

【性味归经】辛, 温。归肺、胃经。

【功能主治】通阳散寒, 发散解表, 解毒散结。用于风寒感冒, 四肢厥逆, 下利清谷, 尿闭便秘, 产后无乳, 皮肤瘙痒, 痈疡跌仆。

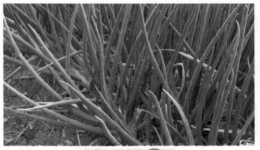

本草药方

◎ **1. 主治:乳汁不通, 缺乳。**

葱白 3 寸为引, 全瓜蒌 30g, 黄芪 15g, 王不留行 12g, 炮穿山甲、当归、茜草根、漏芦各 20g, 通草、白芷各 6g。加水煎沸 15 分钟, 滤出药液, 再加水煎 20 分钟, 去渣, 两煎药液兑匀, 分服, 每天 1 剂。

体弱气血虚者加熟地黄、党参各 15g, 茯苓 12g; 表虚自汗者倍用黄芪, 加地骨皮 10g; 肝郁偏重加青皮、柴胡各 9g; 大便秘结者加火麻仁 10g。

◎ **2. 主治:感冒, 头痛。**

葱白 10 根, 大蒜 3 头。加水煎 10 分钟, 去渣, 兑入粥中。一次顿服。取微汗。每天 1 剂。

◎ **3. 主治:感冒, 头痛, 鼻塞。**

葱白 15g, 生姜 15g (切片), 红糖 20g, 茶叶 9g。一同煎 10 分钟, 去渣。顿服。每天 1 剂。

◎ **4. 主治:感冒。**

葱白 1 根, 辛夷、苍耳子、白芷、薄荷各 10g。加水煎 20 分钟, 去渣。顿服。每天 1~2 剂。

药膳养生

◎ **发汗豉粥**

葱白(切)7 茎, 荆芥、豆豉、麻黄、栀子、生姜(切)各 10g, 葛根 15g, 生石膏 30g, 粳米 100g。先煎各味药, 去渣取汁, 后入米煮稀粥, 空腹食。服后卧床温覆, 得微汗出为度。▶祛风清热。适用于内有蕴热, 外感寒邪, 而见恶寒、壮热、无汗、口渴、头痛、身痛、舌红苔黄、喜饮、脉浮数等症。

◎ **葱白茶**

葱白带根 1 段, 生姜 1 片, 苏叶 1.5g。水煎取汁。代茶饮, 每次半杯。▶温中止痛。对于虚寒呕吐, 口不渴, 食久不化, 遇寒加重等症均有疗效。

◎ **葱白酒**

葱白(连须)6 根, 好酒 2500 毫升。葱白在沙盆内研磨成细末, 放酒中共煮到 1000 毫升。随个人酒量饮, 阳气即回。▶适用于脱阳。

◎ **葱白粥**

葱白 30g, 粳米 60g, 生姜 6g, 米醋 6 毫升。糯米和生姜煮粥, 半熟的时候加入葱白, 粥成加米醋, 微微取汁。趁热食。▶温中止痛, 解表散寒。

薄荷 学名：Mentha haplocalyx Briq.

HERBA MENTHAE　Bohe

【薄荷】

别名：蕃荷菜，南海荷，猫儿薄荷，升阳菜，薄苛，夜息花，仁丹草，见肿消，土薄荷。

◎《**本草纲目**》记载薄荷：

"利咽喉，口齿诸病。治瘰疬，疮疥，风瘙隐疹。捣汁含漱，去舌苔语涩；挼叶塞鼻，止衄血，涂蜂螫蛇伤。"

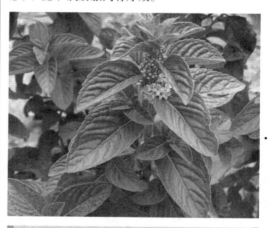

【**科 属**】为唇形科植物薄荷的干燥地上的部分。

【**地理分布**】溪沟旁、路边以及山野湿地多有生长。海拔可高达 3500 米。华中、华南、华北、华东以及西南各地多有分布。

【**采收加工**】大部分产区每年收割 2 次。第一次在小暑至大暑期间，第二次在寒露至霜降期间。广东、广西等温暖地区一年可收割 3 次。晾干后使用。

【**药理作用**】解热；镇痛；促进汗腺分泌；兴奋中枢神经；消炎、止痛、止痒；抗肝损伤；解除肠道平滑肌痉挛；抗早孕；促进胆汁分泌；促进透皮吸收；祛痰；抗微生物等。

【**化学成分**】氨基酸类：丙氨酸，苏氨酸，谷氨酸，天冬氨酸等；挥发油类：1-薄荷脑，1-薄荷酮，薄荷酮，乙酸薄荷酯，柠檬烯，莰烯，蒎烯，异薄荷酮，薄荷烯酮等；其他：少量鞣质，树脂，迷迭香酸等。

【**性味归经**】辛，温。归肺、脾经。

【**功能主治**】清头目，宣散风热，透疹。对于风热感冒，风温初起，喉痹，口疮，头痛，目赤，麻疹，风疹，胸胁胀闷有疗效。

药膳养生

◎ **薄荷叶茶**

薄荷叶 30 片，人参 5g，生石膏 30g，生姜 2 片，麻黄 2g。上述药一同研磨为粗末，水煎，滤汁。代茶饮。▶适用于体虚或者年老者风热感冒，症见咽喉肿痛、发热头痛、咳嗽不爽等。

◎ **薄荷叶糖**

薄荷 60g，白糖 500g，植物油少量。白糖加水少许，小火煎稠，加薄荷粉调匀，继续熬到用筷子挑起糖液呈丝状时（以不黏手为度），停火。倒入涂有植物油的盘内，稍凉，切成小块。放在口中含化，徐咽。▶清利咽喉，辛凉解表。适用于风热感冒，咽喉肿痛等症。

◎ **薄荷粳米粥**

薄荷 5g，粳米 50g。先煮粳米粥，候熟，放入薄荷，几沸，出香气，空腹食。▶疏散风热。适用于风热外感而见头目不清，发热恶风，咽痛口渴者。

本草药方

◎ **1. 主治**：发热恶寒，热多寒少，头痛咳嗽，壮热不退，夜不能眠，口干口渴，小便灼痛，鼻流清涕。

薄荷、荆芥穗各 9g，板蓝根 28g，黄芩、柴胡、半夏、青蒿、秦艽各 10g，大青叶 20g，白僵蚕 10g。加水煎沸 10 分钟，滤出药液，再加水煎 10 分钟，去渣，两煎药液调兑均匀，分服，每天 1~2 剂。

◎ **2. 主治**：麻疹始出，咳嗽不重，流泪，羞明。

薄荷、荸荠、紫苏叶各 10g。加水煎 8 分钟，慢慢饮，每天 1~2 剂。

◎ **3. 主治**：麻疹初期不透，身热咳嗽。

薄荷、甘草、牛角各 3g，芦根、白茅根各 10g，蝉蜕、金银花、浙贝母、地骨皮、葛根、牛蒡子各 5g。煎服法同 2。每天 1 剂。

牛蒡 学名：Arctium lappa L.

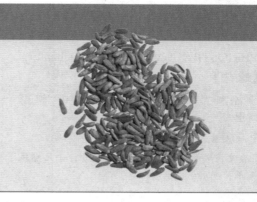

FRUCTUSARCTLL　Niubangzi

〖牛蒡子〗

别名：牛子，恶实，鼠黏子，黍黏子，大力子，万把钩，弯巴钩子，鼠尖子。

◎《本草纲目》记载牛蒡子：
"消斑疹毒。治风湿瘾疹，咽喉风热，散诸肿疮痈之毒，利凝滞腰膝之气。"

【科属】为菊科植物牛蒡的干燥成熟的果实。

【地理分布】各地均有栽培。野生的较多，多生于沟边、山野路旁、荒地、山坡向阳草地、村镇附近和林边。分布于黑龙江、吉林、河南、山西、辽宁、河北、宁夏、陕西、甘肃、青海、江苏、安徽、新疆、山东、江西、浙江、湖北、四川、湖南、广西、云南、贵州等地。

【采收加工】秋季果实成熟的时候采收果序，晒干，打下果，除去杂质后，再晒干。

【药理作用】降血糖；降血压；抗菌；抗病毒；抗诱变；抗肿瘤；促进生长等。

【化学成分】木脂素类：牛蒡苷元，异牛蒡苷元，牛蒡苷，罗汉松脂素，牛蒡酚F，新牛蒡素乙，拉伯酚A－E等；脂肪酸类：硬脂酸，棕榈酸，油酸，花生酸等；联噻吩及其衍生物：牛蒡子醇，牛蒡子醛，牛蒡子酸等；其他：不饱和直链烃，α－香树脂醇等萜类，牛蒡甾醇，硫胺素，胡萝卜苷，维生素A、维生素B_1、维生素C，多种氨基酸和聚糖、半乳糖、木聚糖。

【性味归经】辛、苦，寒。归肺、胃经。

【功能主治】宣肺透疹，疏散风热，解毒利咽。用于风热感冒，麻疹，风疹，咳嗽痰多，痄腮丹毒，咽喉肿痛，痈肿疮毒。

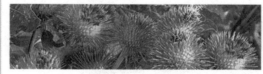

本草药方

◎ **1. 主治：**麻疹初期，发热2~6天，皮疹出现，先见于耳后，渐至额部，再向躯干及四肢扩散。颗粒分明，大小不一，色彩红如玫瑰，压之褪色。疹周健康皮肤存在。体温常在39℃以上。伴有咳嗽，口渴欲饮水和不安宁等症状。

牛蒡子、升麻、葛根、蝉蜕、桔梗、金银花、连翘、当归、芦根各4g，桂枝、甘草各3g。加水煎沸9分钟，滤出药液，再加水煎9分钟，去渣，两煎药液兑匀，分次服下，每天1剂。

伴高热时，用温水擦浴，缓解热势，一般不用退热药物；烦躁不安者，可给少量苯巴比妥；咳嗽剧烈时，加用青霉素注射液；并发中耳炎时，可加氨苄青霉素注射液；昏迷嗜睡者，加服安宫牛黄丸1粒。

◎ **2. 主治：**急性咽喉炎。

牛蒡子、桔梗各6g，薄荷3g，甘草5g，玄参、草河车各10g。加水煎沸15分钟，滤出药液，再加水煎20分钟，去渣，两煎药液调兑均匀，分早晚两次服用，每天1剂。

药膳养生

◎ **牛蒡子茶**

牛蒡子200g。拣去杂质，放于锅内，用小火炒到微鼓起，外面呈微黄色并略有香气，取出放凉，研成细末。每服10g，用开水冲泡，当茶慢饮。
▶清热解表。适用于发热偏重，外感风热，微恶风寒，咳嗽痰少，咽红肿痛，色黄黏稠，鼻塞头痛的热毒不太严重者。

◎ **牛蒡子粳米粥**

牛蒡子15g，冰糖适量，粳米80g。牛蒡子加水煎汤，去渣后放入粳米、冰糖，再加水煮到米花粥稠。每天2次，温热服食。▶清热解表。适用于外感风热，咳痰不爽，感冒咳嗽，麻疹透发不畅，咽喉肿痛等症。凡胃寒、气虚、便溏者慎用。

◎ **牛蒡根粳米粥**

牛蒡根（或牛蒡子打碎）20g，粳米60g，白糖适量。牛蒡根煎汤，去渣取汁100毫升；粳米加水煮粥，入牛蒡根汁、白糖调匀，温食，每天2次。
▶适用于流行性腮腺炎。小儿气虚，腹泻者慎用。

黑蚱 学名：Cryptotympana pustulata Fabricius

PERIOSTRACUM CICADAE Chantui

〖蝉 蜕〗

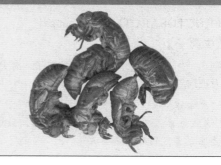

别名： 蝉衣，蝉壳，伏壳，枯蝉，蝉甲，蝉退，蝉退壳，知了皮。

◎《本草纲目》记载蝉蜕：

"治破伤风及疔肿毒疮，大人失音，小儿噤风天吊，阴肿。"

【科 属】为蝉科昆虫黑蚱的幼虫羽化的时候脱落的皮壳。

【地理分布】栖息于榆、槐、杨、柳、枫、桑等树上。辽宁以南的我国大部分地区多有分布。

【采收加工】6～9月间，由树上或者地面上收集来，除去泥沙，晒干。

【药理作用】镇静，抗惊厥；解热；抗过敏；镇痛；调节免疫功能；抗肿瘤等。

【化学成分】氨基酸类：脯氨酸，丙氨酸，酪氨酸，天门冬氨酸，亮氨酸等；其他：异黄质蝶呤，甲壳素，蛋白质，酚类化合物等。

【性味归经】甘，寒。归肺、肝经。

【功能主治】利咽，透疹，散风除热，解痉，退翳。对于风热感冒，音哑，咽痛，风疹瘙痒，麻疹不透，目赤翳障，破伤风，惊风抽搐有疗效。

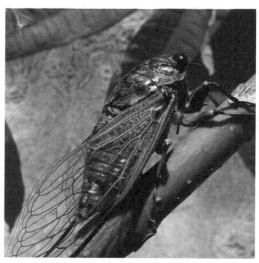

本草药方

◎ **1. 主治：** 脱肛。

蝉蜕18g。研末，以麻油拌成稀糊状。涂患处，每天2次。

◎ **2. 主治：** 破伤风。初起张口不便，颈部强直，颜面肌肉痉挛，呈苦笑面容。重则牙关紧闭，全身抽搐，角弓反张。

蝉蜕、全蝎、天麻、僵蚕各9g，蜈蚣3条，南星12g，朱砂4g（研，冲）。加水煮沸15分钟，滤出药液，再加水煎20分钟，去渣，两煎药液兑匀，分服，每天1剂。

体温稍高者加葛根、防风各8g。

◎ **3. 主治：** 破伤风，张口不利，颈项活动不灵。

蝉蜕60g，南星6g，黄芩9g，钩藤24g，全蝎、白附子、桑叶各15g，蜈蚣20条，生石膏240g。煎服法同2，每天1剂。

咳嗽痰多加半夏、橘红、桔梗各9g；阴虚加天花粉、麦门冬、沙参、白芍药各8g；阳虚加黄芪、党参、当归各12g；大便秘结者加芒硝、大黄各8g；产后血虚加当归、川芎各12g。

药膳养生

◎ **七星茶**

蝉蜕200g，灯心草1000g，淡竹叶4500g，钩藤2000g，防风1800g，僵蚕210g，六曲2100g，麦芽（炒）3900g，竺黄（姜汁制）220g。将上药碾碎，装袋，每包3g，水煎，每天2次，代茶频饮。
▶解表散邪。适用于小儿伤风咳嗽，积食，夜睡不宁。

◎ **蝉桔枇杷茶**

蝉蜕6g，枇杷叶15g，桔梗6g。煎汤，代茶饮。
▶适用于喉炎。前两味单煎亦可代茶频饮。

◎ **蝉衣粳米粥**

蝉衣6g，粳米40g。蝉衣去头足水煎取汁，与粳米煮粥。每天1剂，分2次服，连服3天。▶辛凉透表。适用于发热咳嗽流涕，麻疹初起，目赤怕光，口腔颊部见白色疹点，泪水汪汪等症。

野葛 学名：Pueraria lobata (Willd.) Ohwi

RADIX PUERARIAE Gegen

『葛根』

别名：干葛，甘葛，粉葛，葛麻茹，黄葛藤根，葛子根，葛条根。

◎《本草纲目》记载葛根：
"散郁火。"

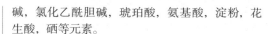

【科属】为豆科植物野葛或甘葛藤的干燥根。

【地理分布】1. **野葛** 生于山坡、路边草丛中及较阴湿的地方。除新疆、西藏外，全国大部分地区均有分布。2. **甘葛藤** 栽培或野生于山石灌丛和疏林中。分布于广东、广西、四川、云南等地。

【采收加工】春、秋季采挖，除去杂质，洗净，润透，切厚片，晒干。

【药理作用】解热；抗心肌缺血；抗心律失常；扩张血管，改善循环；降血压；β-受体阻断作用；抗血小板聚集；降血糖；降血脂；促进学习记忆；抗肿瘤；抗氧化等。

【化学成分】黄酮类：葛根素，大豆苷，大豆苷元，芒柄花素，金誉异黄素等；三萜类：槐花二醇，大豆皂醇，葛根皂醇，胡萝卜苷等；香豆素：葛根香豆素等；其他：尿囊素，紫檀素，氯化胆碱，氯化乙酰胆碱，琥珀酸，氨基酸，淀粉，花生酸，硒等元素。

【性味归经】甘、辛，凉。归脾、胃经。

【功能主治】解肌退热，生津，透疹，升阳止泻。用于外感发热头痛，项背强痛，口渴，消渴，麻疹不透，热痢，泄泻，高血压，颈项强痛。

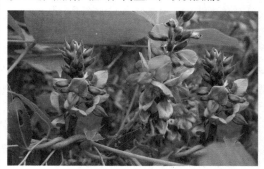

本草药方

◎ 1. **主治**：外感发热，头痛，恶寒，乏力。

葛根、连翘、白芷各16g，辛夷、浙贝母各10g，板蓝根30g。加水煎沸15分钟，滤出药液，再加水煎20分钟，去渣，两煎药液兑匀，分2次服。服后取微汗。每天1~2剂。

◎ 2. **主治**：感冒，咳嗽。

葛根15g，细辛、白芷、浙贝母各8g。加水煎，去渣。顿服。取微汗。

◎ 3. **主治**：颈椎病，反复落枕，头晕痛，晨起颈部酸胀板硬，颈部肌肉有压痛，单侧上肢酸痛麻木无力。

葛根26g，白芍30g，鸡血藤、威灵仙各15g，甘草5g，蜈蚣2条（研，冲）。煎服法同1。每天1剂。

血虚加当归20g；气虚加黄芪20g；偏热加生地黄、知母、黄柏各8g；痛甚加草乌、川乌头各5g。

外用淫羊藿、威灵仙各50g，米醋500毫升，一起煎外敷。

药膳养生

◎ **葛根粳米粥**

葛根16g，粳米80g。先将葛根煎汤，去渣后入米煮粥。随意食。▶定惊，祛风。适用于风热感冒，症见发热头痛、挟痰挟惊、呕吐、惊啼不安等。

◎ **葛根粳米粥**

葛根粉30g，粳米100g。煮粥，做早晚餐或点心服食。▶清热生津，降血压，止渴。适用于高血压，心绞痛，老年性糖尿病，冠心病，脾虚泄泻，或发热期间口干烦渴，以及感冒初起，发热头痛，小儿麻疹初起未透。

◎ **葛粉羹**

葛粉250g，豆豉150g，荆芥穗50g。葛粉制成面条；荆芥穗、豆豉共煮沸，去渣留汁，葛粉面条放药汁中煮熟。空腹食。▶滋肝息风开窍。适用于中风，神昏，言语謇涩，手足不遂，老年人脑血管硬化，预防中风。

柴 胡 学名：Bupleurum chinense DC.

RADIX BUPLEURI　Chaihu

【柴 胡】

别名：地薰，茈胡，山菜，茹草，柴草。

◎《本草纲目》记载柴胡：

"治阳气下陷，平肝、胆、三焦、包络相火，及头痛眩晕，目昏赤痛障翳，耳聋鸣，诸疟，及肥气寒热，妇人热入血室，经水不调，小儿痘疹余热，五痨羸热。"

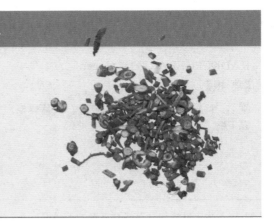

【科 属】为伞形科植物柴胡或者狭叶柴胡的干燥根。

【地理分布】**1. 柴胡**　生于向阳旱荒山坡、林缘灌丛、路边或者草丛中。西北、华东、东北、华北和华中地区多有分布。**2. 狭叶柴胡**　生于干燥草原，向阳山坡以及灌木林缘等处。东北、华北以及陕西、山东、甘肃、江苏、广西、安徽等地多有分布。

【采收加工】春、秋季采挖，除去杂质以及残茎，干燥。

【药理作用】镇静，抗惊厥；解热；镇咳；镇痛；抗炎；抗肝损伤；降压；降血脂；抗菌，抗病毒；抑制胃液分泌；抗胃溃疡；抗肿瘤等。

【化学成分】挥发油类：月桂烯，柠檬烯，桃金娘烯醇，里哪醇，葎草烯等；有机酸类：岩芹地酸，岩芹酸，亚油酸等；黄酮类：山奈苷，槲皮素，福寿昌醇等；皂苷类：三萜皂苷，柴胡皂苷元 A 等；其他：β - 谷甾醇等甾醇，钙、钾、铝等

元素。

【性味归经】苦，微寒。归肝、胆经。

【功能主治】疏肝解郁，疏散退热，升举阳气。对于感冒发热、胸胁胀痛、寒热往来、月经不调、脱肛、子宫脱垂有疗效。

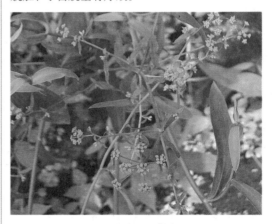

本草药方

◎ **1. 主治：缺乳。**

柴胡、木通各15g，黄芪18g，薏苡仁28g，猪蹄（另煎）1个。加水煎沸15分钟，滤出药液，再加水煎20分钟，去渣，两煎药液兑匀，每天1剂。猪蹄煎液兑在一起分次服用，每天1剂。

◎ **2. 主治：脾虚型白带。**

柴胡、苍术、淮山药、白术、车前子（包煎）、党参、炒白芍、薏苡仁各8g，荆芥、陈皮各5g，炙甘草4.5g。煎服法同1。每天1剂。

痰湿重者，去柴胡、白芍，加制半夏、厚朴、茯苓各8g；带下不止者加藕节、扁豆花、椿根皮各8g；脘闷纳呆者加砂仁（后下）4g，枳壳5g，鸡内金8g，焦山楂曲8g。

药膳养生

◎ **千金茶**

柴胡、陈皮、羌活、紫苏、桔梗、荆芥、广藿香、香薷、枳壳、半夏、香附、贯众、川芎各50g，甘草、苍术、薄荷、茶叶各100g，石菖蒲30g，厚朴80g，玉叶金花100g。将上药研成黄褐色粗粉，每包12g。每次1包，水煎数沸，每天2次，儿童减半，代茶饮。▶清热解毒。适用于四季伤风感冒，腹痛身酸痛，中暑发热，呕吐泄泻。

◎ **柴胡粳米粥**

柴胡9g，海藻、郁金各15g，佛手9g，粳米60g，红糖适量。将前4味熬汤，去渣后入粳米、红糖共煮做粥。每天1剂。连续服15剂。▶疏肝解郁。对于甲状腺功能亢进见肝郁气滞者有疗效。

大三叶升麻 学名：Cimicifuga heracleifolia Komar.

RHIZOMA CIMICIFUGAE Shengma

【升麻】

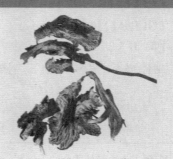

别名：周升麻，周麻，鸡骨升麻，鬼脸升麻，绿升麻。

◎《本草纲目》记载升麻：

"消斑疹，行瘀血。治阳陷眩晕，胸胁虚痛，久泄，下痢后重，遗浊。带下，崩中，血淋，下血，阴痿足寒。"

【科 属】为毛茛科植物大三叶升麻、兴安升麻或升麻的干燥根茎。

【地理分布】1. **大三叶升麻** 生于山坡草丛或灌木丛中。分布于黑龙江、吉林、辽宁。2. **兴安升麻** 生于海拔 300～1200 米的山地林缘、林中或山坡草地。分布于黑龙江、吉林、辽宁、内蒙古、河北、河南、山西、湖北。3. **升麻** 生于海拔 1700～2300 米的山地林缘、林中或路旁草丛中。分布于河南西部、山西、陕西、甘肃、青海、湖北、四川、云南、西藏。

【采收加工】秋季采挖，除去泥沙和须根，干燥。

【药理作用】解热，降温；抗炎；镇痛，镇静，抗惊厥；抗肝损伤；解除肠道平滑肌痉挛等。

【化学成分】升麻素，升麻碱，升麻醇，升麻醇木糖苷，兴安醇，水杨酸，阿魏酸，咖啡酸，升麻酰胺，北升麻宁，北升麻瑞，鞣质，多种苷类成分。

【性味归经】辛、微甘，微寒。归肺、脾、胃、大肠经。

【功能主治】发表透疹，清热解毒，升举阳气。用于风热头痛，齿痛，口疮，咽喉肿痛，麻疹不透，阳毒发斑，脱肛，子宫脱垂。

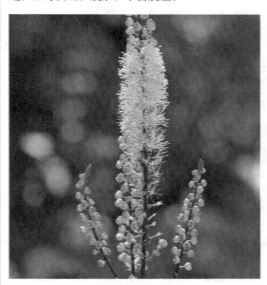

本草药方

◎ **1. 主治：**麻疹已出，疹色鲜红，口干渴，欲饮水。

升麻、连翘、金银花各 5g，甘草 3g，紫草 10g。加水煎沸 10 分钟，滤出药液，再加水煎 10 分钟，去渣，两煎药液兑匀，分服，每天 1～2 剂。

◎ **2. 主治：**带状疱疹。

升麻 28g。加水煎，湿敷患处，每天 5 次。

◎ **3. 主治：**急性出血性小肠炎，腹痛，腹泻，面色苍白，盗汗，四肢厥冷。

升麻、生地黄、人参、白术、附子、地榆、黄芩各 10g，黄芪 18g，甘草 5g。加水煎沸 15 分钟，滤出药液，再加水煎 20 分钟，去渣，两煎药液兑匀，分服，每天 1～2 剂。

药膳养生

◎ **升麻黄芪炖鸡肉**

升麻 10g，黄芪 16g，鸡 1 只。将鸡去内脏洗净后，腹内纳入黄芪、升麻，加水 1 碗半，上笼旺火蒸熟，食肉喝汤。每天 2 次。▶补益气血，升提阳气。对于面白乏力，子宫脱垂等症有疗效。

◎ **升麻芝麻炖猪大肠**

升麻 16g，黑芝麻 150g，猪大肠 1 段（28 厘米长），调料适量。黑芝麻、升麻装入洗净之猪大肠内，两头扎紧，放入砂锅内，加姜、葱、黄酒、盐、清水适量，文火炖 3 小时，至猪大肠熟透。每天服 2 次。▶补虚润肠，升提中气。对于子宫脱垂，脱肛及便秘等症有疗效。

桑叶 学名：Morus alba L.

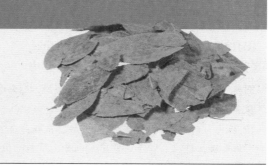

FOLIUM MORI　Sangye

【桑叶】

别名： 黄桑，家桑，铁扇子，荆桑，蚕叶。

◎《本草纲目》记载桑叶：

"治劳热咳嗽，明目，长发。"

【科 属】为桑科植物桑的干燥叶。

【地理分布】丘陵、村旁、山坡、田野等处多有生长，多为人工栽培。分布于全国各地。

【采收加工】10～11月霜降后采收，除去杂质，搓碎，去柄后，筛去灰屑。

【药理作用】降血糖；抗菌；降血脂；促进蛋白质合成等。

【化学成分】黄酮类：槲皮素，芸香苷，黄芪黄酮，异槲皮苷等；甾醇：菜油甾醇，β-谷甾醇，蛇麻酯醇等；甾酮类：蛇皮甾酮，昆虫变态激素牛膝甾酮等；其他：生物碱，丁酸，挥发油，丙酸等有机酸，谷氨酸等氨基酸，锌、铜、锰等元素，果糖，溶血素，蛋白质等。

【性味归经】甘，苦，寒。归肺、肝经。

【功能主治】清肺润燥，疏散风热，清肝明目。对于风热感冒，肺热燥咳，头晕头痛，目赤昏花有疗效。

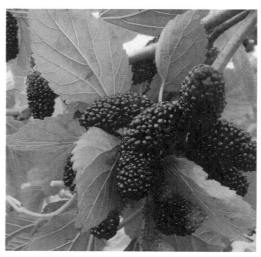

本草药方

◎ **1. 主治：低热，轻度咳嗽，风热，风疹，皮肤斑丘疹呈红色。耳后，枕部淋巴结肿大。**

桑叶、牛蒡子、金银花、蝉蜕、赤芍、竹叶、紫草、生地黄各8g，薄荷5g。加水煎沸15分钟，去渣分次服下，每天1~2剂。

◎ **2. 主治：硬皮病。**

桑叶、连翘各10g，赤小豆30g，麦门冬、天门冬、南沙参、杏仁、生地黄、薏苡仁、金银花各15g。加水煎沸15分钟，滤出药液，再加水煎20分钟，去渣，两煎药液兑匀，每天1剂。

◎ **3. 主治：急性结膜炎。**

桑叶或菊花适量。水煎后倒入杯或碗中，将患眼接近热气熏之。冷却后用此水洗眼。

◎ **4. 主治：迎风流泪，沙眼。**

桑叶28g。水煎取滤液，熏洗患处。

药膳养生

◎ **桑叶菊花杏仁粳米粥**

桑叶10g，菊花8g，甜杏仁10g，粳米80g。前2味煎汤，去渣后入杏仁、粳米煮粥。每天1剂，连服数剂。▶对于风热所致的慢性鼻炎有疗效。

◎ **桑菊竹叶茶**

桑叶、菊花各8g，白茅根、苦竹叶各40g，薄荷4g，白糖20g。开水浸泡10分钟，或煎煮5分钟，入糖。频饮。▶适用于恶寒发热，头痛身疼，或鼻塞流涕，腮部肿胀不甚，局部不红，舌苔薄白，脉浮数。

◎ **桑仁糯米粥**

桑仁50g，糯米80g，薏米40g，大枣10个，冰糖8g。先将桑仁浸泡片刻，洗净后与糯米、薏米同入砂锅煮粥，煮熟加冰糖溶化即可。▶益肝补肾，养血明目。适用于肝肾阴虚引起的头晕目眩，视力减退，耳鸣，腰膝酸软，须发早白，以及肠燥便秘等症。每日3次空腹食，可经常食用，但平素大便溏稀或泄泻者忌用。忌用铁器蒸煮。

菊 学名：Chrysanthemum morifolium Ramat.

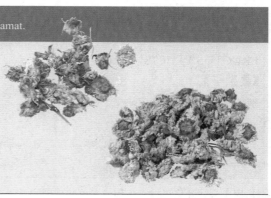

FLOS CHRYSANTHEMI Juhua

【菊花】

别名：节花，金精，日精，甘菊，真菊，金蕊，家菊，馒头菊，簪头菊，甜菊花，药菊。

◎《本草纲目》记载菊花：

"治头目风热，风旋倒地，脑骨疼痛，身上一切游风令消散，利血脉，并无所忌。"

【科 属】为菊科植物菊的干燥头状花序。药材按产地和加工方法的不同，分为"滁菊""亳菊""杭菊""贡菊"。

【地理分布】为栽培种植，培育的品种极多，头状花序多变化，形色各异。全国各地均有栽培。药用菊花以安徽、河南、浙江栽培最多。

【采收加工】9～11月当花盛开时采集。亳菊花系将花枝折下，捆成小把，倒挂阴干，然后剪下花头；滁菊花系摘取头状花序，经硫黄熏过，晒到六成干时，用筛子筛，使花序成圆球形，再晒干；贡菊系摘下头状花序，上蒸笼蒸过，晒干；杭菊用炭火烘干。

【药理作用】抗菌；增加冠脉流量，扩张冠脉；抗肝损伤等。

【化学成分】黄酮类：槲皮素，藤黄菌素，金合欢素等多种苷类，黄芩苷等；其他：天门冬氨酸等氨基酸，锰、铜、锂等元素，腺嘌呤，菊苷，胆碱，绿原酸，维生素E等；挥发油类：乙酸龙脑酯，龙脑，金合欢醇，金合欢烯，菊烯醇等。

【性味归经】甘、苦，微寒。归肺、肝经。

【功能主治】平肝明目，散风清热。用于头痛眩晕，目赤肿痛，风热感冒，眼目昏花。

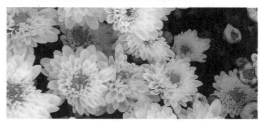

本草药方

◎ **1. 主治：发热恶寒，鼻塞，头痛眩晕，胸腹满闷，食少纳呆，舌苔白腻。**

菊花、黄芩、连翘、金银花、大黄各28g，滑石45g，荆芥穗、薄荷、石菖蒲、藿香各18g，川贝母、木通各15g，神曲、白蔻仁各12g。以上共研为粗末。每次煎服25g。每天1～2次。

◎ **2. 主治：脚丫湿烂，流水痒痛。**

菊花、甘草各5g，枯矾、金银花各9g，青黛12g，当归15g，薏苡仁28g。加水煎汤，每晚睡前用药汤洗脚1次，洗后再上药膏（附方：白芷、黄柏、青黛各8g，紫草、生地各15g，当归、枯矾各12g，轻粉5g）。

◎ **3. 主治：疔疮。**

菊花、金石斛、银花各15g，紫花地丁、蒲公英、生地黄各28g，夏枯草18g，七叶一枝花10g，生甘草5g。加水煎沸15分钟，滤出药液，再加水煎20分钟，去渣，两煎药液兑匀，分3次服，每天1剂。

药膳养生

◎ **桑菊连翘酒**

菊花、连翘各40g，桑叶30g，薄荷、甘草各10g，桔梗20g，杏仁30g，芦根35g，江米酒1000g。上药捣碎，浸泡酒中，密封，5天后去渣取汁，备用。每次15毫升，早晚各1次。▶适用于风温初起，邪客上焦，发热不重，微恶风寒，咳嗽鼻塞较重，口微渴。

◎ **桑菊香豉饮**

菊花、香豉各10g，桑叶、梨皮各8g。水煎取汁，代茶饮。▶辛凉甘润，轻透肺卫。对于温燥初起发热，微恶风寒，头痛少汗，咳嗽少痰，咽干鼻燥，口渴等症有疗效。

◎ **桑菊薄竹饮**

菊花、桑叶各6g，薄荷4g，白茅根、苦竹叶各28g，开水浸泡10分钟，或煎煮5分钟，代茶频饮。▶辛凉解表，清热散结。对于风热感冒，发热头痛，目赤咽痛有效；小儿痄腮，恶寒身热，头身疼痛，腮部肿胀等症有疗效。小儿用可调入白糖适量。

蔓荆 学名：Vitex trifolia L.

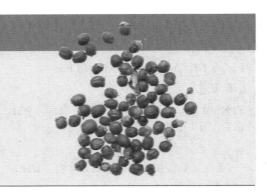

FRUCTUS VITICIS Manjingzi

【蔓荆子】

别名： 荆子，蔓荆实，万荆子，蔓青子。

◎《本草纲目》记载蔓荆子：

"主治太阳头痛，头沉昏闷，除目暗，散风邪，凉诸经血，止目睛内痛。"

【科 属】为马鞭草科植物蔓荆或者单叶蔓荆的干燥成熟果实。

【地理分布】**1. 单叶蔓荆** 生于海滨沙滩地以及湖畔，也有栽培。分布于山东、江苏、辽宁、河北、浙江、安徽、江西、台湾、广东、福建。**2. 蔓荆** 海边、河边、沙滩、平原以及村寨附近多有生长。分布于广东、广西、福建、台湾、云南。

【采收加工】秋季果实成熟的时候采收晒干，除去杂质。

【药理作用】抗病原微生物；镇痛；抗炎；抗凝血；降血压；平喘；祛痰等。

【化学成分】挥发油类：蒎烯，莰烯，β－蒎烯，香桧烯，对－聚伞花素，蔓荆子碱等；其他：精氨酸，γ－氨基丁酸等多种氨基酸，紫花牡荆素等成分。

【性味归经】辛，苦，微寒。归膀胱、肝、胃经。

【功能主治】清利头目，疏散风热。对于风热感冒头痛，齿龈肿痛，目暗不明，目赤多泪，头晕目眩等有疗效。

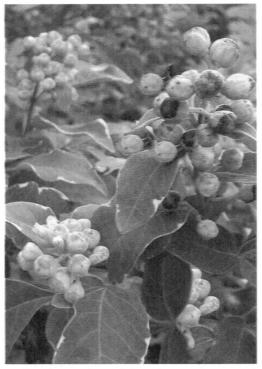

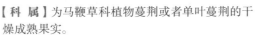

◎ **蔓荆子茶**

　　1. 蔓荆子6g，石南叶9g。煎汤，代茶饮。▶对于头风痛有疗效。

　　2. 蔓荆子6g。水煎，代茶常饮。▶对于外感风热、头风痛有疗效。

◎ **蔓荆子酒**

　　蔓荆子200g，醇酒500g。蔓荆子捣碎，浸酒中，密封7天，去渣取汁。每次饮15毫升，每天3次。▶对于外感风热所致头昏、头痛及偏头痛之症有疗效。

◎ **蔓荆酒**

　　蔓荆子(微炒)1000g。以酒2000毫升浸，寒7天，暑3天，去滓。随意饮，虽久聋亦瘥。▶对于耳聋有疗效。

本草药方

◎ **1. 主治：** 角膜溃疡，目赤流泪，目赤灼热，烦躁口苦，头痛，舌红苔黄，脉弦或数。

　　蔓荆子5g，金银花、生地黄各15g，黄芩、龙胆草、山栀子、防风、柴胡、桑叶、菊花、大黄各10g。加水煎沸15分钟，滤出药液，再加水煎20分钟，去渣，两煎药液兑匀，分服，每天1剂。

◎ **2. 主治：** 翼状胬肉。

　　蔓荆子、黄芩、防风、羌活、菊花各9g，炉甘石15g，白芷、川芎各6g，火硝2g，冰片0.5g。加水煎沸，过滤即可。先以1%地卡因点眼，5分钟后，再以此液点胬肉上。每天2次。

清热药

【概念】

在中医药理论中凡是以清解里热、泄除里热为主要作用的药物，称为清热药。

【功效】

清热药多寒凉，具有解毒、清热泻火、清虚热、凉血等功效。

【药理作用】

中医学科学研究表明，清热药主要具有抗病毒、抗菌、抗毒素、抗病原虫、抗肿瘤、解热、抗炎、增强免疫功能的作用。

【适用范围】

清热药主要用于不恶寒反恶热、发热、口渴、呼吸急促、心烦口苦、大便干结、小便短赤，或者兼便秘、腹胀、苔黄等的里热证。对现代临床称谓的感染性发热、急性传染病、白血病、某些变态反应性疾病、某些心血管疾病等有一定的治疗作用。

【药物分类】

清热药根据性能不同，主要分以下五类。

清热泻火药，以清泄气分邪热为主。主要用于口渴、高热、烦躁、汗出、脉洪大、神昏谵语的气分实热证。这类药物各有不同的作用部位，分别适用于胃热、肺热，如芦根、天花粉、淡竹叶、竹叶、西瓜翠衣、鸭跖草、谷精草、决明子、寒水石、夜明砂等。

清热燥湿药，药性苦寒。苦能燥湿，寒能清热，因此具有清热燥湿的作用，并能清热泻火。主要用于身热不扬、胸膈痞闷、舌苔黄腻、小便短赤的湿温或暑温夹湿证；用于痞满吐利的湿热蕴结脾胃证；用于泄泻、痢疾、痔瘘肿痛的湿热壅滞大肠证；用于耳中流脓、黄疸尿赤的湿热蕴蒸肝胆证；用于带下色黄或热淋灼痛的湿热下注证，关节红肿热痛的湿热流注关节证；用于湿疮、湿疹的湿热浸淫肌肤证；用于各脏腑火热证。中医药方常用的清热燥湿药有黄连、黄芩、黄柏、秦皮、白鲜皮、龙胆、苦参、三棵针、苦豆子、马尾连。

清热解毒药，以清热解毒为主。主要用于丹毒、瘟毒发斑、痈肿疔疮、痄腮、热毒下利、咽喉肿痛、虫蛇咬伤、水火烫伤、癌肿的火热壅盛证以及其他急性热病。中医药方常用的清热解毒药有忍冬藤、金银花、连翘、蒲公英、紫花地丁、金莲花、野菊花、苦地丁、甜地丁、天葵子、大青叶、板蓝根、重楼、拳参、青黛、鱼腥草、金荞麦、白头翁、马齿苋、大血藤、败酱草、鸦胆子、马勃、广豆根、委陵菜、射干、北豆根、青果、锦灯笼、金果榄、土茯苓、白蔹、木蝴蝶、冬凌草、千里光、四季青、漏芦、穿心莲、白花蛇舌草、半边莲、熊胆等。

清热凉血药，药性咸寒。咸能入血，寒能清热，因此具有清血分热邪、清解营分的作用。主要用于身热夜甚、心烦不寐、舌绛、脉细数，甚至斑疹隐隐、神昏谵语的热入血分证；用于舌謇肢厥、神昏谵语、舌质红绛的邪陷心包证；用于吐血衄血、舌色紫绛、尿血便血、躁扰不宁、斑疹紫暗，甚或昏狂的热入血分证；也可用于其他疾病引起的血热出血证。中医药方常用的清热凉血药有玄参、牡丹皮、地黄、赤芍、紫草、水牛角。

清虚热药，以清虚热、退骨蒸为主。主要用于午后发热、骨蒸潮热、虚烦不寐、手足心热、盗汗遗精、舌红少苔、脉细而数的肝肾阴虚，虚火内扰证；用于热退无汗、夜热早凉、脉象细数、舌质红绛的温病后期，邪热未尽，伤阴劫液证。中医药方常用的清虚热药有白薇、青蒿、地骨皮、胡黄连、银柴胡。

石膏 学名：Gypsum Fibrosum

GYPSUM FIBROSUM　Shigao

【石膏】

别名：白虎，细石，软石膏，玉大石，冰石。

◎《本草纲目》记载石膏：

"除时气，头痛，身热，三焦大热，皮肤热，肠胃中结气，解肌发汗，止消渴烦逆，腹胀暴气，喘息咽热，亦可作浴汤。"

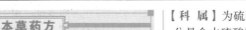

本草药方

◎ **1. 主治：牙痛。**

生石膏15g，玄参、焦山栀各8g，大黄、白芍药各5g，乌梅2g，炙细辛1g。加水煎沸15分钟，滤出药液，再加水煎20分钟，去渣，两煎药液兑匀，分服，每天1剂。

◎ **2. 主治：牙痛。**

石膏15g，露蜂房28g，大青盐、白芷、黄柏、升麻各10g，北细辛3g。煎服法同1。每天1剂。

风热疼痛用石膏30g，加鲜生地黄20g，牡丹皮10g；右边齿痛用石膏30g，再加枳壳10g，大黄12g；左边齿痛加柴胡、龙胆草各10g，栀子6g；伴便秘加大黄（后下）15g，地骨皮10g，黄芩12g；若门齿痛加黄连10g，知母6g；风寒疼痛加防风15g，荆芥12g，蝉蜕6g；伴有牙衄加黄连、黄芩各12g，鲜生地20g，大黄12g，牡丹皮10g，栀子炭6g。

◎ **3. 主治：阳明热甚，面肿热，时毒发颐。**

石膏（碎）32g，知母18g，甘草6g，糯米10g。上4味，以水1斗煮米熟，去滓，温服1升，每日分3次服。

◎ **4. 主治：高血压病（阴虚肝阳上亢者）。**

生石膏30g，生熟地各15g，淮牛膝9g，生石决明15g，麦冬12g，灵磁石、生白芍、生牡蛎各15g。水煎，每日1剂，日服2次。

◎ **5. 主治：骨蒸唇干口燥，欲得饮水止渴。**

石膏（碎，绵裹）6两，大乌梅20枚。上二味，以水7升，煮取4升，去滓，以蜜三合，稍稍饮之。

◎ **6. 主治：热嗽喘甚者，久不愈。**

石膏2两，甘草（炙）半两。上为末。每服3钱，新汲水调下，残生姜汁、蜜调下。

◎ **7. 主治：诸金刃所伤，血出不止。**

石膏、槟榔、黄连（去须）各1两，黄柏半两。上为细末，随多少掺敷疮上，血定，便入水不妨。

【**科 属**】为硫酸盐类矿物硬石膏族石膏，主要成分是含水硫酸钙。

【**地理分布**】在气候干燥地区的内海或湖盆地多有分布。全国多数地区都有石膏矿藏分布，如山西、陕西、内蒙古、河南、甘肃、宁夏、新疆、山东、青海、安徽、四川、湖北、云南、贵州、西藏等地。

【**采收加工**】多于冬季采挖，除去泥沙及杂石可得。

【**药理作用**】解渴；解热；增强免疫功能等。

【**化学成分**】二水合硫酸钙（$CaSO_4 \cdot 2H_2O$），铝、钙、铁、硅、镁等元素。

【**性味归经**】甘、辛，大寒。归肺、胃经。

【**功能主治**】除烦止渴，清热泻火。用于高热烦渴，肺热喘咳，胃火亢盛，外感热病，牙痛，头痛。

药膳养生

◎ **石膏茶**

生石膏40g，紫笋茶末6g。生石膏捣末，加水适量，煎取药汁，过滤去渣。每日1剂，开水冲泡代茶饮。▶适用于流行性感冒，流行性乙型脑炎，中暑，胃火牙痛等。

◎ **石膏粥**

1. 生石膏40g，葱白3茎，豆豉10g，粳米100g。先煎豆豉、石膏，去渣取汁，入米煮粥，欲熟，入葱白，更煮片刻，空腹食。▶清热，除烦。对于热病烦渴，心烦头痛，口干舌焦，甚则神昏谵语等症有疗效。

2. 石膏40g，葱白4茎，豆豉、生姜各10g，粳米100g。先煎石膏，次下葱、豉、姜，再煎，去渣取汁，入米煮粥。空腹食用。若渴加葛根30g。▶祛风清热。对于疮疡初起，全身恶寒、发热、头痛较重，局部红、热、肿、痛等有疗效。

知 母 学名：Anemarrhena asphodeloides Bge.

RHIZOMA ANEMARRHENAE Zhimu

【知 母】

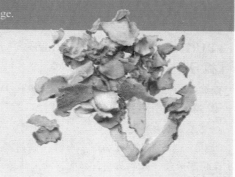

别名：连母，水参，货母，韭逢，东根，苦心，儿草，兔子油草，山韭菜，虾草。

◎《本草纲目》记载知母：

"安胎，止子烦，辟射工，溪毒。泻肺火，滋肾水，治命门相火有余。"

【科 属】为百合科植物知母的干燥根茎。

【地理分布】向阳干燥山坡、丘陵草丛中或者草原地带，常成群生长。陕西、宁夏、东北、华北、甘肃、江苏、山东等地多有分布。

【采收加工】春、秋季采挖，除去须根、枯叶和泥土，晒干称为"毛知母"。趁鲜剥去外皮，晒干为"知母肉"。

【药理作用】降血糖；解热；抗病原微生物；抗血小板聚集等。

【化学成分】多糖类：知母多糖 A、知母多糖 B、知母多糖 C、知母多糖 D；皂苷类：知母皂苷 A-Ⅰ、知母皂苷 A-Ⅱ、知母皂苷 A-Ⅲ、知母皂苷 B-Ⅱ、知母皂苷 B 等；有机酸类：鞣酸，烟酸等；其他：双苯吡酮类，木脂素类，铁、铜、锌、锰等元素。

【性味归经】苦、甘，寒。归肺、胃、肾经。

【功能主治】生津润燥，清热泻火。对于外感热病，高热烦渴，肺热燥咳，内热消渴，骨蒸潮热，肠燥便秘等症均有疗效。

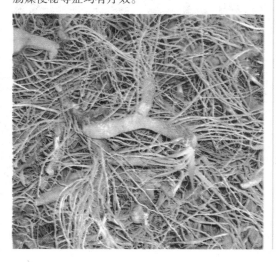

本草药方

◎ 1. 主治：高热，肺部感染。

知母24g，金银花、甘草各10g，生石膏58g，粳米1撮。加水煎沸15分钟，滤出药液，再加水煎20分钟，去渣，两煎药液兑匀，分服。每天1剂。

◎ 2. 主治：高热，汗出，口渴，脉洪大。

知母30g，甘草、生姜各20g，生石膏200g。煎服法同1。每天1剂。

◎ 3. 主治：慢性支气管炎，咳嗽、吐黄痰。

知母、莱菔子各9g，金银花、生石膏、鱼腥草各18g，炒苏子、杏仁、浙贝母各10g，白芥子、甘草、陈皮各6g，麻黄5g。煎服法同1。每天1剂。

◎ 4. 主治：大面积烧伤后溃疡，低热，腰膝酸软，头目眩晕，舌红少津，口干咽干，有瘀斑。

知母6g，丹参、生地黄各18g，牡丹皮、银花各15g，连翘12g，白芍、赤芍、茯苓各9g。煎服法同1。分服。每天1剂。

药膳养生

◎ 二母蒸鳖

知母、贝母各6g，柴胡、前胡、杏仁各4g，黄酒适量，元鱼（鳖）1只（约重500g），食盐少许。将元鱼去头及内脏，洗净，切块，放大碗中，加入5味药及黄酒、食盐，再加水浸过肉，切，上笼蒸1小时，趁热分顿食用。▶滋阴退热。对于妇女长期低热不退者有疗效。

◎ 二母团鱼汤

知母、贝母各16g，甜杏仁、银柴胡各13g。将鳖洗净，取肉切块，与四药同入锅内，加适量水，煎煮至肉熟。饮汤食肉，也可加食盐少许调味。另亦可将药焙研为末，以鳖骨、甲煎汤，取汁合丸用。▶滋阴清热，润肺止咳。对于肺肾阴虚，手足心热，骨蒸潮热，咳嗽，盗汗，咽干等症；或肺结核患者属阴虚发热者有疗效。

栀子 学名：Gardenia jasminoides Ellis

FRUCTUS GARDENIAE Zhizi

【栀子】

别名：木丹，鲜支，卮子，越桃，山栀子，黄荑子，黄栀子。

◎《本草纲目》记载栀子：

"治吐血衄血，血痢下血，血淋，损伤瘀血，及伤寒劳复，热厥头痛，疝气，汤火伤。"

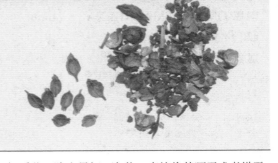

【科　属】为茜草科常绿灌木栀子的干燥成熟的果实。

【地理分布】丘陵山地或者山坡灌林中多有生长。西南、中南以及江苏、浙江、安徽、福建、江西、台湾等地多有分布。

【采收加工】10月中下旬，果皮变为红黄色的时候采收，除去果柄、杂物。直接将其晒干或者烘干。

【药理作用】抗肝损伤，促进胆汁分泌，促进胰液分泌；泻下；抗菌；抗炎；镇静；降血压等。

【化学成分】有机酸类：奎宁酸等，氯原酸；环烯醚萜类：异栀子苷，栀子苷，山栀苷，去羟栀子苷，栀子酮苷等；挥发油类：丹皮酚等，含有棕榈酸；黄酮类：栀子素等；三萜类：藏红花素，红花酸等；其他：多糖，D-甘露醇，熊果酸，胆碱等。

【性味归经】苦，寒。归心、肺、三焦经。

【功能主治】清热利尿，泻火除烦，凉血解毒。对于热病心烦，血淋涩痛，黄疸尿赤，目赤肿痛，血热鼻衄，火毒疮疡有疗效。外治扭挫伤痛均有疗效。

本草药方

◎ **1. 主治：风热型麦粒肿。**

栀子、木通、白芷、黄芩、桑白皮、当归、赤芍药、桔梗、连翘各12g。加水煎沸15分钟，滤出药液，再加水煎20分钟，去渣，两煎药液兑匀，分服，每天1剂。

◎ **2. 主治：泪囊闭塞，流泪不止，目赤涩痛，侧头痛，心烦易怒，失眠，口苦咽干，便秘尿赤。**

生栀子、黄芩、木通、龙胆草、泽泻、柴胡、车前子、生大黄（后下）各10g，甘草5g，生地黄30g。煎服法同1。分早晚两次服，每天1剂。服药后流泪大减者生大黄改熟大黄，流泪消失者停药，改服杞菊地黄丸善后巩固。

◎ **3. 主治：风性结膜炎。**

栀子、龙胆草各9g，银花、黄柏、菊花各15g，黄芩10g，甘草5g。煎服法同1。每天1剂。

◎ **4. 主治：温热黄疸。**

茵陈18g，栀子9g，大黄6g。上3味，以水12升，先煮茵陈，减6升，内2味，煮取3升，去滓，分3服。

◎ **5. 主治：伤寒下后，心烦腹满，卧起不安者。**

栀子（劈）14个，厚朴（炙，去皮）12g，枳实（水浸，炙令黄）4枚。上3味，以水3.5升，煮取1.5升，去滓。分2服，温进1服（得吐者，止后服）。

◎ **6. 主治：感冒高热。**

山栀子根2两，山麻仔根1两，鸭脚树二层皮2两，红花痫头婆根1两，煎服，或加酒少许服。

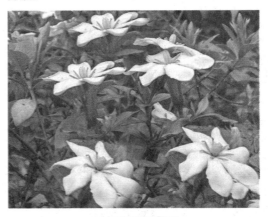

药膳养生

◎ **栀子粳米粥**

栀子仁10g，粳米80g，共煮成粥。▶有镇静、利胆、降压、抑制真菌作用。对于目赤肿痛、蚕豆黄、乳腺炎、急性黄疸型肝炎、肾炎水肿、腮腺炎等有疗效。

夏枯草 学名：Prunella vulgaris L.

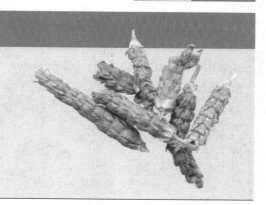

SPICA PRUNELLAE Xiakucao

【夏枯草】

别名：夕句，乃东，铁色草，棒槌草，类笼草，牛低头，六月干等。

◎《本草纲目》记载夏枯草：
"能解内热，缓肝火。"

【科 属】为唇形科植物夏枯草的干燥的果穗。

【地理分布】路旁、荒地以及山坡草丛中多有生长。全国大部分地区均有分布。

【采收加工】夏季果穗呈棕红色的时候采收，除去杂质后，晒干。

【药理作用】调节免疫功能；降血糖；降压；抗炎；抗菌，抗病毒等。

【化学成分】皂苷类：夏枯草苷；黄酮类：金丝桃苷，芦丁等；香豆素类：东莨菪素，伞形花内酯等；三萜类：熊果酸，齐墩果酸等；其他：维生素C，全草中含挥发油等。果穗含有胡萝卜苷，熊果酸，含硫多糖夏枯草素等；花序中含迷迭香酸，熊果酸，花色苷类，鞣质。

【性味归经】辛、苦、寒。归肝、胆经。

【功能主治】明目，清肝火，消肿，散结。对于目赤肿痛，目珠夜痛，瘰疬，瘿瘤，头痛眩晕，乳痛肿痛，淋巴结核，甲状腺肿大，乳腺增生，高血压有疗效。

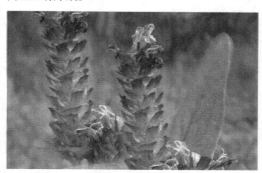

本草药方

◎ **1. 主治：结膜炎，目赤肿痛。**

夏枯草、蔓荆子、牡丹皮、黄芩、连翘、桑白皮各10g，菊花、金银花、蒲公英各15g，荆芥、薄荷（后下）、甘草各5g。加水煎沸15分钟，滤出药液，再加水煎20分钟，去渣，两煎药液兑匀，分服，每天1剂。小儿用量酌减。

◎ **2. 主治：急性结膜炎。**

夏枯草15g，赤芍药、菊花各8g，川黄连4g。煎服法同1。每天1剂。

◎ **3. 主治：单纯疱疹病毒性角膜炎。**

夏枯草、黄芩、大青叶、蒲公英、赤芍药、菊花各15g，板蓝根、钩藤（后下）各30g，薄荷（后下）、柴胡、蝉蜕各10g，甘草5g。煎服法同1。每天1剂。

◎ **4. 主治：角膜溃疡，目赤肿痛。**

夏枯草、大黄、生地黄各15g，蒲公英、金银花、板蓝根、生石膏各30g，龙胆草、知母、天花粉、赤芍药、玄明粉各10g，甘草5g。煎服法同1。每天1剂。

药膳养生

◎ **夏枯草露**

夏枯草500g。夏枯草浸2小时，洗净，放入蒸馏器中，蒸馏得芳香蒸馏液。每服30毫升，每天3次。▶化痰散结，清肝明目。对于肝阳上亢，头目眩晕，早期高血压，目赤肿痛，急性黄疸型传染性肝炎，菌痢等症有疗效。

◎ **夏枯草荷叶茶**

夏枯草10g，荷叶12g（新鲜荷叶半张）。一起煎汤，取汁。代茶饮。▶对于肝肾阴虚风火上亢，或头晕耳鸣，平素常头痛目眩，突然发生口眼歪斜，舌强言謇，半身不遂，手足重滞，苔黄，舌质红，脉弦滑数等症有疗效。

◎ **夏枯草煲猪肉**

夏枯草25g，猪瘦肉60g。猪肉切成薄片；夏枯草装纱布袋中、扎口，一起放入锅内，加水，小火炖至肉熟烂，弃药袋，调味。食肉饮汤。每天1剂，分2次。▶清肝热，散郁结。对于肝经有热或肝阳上亢头痛眩晕，结核，瘰疬等症有疗效。

瓜蒌 学名：Trichosanthes kirilowii Maxim.

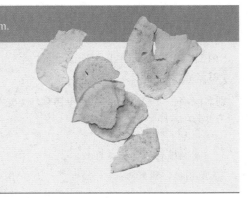

RADIX TRICHOSANTHIS　Tianhuafen

【天花粉】

别名： 瓜蒌根，白药，瑞雪，天瓜粉，花粉，屎披根蒌粉。

◎《本草纲目》记载天花粉：

"消渴身热，烦满大热，补虚安中，续绝伤。"

【科　属】为葫芦科植物瓜蒌的干燥根。

【地理分布】海拔 200 ~ 1800 米的山坡林地、灌丛中、草地和村旁田边均有生长。分布于华东、华北、中南以及辽宁、甘肃、陕西、贵州、四川、云南。

【采收加工】秋末采挖，除去须根，刮去外皮，纵向剖成 2 ~ 4 瓣，粗大者再横切成数段和斜片晒干。也有不刮皮、切瓣、切段而直接晒干的。

【药理作用】抗肿瘤；引产，抗早孕；同时具有免疫刺激和免疫抑制作用；抗艾滋病病毒等。

【化学成分】天花粉多糖，天花粉蛋白。瓜蒌根中含有植物凝集素、α－甘露糖苷酶、β－半乳糖苷酶等多种酶，丙氨酸、缬氨酸、棕榈酸、α－菠菜甾醇等成分。

【性味归经】甘、微苦，微寒。归肺、胃经。

【功能主治】消肿排脓，清热生津。对于热病烦渴，肺热燥咳，疮疡肿毒，内热消渴均有疗效。

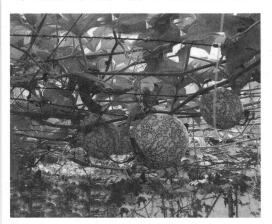

本草药方

◎ **1. 主治：热病烦渴，高热神昏，大便燥结。**

天花粉、龟板、犀角、白茅根、酸枣仁、鳖甲、知母、羚羊角各 15g，枸杞子 24g，生石膏、白芍药、牡丹皮、地骨皮、菊花、茵陈各 9g，生地黄 60g。加水煎沸 15 分钟，滤出药液，再加水煎 20 分钟，去渣，两煎药液兑匀，分服，每天 1 剂。

◎ **2. 主治：长期性低热，肺热燥咳。**

天花粉 15g，菊花 20g，柴胡、地骨皮、黄芩、半夏各 10g，大枣 5 枚，甘草 4g，蒲公英 25g，金银花 30g。煎服法同 1。每天 1 剂。

◎ **3. 主治：肺炎，发热，内热，咳嗽，胸痛。**

天花粉、龙胆草、百部各 30g，桑白皮、藕节各 60g，天门冬、葶苈子各 90g，栀子、地骨皮、海浮石、枇杷叶、石膏、黄芩各 15g，大黄、杏仁、黄连各 9g，羚羊角 5g，薄荷、桔梗、炙麻黄、甘草各 5g，黑枣 2 枚。加清水 12 碗，煎成 1 碗。分 4 次服。

药膳养生

◎ **天花粉山药粥**

鲜天花粉 16g（干品亦可），鲜山药 80g（干品亦可，但不可炒）。天花粉切成骨脾片，一起放锅内，加水适量，小火慢煮至烂熟。淡食为佳，亦可入少许酱油或食盐调味服食。▶固肾安中，生津止渴。对于消渴之口舌舌燥，尿频量多等症有疗效。

◎ **天花粉粳米粥**

天花粉 30g，粳米 100g。先煎天花粉，去渣，取汁，入米煮粥，随意食用。▶清肺，止渴，生津。对于消渴及肺热咳嗽等症有疗效。

◎ **玉露糕**

天花粉、葛根、桔梗各 15g，绿豆粉 600g，白糖 200g。将天花粉、葛根、桔梗切片烘干后，研磨成细末待用。将绿豆粉、白糖与药末混匀后，加水调湿，放在抹了油的饭盒内，上笼沸水大火蒸约 30 分钟即可。▶清热生津，润肺益胃，祛痰止咳。对于中老年人有咽喉干燥、唾液减少、舌面光滑少苔、口角皲裂疼痛、脱落皮屑等一系列症状者有疗效。

芦苇 学名：Phragmites communis Trin.

RHIZOMA PHRAGMITIS　Lugen
〖芦根〗

别名： 芦苇根，苇根，芦茹根，芦柴根，芦通，苇子根，芦芽根，甜梗子，芦头等。

◎《本草纲目》记载芦根：
"主消渴，客热止，小便利。"

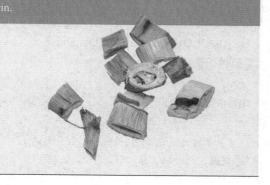

【科　属】为禾本科植物芦苇的新鲜或者干燥根茎。

【地理分布】河流、池沼岸边浅水中多有生长。全国大部分省区都有分布。

【采收加工】一年均可采挖，除去芽、须根以及膜状叶，鲜用或者晒干。

【药理作用】增强免疫功能等。

【化学成分】脂肪酸类：咖啡酸等，龙胆酸；挥发油类：阿魏酸，丁香醛，香草酸，松柏醛等；其他：氨基酸，甾醇，多元酚，生育酚，蛋白质，薏苡素，氯、钾、硫、钙、铁等元素。

【性味归经】甘，寒。归肺、胃经。

【功能主治】除烦，止呕，清热生津，利尿。对于热病烦渴，肺热咳嗽，胃热呕哕，热淋涩痛，肺痈吐脓有疗效。

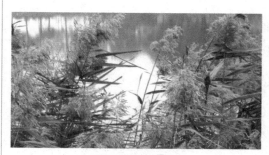

本草药方

◎ 1. 主治：慢性肺炎。

芦根60g，冬瓜仁、薏苡仁各30g，瓜蒌皮、黄精各15g，杏仁、桑白皮、川贝母、前胡、地龙、车前子各10g，甘草5g。加水煎沸15分钟，滤出药液，再加水煎20分钟，去渣，两煎药液兑匀，分服，每天1~2剂。

◎ 2. 主治：传染性肺炎，肺热咳嗽，少痰，气短胸痛等症。

芦根、沙参、金银花、薏苡仁、枇杷叶各30g，百合、陈皮、神曲、连翘、天门冬、山楂、麦芽各10g，黄连、甘草各5g，三七粉3g（另包，冲服）。煎服法同1。每天1剂。

◎ 3. 主治：急性支气管炎，气急咳嗽，无汗，张口抬肩，发热，体温升高。

芦根、蒲公英、生石膏各30g，杏仁、麻黄、桑叶、甘草、菊花各5g。煎服法同1。每天2剂。

◎ 4. 主治：肺脓肠，发热恶寒，咳唾黄痰，头身痛，胸痛，便干溺短。

芦根、金银花各15g，僵蚕、桔梗、黄芩各10g，蝉蜕、薄荷各5g。煎服法同1。分服，每天2剂。

药膳养生

◎ **芦根茶**

1. 芦根50g，鲜萝卜200g，青橄榄8个，葱白7段。▶对于防治流行性感冒有疗效。

2. 芦根。水煎。代茶饮。▶对于牙龈出血有疗效。

◎ **芦根北粳米粥**

新鲜芦根120g，北粳米50g。新鲜芦根洗净，切段，去节，入砂锅水煎，去渣后入北粳米煮稀粥。每天3次，稍温服食。▶对于舌燥少津，烦热口渴，热病津伤，胃热呕逆，肺热咳嗽和肺痈痿等症有疗效。凡胃寒呕吐，咳嗽者不宜服食。

◎ **芦根竹茹汤**

鲜芦根100g，竹茹30g，蜜糖适量。前二药水煎取汁去渣。加蜜糖调匀服。▶和胃止呕。对于呃逆，胃热呕吐等症有疗效。

◎ **芦根绿豆粥**

芦根100g，绿豆100g，苏叶10g，生姜10g。先煎生姜、芦根、苏叶，去渣取汁，入绿豆，煮粥，随意食用。▶和胃止呕，利尿解毒。对于小便赤涩，湿热呕吐及热病烦渴等症有疗效。解河豚或其他鱼、蟹中毒。

淡竹叶 学名：Lophatherum gracile Brongn.

HERBA LOPHATHERI Danzhuye

〖淡竹叶〗

别名： 竹叶门冬青，迷身草，三鸡米，长竹叶，山冬，地竹，林下竹等。

◎《本草纲目》记载淡竹叶：
"去烦热，利小便，清心。"

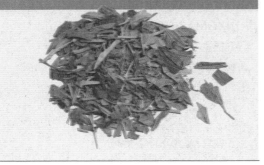

【科 属】为禾本科草本植物淡竹叶的干燥茎叶。

【地理分布】山坡林下或者沟边阴湿处多有野生。分布于长江流域以南和西南地区。

【采收加工】夏季未抽花穗前采割，晒干。

【药理作用】解热；利尿；升高血糖；抑菌等。

【化学成分】叶中和茎中含三萜和甾类：白茅素，芦竹素，蒲公英赛醇，菜油甾醇，β-谷甾醇等；地上部分含酚性成分，有机酸，氨基酸，糖类。

【性味归经】甘、淡，寒。归心、胃、小肠经。

【功能主治】清热除烦，利尿。对于热病烦渴，小便赤涩淋痛，口舌生疮有疗效。

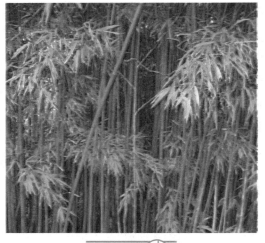

本草药方

◎ **1. 主治：口舌生疮，舌下蕈肿。**
淡竹叶、槟榔各5g，连翘、党参、甘草各8g，大黄5~6g，黄连、牵牛子各5g。加水煎沸15分钟，滤出药液，再加水煎20分钟，去渣，两煎药液兑匀，分服，每天1剂。
小便赤热加木通；口渴加生地黄、莲子心；发热加栀子，去党参；疼痛甚加牡丹皮、丹参。

◎ **2. 主治：慢性肾盂肾炎。**
淡竹叶、熟地黄、石斛、山药、生地黄、茯苓、泽泻各10g，金银花、连翘各15g，车前子、土茯苓各30g。煎服法同1。每天1剂。

◎ **3. 主治：小便赤涩淋痛，尿频尿急。**
淡竹叶、木通各10g，土茯苓、生地黄、金银花各15g，甘草、栀子各5g。煎服法同1。每天2剂。

◎ **4. 主治：尿血。**
淡竹叶、白茅根各15g。水煎服，每天1剂。

◎ **5. 主治：热淋。**
淡竹叶20g，灯心草15g，海金沙10g。水煎服，每天1剂。

药膳养生

◎ **淡竹叶饮**
淡竹叶20g，切碎，加水400毫升，煎半小时，去渣，取汁，加白糖适量。代茶饮。▶清心除烦，利尿通淋。对于口舌生疮，心烦，小便涩痛，尿赤等症有疗效。

◎ **淡竹叶北粳米粥**
淡竹叶30g，北粳米60g，冰糖适量。淡竹叶加水煎汤，去渣后入粳米、冰糖，煮粥。早晚各1次，稍温顿服。▶对于温热病中心火炽盛，口渴多饮，心烦目赤，牙龈肿痛，口舌生疮，小便短赤或淋痛等症有疗效。此粥宜稀薄，以利小便。胃寒及无热证者忌食。

◎ **淡竹叶粟米粥**
淡竹叶30毫升，黄芩10g，蜜15g，生石膏20g，粟米100g。先煎黄芩、石膏，去渣取汁，下米煮粥，欲熟时，入淡竹叶及蜜，搅匀候熟，随意食用。▶清热除烦。对于壮热烦渴，外感热病，或小便赤涩，心胸烦闷，大便干燥等症有疗效。

西 瓜
学名：Citrullus lanatus (Thunb.)Mansfeld

EXOCARPIUM CITRULLI　Xiguacuiyi

《西瓜翠衣》

别名：西瓜青，西瓜翠。

◎《本草纲目》记载西瓜翠衣：
"口、舌、唇内生疮，烧研噙之。"

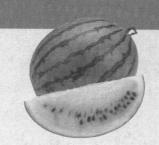

【科　属】为葫芦科植物西瓜的干燥的果皮。

【地理分布】全国各地均产。

【采收加工】夏季收集西瓜皮，削去内层柔软的部分，洗净后，晒干。

【药理作用】消除黄疸；利尿等。

【化学成分】果皮含蜡质、糖、甜菜碱；果汁含瓜氨酸、苹果酸、葡萄糖、果糖、番茄红素、蔗糖、维生素 C 等。

【性味归经】甘，凉。归脾、胃经。

【功能主治】止渴，清暑解热，利小便。对于小便短少，水肿，暑热烦渴，口舌生疮有疗效。

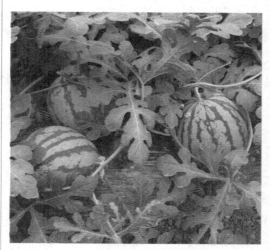

本草药方

◎ **1. 主治：小便短少，不畅。**

西瓜皮、冬瓜皮、葫芦皮各60g。加水煎沸15分钟，滤出药液，再加水煎20分钟，去渣，两煎药液兑匀，分服，每天1剂。

◎ **2. 主治：口舌生疮，口腔溃疡。**

西瓜霜50g，梅片9g，青黛15g，黄连18g，硼砂、青果核、炉甘石、人中白各100g，飞石膏250g。一起研为细末，过100目筛装净瓶，每瓶4g，密封高压消毒备用。将药末吹撒或涂敷患处，一般每天5次（上午2次，下午2次，睡前1次）。

◎ **3. 主治：四肢浮肿初起。**

西瓜皮晒干者60g（鲜的120g，去瓤留皮0.3厘米厚），老黄瓜皮干者30g（或鲜者60g）。水煎服。以上2种用水煎热1茶杯内服，每剂煎服2次。

◎ **4. 主治：小儿汗闭性暑热症，发热持续不退，体温高，不出汗，发热不稳定。**

鲜西瓜翠衣30g，西洋参（先煎）、麦冬、竹叶、知母、石斛、黄连各5g，荷梗15g，甘草3g，粳米12g。清水煎服。每天1剂，以病愈为度。

◎ **5. 主治：肾炎，水肿。**

西瓜皮须用连髓之厚皮，晒干者入药为佳，若中药店习用之西瓜翠衣则无著效。干者65g，白茅根鲜者100g。水煎，每天3次分服。

◎ **6. 主治：白喉。**

西瓜霜100g，人中白（煅）5g，辰砂10g，雄精1g，冰片5g。共研细末。如非白喉，减去雄精。

药膳养生

◎ **西瓜皮汤**

新鲜西瓜皮，白糖适量。西瓜外层绿色薄皮，切碎，水煮30分钟，去渣取汁，加适量白糖搅匀，凉后代茶饮，当天饮完。▶为清凉防暑饮。

◎ **西瓜番茄汁**

西瓜1500g，番茄1000g。番茄洗净，西瓜取瓤，去子，分别绞汁液，2液合并，代茶随意饮。▶滋阴、清热、止渴。适用于高热，口渴心烦，因胃阴虚而有热之食少纳呆、小便短赤、消化不良等症，是夏季清凉防暑饮。

◎ **西瓜子仁糯米粥**

西瓜子50g，糯米30g。西瓜子和水捣烂，煎水去渣取汁，入米煮稀粥，随意食用。▶清肺润肠，和中止渴。

谷精草

学名：Eriocaulon buergerianum Koern.

FLOS ERIOCAULI　Gujingcao

【谷精草】

别名：戴星草，文星草，流星草，移星草，珍珠草。

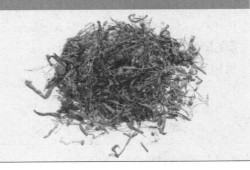

◎《本草纲目》记载谷精草：

"治头风痛，目盲翳膜，痘后生翳，止血。"

【科 属】为谷精草科植物谷精草的干燥带花茎的头状花序。

【地理分布】溪畔、沼泽和田边阴湿处多有生长。

本草药方

◈ **1. 主治：眼生翳膜，单疱病毒性角膜炎。**

谷精草8g，急性子、炙甘草各5g，密蒙花6g，菟丝子9g，金果榄10g，枸杞子13g，黄精18g。加水煎沸15分钟，滤出药液，再加水煎20分钟，去渣，两煎药液兑匀，分服，每天1剂。剩渣加菊花9g，刺蒺藜12g，煎汤熏洗患眼，每晚1次。

◈ **2. 主治：老年性白内障，玻璃体浑浊。**

谷精草、沙苑子、刺蒺藜、赤芍药、生地黄、女贞子、白芍药、菊花、密蒙花、党参、黄芪各12g，决明子15g，炙甘草6g，生石决明30g。煎服法同1。分早晚两次服，每天1剂。中气不足加山药、茯苓、白术各10g；合并糖尿病者加麦门冬、熟地黄、天花粉各12g；合并高血压和动脉硬化者加牡蛎、钩藤各15g。

◈ **3. 主治：白内障，玻璃体浑浊。**

谷精草、杜仲、食盐、菟丝子、川芎、羌活、木贼、密蒙花、决明子各30g，人参12g。用黑羊肝胆1具和药共入砂锅内，加好酒3壶煮干，再加3壶，煮3炷香，去药不用，只留肝胆，铜刀切片，新瓦焙干，研细末炼蜜为丸，如梧子大。每服9g，空腹白开水下。

◈ **4. 主治：牙疳、齿龈宣露。**

谷精草(烧炭)0.3g，白矾灰0.3g，蟾酥(炙)1片，麝香少许。上药同研为散，每取少许，敷于患处。

◈ **5. 主治：小儿雀盲，至晚忽不见物。**

羊肝1具，不用水洗，竹刀切开，入谷精草1把，瓦罐煮熟，日食之。忌铁器。如不肯食，炙熟捣做丸，如绿豆大，每服30丸。

◈ **6. 主治：小儿肝热，手足掌心热。**

谷精草全草100~150g，猪肝100g。加开水炖1小时服，每天1~2次。

西南、华东以及湖南、台湾等地多有分布。

【采收加工】秋季采收，将花序连同花茎一起拔出，晒干后可使用。

【药理作用】抗菌。

【化学成分】谷精草素；黄酮类；万寿菊素，槲皮万寿菊素，槲皮素等。

【性味归经】辛、甘、平。归肝、肺经。

【功能主治】明目，退翳，疏散风热。对于风热目赤，肿痛羞明，风热头痛，眼生翳膜有疗效。

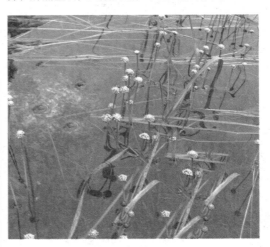

药膳养生

◈ **谷精草煲羊肝**

谷精草30g，羊肝200g。羊肝切片，加谷精草、水煲汤，调味服。▶祛风散热，益血补肝，明目退翳。对于视力减退、夜盲症、小儿角膜软化症、风热赤眼等症有疗效。

◈ **谷精草茶**

谷精草6g，沸水浸泡或水煎，代茶饮。▶对风热目赤多有效。

密蒙花 学名：Buddleja officinalis Maxim.

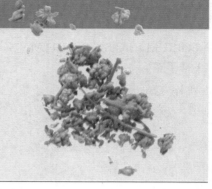

FLOS BUDDLEJAE　Mimenghua
【密蒙花】

别名： 小锦花，蒙花，黄饭花，蒙花珠，老蒙花，羊耳朵朵尖，水锦花。

◎《本草纲目》记载密蒙花：
"主青盲肤翳，赤涩多眵泪，消目中赤脉，小儿麸豆及疳气攻眼。"

【科 属】为马钱科植物密蒙花的干燥花蕾以及花序。

【地理分布】海拔200～2800米的丘陵、山坡、村边的灌木丛、河边和林缘多有生长。分布于灌木丛和林缘。中南、西南及陕西、安徽、甘肃、西藏、福建等地也有分布。

【采收加工】春季花未开放的时候采收，除去杂质，干燥。

【药理作用】抗炎；抗肝损伤；解毒；利尿；促进胆汁分泌等。

【化学成分】黄酮类：密蒙花苷，刺槐苷等；环烯醚萜类：梓醇，梓苷，海胆苷，桃叶珊瑚苷；皂苷类：密蒙皂苷A、密蒙皂苷B等。

【性味归经】甘，微寒。归肝经。

【功能主治】明目退翳，清热养肝。对于多泪羞明，目赤肿痛，肝虚目暗，眼生翳膜，视物昏花等有疗效。

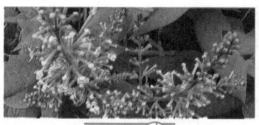

本草药方

◎ **1. 主治：慢性视神经炎。**
　　密蒙花、决明子、党参、牡丹皮各12g，丹参15g，茯苓、赤芍药、当归、黄芪各9g，柴胡、川芎各6g，升麻3g。加水煎沸15分钟，滤出药液，再加水煎20分钟，去渣，两煎药液兑匀，分服，每天1剂。

◎ **2. 主治：口干咽燥，五心烦热，耳鸣，舌红少苔，脉细数，角膜炎，角膜溃疡，眼涩畏光，黑睛浑浊无光泽。**
　　密蒙花、蝉蜕、黄柏、知母、菊花、白芍药各10g，生地黄、金银花、麦门冬、玄参各12g，当归6g。煎服法同1。每天1剂。

◎ **3. 主治：羞明，眼涩，畏光，黑睛浑浊无光泽。**
　　密蒙花、木贼各60g，菊花5g，草决明100g，生甘草30g。水煎服，并熏洗眼部每天3次。

◎ **4. 主治：夜盲症。**
　　密蒙花、夜明砂、谷精草、木贼草各9g，千里光15g。小儿炖鸡肝，成人炖猪肝或羊肝，每天服1次，连服数次，饭后服为佳。

药膳养生

◎ **密蒙花明目丸**
　　密蒙花5g，桑叶、甘菊、生地、女贞子、生牡蛎各6g，生杭芍、炒枳壳、羚羊角尖（锉细为末）各4g，泽泻3克。共为细末，炼蜜为丸如绿豆大。每次服6克，白开水送下。▶平肝明目，可作为眼睛的日常保健方。

◎ **泻脾胃火汤**
　　密蒙花、木贼、天花粉、七里香、防风各4.5g，桑白、柴胡、荆芥、甘菊各3g，赤芍9克，元参、青葙、蝉退各6g。洗净水煎服3～4剂。▶清肝明目。治双目白上红下。

◎ **密蒙绿茶**
　　密蒙花8g，绿茶2g，蜂蜜30g。前二药煮沸，取汁，加蜂蜜调服。▶清肝泄热，明目退翳。对视力减退有疗效。

◎ **清肝明目丸**
　　密蒙花、泽泻、苦参各60g，胆草、黄连、桑叶、菊花、荆芥各30g。上药精选地道药材，共研为细末，千里光煮水熬膏为丸。每丸重10g，每次服1丸，每天3次。▶清肝明目。治肝火旺盛，暴发火眼，红肿热痛，见光痛甚，防止相互传染。

大叶冬青 学名：Ilex latifolia Thunb.

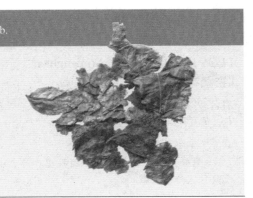

FOLIUM ILICIS CORNUTAE　Kudingcha

【苦丁茶】

别名： 毛叶黄牛木，黄浆果，土茶，茶盖，角刺茶。

◎《本草纲目拾遗》记载苦丁茶：

"逐风，活血，绝孕。"

【科 属】 为冬青科植物枸骨和大叶冬青的叶。

【地理分布】 1. **枸骨** 分布于江苏、浙江等地。2. **大叶冬青** 浙江、广西、福建等地广为分布。

【采收加工】 春季采收。去除杂质，阴干。

【药理作用】 降血压；提高机体耐缺氧能力；增加冠脉流量；抗生育；降血脂；兴奋子宫平滑肌等。

【化学成分】 挥发油类：1- 甲基庚酯，十六碳酸，邻苯二甲酸二辛酯等；三萜类：β- 谷甾醇，α- 香树脂，乌苏酸，羽扇豆醇等；其他：维生素E，冬青氨基酸，2- 香豆酮，胡萝卜苷，熊果酸，甘露醇、锌、硒等元素。

【性味归经】 苦，甘，大寒。归肝、肺、胃经。

【功能主治】 清热生津，散风，消积，止痢。对于齿痛，头痛，聘耳，目赤，烦渴引饮，壮热面赤，痢疾，食积有疗效。

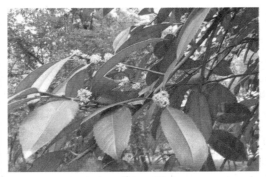

本草药方

◎ 1. 主治：偏头痛，血管神经性头痛。

苦丁茶、荷叶、黄芩、桑叶各6g，菊花、连翘、白茅根、夏枯草各12g，藁本、薄荷、白芷各3g。加水煎沸15分钟，滤出药液，再加水煎20分钟，去渣，两煎药液兑匀，分服，每天1剂。

◎ 2. 主治：三叉神经痛，血管神经性头痛，偏头痛。

苦丁茶、赤芍、黄芩、菊花、夏枯草、半夏、白蒺藜、陈皮各10g，薏苡仁、茯苓各15g。煎服法同1。每天1剂。

◎ 3. 主治：回乳方。

苦丁茶20g，炒麦芽100g，神曲、淡豆豉各15g，蝉蜕10g。煎服法同1。每天1剂。

◎ 4. 主治：肥胖症、高血压。沐浴可抗菌、洁肤。

苦丁茶20g。将苦丁茶放入温泉蒸发器内，每日1次熏蒸保养，每次30分钟。

药膳养生

◎ 苦丁泡茶

茶叶、枸骨叶各500g。晒干，研为粗末，混匀，加适量面粉糊做黏合剂，用模型压成方块或饼状，烘干，每块重约4g。开水冲泡。代茶饮，每次1块，成人每天3次。▶适用于肺痨咳嗽，腰膝痿弱，风湿痹痛，劳伤失血，跌打损伤等。

◎ 淡竹叶苦丁茶

苦丁茶8g，淡竹叶15g，甘草4g。水煎，加适量冰糖令溶。代茶饮。▶清热解毒。对于牙龈破溃流脓，口舌溃疡，口中热臭，五心烦热，烦躁不安，小便短赤等症有疗效。

◎ 便秘偏方

苦丁茶、炮川乌、白芷各9g，生附子15g，胡椒3g，大蒜10g。共捣碎炒烫，装入布袋，置神阙（肚脐），上加热水袋保持温度，每天2次。▶对于老年人习惯性便秘有疗效。

◎ 热解酒茶

苦丁茶6g，枳椇子30g，绿豆60g，陈皮10g，救必应12g，茅根25g，白蔻仁（后下）5g，佩兰（后下）、甘草各8g。加水煎成300毫升，每天分2次服。可连服5剂。▶对于酒醉，嗜睡，疲倦乏力，舌质红，舌苔黄厚，尿黄等症有疗效。

猪　学名：Sus scrofa domestica Brisso

FEL SUS SCROFA DOMESTICAE Zhudanzhi
【猪胆汁】

◎《本草纲目》记载猪胆汁：
"通小便，数恶疮，杀疳䘌，治目赤目翳，明目，清心脏，凉肝脾。入汤沐发，去腻光泽。"

本草药方

◎ **1. 主治：百日咳。**
猪胆汁（烘干，研粉）、淀粉各20g，白糖50g。共研末调匀。每次服0.3g，每天3次。

◎ **2. 主治：痈毒。**
猪胆2个，雄黄9g，露蜂房2个，冰片5g。各为细末，共为膏，敷患处，每天2次。

◎ **3. 主治：痤疮。**
鲜樱桃枝叶30g，鲜桃树枝叶50g，鲜槐树枝叶、鲜柳树枝叶各40g，鲜猪苦胆多个。将枝叶切碎，加水煎煮至沸，加入猪胆汁，熏洗面部。每天3次，每次加入猪苦胆1个。

◎ **4. 主治：翳膜。**
猪胆1个，硇砂（细研）和在猪胆中成膏，系之，悬当风处，候白衣如霜出，扫下收瓷盒子内，旋用柱子点入眦中，觉痒乃罢，便无翳膜，未尽再点之。

◎ **5. 主治：黄病。**
猪胆1个，鸡蛋1个。共调匀，不拘时服。连服3次。

◎ **6. 主治：伤寒五六日，斑出。**
猪胆、苦酒各3合，鸡蛋1个。三味合煎三沸，强人尽服之，羸人须煎六七沸，分为2次服，汗出即愈。

◎ **7. 主治：大便爆结。**
猪胆、蜂蜜，煎服。

◎ **8. 主治：少阴病，下利脉微者，与白通汤，利不止，厥逆无脉，干呕烦者。**
葱白4茎，干姜50g，附子1枚（生，去皮，破八片），人尿5合，猪胆汁1合。上五味，以水3升，煮取1升，去滓，内胆汁、人尿，和令相得，分温再服。

◎ **9. 主治：口中干爆无津液而渴。**
雄猪胆5枚，定粉（《本草纲目》引作天花粉）50g。上二味，以酒煮胆，候皮烂，即入粉研细，同煎成膏，丸如鸡头大，每服2丸，含化咽津。

【科 属】为猪科动物猪胆汁的干燥品。

【地理分布】全国各地均有饲养。

【采收加工】宰杀后，剖腹取出胆囊，取胆汁鲜用或将胆囊挂起晾干，或在半干时稍稍压扁，再干燥。

【药理作用】平喘，镇咳；抗炎；抗菌；抗肿瘤；抗过敏；抗氧化；镇静；兴奋中枢神经；促进胆汁分泌，溶解胆结石；抑制心肌收缩力；降血脂等。

【化学成分】猪去氧胆酸，猪胆酸，胆红素等。

【性味归经】苦，寒。归肺、肝、胆经。

【功能主治】清热解毒，清肺化痰。对于咳喘，痰多不爽，百日咳，咽喉肿痛，目赤肿痛，湿热黄疸，疮痈肿痛，热结便秘等均有疗效。

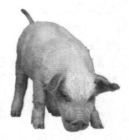

药膳养生

◎ **猪胆酒**
猪胆1个，白酒1杯。将猪胆汁冲入白酒内。每次空腹温饮2口，每天3次。每天1个猪胆，5天1疗程。▶适用于黄疸。

◎ **猪胆绿赤豆粉**
猪胆4个，绿豆、赤小豆各300g。猪胆汁倒入瓷盆；二豆洗净，冷水浸泡半小时，滤干，倒入胆汁盆内，浸泡3天，每天拌动2次。盆加盖，旺火隔水蒸3小时，至豆熟。若胆汁液多，用小火慢煨至快干，胆汁全部渗入豆中，取出，将胆汁进一步烘干或晒干，磨成细粉，装瓶，加盖备用。每次10g，开水冲服，每天2次。两个月为1疗程。▶清热解毒，利水。对于肝硬化、慢性肝炎、体实偏热者有疗效。

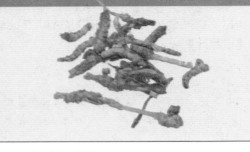

黄连 学名：Coptis chinensis Franch.

RHIZOMA COPTIDIS　Huanglian

〖黄连〗

别名：味连，雅连，云连，川连。

◎《本草纲目》记载黄连：

"去心窍恶血，解服药过剂，烦闷及巴豆、轻粉毒。"

【科 属】为毛茛科植物三角叶黄连、黄连或者云连的干燥根茎。

【地理分布】**1.黄连** 海拔 1000 ～ 2000 米山地密林中或者山谷阴凉处多有生长。野生或栽培。湖北、陕西、湖南、四川、贵州等地多有分布。在湖北西部、四川东部有较大面积栽培。**2.三角叶黄连** 栽培于四川峨嵋以及洪雅一带，海拔 1600 ～ 2200 米之间的山地林下。**3.云连** 海拔 1500 ～ 2300 米之间的高山寒湿的林荫下野生或栽培。云南西北部以及西藏东南部等地多有分布。

【采收加工】秋季采挖，除去须根以及泥沙，干燥，摘去残留须根后可使用。

【药理作用】解热；抗炎；抗原虫；抗病原微生物；抗心肌缺血；抗心律失常；抗溃疡；抑制血小板聚集；抑制中枢神经；促进胆汁分泌；正性肌力作用；降血压；降血糖；兴奋胃肠平滑肌；抗肿瘤；抗放射等。

【化学成分】生物碱类：黄连碱，小檗碱，甲基黄连碱，药根碱，巴马亭等；其他：镁、铝、钾等元素。

【性味归经】苦，寒。归心、脾、胃、肝、胆、大肠经。

【功能主治】清热燥湿，泻火解毒。用于湿热痞满，呕吐吞酸，泻痢，黄疸，高热神昏，心火亢盛，心烦不寐，血热鼻衄，目赤，牙痛，消渴，痈肿疔疮。外治湿疹，湿疮，耳道流脓。

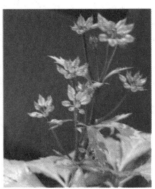

本草药方

◎ **1.主治：**高热神昏，败血症，烦躁，口渴欲饮，面红目赤，大便胶滞不爽，小便短赤，湿热痞满不畅。

黄连、甘草各 6g，玄参 30g，连翘、生地黄、金银花、麦门冬、牡丹皮各 10g，犀牛角（研磨，冲服）3g。加水煎沸 15 分钟，滤出药液，再加水煎 20 分钟，去渣，两煎药液兑匀，分服，每天 1 剂。

◎ **2.主治：**败血症，高热，头痛，口渴，湿热痞满不畅。

黄连、连翘、蒲公英、知母、半枝莲、金银花、黄芩、紫花地丁各 20g，党参、桂枝、玄参、生地黄、生姜各 10g。煎服法同 1。每天 1 剂。

◎ **3.主治：**恢热下利。

葛根 15g，甘草 6g，黄芩 9g，黄连 9g。上四味，以水 8 升，先煮葛根，减 2 升，纳诸药，煮取 2 升，去滓，分温再服。方中臣以黄芩、黄连清热燥湿，厚肠止痢。

药膳养生

◎ **黄连莲子汤**

黄连 10g，党参 15g，莲子肉 30g。水煎温服。
▶清热燥湿，止痢。适用于肠热下痢或湿热下痢，便下稀水，恶臭异常，肛门灼热，或下痢脓血，里急后重等症。

◎ **黄连猪肚丸**

黄连 90g，黄芪、赤茯苓、人参、柴胡各 30g，木香、地骨皮各 15g，桃仁、鳖甲各 45g，猪肚 1 个。人参去芦；鳖甲用醋涂，炙黄；桃仁用热水烫浸去皮尖，以麸炒微黄。诸药共为末，猪肚用食盐揉搓，洗净，把药末纳入猪肚内，以线缝合，上笼蒸熟烂，捣泥，丸如梧桐子大。每服 30 丸，饭前用米汤送下。▶益气养阴，清热补虚。适用于妇人虚劳发热羸瘦，乏力，或骨蒸发热，闭经等症。

黄芩 学名：Scutellaria baicalensis Georgi

RADIX SCUTELLARIAE　Huangqin

【黄芩】

别名： 腐肠，黄文，印头，内虚，黄金条根，元芩。

◎《本草纲目》记载黄芩：

"治风热湿热头疼，奔豚热痛，火咳，肺痿喉腥，诸失血。"

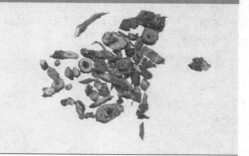

【科 属】为唇形科植物黄芩的干燥根。

【地理分布】海拔 60 ～ 2000 米的向阳干燥山坡、荒地上均有生长，常见于路边。内蒙古、吉林、河南、河北、陕西、山西、山东、甘肃等地广为分布。

【采收加工】春、秋两季采挖，除去须根以及泥沙，晒后去粗皮。

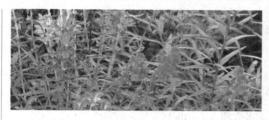

【药理作用】抗病原微生物；解热；抗炎；抗变态反应；降血压；利尿；降血脂；镇静；抗氧化；抗肝损伤等。

【化学成分】黄酮类：黄芩苷，黄芩苷元，汉黄芩素，黄芩素等；其他：苯乙醇糖苷，挥发油，蔗糖，葡萄糖，硒，苯甲酸等。

【性味归经】苦，寒。归肺、胆、脾、大肠、小肠经。

【功能主治】泻火解毒，清热燥湿，安胎，止血。对于湿温、暑湿胸闷呕恶，泻痢，湿热痞满，肺热咳嗽，黄疸，血热吐衄，高热烦渴，胎动不安，痈肿疮毒有疗效。

本草药方

◎ **1. 主治：急性肠炎，腹痛腹泻。**

黄芩、车前子、藿香、山楂各 15g，地锦草 28g，木香 10g，炙甘草 3g。加水煎沸 15 分钟，滤出药液，再加水煎 20 分钟，去渣，两煎药液兑匀，分服，每天 1 剂。

◎ **2. 主治：肠炎，腹泻。**

黄芩、地榆、黄连各 30g。研为细末。每次冲服 10g，每天 3 次。

◎ **3. 主治：外阴瘙痒疼痛，白带多而色黄，溲赤便艰，心情暴躁易怒，苔薄黄或黄糙，口舌热疹，脉弦。**

黄芩、柴胡、山栀子、泽泻、龙胆草、当归、生地黄、车前子（包煎）、木通各 8g，生甘草 4g。煎服法同 1。每天 1 剂。

便秘加生大黄（后下）9g；心烦失眠加夜交藤、合欢皮各 15g，赤茯苓 9g。

◎ **4. 主治：经后感冒。**

黄芩、桔梗、淡豆豉、法半夏、白薇、党参各 9g，柴胡、苏叶各 12g，玉竹 10g，薄荷（后下）、炙甘草各 6g，生姜 3 片，生葱白 3 根，红枣 2 个。水煎内服。可复煎。每天 3 次。

药膳养生

◎ **黄芩茶**

黄芩 16g。研磨粗末，沸水冲泡。代茶饮。▶清热泻火。对于上焦肺火盛或郁热导致的急性结膜炎有疗效。

◎ **生地黄芩竹叶汤**

黄芩、生地黄各 15g，淡竹叶 25g，白糖适量。以上三味药分别洗净，置瓦煲内，加水 4 碗，煲出味，去渣，加白糖调味搅匀。▶适用于口腔溃疡，饮用几次即可治愈。

◎ **黄芩汤**

黄芩 12g。研磨成细末。用水 600 毫升，煮取 300 毫升，每次温饮 150 毫升。▶清热止血。对于鼻衄，吐血，下血，妇人漏下血不止等症有疗效。

◎ **车前黄芩茶**

黄芩 10g，车前子 20g，白糖 25g。将车前子、黄芩洗净后放入砂锅内，加入清水适量，先用大火烧沸，再用小火煎煮 30 分钟，滤去渣，放入白糖即可。每日 2 次，适量饮用。▶止疼痛，止泄泻。适用于慢性肠炎患者。肾虚精滑、无内湿热者慎饮。

黄皮树 学名：Phellodendron chinense Schneid.

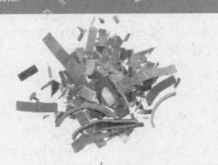

CORTEX PHELLODENDRI Huangbai

【黄柏】

别名：檗木，檗皮，檗荣。

◎《本草纲目》记载黄柏：
"敷小儿头疮。"

【科　属】为芸香科植物黄皮树或者黄檗的干燥树皮。

【地理分布】**1. 黄檗** 生长于山地杂木林中、山谷溪流的附近。分布于东北以及华北。**2. 黄皮树** 生长于杂木林中。浙江、陕西南部、江西、四川、湖北、云南、贵州、广西等地均有分布。

【采收加工】剥取树皮后，除去栓皮，晒干。

【药理作用】抗病原微生物；解热；抗炎；兴奋胃肠平滑肌；抗原虫；降血压；抗心律失常；增强心肌收缩力；降血糖；抑制中枢神经；抗血小板聚集；祛痰；镇咳等。

【化学成分】二水合硫酸钙（$CaSO_4 \cdot 2H_2O$），铝、钙、铁、硅、镁等元素。

【性味归经】苦，寒。归肾、膀胱经。

【功能主治】清热燥湿，解毒疗疮，泻火除蒸。对于湿热泻痢，带下，黄疸，脚气，热淋，痿躄，骨蒸劳热，遗精，盗汗，湿疹瘙痒，疮疡肿毒有疗效。盐黄柏滋阴降火，对于盗汗骨蒸、阴虚火旺有疗效。

药膳养生

◎ **黄柏野菊茶**

　　黄柏6g水煎，约10分钟，入野菊花6g，再煎约1分钟，代茶饮。▶治目赤肿痛，湿疹色红，口舌生疮，风火牙痛。

　　以上二药加倍煎后，外洗可治湿疹、痈疖、烫伤，含漱可治口疮。其所含生物碱对金黄色葡萄球菌、肺炎球菌、白喉杆菌、痢疾杆菌等均有效。

本草药方

◎ **1. 主治：外阴溃疡症。**

　　连翘、丹参、天花粉、黄柏、防风、赤芍、车前子（包煎）、生山栀子各8g，蒲公英15g，金银花、生地黄各12g，生甘草4g。加水煎沸15分钟，滤出药液，再加水煎20分钟，去渣，两煎药液兑匀，分早晚两次服，每天1剂。

◎ **2. 主治：汗出色红，染衣被，红汗症。**

　　黄柏、黄芩各10g，黄连6g，当归、茜草各15g，生地黄、熟地黄、龙骨各20g，黄芪30g。煎服法同1。分服，每天1剂。

◎ **3. 主治：血精症。**

　　黄柏、藕节、苍术、蒲黄、山栀子各10g，生地黄、滑石各15g，木通、小蓟、车前草、当归、泽泻各12g，甘草5g。煎服法同1。每天1剂。

◎ **4. 主治：不射精症。**

　　黄柏6g，柴胡、知母、生地黄、酸枣仁各15g，枳实、山茱萸肉各12g，大黄（后下）、地骨皮各10g，卷柏9g，穿山甲5g，蜈蚣3条。煎服法同1。分服，每天1剂。

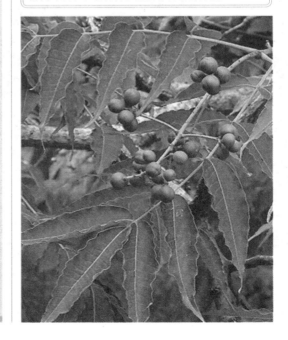

龙胆，条叶龙胆

学名：Gentiana scabra Bge.&Gentiana manshurica Kitag

RADIX GENTIANAE Longdan

【龙胆】

别名：陵游，草龙胆，龙胆草，苦龙胆草，地胆草，胆草，山龙胆，四叶胆。

◎《**本草纲目**》记载龙胆：
"疗咽喉痛，风热盗汗。"

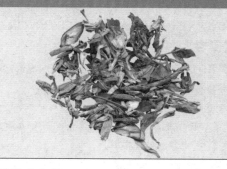

【**科 属**】为龙胆科植物龙胆、条叶龙胆、三花龙胆或者坚龙胆的干燥根以及根茎。

【**地理分布**】1. **龙胆** 海拔400～1700米的路边、山坡草地、河滩灌丛中以及林下草甸多有生长。东北以及内蒙古、陕西、河北、江苏、新疆、安徽、江西、浙江、福建、湖南、湖北、广西、广东等地多有分布。2. **条叶龙胆** 海拔110～1100米的山坡草地或者潮湿地区多有生长。分布于东北以及山西、河北、山东、陕西、安徽、江苏、浙江、广东、广西、湖北、湖南等地。3. **三花龙胆**生长于海拔440～950米的林间空地、草地、灌丛中。分布于东北以及河北、内蒙古。4. **坚龙胆**海拔1100～3000米的山坡草地灌丛中、林下及山谷多有生长。分布于广西、湖南、贵州、四川、云南等地。

【**采收加工**】春、秋两季采挖，洗净，干燥。

【**药理作用**】抗肝损伤；抗炎；抗过敏；促进胆汁分泌；抗病原体；降温；增强消化功能；抗惊厥；镇静、降血压等。

【**化学成分**】黄酮类：当药苷等；环烯醚萜类：龙胆黄苷四乙酰化物，龙胆苦苷，龙胆三糖，龙胆黄碱，当药苦苷等。

【**性味归经**】苦，寒。归肝、胆经。

【**功能主治**】泻肝胆火，清热燥湿。对于阴肿阴痒，湿热黄疸，强中，带下，胁痛，目赤，耳聋，湿疹瘙痒，口苦，惊风抽搐有疗效。

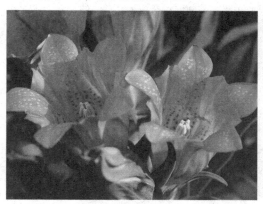

本草药方

◎ **1. 主治：湿热型带下症。**
龙胆草、山栀子、泽泻、酒黄芩、柴胡、木通、车前子各10g，白花蛇舌草、生地黄、败酱草、当归各15g，甘草5g。加水煮沸15分钟，滤出药液，再加水煎20分钟，去渣，两煎药液兑匀，分早晚两次服，每天1剂。兼见脾虚者加山药、薏苡仁各15g；腹痛甚者加香附、元胡各10g。

◎ **2. 主治：视物模糊，瞳神紧小。**
龙胆草、桑白皮、茺蔚子、牡丹皮、白芍药、黄芩、栀子、蔓荆子各10g，金银花20g，生地黄15g，甘草5g，羚羊角（锉末，先煎30分钟）3～5g，蒲公英30g。煎服法同1。每天1剂。

药膳养生

◎ **龙胆草粳米粥**
龙胆草、泽泻、柴胡、车前子、栀子、木通、黄芩各6g，甘草2g，粳米150g。前9味分别洗净，装入纱布袋中，水煎20分钟捞出药包，将洗净的粳米放入药汁，再加适量水，煮稀粥。趁热食，每天2次，3～5天为1疗程。▶适用于副性腺感染。

◎ **龙胆草清饮**
龙胆草6g，野菊花、苍耳子、白芷各10g，蜂蜜30g。前4味分别洗净，晾干，切碎，同放入砂锅，加水浸泡片刻，煎煮30分钟，用洁净纱布过滤，去渣，取滤汁放入容器，待其温热时，兑入蜂蜜，拌和均匀即可。早晚2次分服。▶清热解毒，通窍止痛。对于鼻咽癌疼痛，肝郁火旺者尤为适宜。

苦参 学名：Sophora flavescens Ait.

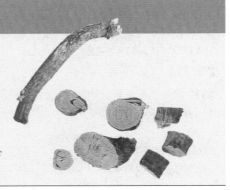

RADIX SOPHORAE FLAVESCENTIS　Kushen

『苦参』

别名：苦骨，川参，凤凰爪，牛参，山槐根，地参。

◎《本草纲目》记载苦参：

"主心腹结气，癥瘕积聚，黄疸，溺有余沥，逐水，除痈肿，补中，明目止泪。"

【科 属】为豆科植物苦参的干燥根。

【地理分布】生于沙地或者向阳山坡草丛中以及溪沟边。全国各地均有分布。

【采收加工】春、秋两季采挖，除去根头以及小支根，洗净，干燥，或者趁鲜切片，干燥后可使用。

【药理作用】抗病原微生物；抗肿瘤；抗炎；平喘；抗过敏；抗心律失常，抗心肌缺血，有正性肌力作用；抑制机体免疫功能；降血压；扩张血管，抑制中枢神经；升高白细胞等。

【化学成分】黄酮类：异苷类，苦参醇C；脂肪酸类：挥发油等；生物碱类：异苦参碱，苦参碱，槐果碱，槐实碱，氧化苦参碱等。

【性味归经】苦，寒。归心、肝、胃、大肠、膀胱经。

【功能主治】清热燥湿，利尿，杀虫。对于热痢，便血，黄疸尿闭，阴肿阴痒，赤白带下，湿疮，湿疹，疥癣麻风，皮肤瘙痒有疗效。外治滴虫性阴道炎有疗效。

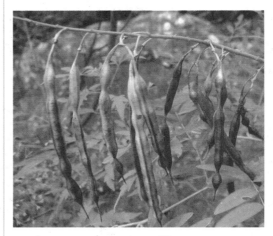

本草药方

◎ 1. **主治：**发高热，麻疹，流清涕，头面及躯干有少许玫瑰色疹，且面色暗，咳嗽，头昏。

苦参、紫草、枳壳、甘草各3g，金银花10g，木通、牛蒡子、防风、荆芥、蝉蜕各5g。加水煎沸10分钟，滤出药液，再加水煎10分钟，去渣，两煎药液兑匀，分服，每天1剂。

◎ 2. **主治：外阴白斑。**

苦参、紫草、蒲公英、蛇床子、黄柏各15g，地肤子30g。加水煎汤，每天熏洗坐浴1次，3个月为1疗程。

痒甚加川花椒、枯矾、鹤虱各8g，溃疡加五倍子、狼毒各5g，干涩者加淫羊藿、地骨皮各10g。

◎ 3. **主治：外阴白斑。**

苦参、地肤子、蛇床子、百部各30g，蒲公英、雄黄、紫草、防风各20g。上药加水煎液，过滤去渣，趁热熏洗患处，每天1剂。

◎ 4. **主治：外阴白斑。**

苦参、透骨草、射干各20g，食盐、龙骨、白矾、枯矾各10g，绿矾5g。加水煎汤，温度适宜，坐浴1小时，每天1次，1个月为1疗程。

药膳养生

◎ **苦参酒**

苦参1200g，露蜂房（锉）200g。用水20升，煮取10升，去滓浸法曲1800g。4天，炊黍米14000g，酿酒常法。酒熟，每食后饮8毫升，每天2次，夜1次。渐加到20毫升，以瘥为度。▶适用于白癞。

◎ **苦参天麻酒**

苦参500g，黍米5000g，曲750g，白鲜皮200g，天麻80g，露蜂房75g。上药用水7500g，煮到1半，去渣滤曲，4天，酿酒常法，酒熟压去糟渣，贮存备用。饭后饮1小杯，每天2次，夜1次。渐加至3小杯，以愈为度。▶对于遍身白屑，搔之则痛有疗效。

忍冬 学名：Lonicera japonica Thunb.

FLOS LONICERAE　Jinyinhua

【金银花】

别名： 忍冬花，银花，鹭鸶花，双花，二花，金藤花，双苞花，金花，二宝花。

◎《滇南本草》记载金银花：

"清热，解诸疮，痈疽发背，无名肿毒，丹瘤，瘰疬。"

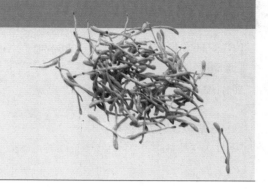

【科　属】为忍冬科植物红腺忍冬、忍冬、山银花或者毛花柱忍冬的干燥花蕾或者带初开的花。

【地理分布】**1. 红腺忍冬** 山坡疏林中、村寨旁、灌木丛中、路边等处多有生长，也有栽培，华东、西南、中南以及辽宁、河北、山西、甘肃、陕西等地多有分布。**2. 忍冬** 生长于海拔200～1500米的灌木丛或者疏林中。安徽、江西、浙江、台湾、福建、广东、广西、湖北、湖南、贵州、四川、广西广为分布。**3. 山银花** 丘陵、杂木灌丛、山坡以及平原旷野，路旁或河岸边多有生长。分布于海南、广东、广西。**4. 毛花柱忍冬** 生于水边灌丛，海拔300米以下。广东和广西也有生长。

【采收加工】夏初当花含苞未放的时候采摘，阴干。

【药理作用】抗病原微生物；解热；抗炎；抑制机体细胞免疫力；降血脂；兴奋中枢神经；抗生育等。

【化学成分】挥发油类：蒎烯，芳樟醇，异双花醇，苯甲醇，香叶醇，苯乙醇，丁香油酚，香荆芥酚等；黄酮类：木樨草素等；有机酸类：异氯原酸，氯原酸等；其他：三萜类成分，锌、铁、铅、锂、钙等元素。

【性味归经】甘，寒。归肺、心、胃经。

【功能主治】疏散风热，清热解毒。对于痈肿疔疮，丹毒，喉痹，风热感冒，热毒血痢，温病发热均有疗效。

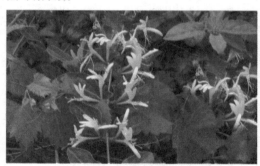

本草药方

◎ **1. 主治：** 慢性喉炎，喉痛。

金银花18g，生地黄、玄参、连翘、生白芍药各10g，大黄、麦门冬、灯笼草、粉葛根各8g，竹叶、桑叶、甘草各6g，胖大海5个。加水煎沸15分钟，滤出药液，再加水煎20分钟，去渣，两煎药液兑匀，分服，每天1剂。

感冒时，加芥穗5g，菊花8g，服后取微汗。

◎ **2. 主治：** 慢性喉炎，咽喉肿痛。

金银花、杭菊花各30g，胖大海1个，生甘草2g。煎服法同1。每天1剂。

◎ **3. 主治：** 慢性咽炎。

金银花、麦门冬、玉竹、射干、知母各250g，红糖400g。加水7500毫升，浓煎成2500毫升，装瓶备用。每次服10毫升，每天3次，10天为1疗程。休息4天，再服1疗程。

药膳养生

◎ **金银花汤**

金银花、白糖各18g。白糖、金银花开水浸泡，凉后当茶饮。为清凉防暑饮料。▶对于咽痛有疗效。

◎ **银花清热解毒酒**

金银花50g，甘草10g。用水2碗，煎取半碗，再入酒半碗，略煎，分3份。早、午、晚各服1份，重者每天2剂。▶清热解毒。对于疮肿，肺痈，肠痈均有疗效。

◎ **金银花薏米粥**

金银花12g，鳖甲15g，柴胡9g，薏米18g，红糖适量。前3味煎汤，去渣后入薏米、红糖煮粥。每天1剂，连服5剂。▶适用于肝胆郁热所致的中耳炎。

连翘 学名：Forsythia suspensa(Thunb.) Vahl

FRUCTUS FORSYTHIAE　Lianqiao

〖连翘〗

别名：旱连子，空翘，空壳，落翘。

◎《本草纲目》记载连翘：
"茎叶主心肺积热。"

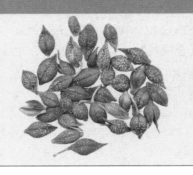

【科 属】为木樨科植物连翘的干燥果实。

【地理分布】山坡灌丛、疏林以及草丛中多有生长。河北、河南、陕西、山东、甘肃、安徽、江苏、四川、湖北等地广为分布。

【采收加工】秋季果实初熟还带有绿色时采收，除去杂质，蒸熟，晒干，习称为"青翘"；果实熟透时采收，晒干，除去杂质，习称"老翘"或者"黄翘"。

【药理作用】抗炎；解热；抗病原微生物；抗肝损伤；镇吐；降血压等。

【化学成分】三萜类：齐墩果酸，白桦脂酸，熊果酸，松脂素等；酚类：连翘酚等；木脂素类：连翘苷元，连翘苷等；挥发油类：龙脑，樟脑，黄樟醚，香叶醛，芒樟醇，α-蒎烯，β-蒎烯，柠檬烯，莰烯，对聚伞花烯等；其他：β-谷甾醇，黄酮类成分，硒等元素。

【性味归经】苦，微寒。归肺、心、小肠经。

【功能主治】消肿散结，清热解毒。对于瘰疬，痈疽，乳痈，丹毒，温病初起，风热感冒，高热烦渴，热入营血，热淋尿闭，神昏发斑等均有疗效。

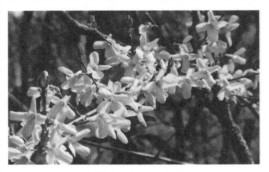

本草药方

◎ **1. 主治：急性咽喉炎，有开口下咽困难、疼痛等症状。**

连翘20g，生地黄30g，玄参24g，麦门冬18g，白芍药（炒）、牡丹皮、川贝母各12g，薄荷叶7g，甘草6g。加水煎沸15分钟，滤出药液，再加水煎20分钟，去渣，两煎药液兑匀，分服，每天2剂。重者3剂。

大便燥结数日不通，加清宁丸、玄明粉各6g；咽喉肿痛，加生石膏12g；面赤身热或舌苔黄色，加金银花12g。

◎ **2. 主治：急性牙周炎。**

连翘、生地黄各12g，生石膏（先煎）20g，天花粉15g，当归、牡丹皮、升麻、大黄各10g，竹叶、黄连各6g。煎服法同1。每天1剂。

◎ **3. 主治：高热，因于外感。**

连翘、金银花各20g，生石膏、板蓝根各28g，柴胡15g，黄芩、半夏各10g，薄荷、蝉蜕、甘草各6g。煎服法同1。每天1剂。

药膳养生

◎ **牛蒡连翘饮**

连翘6g，牛蒡子6g，黄芩、荆芥各6g，甘草4g，芦根15g，白糖30g。将以上药物放入锅内，加水600毫升，煎煮2次，每次20分钟，滤去药渣，合并煎液。在药液内加入白糖，拌匀即成。▶补脾胃，益气阴。对于小儿夏季发热、热邪潜留而不解等症均有疗效。虚寒者忌食。

◎ **荆芥连翘汤**

连翘、荆芥、防风、当归、川芎、白芍、柴胡、枳壳、黄芩、山栀、白芷、桔梗各等份，甘草减半。水煎，饭后服。▶主治肾经风热，两耳肿痛，胆热移脑之鼻渊。

◎ **薄荷连翘汤**

连翘、生地各15g，金银花30g，牛蒡子、知母各9g，鲜竹叶6g，薄荷、绿豆衣各3g。水煎服。▶疏风祛邪，清热解毒。对于牙龈肿痛，腮肿而热，口渴舌红，脉浮数有疗效。

蒲公英 学名：Taraxacum mongolicum Hand.-Mazz.

HERBA GARAXACI　Pugongying

〖蒲公英〗

别名： 蒲公草，仆公英，蒲公罂，婆婆丁，黄花地丁，蒲公丁，黄花草。

◎《本草纲目》记载蒲公英：

"掺牙，乌须发，壮筋骨。"

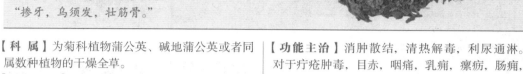

【**科　属**】为菊科植物蒲公英、碱地蒲公英或者同属数种植物的干燥全草。

【**地理分布**】**1. 蒲公英** 路旁、山坡草地、河岸沙地以及田间多有生长。华北、东北、华中、华东、西南以及陕西、甘肃、青海等地多有分布。**2. 碱地蒲公英** 生于稍潮湿的盐碱地或原野上。东北、华北以及河南、甘肃、陕西、新疆、青海等地多有分布。

【**采收加工**】春季至秋季花初开的时候采挖，除去杂质，洗净，晒干。

【**药理作用**】抗胃溃疡；抗病原微生物；抗肝损伤；抗肿瘤等。

【**化学成分**】植物甾醇类：蒲公英赛醇，蒲公英甾醇，蒲公英醇，β-谷甾醇，豆甾醇等；其他：苦味质、肌醇、树脂、皂苷、胆碱、菊糖、果糖、有机酸、蔗糖、葡萄糖、蝴蝶梅黄素、叶黄素等。

【**性味归经**】苦、甘、寒。归肝、胃经。

【**功能主治**】消肿散结，清热解毒，利尿通淋。对于疔疮肿毒，目赤，咽痛，乳痈，瘰疬，肠痈，湿热黄疸，肺痈，热淋涩痛有疗效。

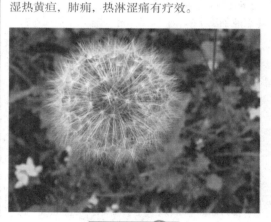

本草药方

◎ **1. 主治：湿热，高热。**

蒲公英、板蓝根各60g，黄芩、柴胡、羌活各15g，荆芥、当归各10g，甘草5g。加水煎沸15分钟，滤出药液，再加水煎20分钟，去渣，两煎药液兑匀，分服，每天1剂。

◎ **2. 主治：急性肾盂肾炎，湿热，尿急尿频。**

蒲公英、紫花地丁、土茯苓、车前子各30g，茯苓、黄芪、太子参、白术、山药、泽泻各10g，鸡内金5g。煎服法同1。每天1剂。

◎ **3. 主治：泌尿系感染，尿频尿急，尿痛。**

蒲公英、金银草、金银花、白茅根、大青叶、紫花地丁各20g，旱莲草、知母、连翘、生地黄、黄柏、牛膝、栀子、海金沙各10g，玄参、玉竹、丹参、甘草、木通各5g。煎服法同1。每天1剂。

药膳养生

◎ **蒲公英清热汤**

鲜蒲公英100g。蒲公英洗净，水煎取汁。▶清肝明目，解毒消痈。适用于目赤肿痛，或胬肉遮睛，或赤脉络目；胆囊炎见胁肋痛；呕吐，或有恶寒发热等症。除内服外，用药汁少许洗眼或点眼。

◎ **蒲公英清热解毒茶**

1. 蒲公英60g。上药制为粗末，水煎，取汁。代茶饮。▶清热解毒。对于湿热蕴结所致的膀胱炎、泌尿系感染等症有疗效。

2. 蒲公英20g。上药洗净，晒干，切碎；水煎。代茶饮，每日1剂，连服3～5天。▶适用于流行性感冒，扁桃腺炎，急性咽炎，支气管炎等症。

◎ **清热绿豆粥**

蒲公英10g，绿豆30g，冰糖适量。蒲公英水煎取汁。绿豆煮糜粥，调入药汁、冰糖。每天1剂，分3次服。▶清热解毒。对于小儿鹅口疮有疗效。

紫花地丁　学名：Viola yedoensis Makino

HERBA VIOLAE　Zihuadiding

『紫花地丁』

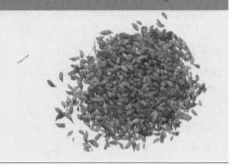

别名： 堇堇菜，箭头草，地丁，羊角子，地丁草，宝剑草，紫地丁，小角子花。

◎《本草纲目》记载紫花地丁：
"主治一切痈疽发背，疔肿瘰疬，无名肿毒恶疮。"

【科　属】为堇菜科植物紫花地丁的干燥全草。

【地理分布】生于荒地、田间、林缘、山坡草丛或者灌木丛中。全国大部分地区多有分布。

【采收加工】春、秋两季采收，除去杂质，晒干。

【药理作用】抗病原微生物等。

【化学成分】黄酮类，苷类，软脂酸，蜡，对羟基苯甲酸，丁二酸，硒等元素。

【性味归经】苦、辛、寒。归心、肝经。

【功能主治】凉血消肿，清热解毒。对于痈疽发背，疔疮肿毒，毒蛇咬伤，丹毒有疗效。

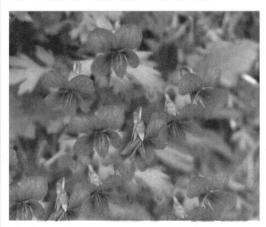

本草药方

◎ **1. 主治：蛇头疔。**
紫花地丁、蒲公英、七叶一枝花各30g，连翘、菊花、银花、赤芍各20g。加水煎沸15分钟，滤出药液，再加水煎20分钟，去渣，两煎药液兑匀，分服，每天1剂。

◎ **2. 主治：痈症初起，红肿热痛，发热恶寒。**
荆芥穗、蒲公英、银花、白芷、防风、紫花地丁、柴胡、连翘、浙贝母、当归、玄参、天花粉、瓜蒌、桔梗、黄芩各10g，甘草、黄连、红花各5g。煎服法同1。每天1剂。

◎ **3. 主治：疽，根深蒂固，附筋着骨。**
紫花地丁、当归、银花、蒲公英、菊花各15g，黄芪40g，苍术、白芷、薏苡仁、黄柏各10g，草果、白矾各5g。煎服法同1。每天1剂。

◎ **4. 主治：有头疽初起，心烦恶心，恶寒发热。**
紫花地丁、桔梗、黄芩、天花粉、赤芍、薄荷、蒲公英、栀子各8g，银花24g，生姜、甘草各5g。煎服法同1。每天1剂。

◎ **5. 主治：各种疔毒，痈疮疔肿，局部红肿热痛，或发热，舌红脉数者。**
金银花9g，野菊花、蒲公英、紫花地丁、紫背天葵子各3.6g。先水煎，后加无灰酒半盏，药渣再如法煎服，盖被取汗。

药膳养生

◎ **清解除湿汤**
紫花地丁、生石膏（先煎）各15g，板蓝根、生苡仁、车前子（布包）各12g，银花、连翘、知母、生地、赤芍、丹皮、土茯苓、生甘草各10g。水煎服，每天1剂，分早、中、晚3次服完。▶治疗水痘重证，证属邪毒内陷、热燔气营型。对于疹疮过大过密，遍及全身，疹色或红或紫相夹杂，壮热不退，烦躁不安、口渴，伴见口糜咽痛、咳嗽、大便秘结、溲黄赤短少，舌红少苔或无苔或苔黄燥，脉弦数或脉洪数等症有疗效。

◎ **猪蹄解毒汤**
紫花地丁、野菊花、蒲公英、连翘、赤芍、牛膝各10g，猪蹄1只，金银花、生地、天花粉各30g。将猪蹄去毛、洗净，劈为两块。将诸药装入纱布中，扎紧袋口，与猪蹄共放入锅中，加清水适量，先用大火烧沸，后小火炖1小时，至猪蹄烂熟即可。吃猪蹄喝汤，分2次服用，常服有效。▶对于糖尿病并发湿性坏疽，局部脓水臭秽者有疗效。

紫堇 学名：Corydalis bungeana Turcz.

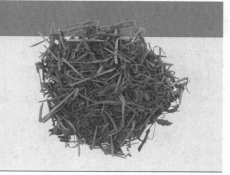

HERBA CORYDALIS BUNGEANAE　Kudiding

『苦地丁』

别名： 地丁，地丁草，扁豆秧，小鸡菜。

◎《辽宁常用中草药手册》记载苦地丁：
"清热解毒。治痈疽疔肿，淋巴结核。"

【科 属】为罂粟科植物紫堇的干燥全草。

【地理分布】宅旁草丛中、旷野或者山坡疏林下、丘陵多有生长。分布于辽宁、河北、内蒙古、陕西、山西、甘肃、宁夏、河南、山东等地。

【采收加工】夏季采集全草，洗净、晒干后切段。

【药理作用】抗病毒；抗菌等。

【化学成分】生物碱类：右旋紫堇灵，紫堇灵，乙酰紫堇灵，四氢黄连碱，普鲁托品等；氨基酸类：苏氨酸，天冬氨酸，谷氨酸，丝氨酸等；其他：粗纤维，粗蛋白，铁、锰，维生素 B_1、维生素 B_2 等。

【性味归经】苦，寒。归心、肝经。

【功能主治】消散痈肿，清热解毒。对于乳痈肠痈，疔疮肿毒，毒蛇咬伤均有疗效。

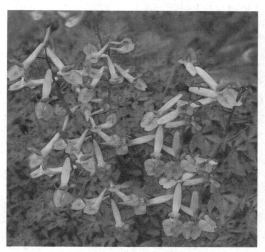

本草药方

◎ 1. 主治：慢性粒细胞性白血病，清热解毒。

　　地丁、熟地黄、当归、茯苓、蒲公英、生地黄、山药、枸杞子、大红枣、党参、菟丝子、女贞子各18g，青黛、五味子、甘草各5g，雄黄2g。加水煎沸15分钟，滤出药液，再加水煎20分钟，去渣，两煎药液兑匀，分服，每天1剂。

◎ 2. 主治：腮腺肿胀微痛，伴发热，清热解毒。

　　地丁、蒲公英各10g，金银花、浙贝母、板蓝根、玄参、僵蚕、连翘、黄芩、牛蒡子、桔梗各8g，甘草5g。煎服法同1。每天2剂。

◎ 3. 主治：腮腺肿胀，疼痛，并发睾丸红肿疼痛，清热解毒。

　　地丁、金银花、玄参、僵蚕、蒲公英、板蓝根、连翘、黄芩、龙胆草、荔枝核、橘核、柴胡各10g，甘草5g。煎服法同1。每天2剂。

◎ 4. 主治：温热疮疡。

　　地丁50g，金银花50g，蒲公英50g，大青叶15g。水煎服。

◎ 5. 主治：指头感染初起，淋巴管炎（红丝疔）红肿热痛。

　　地丁、野菊花各50g。水煎服。

药膳养生

◎ **地丁野菊饮**

　　苦地丁、野菊花15g，银花、连翘、黑山栀、半枝莲、草河车各8g，蒲公英15g，生甘草6g。水煎服。▶清热解毒，消肿止痛。对于疔疮初起，经络阻滞，热毒渐炽，红肿灼热，疼痛逐渐加剧等症有疗效。

◎ **地丁薏米粥**

　　苦地丁草末20g，薏米60g，粳米40g，白糖适量。取薏米、粳米、苦地丁草末共煮成粥，加入白糖。温服，每天分2次服食。▶清热解毒。对于重症水痘有疗效。

◎ **清热解毒茶**

　　苦地丁 、紫花地丁、蒲公英、败酱草各30g，红糖适量。四味药加水700毫升，煎取400毫升，去渣，加红糖适量，温服。每次200毫升，每天两次。▶清热解毒，凉血化瘀。对产后感染发热有疗效。

金莲花 学名：Trollius chinensis Bge.

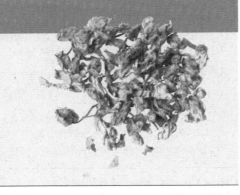

TROLLIUS CHINENSIS BUNGE　Jinlianhua

【金莲花】

别名： 旱地莲，金芙蓉，旱金莲，金疙瘩。

◎《本草纲目拾遗》记载金莲花：
"治口疮，喉肿，浮热牙宣，耳疼目痛，煎此代茗。""明目，解岚瘴。"

【科　属】为毛茛科植物金莲花的干燥花。

【地理分布】海拔 2000～2500 米的山地灌木丛中多有生长。四川和海南广为分布。

【采收加工】夏季花盛开的时候采收，晾干。

【药理作用】抗肿瘤；抗菌；抗炎；解痉；降血压等。

【化学成分】黄酮类：荭草苷，牡荆苷等；生物碱类：藜芦酸等；其他：树脂，香豆素，鞣质，挥发油，软脂酸，多种甾醇类化合物。

【性味归经】苦，微寒。归肺、胃经。

【功能主治】消肿，清热解毒，明目。对于感冒发热，咽喉肿痛，牙龈出血，口疮，牙龈肿痛，疔疮肿毒，目赤肿痛等均有疗效。

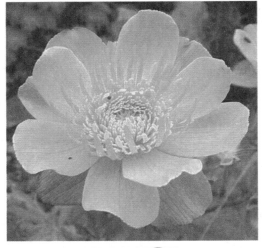

本草药方

◎ 1. 主治：预防禽流感，益气化湿，针对高危人群和老年人。
　　金莲花、生甘草各 6g，太子参、苍术各 10g。水煎服。每天 1 剂，连服 5 天。

◎ 2. 主治：腮腺炎，散风透邪。
　　金莲花、苏叶各 6g，蒲公英 15g，大青叶、葛根各 10g。水煎服，每天服 1 剂。

◎ 3. 主治：咽炎。
　　金莲花、射干、木蝴蝶各 6g，陈萝卜缨、郁金、枳壳、枇杷叶、橄榄各 9g。水煎服，每天 2 次。

◎ 4. 主治：慢性唇炎而至渗液、湿烂、结痂及鳞屑。
　　金莲花、萆薢、黄柏、茯苓、白术、芡实、枳壳各 10g，山药、生苡米、生扁豆、大豆黄卷各 15g。水煎服。口干渴者加沙参、石斛。

◎ 5. 主治：急性中耳炎，急性鼓膜炎，急性结膜炎，急性淋巴管炎。
　　金莲花、菊花各 15g，生甘草 5g。水煎服。

药膳养生

◎ **金莲花茶**
　　金莲花 6g。开水冲泡，代茶饮并含漱。如是急性，用量加倍，或再加鸭跖草等量用。▶适用于慢性扁桃腺炎。

◎ **莲花清热茶**
　　金莲花、茶叶各 6g。沸水冲泡，当茶饮。▶清热解毒。民间用此治慢性咽喉炎，扁桃腺炎。

◎ **双花清热茶**
　　金莲花 2g，贡菊花 1g，麦冬 5g，胖大海 2 枚。随意饮用。▶解毒消炎，润喉清咽。

◎ **金莲解毒汤**
　　金莲花 20g，黑云香、北沙参、红花各 3g，诃子、甘草、拳参各 2g，土茯苓 8g，俄罗斯土茯苓、文冠木、冬青叶、绿豆各 5g，胡黄连 1g。以上十三味，分别挑选，粉碎成粗粉，过筛，混匀。水煎服，成人每次 4g，每天 2 次。▶解毒，清热。对于药物中毒，毒热，伤热有疗效。

野菊 学名：Chrysanthemum indicum L.

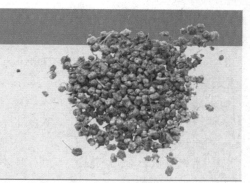

FLOS CHRYSANTHEMI INDICI　Yejuhua

【野菊花】

别名：山菊花，千层菊，黄菊花。

◎《**本草纲目**》记载野菊花：
"治痈肿疔毒，瘰疬眼瘜。"

【**科 属**】为菊科植物野菊的干燥头状花序。

【**地理分布**】山坡草地、河边水湿地、灌丛、海滨盐渍地以及田边、路旁多有分布。广布于华北、东北、华中以及西南各地。

【**采收加工**】秋、冬两季花初开放的时候采摘，晒干，或者蒸后晒干。

【**药理作用**】解热；增强吞噬细胞的吞噬功能；抗病原微生物；抗心肌缺血；降血压；抑制血小板聚集等。

【**化学成分**】野菊花醇，野菊花内酯，野菊花酮，野菊花三醇，菊油环酮；有机酸类；棕榈酸，熊果酸，亚桐酸，亚油酸等；其他：木樨草素，刺槐苷，胡萝卜苷，菊黄质，挥发油，豚草素等。

【**性味归经**】苦、辛，微寒。归肝、心经。

【**功能主治**】清热解毒。对于目赤肿痛，疔疮肿毒，头痛眩晕均有疗效。

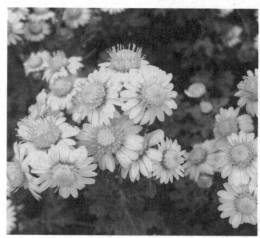

本草药方

◎ **1. 主治：感冒，发热，舌红，咽痛。**
野菊花、薄荷、霜桑叶、淡豆豉各15g，甘草8g。加水煎10分钟，去渣，顿服。每天2剂。

◎ **2. 主治：化脓性骨髓炎。**
野菊花20g，蒲公英、半边莲、银花、七叶一枝花、紫花地丁、生地黄各30g，当归13g，赤芍12g，黄连、山栀子各10g。加水煮沸15分钟，滤出药液，再加水煎20分钟，去渣，两煎药液兑匀，分服，每天1剂。
热甚者加生石膏、大青叶、白花蛇舌草各30g，知母10g；口渴加花粉30g；便秘加生大黄（后下）10g；痛甚加乳香、没药各10g；化脓时加炮山甲15g，皂刺10g，黄芪30g。

◎ **3. 主治：慢性前列腺炎。**
野菊花、马齿苋、苦参、败酱草各30g，延胡索15g，当归、槟榔各10g。加水煎成1.5~2升。坐浴半小时，每晚1次。

药膳养生

◎ **败酱草野菊粳米粥**
野菊花10g，败酱草15g，粳米适量。一起煮粥，粥熟放适量白糖食。每天2次，7天为1个疗程。
▶清热解毒消炎。对于急性盆腔炎，症见带下黄多、发热、下腹疼痛等有疗效。

◎ **野菊花叶酒**
野菊花叶1kg，果酒适量。将上药洗净，捣烂绞汁，备用。口服，每次服药汁30毫升，兑入果酒30毫升中，搅匀服之，每天服2次，药渣外敷患处。
▶清火解毒，通经活络。对于疮疖、肿毒有疗效。禁忌吃葱蒜等辛热发物。

◎ **苦参野菊酊**
野菊花、百部、凤眼草各90g，苦参310g，樟脑50g，白酒5升。将前四味捣碎，置容器中，加入白酒，密封浸泡6天后，过滤去渣，留液，再加入樟脑（研粉），待溶化后，即可取用。外用，取药酊涂擦皮损区处，每天涂擦1~2次，以愈为度。
▶灭菌止痒。对于脂溢性皮炎、皮肤瘙痒、单纯糠疹、玫瑰糠疹等症有疗效。

天葵 学名：Semiaquilegia adoxoides(DC.) Makino

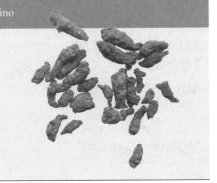

RADIX SEMIAQUILEGIAE　Tiankuizi

【天葵子】

别名： 紫背天葵子，千年老鼠屎，金耗子屎，千年耗子屎，地丁子，天去子，天葵根，一粒金丹。

◎《百草镜》记载天葵子：

"清热，治痈疽肿毒，疔疮瘰，跌仆，疯犬伤，七种疝气，痔疮劳伤。"

【科 属】为毛茛科植物天葵的干燥块根。

【地理分布】疏林下、草丛、沟边路旁或者山谷地较阴处多有生长。江苏、陕西、浙江、安徽、江西、湖北、湖南、福建、四川、广西、贵州等地广为分布。

【采收加工】5～6月间挖取块根，除去须根，晒干。

【药理作用】抗炎；抗菌。

【化学成分】内酯，香豆素，酚性成分，生物碱，氨基酸等。

【性味归经】甘、苦、寒。归肝、胃经。

【功能主治】消肿散结，清热解毒。对于乳痈，痈肿疔疮，瘰疬，毒蛇咬伤均有疗效。

本草药方

◎ **1. 主治：带状疱疹。**

天葵、地丁、蒲公英、金银花、菊花各15g，黄柏、黄芩、黄连、栀子各10g。加水煎沸15分钟，滤出药液，再加水煎20分钟，去渣，两煎药液兑匀，分服，每天1剂。同时，外用雄黄、白矾各10g，冰片3g。研极细末。凉茶水调涂。每天2次。

◎ **2. 主治：体表浅溃疡。**

天葵子6g，白花蛇舌草30g，菊花、蒲公英、紫花地丁、银花各10g，露蜂房3g，全蝎1g。煎服法同1。每天1剂。

◎ **3. 主治：寻常疣。**

天葵子、硇砂、木鳖子、穿山甲珠、白矾各等份。先将穿山甲珠和天葵子、木鳖子剥去外壳，共研细末，装瓶备用。将本品与少许麻油调匀成糊状，敷于最大的疣上，用纱布和胶布固定。1周为1疗程。

◎ **4. 主治：大肠肛门坠重，痔瘘复发。**

天葵子6g，金银花、野菊花、蒲公英、紫花地丁各15g。上药水煎去渣，保留灌肠100毫升，每天1次。

◎ **5. 主治：甲状腺腺瘤。**

天葵子、夏枯草、海藻、昆布、山慈菇、黄药子、浙贝各10g，柴胡、莪术各6g，玄参15g，三七粉（冲服）1.5g。每天1剂，水煎分3次内服。并用生天南星、生半夏、番休、血竭各3g。共研为极细末，用适量醋调敷患处，适用于甲状腺腺瘤，每天2次。3周为1个疗程。口苦、胸闷、烦躁者，加黛蛤散、郁金、栀子、白芍；喉中哽噎者，加半夏、桔梗；痰多者，加白芥子、川贝；阴虚者，加炙百部、白芍、生地黄；精神抑郁、纳差者，加白芍、枳壳、炒麦芽。

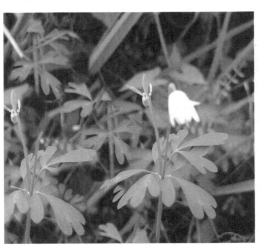

药膳养生

◎ **天葵子蜜膏**

天葵子、半枝莲各300g，一起入砂锅，加水适量，用大火烧沸后改中火熬煎30分钟，去渣留汁，用小火熬煎浓缩至稠，加白蜜500毫升搅匀，冷后装瓶。每次25g，每天3次，连服3周。▶清热解毒利尿，化瘀散结消肿。对于瘀毒内阻型乳痈、瘰疬、瘀血肿痛、肝硬化腹水、肺脓疡、乳腺癌等症有疗效。

七叶一枝花 学名：Paris polyphylla Smith var.chinensis (Franch.)Hara

RHIZOMA PARIDIS　Chonglou

【重楼】

别名：蚤休，蛌休，重台，重楼金线，草河车，白河车，七叶一盏灯，七叶一枝花。

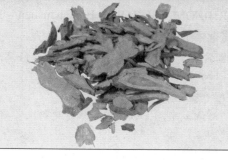

◎《本草纲目》记载重楼：
"去疟疾寒热。"

【科　属】为百合科植物云南重楼或者七叶一枝花的干燥根茎。

【地理分布】**1.云南重楼** 海拔200米左右的高山山沟林下，或者阳坡杂木林下多有生长。分布于湖北、福建、广西、湖南、贵州、四川、云南。

2.七叶一枝花 海拔1800~3200米的林下多有生长。分布于四川、云南、贵州和西藏东南部。

【采收加工】秋季采挖，除去须根，洗净，晒干。

【药理作用】抗肿瘤；抗菌；平喘等。

【化学成分】甾体皂苷以及甾体类：薯蓣皂苷以及糖苷，蚤休苷，β-谷甾醇等；其他：鞣质，肌酸酐，多种氨基酸，钾、镁等元素。

【性味归经】苦，微寒，有小毒。归肝经。

【功能主治】消肿止痛，清热解毒，凉肝定惊。用于疔疮痈肿，毒蛇咬伤，咽喉肿痛，惊风抽搐，跌仆伤痛。

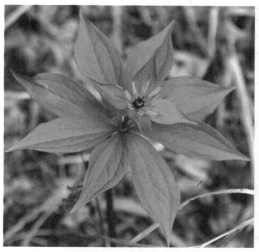

本草药方

◎ **1.主治：带状疱疹。**
　　七叶一枝花、南星各10g，山慈菇12g。共研极细末。好酒调涂。

◎ **2.主治：痈。**
　　七叶一枝花30g。为末，醋调敷，每天1~2次。

◎ **3.主治：开放性骨髓炎。**
　　七叶一枝花（根）10g，无水羊毛脂30g，硼酸粉3g，凡士林37g。先将七叶一枝花根研细成粉与无水羊毛脂、硼酸粉混合均匀，再加入凡士林拌成软膏。敷患处，每天1次。

◎ **4.主治：白癜风。**
　　七叶一枝花、紫草、白薇、白药子、降香、红花、桃仁、何首乌各50g，苍术、龙胆草各20g，海螵蛸、甘草各35g，刺蒺藜750g。将上药混合碾粉，按制片规程手续制成0.5g片剂。每次服5g，每天服2次。服此药多在3至6个月见效。

◎ **5.主治：白血病。**
　　白花蛇舌草30g，半枝莲、党参、沙参、丹参、黄药子、重楼、紫草各20g，黄精40g，白芍、阿胶各15g，马齿苋50g，每天1剂。适用于慢性粒细胞性白血病肝脾大，湿毒内蕴，气血双亏，虚实夹杂证等。

药膳养生

◎ **舒筋骨疼痛酒**
　　重楼、续断、红花各100g，当归、秦艽、肉桂、木香、制川乌、制草乌各40g，砂糖260g，玉竹200g，黄芪、党参、桂枝、枸杞子各75g，虎杖96g，白酒20升。将药研成粗粉，用白酒做溶媒浸渍2天，按流浸膏剂与浸膏剂项下渗漉法渗漉，收集渗漉液，和匀，加入砂糖，搅拌溶化，静置14天，滤过装瓶密封备用。每天3次或遵医嘱，每次服10~15毫升。▶祛风除湿，舒筋活血。适用于筋骨酸痛，四肢麻木，风湿性关节炎等症。按规定量服用，切忌多服。孕妇、高血压患者忌服。

拳参 学名：Polyomun bistorta L.

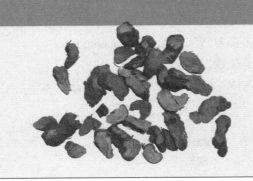

RHIZOMA BISTORTAE　Quanshen

【拳参】

别名：紫参，牡蒙，山虾子，刀剪药，红重楼，回头虾，破伤药。

◎《本草纲目》记载拳参：

"治诸血病，及寒热痞痢，痈肿积块之属厥阴者。"

【科 属】为蓼科植物拳参的干燥根茎。

【地理分布】生于山野草丛中或者林下阴湿处。辽宁、内蒙古、山西、陕西、河北、河南、甘肃、宁夏、新疆、山东、浙江、湖北、湖南、江苏、安徽等地多有分布。

【采收加工】春初发芽时或者秋季茎叶将枯萎的时候采挖，除去泥沙，晒干，去须根。

【药理作用】止血；抗菌；降低胆固醇；降低胆碱酯酶活性等。

【化学成分】有机酸类：并没食子酸，没食子酸等；其他：可水解鞣质，羟基甲基蒽醌，缩合鞣质，维生素等。全草含枸橼酸，原儿茶酸，咖啡酸，金丝桃苷等。

【性味归经】甘、涩、微寒。归肺、肝、大肠经。

【功能主治】消肿，止血，清热解毒。对于赤痢，热泻，肺热咳嗽，瘰疬，痈肿，吐血，衄血，口舌生疮，痔疮出血，毒蛇咬伤有疗效。

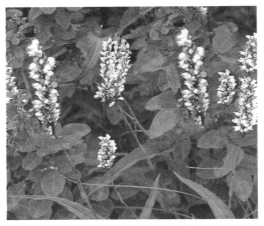

本草药方

◎ **1. 主治：肠炎、赤白痢疾。**

拳参30g。水煎服。方中拳参清热解毒，收敛渗湿，消肿止血。

◎ **2. 主治：发热，微恶风寒，出虚汗，头痛，鼻塞，稠涕，咽喉红肿疼痛，咳嗽痰稠、苔薄黄、脉浮数。**

大青叶、板蓝根、连翘、拳参等份，制成冲剂，每袋20克，每盒10袋。每次2袋，每天3次，开水冲服。儿童用量酌减。风寒感冒，恶寒重，无汗者忌服。服药期间，忌吃生冷及油腻之食物。

◎ **3. 主治：呼吸道感染，急性扁桃体炎，咽喉炎。**

拳参、连翘各100g，大青叶、板蓝根各200g。共研为细末，开水冲服，每次10g，每天3次。

药膳养生

◎ **拳参清热解毒汤**

拳参8g，诃子、甘草各2g，土茯苓6g，俄罗斯土茯苓、文冠木、冬青叶、绿豆各5g，黑云香、北沙参、红花、金莲花各3g，胡黄连1g。以上十三味，分别挑选，粉碎成粗粉，过筛，混匀。成人每次5g，每天2次，水煎服。▶解毒，清热。用于药物中毒，毒热，伤热。

◎ **拳参清热解毒茶**

拳参（即草河车）10g。将拳参加水煎汁，即可。用药汁洗患处，渣可敷于患处。▶清热解毒，消肿。对于蛇虫咬伤有疗效。

◎ **益肺清热颗粒**

拳参、黄芪、党参、北沙参、麦冬、仙鹤草、败酱草等十三味药。本品为棕黄色的颗粒，味苦微甜。口服。每次2袋，每天3次。两个月为1个疗程，或遵医嘱。▶益气养阴，清热解毒，化痰止咳。对于气阴两虚，阴虚内热型的中晚期肺癌，症见气短、乏力、咳嗽、咯血、胸痛等有疗效。不良反应偶见恶心，腹泻，一般不影响继续治疗。

菘 蓝
学名：Isatis indigtica Fort.

FOLIUM ISATIDIS　Daqingye

〖大青叶〗

别名：蓝叶，蓝菜。

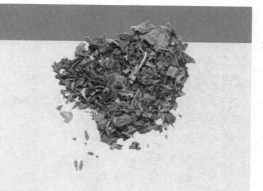

◎《本草纲目》记载大青叶：
"主热毒痢，黄疸，喉痹，丹毒。"

【科 属】为十字花科植物菘蓝的干燥叶子。

【地理分布】原产于我国，现在各地均有栽培。

【采收加工】夏、秋两季分 2～3 次采收，除去杂质，晒干。

【药理作用】抗内毒素；抗病原微生物。

【化学成分】靛蓝，靛玉红，色胺酮，扶桑甾醇等。

【性味归经】苦，寒。归心、胃经。

【功能主治】凉血消斑，清热解毒。对于温邪入营，高热神昏，黄疸，发斑发疹，痄腮，热痢，丹毒，喉痹，痈肿均有疗效。

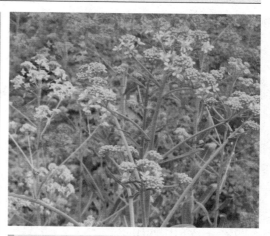

药膳养生

◎ **大青叶柴胡粳米粥**

　　大青叶、柴胡各 15g，粳米 30g，白糖适量。大青叶、柴胡加水 3 碗煎至 2 碗，再把粳米、白糖加入煮稀粥。每天 1 剂，连续服食 7 剂。▶对于心肝风火所致的带状疱疹有疗效。

◎ **大青叶牛角饼**

　　大青叶、丹皮各 15g，石膏、水牛角粉各 60g，知母 10g，面粉 200g，冰糖适量。将石膏、水牛角粉、知母、丹皮、大青叶水煎 30 分钟，去渣留汁，加冰糖适量，稍煮待溶即可。凉后以汁和面，常法烙饼，分 3 次服。▶清热解毒，凉血化斑。

◎ **青叶生地粳米粥**

　　大青叶、生地各 8g，生石膏、花粉各 9g，粳米 30g，白糖适量。前四味煎汤，去渣后入粳米、白糖煮粥，每天 1 剂，连续服食 4 剂。▶本药膳滋阴降火，对于虚火上炎所致的小儿疱疹性口腔炎有疗效。

◎ **板蓝根青叶粥**

　　大青叶、板蓝根各 50g。一起放入水中煎 30 分钟，去渣取汁，再入粳米 50 克熬粥，加冰糖调匀。随意食用。▶清热解毒。对流行性腮腺炎初起有疗效。

本草药方

◎ **1. 主治：慢性支气管炎合并感染，肺炎引发高热神昏。**

　　大青叶、鱼腥草、败酱草、七叶一枝花、小蓟各 28g，黄芩 18g。加水煎沸 15 分钟，滤出药液，再加水煎 20 分钟，去渣，两煎药液兑匀，分服，每天 1 剂。

◎ **2. 主治：高热，汗不出。**

　　大青叶、贯众、板蓝根各 80g，麻黄、连翘、防风、荆芥各 15g。煎服法同 1。每天 1 剂。

◎ **3. 主治：高热，外感风寒。**

　　大青叶、板蓝根、七叶一枝花、射干各 30g，连翘 20g，黄芩 10g。煎服法同 1。每天 1 剂。恶寒加荆芥、防风各 10g；头身困重，呕吐恶心加薏苡仁 20g，厚朴、半夏各 10g；热势不退加生石膏 30g，栀子、知母各 10g；咳甚加杏仁、浙贝母、桑白皮各 10g。

◎ **4. 主治：肺炎，呼吸困难。**

　　大青叶、半枝莲、金银花各 30g，连翘、黄芩、杏仁、瓜蒌仁各 15g，桔梗 10g。煎服法同 1。每天 1 剂。

板蓝根 学名：Isatis indigotica

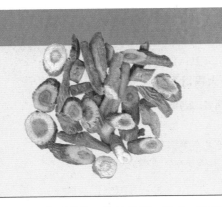

RADIX ISATIDIS Banlangen

【板蓝根】

别名： 靛青根，蓝靛根，靛根，大青，大蓝根，菘蓝根，北板蓝根。

◎张秉成《本草便读》记载板蓝根："凉血，清热，解毒，辟疫，杀虫。"

【科 属】为十字花科植物菘蓝的干燥根。

【地理分布】原产于我国，现在各地均有栽培。

【采收加工】秋季采挖，除去泥沙，晒干后可用。

【药理作用】抗内毒素；抗菌，抗病毒；提高机体免疫力等。

本草药方

◎ **1. 主治：高热。**

板蓝根、金银花各30g，生石膏88g，生地黄、芦根各20g，连翘、牛蒡子、荆芥穗、杏仁、丹参各15g。加水煎沸15分钟，滤出药液，再加水煎20分钟，去渣，两煎药液兑匀，分服，每天1剂。口干不欲饮，皮肤发斑，舌质红绛加赤芍药、牡丹皮各15g；身热不扬，汗出不解，舌苔白腻加黄芩、薏苡仁、六一散各15g；便秘或便溏腹胀，舌苔厚加芒硝、大黄、玄参各10g。

◎ **2. 主治：急性咽喉炎，咽喉肿痛，舌燥、口渴，初起多憎寒壮热，咽部赤热，颌下、耳前、后腮部赤肿，继即发生肿痛，饮水不下等症。**

板蓝根、粉甘草各15g，金银花、连翘各30g，玄参、桔梗各22g，牛蒡子18g，马勃12g，射干、薄荷叶各8g。共研粗末，鲜芦根汤轻煎3沸，去渣温服或凉服。12岁以内每服10g，13岁以上每服25g。轻者4小时1服，重者2小时1服，或频频含咽。亦可研极细末炼蜜为丸，扁豆大，时时含化。或原方加减煎服。

◎ **3. 主治：流行性感冒。**

板蓝根50g，羌活25g。煎汤，一日2次分服，连服2~3日。

◎ **4. 主治：预防流行性腮腺炎。**

板蓝根、山慈菇各50g，连翘40g，甘草30g，青黛5g（冲服）。上药用水浸泡半小时，放入大砂锅内，放清水800~1000毫升，煎成500毫升，分为10份，装入小瓶。4岁以上儿童每天服1次，每次15毫升；1~3岁每次服10毫升，每天1次，温服。

【化学成分】吲哚类：依靛蓝酮，靛蓝、靛玉红、羟基靛玉红等；有机酸类：丁香酸，水杨酸，苯甲酸，棕榈酸，亚油烯酸等；氨基酸类：谷氨酸，酪氨酸，精氨酸，脯氨酸等；甾醇类化合物；γ－谷甾醇、β－谷甾醇等；其他：多糖，腺苷，板蓝根甲素，芥子苷类，喹唑酮类等。

【性味归经】苦，寒。归心、胃经。

【功能主治】凉血利咽，清热解毒。用于温毒发斑，舌绛紫暗，喉痹，痄腮，大头瘟疫，烂喉丹痧，痈肿，丹毒。

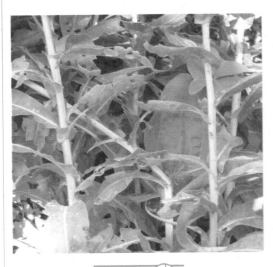

药膳养生

◎ **板蓝根茶**

板蓝根18g。研粗末，水煎。代茶饮。▶对于乙型脑炎，流脑，流感，猩红热等疾病之防治有疗效。

◎ **板蓝银花茶**

板蓝根30g，银花10g，薄荷5g。共为粗末，煎水，取汁。代茶饮。▶对于腮腺炎发热，疼痛者有疗效。

青黛 学名: Indigo Naturalis

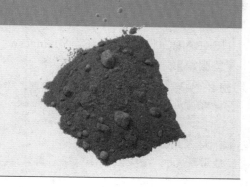

INDIGO NATURALIS Qingdai

【青黛】

别名: 靛花,青蛤粉,青缸花,蓝露,淀花,靛沫花。

◎《本草纲目》记载青黛:

"去热烦,吐血咯血,斑疮阴疮,杀恶虫。"

【科 属】为爵床科植物马蓝、蓼科植物蓼蓝或者十字花科植物菘蓝的叶或者茎叶经过加工制得的干燥粉末或者团块。

【地理分布】**1. 马蓝** 林缘潮湿的地方、山地多有生长,野生或栽培。分布于浙江、江苏、湖北、福建、广东、广西、贵州、四川、云南等地。**2. 蓼蓝** 野生于旷野或者水沟边。多为栽培或为半野生状态。分布于河北、陕西、辽宁、山东等地。**3. 菘蓝** 原产于我国,现各地广为栽培。

【采收加工】夏、秋二季当植物的叶生长茂盛时,割取茎叶,置大缸或木桶中。加入清水,浸泡2~3昼夜,至叶腐烂、茎脱皮时,捞去茎枝叶渣,每100kg茎叶加石灰8~10kg,充分搅拌,待浸液由乌绿色转变为紫红色的时候,捞取液面泡沫状物,晒干。

【药理作用】抗菌;抗肝损伤;抗肿瘤。

【化学成分】靛蓝,靛玉红等。

【性味归经】咸,寒。归肝经。

【功能主治】凉血,清热解毒,定惊。对于温毒发斑,血热吐衄,口疮,胸痛咳血,喉痹,痄腮,小儿惊痫有疗效。

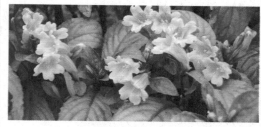

本草药方

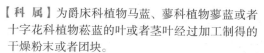

◎ **1. 主治: 带状疱疹。**

青黛、大青叶、雄黄各20g,冰片、炙地龙各5g。研极细末。植物油调涂。每天2次。

◎ **2. 主治: 疔。**

青黛、黄连、雄黄、硼砂、枯矾、人中白各8g,大黄、黄柏、儿茶各15g,牛黄、冰片各1g。共研细末,麻油调敷,每天2次。

◎ **3. 主治: 小儿肺炎,气促,咳嗽,鼻煽。**

青黛、石菖蒲、甘草各4g,板蓝根15g,郁金、赤芍、射干、葶苈子各5g。加水煎沸15分钟,滤出药液,再加水煎20分钟,去渣,两煎药液兑匀,分服,每天1剂。

◎ **4. 主治: 急性咽喉炎。**

青黛、石膏、硼砂各90g,冰片30g,雄黄15g,麝香2g。共研为极细末,混匀即可。

◎ **5. 主治: 胸有顽痰,郁热。**

青黛、贝母、知母、天花粉、甘草各6g。水煎,每日1剂,日服2次。

◎ **6. 主治: 咯血。**

青黛5g,杏仁(去皮、尖,以黄明蜡煎黄色,取出研细)40粒。上二件再同研匀,却以所煎蜡少许,熔开和之,捏做钱大饼子。每服,用干柿1个,中破开,入药一饼,合定,以湿纸裹,慢火煨熟,取出,以糯米粥嚼下。

药膳养生

◎ **青果酒**

青黛5g,白酒1升,干青果50g。将干青果洗净,晾干水气,逐个拍破,加青黛、白酒,浸泡15天,每隔5天摇动1次。适量饮服。▶清热利咽,凉血解毒。对于治咽喉肿痛,口渴,烦热等症有疗效。

◎ **犀角地黄粥**

青黛、犀角各8g,仙鹤草15g,丹皮、白花、蛇舌草各26g,白芍、生地、双花、蒲公英各50g。上述中药水煎去渣,加粳米煮烂成稀粥,每天多次饮服。▶活血祛瘀,凉血解毒。对于毒热炽盛之白血病、急性白血病有疗效。

蕺菜 学名：Houttuynia ordata Thunb.

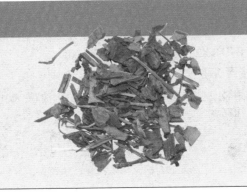

HERBA HOUTTUYNIAE Yuxingcao

【鱼腥草】

别名：岑菜，蕺，蕺菜，紫蕺，九节莲，肺形草，紫背鱼腥草，臭腥草。

◎《本草纲目》记载鱼腥草：
"散热毒痈肿，疮痔脱肛，断痁疾，解硇毒。"

【科　属】为三白草科植物蕺菜的干燥地上的部分。

【地理分布】沟边、溪边以及潮湿的疏林下多有生长。分布于我国中部、东南到西南部各省区。

【采收加工】夏季茎叶茂盛花穗多时收割，除去杂质，晒干。

【药理作用】抗病毒，抗菌；利尿；提高机体免疫力等。

【化学成分】甾醇类：豆甾醇，菜豆醇，菠菜醇等；其他：氯化钾，蕺菜碱，硫酸钾等；黄酮类：槲皮苷，金丝桃苷，异槲皮苷等；有机酸类：亚油酸，棕榈酸，油酸，硬脂酸等；挥发油类：月桂烯，鱼腥草素，乙酸龙脑酯，芳樟醇，桉油素，石竹烯，龙脑等；氨基酸类：异亮氨酸，丙氨酸，亮氯酸，天冬门氨酸，缬氨酸等。

【性味归经】辛，微寒。归肺经。

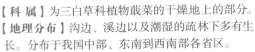

◎ **1. 主治：口腔扁平苔藓。胃胀，体沉身倦，恶心，渴不欲饮，大便不畅。**

鱼腥草、焦神曲、土茯苓、连翘各15g，半夏、泽泻、焦白术、陈皮、升麻各10g。加水煎沸15分钟，滤出药液，再加水煎20分钟，去渣，两煎药液兑匀，分服，每天1剂。

若糜烂较大，分泌物增多，加七叶一枝花、炒薏苡仁、生石膏各30g，杏仁、紫花地丁各10g，砂仁2g。

◎ **2. 主治：小儿急惊风。**

鱼腥草、黄荆各28g，钩藤10g。加水煎，去渣，分数次服，每天1剂。

◎ **3. 主治：鼻窦炎。**

鱼腥草200g，黄芩、葛根、浙贝母、天花粉、苍耳子各150g，薄荷70g，龙胆草10g。共为细末，炼蜜为丸，每丸重10g。每次1丸，每天服3次，小儿酌减。

【功能主治】消痈排脓，清热解毒，利尿通淋。对于肺痈吐脓，热痢，痰热咳喘，痈肿疮毒，热淋均有疗效。

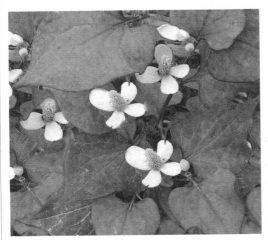

药膳养生

◎ **鱼腥草煲猪肺**

鲜鱼腥草60g，猪肺200g。猪肺洗净切块，除泡沫，与鱼腥草同煮汤，盐少许调味，饮汤食猪肺。▶止咳，清热解毒。对于肺热咳嗽，痰血脓臭，痔疮疼痛等症有疗效。

◎ **鱼腥草拌莴笋**

鲜鱼腥草100g，鲜莴笋500g，调料适量。鲜鱼腥草择洗干净，沸水略焯后捞出，加盐少许拌和腌渍待用。鲜莴笋摘去叶子，剥去皮，洗净，切成4厘米长的小段，纵切成粗丝，盐少许腌渍，沥水待用。将鱼腥草、莴笋丝放盘内，加入酱油、味精、香油、醋、姜、葱、蒜和匀食。▶清热解毒，利湿排脓。可治疗脓痰腥臭，肺痈胸病；痰黄黏稠，肺热咳嗽；带下量多，质黏味臭；膀胱湿热，小便短赤热痛等症。

金荞麦 学名：Fagopyrum dibotrys (D.Don) Hara

RHIZOMA FAGOPYRI DIBOTRYIS　Jinqiaomai

【金荞麦】

别名： 天荞麦根，金锁银开，苦荞头，野荞子，铁石子，透骨消，野荞麦。

◎《本草纲目》记载金荞麦：

"主痈疽恶疮毒肿，赤白游疹，虫蚕蛇犬咬，并醋摩傅之，亦捣茎叶傅之。恐毒入腹，煮汁饮。"

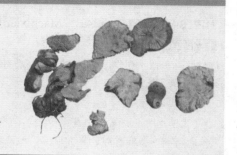

【科 属】为蓼科植物金荞麦的干燥根茎。

【地理分布】路边、沟旁较阴湿地多有生长。中南、西南、华东和甘肃、陕西等地多有分布。

【采收加工】秋季采挖，洗净，晒干。

【药理作用】抗炎；抗菌；抗肿瘤；解热；祛斑。

【化学成分】黄酮类：矢车菊素，芸香苷等；原花色素缩和性单宁混合物：表儿茶素，表儿茶素-3-没食子酸酯，原矢车菊素等；其他：海柯皂苷元，野荞麦苷，β-谷甾醇，鞣质，挥发油等。

【性味归经】微辛、涩，凉。归肺经。

【功能主治】排脓祛瘀，清热解毒。用于肺脓疡，麻疹合并肺炎，扁桃体周围脓肿。

本草药方

◎ **1. 主治：疮毒，疖肿，丹毒，乳痈及无名肿毒症。**

鲜荞麦叶60g。水煎服，每天1剂。或荞麦面炒黄，用米醋调成糊状，涂于患处，早晚更换。

◎ **2. 主治：痔疮。**

取3个公鸡胆汁和荞麦面适量，做成绿豆大的丸药，每天服2次，每次6克。

◎ **3. 主治：活血化瘀，消瘰散结，行气止痛，止血祛瘀。**

金荞麦、金花果、化血丹、鸡血藤各20g，紫珠叶50g。以上五味药，研为细末，每天服4次，每次10g。鸡蛋清兑温开水调服。服药期间，忌辛辣香燥及酸冷饮食。

◎ **4. 主治：原发性痛经。**

金荞麦根50g（鲜品则用70g）。上为1剂量，水煎服。每剂煎服2次，每次约服200毫升。正常月经来潮前4天用药，连服2剂。服用2个月经周期为1疗程。一般连服3个疗程。

◎ **5. 主治：鼻咽癌。**

鲜野荞麦、鲜汉防己、鲜土牛膝各30g。水煎服。另取灯心草捣碎口含，用垂盆草捣烂外敷。

◎ **6. 主治：脱肛。**

鲜荞麦、苦参各300g。水煎，趁热熏患处。

◎ **7. 主治：闭经。**

野荞麦鲜叶90g（干叶30g），捣烂，调鸡蛋4个，用茶油煎熟，加米酒共煮，内服。

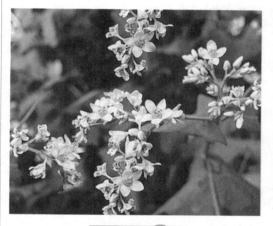

药膳养生

◎ **荞麦甘草汤**

荞麦叶16g，甘草3g。水煎服，每天2次。▶对风疹有效。

◎ **荞面丸**

炒荞麦研末。水泛为丸，每服6克，每天2次，开水送服。▶对慢性泻痢，妇女白带有效。

◎ **荞面糊**

荞麦面炒香，用适量开水搅成糊状服用。▶可治夏季痧症。

◎ **荞面饼**

荞麦子，磨粉后筛去壳，加红糖烙饼或煮熟食用。▶对黄汗，发热，泻痢有效。

马齿苋　学名：Portulaca oleracea L.

HERBA PORTULACAE　Machixian

【马齿苋】

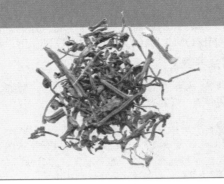

别名： 马齿草，马苋，马齿菜，五行草，长命菜，九头狮子草，长寿菜。

◎《本草纲目》记载马齿苋：

"散血消肿，利肠滑胎，解毒通淋。治产后虚汗。"

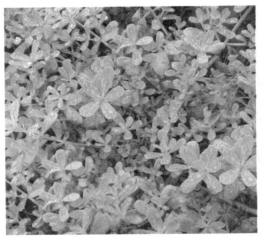

【科　属】为马齿苋科植物马齿苋的干燥的地上部分。

【地理分布】田野路边以及庭院废墟等向阳处多有生长。分布于全国各地。

【采收加工】夏、秋两季采收，除去残根以及杂质，洗净，略蒸或者烫后晒干。

【药理作用】兴奋子宫平滑肌；抗菌；降血压；松弛骨骼肌；降低胆固醇；利尿等。

【化学成分】马齿苋素甲，马齿苋素乙；儿茶酚胺类：去甲肾上腺素，多巴胺；甾体类：β-香树脂醇，忌扁豆醇等；有机酸类：苹果酸，枸橼酸，草酸，草酸盐；其他：酰化甜菜色苷，生物碱，强心苷，黄酮，香豆素，蒽醌类化合物。

【性味归经】酸，寒。归肝、大肠经。

【功能主治】凉血止血，清热解毒。对于热毒血痢，痈肿疔疮，湿疹，丹毒，蛇虫咬伤，便血，痔血，崩漏下血等均有疗效。

本草药方

1. 主治：百日咳。
马齿苋28g。加水煎，去渣，再加白糖适量，分服，每天2剂。

2. 主治：疟疾。
未开花含苞马齿苋枝头7个，红糖25g。共捣如泥。分别敷于双侧内关穴上，24小时换1次。

3. 主治：急性肾盂肾炎，小便热而赤，短而涩。
马齿苋100g。加水煎沸15分钟，滤出药液，再加水煎20分钟，去渣，两煎药液兑匀，分服，每天2剂。

4. 主治：慢性肾盂肾炎。
马齿苋、萹蓄、赤小豆、野菊花、车前草各15g。加水煎沸15分钟，滤出药液，再加水煎20分钟，去渣，两煎药液兑匀，分服，每天1剂。

药膳养生

马齿苋蒸鸡蛋
生马齿苋适量，鸡蛋1个。马齿苋适量，捣绞汁200毫升。鸡蛋取白，加少量水搅匀，蒸熟，入马齿苋汁，搅匀。微温顿饮，每天2次。▶清热解毒止带。对于赤白带下有疗效。脾胃虚寒肠滑作泻及脾虚带下者不宜用。

马齿苋红米粥
鲜马齿菜150g，红米100g及调料适量。马齿菜洗净，切碎，水煎取汁，与红米同煮粥，调入适量盐、酱等。早晚餐温热服食。▶清热解毒止痢，调气行血散结。对于产后气血不调及赤白痢疾等均有疗效。

马齿苋绿豆汤
鲜马齿菜150g（或干品40g），绿豆80g。马齿苋洗净、切碎，与绿豆加水煎至豆熟，取汁500毫升，分2次温服，每天1剂。▶清热解毒治痢。对于痢疾，痈肿疮疡，肠炎等有疗效。虚寒痢及脾虚泄泻者不宜用。

鸦胆子 学名：Brucea javanica (L.) Merr.

FRUCTUS BRUCEAE　Yadanzi
【鸦胆子】

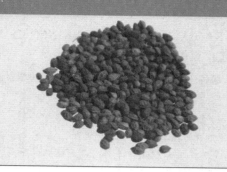

别名：老鸦胆，苦榛子，苦参子，鸦蛋子，鸭胆子，小苦楝。

◎《本草纲目拾遗》记载鸦胆子：
"治痢，治痔。"

【科 属】为苦木科植物鸦胆子的干燥成熟的果实。

【地理分布】海拔 950～1000 米的石灰山疏林中多有生长。福建、广东、台湾、广西、海南、云南、贵州等地多有分布。

【采收加工】秋季果实成熟的时候采收，除去杂质，晒干后可使用。

【药理作用】提高机体免疫力；抗肿瘤；抗阿米巴原虫；抗疟；驱杀某些寄生虫等。

【化学成分】苦木内酯类：去氢鸦胆因 A，鸦胆因，鸦胆子苦醇，鸦胆子素，去氢鸦胆子苦醇，鸦胆子苷等；生物碱类：鸦胆宁，鸦胆子碱，鸦胆灵等；黄酮类：槲皮素糖苷；酚类和酸类：鸦胆子酸，鸦胆子酚，香草酸；其他：脂肪油等。

【性味归经】苦，寒，有小毒。归大肠、肝经。

【功能主治】截疟，止痢，清热解毒，腐蚀赘疣。对于痢疾有效。外治赘疣、鸡眼等有疗效。

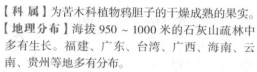

本草药方

◎ **1. 主治：甲癣。**

鸦胆子仁 20g，百部、川花椒各 30g，75% 酒精、醋各 300 毫升。先将百部、鸦胆子仁、川花椒装入瓶中，再倒入酒精、醋加盖密封，浸泡 10 天即可。将药液倒入盆中，随即将患部浸泡于药液中，以浸没指（趾）甲为宜。45 分钟后，再将药液倒入瓶，加盖密封，每天浸泡 2 次，15 天为 1 疗程。

◎ **2. 主治：鸡眼。**

鸦胆子（去皮）适量。捣成泥状，涂患处，用胶布包好。

◎ **3. 主治：鸡眼。**

鸦胆子 2g，白矾 5g，硫酸铜 3g。将硫酸铜、白矾一并放在一个小铁锅中炒至变白色块状为止，研成细末，再将鸦胆子去皮后压碎与上粉混合即得。用时，先将患部消毒，用刀将鸡眼中心部挖一小坑，将上药粉用白开水调成糊状敷于鸡眼小坑中，然后用一块薄棉花盖好，外加胶布固定，每天换药 1 次。

◎ **4. 主治：疟疾。**

鸦胆子果仁 10 粒，入桂圆肉内吞服，每日 3 次，第三日后减半量，连服 5 日。

◎ **5. 主治：滴虫性阴道炎。**

鸦胆子 20 个，去皮，水一茶杯半，用砂壶煎至半茶杯，倒入消毒碗内，用消过毒的大注射器将药注入阴道，每次注 20～40 毫升。轻者 1 次，重者 2～3 次。

◎ **6. 主治：疣。**

鸦胆子去皮，取白仁之成实者，杵为末，以烧酒和涂少许，小作疮即愈。

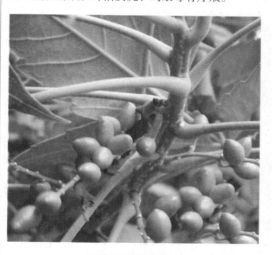

药膳养生

◎ **鸦胆三宝粥**

生山药（轧细）30g，三七（轧细）5g，鸦胆（去皮）50 粒。先用水调和山药末，煮粥，2 沸即熟。用其粥送服三七末、鸦胆子。▶清热解毒，固摄。适用于久痢，休息痢，脓血腥臭，肠中欲腐，兼下焦虚惫，气虚滑脱者。

越南槐　学名：Sophora tonkinensis Gapnep

RADIX SOPHORAE TONKINENSIS　Guangdougen

《广豆根》

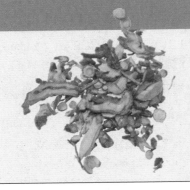

别名: 山豆根，大山豆根，黄结，苦豆根，南豆根，豆根，岩黄连。

◎《本草纲目》记载广豆根:

"治腹胀喘满，女人血气腹胀，又下寸白诸虫，止下痢，止卒患热厥心腹痛，五种痔痛，诸热肿秃疮，蛇狗蜘蛛伤。"

【科 属】为豆科植物越南槐的干燥根以及根茎。

【地理分布】海拔 900～1100 米的山地和岩石缝中多有生长。分布于江西、广西、广东、云南、贵州等地。

【采收加工】秋季采挖，除去杂质，洗净，晒干。

【药理作用】抑制机体免疫力；抗肿瘤；抗溃疡；镇静。

【化学成分】三萜类：蛇麻脂醇；黄酮类：柔枝槐素，柔枝槐酮，柔枝槐酮色烯等；生物碱类：苦参碱，槐果碱，氧化苦参碱，氧化槐果碱，山豆根碱等；苯丙素类：山槐素，素檀素，红车轴草根苷等；其他：甾醇，咖啡酸，高级脂肪醇酯。

【性味归经】苦，寒，有毒。归肺、胃经。

【功能主治】消肿利咽，清热解毒。对于火毒蕴结，咽喉肿痛，齿龈肿痛均有疗效。

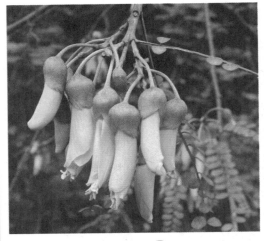

本草药方

◎ **1. 主治:** 急慢性喉炎，咽喉肿痛。

广豆根、桔梗、麦门冬各 9g。加水煎沸 15 分钟，滤出药液，再加水煎 20 分钟，去渣，两煎药液兑匀，分服，每天 1 剂。

◎ **2. 主治:** 慢性咽炎。

广豆根 25g，甘草、生地黄各 30g，薄荷、玄参各 15g，桔梗 10g，冰片 1g（研细粉）。前 6 味药共研细粉，兑入冰片研匀，炼蜜为丸如桂圆大。每次含化 2 丸，每天 2 次。

◎ **3. 主治:** 慢性鼻窦炎及咽炎。

广豆根、连翘、金银花、玄参、桔梗、板蓝根、射干、黄芩、栀子、川贝母、牛蒡子、芦根各等份，马勃 1/3 份。共为细末，炼蜜为丸，每丸重 9g，每次 1 丸，每天 2 次，温开水送服。

◎ **4. 主治:** 初期鼻咽癌。

广豆根、辛夷各 12g，半枝莲、板蓝根、白花蛇舌草各 30g，茜草 15g，薄荷（后下）、苍耳子、荆芥、白芷、防风各 10g。煎服法同 1。每天 1 剂。

药膳养生

◎ **广豆根平盖灵芝液**

广豆根 6g，大黄 4g，平盖灵芝 16g，黄芪、女贞子、土茯苓各 10g，虎杖、仙灵脾、赤芍各 6g，蒲公英 5g。将上述中药用水浸泡，小火煎熬取液服用。每天服 1 剂，分早晚两次服完，连服 15 天左右。
▶对于慢性迁延性肝炎和慢性活动性肝炎有良好效果，此方可降低转氨酶、抑制乙肝病毒复制及改善球蛋白比例。

◎ **败毒煎**

广豆根、三针刺、大青叶、穿心莲、蒲公英、龙胆草、瓜蒌、大黄、厚朴各 15g。水煎服。▶败毒赶毒，退火散结。对于治肠伤寒及各种炎肿火毒症有疗效。

◎ **卷柏抗血癌煎**

广豆根、人参各 10g，深绿卷柏 50g，芮孝帑 20g，蜈蚣粉 3g。前四味共煎 3 次，合并药汁，1 天服 3 次，每次用药汁冲服蜈蚣粉 1g，连服 100 天以上。▶对血癌、肝硬化有疗效。

酸浆　学名：Phrysalis alkekengi L. var.franchetii (Mast.)Makino

CALYX SEU FRUCTUS PHYSALIS　Jindenglong

【锦灯笼】

别名：酸浆实，挂金灯，金灯笼，灯笼果，灯笼儿，红灯笼。

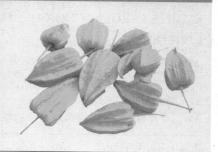

◎《本草纲目》记载锦灯笼：
"治热烦满，定志益气，利水道。"

【科　属】为茄科植物酸浆的干燥宿萼或者带果实的宿萼。

【地理分布】路边、村旁、旷野、山坡以及林缘等地多有生长。我国除西藏外，各地都有分布。

【采收加工】秋季果实成熟、宿萼呈红色或者橙红色的时候采收，晒干。

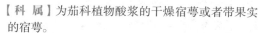
本草药方

◎ **1. 主治：肺炎。**
锦灯笼、马勃、黄芩、百部、天将壳、南天竹子、旋覆花各8g，开金锁、鸭跖草、鱼腥草、全瓜蒌各15g，甘草5g。加水煎沸15分钟，滤出药液，再加水煎20分钟，去渣，两煎药液兑匀，分服，每天2剂。

◎ **2. 主治：传染性单核细胞增多症。急性高热，伴有寒战、头痛、头昏。**
板蓝根、蒲公英、地骨皮、紫花地丁各20~30g，白薇、知母、荆芥各20g，玄参、生地黄、沙参各15g，甘草10g。煎服法同1。每天2剂。脾肿大加鳖甲、郁金、竹茹、厚朴、代赭石、石斛各10g；淋巴结肿大加夏枯草、瓦楞子、生牡蛎各20g；咽炎加牛蒡子、锦灯笼、山豆根、百合各15g。

◎ **3. 主治：上呼吸道感染，高热咳嗽，咽痛。**
锦灯笼、甘草、薄荷各10g，生石膏、金银花、板蓝根各30g，知母、连翘各15g。煎服法同1。每天2剂。

◎ **4. 主治：疟疾。**
锦灯笼草根7株。去梗叶，洗净，连须切碎，酒2碗，煮鸭蛋2枚，同酒吃。

◎ **5. 主治：疝气。**
锦灯笼根（洗净）50g，青壳鸭蛋1个。水、酒各半炖服，每天服1次。

◎ **6. 主治：热咳咽痛。**
锦灯笼草，为末，白汤服，仍以醋调敷喉外。

【药理作用】抗乙肝病毒。

【化学成分】氨基酸类：组氨酸，赖氨酸等；甾醇类：24-甲基胆甾醇，胆固醇，24-甲基胆甾烷；萜类：α-胡萝卜素，酸浆果红素，番茄烃；黄酮类：木樨草素-7-β-D-葡萄糖苷；内酯类：酯浆苦素A，酯浆苦素B等；生物碱类：澳洲莨菪碱，莨菪碱，红苦豆碱等。

【性味归经】苦，寒。归肺经。

【功能主治】利咽，化痰，清热解毒，利尿。对于咽痛音哑，痰热咳嗽，小便不利，湿疹有疗效。外治天疱疮有疗效。

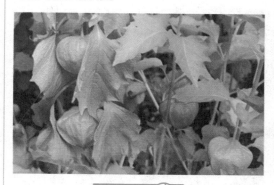

药膳养生

◎ **酸浆清热解毒茶**
酸浆草5g煎汤，代茶饮。▶清热解毒。对于咽部红肿生疮有疗效。

◎ **酸浆草清毒茶**
酸浆草5g，冰糖适量。上药研粗末，沸水冲泡，入糖令溶。代茶频饮。▶对于急慢性咽喉炎，急性扁桃腺炎均有疗效。

◎ **酸浆酒**
酸浆草1握。研取自然汁，与醇酒相拌。▶适用于小便不通，气满闷。

大血藤
学名：Sargentodoxa cuneata(Oliv.)Rehd.er Wils.

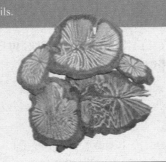

CAULIS SARGENTODOXAE　Daxueteng

【大血藤】

别名：血藤，红藤，血通，大活血，红血藤，血木通。

◎《简易草药》记载大血藤：
"治筋骨疼痛，追风，健腰膝，壮阳事。"

【科属】为木通科植物大血藤的干燥藤茎。

【地理分布】深山疏林、大山沟畔肥沃土壤的灌木丛中多有生长。分布于西南、中南以及陕西、安徽、江苏、江西、浙江、福建等地。

【采收加工】秋、冬两季采收藤茎，除去嫩枝叶片，砍成短节，或者趁鲜切片，晒干。

【药理作用】抑菌。

【化学成分】蒽醌类：大黄素甲醚，大黄素，大黄酚；其他：胡萝卜苷，硬脂酸，β-谷甾醇，香草酸，毛柳苷，原儿茶酸，红藤多糖等。

【性味归经】苦，平。归大肠、肝经。

【功能主治】活血，祛风，清热解毒。对于肠痈腹痛，经闭痛经，跌仆肿痛，风湿痹痛等均有疗效。

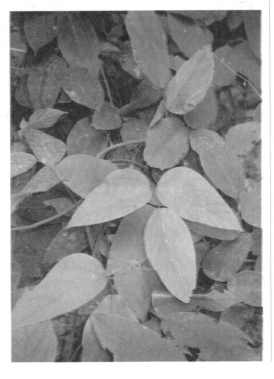

本草药方

◎ **1. 主治：风湿性关节炎、腰痛、腿痛。**

大血藤、七叶莲藤、大罗伞、黑老虎、钩藤、小罗伞、铜罗伞各90g，细辛30g。以茶油600g，将上药炸枯，去渣，加入乳香末、没药末、铅丹粉各150g，搅成膏，摊布上，敷患处，1周换1次。

◎ **2. 主治：风湿性关节炎、腰痛、腿痛。**

大血藤、骨碎补、狗脊各30g，地苦胆、八角莲各15g。共为粗末，白酒500毫升，浸泡3天，去渣，每次服15毫升，每天3次。

◎ **3. 主治：遗精，多梦。**

大血藤、牡蛎各8g，东方狗脊、肉苁蓉、巴戟天、猪屎草、益智仁、金樱子各5g。加水煎沸15分钟，滤出药液，再加水煎20分钟，去渣，两煎药液兑匀，分服，每天1剂。

药膳养生

◎ **大血藤炖河蟹**

大血藤30g，米酒50g，河蟹2只。大血藤、河蟹洗净，放入陶瓷罐中，加水1碗半，用文火炖熟后，加米酒再炖片刻。每天1剂，趁热吃河蟹饮汤。▶行气开郁。对于情志不舒，肝气郁结，经色正常而量少，精神郁闷，小腹胀痛，胸痞不舒等症均有疗效。忌与柿同服。

◎ **风湿骨痛酒**

大血藤、飞龙斩血、狗脊、虎杖、七叶莲、芦巴子、八角枫各100g。将上药切碎，加酒2000毫升，浸泡1个月，过滤加酒，制成2000毫升，置避光容器内，密封。每次饮10毫升，每天3次。▶祛风除湿，活血通络。对于跌打损伤，风湿性关节炎有疗效。孕妇忌服。

◎ **大血藤汤**

大血藤（红藤）、仙鹤草、茅根各15g。将上药水煎服。▶通经补血，理气活血。对血崩有疗效。

光叶菝葜 学名：Smilax glabra Boxb.

RHZOMA SMILACIS GLABRAE Tufuling
【土茯苓】

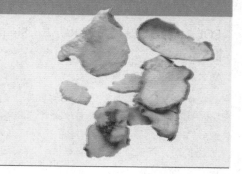

别名： 禹余粮，白余粮，草禹余粮，仙遗粮，土苓，土太片。

◎《本草纲目》记载土茯苓：

"健脾胃，强筋骨，去风湿，利关节，止泄泻，治拘挛骨痛，恶疮痈肿。解汞粉、银朱毒。"

【科 属】为百合科植物光叶菝葜的干燥根茎。

【地理分布】海拔1800米以下的林下、灌木丛中、河岸或山谷中多有生长，也见于林缘与疏林中。分布于长江流域以南、甘肃以及台湾、云南、海南等地。

【采收加工】夏、秋两季采挖，除去须根，洗净后，晒干，或者趁鲜切成薄片，晒干。

【药理作用】受体阻滞样作用；抗肿瘤；解毒等。

【化学成分】苷类：异黄芪苷，落新妇苷，胡萝卜苷等；有机酸类：阿魏酸，棕榈酸，琥珀酸，莽草酸；其他：β-谷甾醇，树脂，鞣质等。

【性味归经】甘、淡、平。归肝、胃经。

【功能主治】解毒，除湿，通利关节。对于湿热淋浊、带下、痈肿、疥癣、瘰疬、梅毒以及汞中毒所导致的肢体拘挛，筋骨疼痛均有疗效。

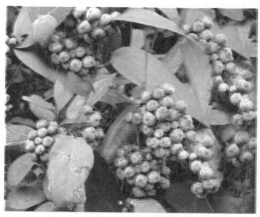

本草药方

◎ **1. 主治：** 疖。

土茯苓、甘草、紫花地丁、连翘、三春柳、透骨草、花椒各8g，朴硝30g，荆芥18g，艾叶15g。加水煎，熏洗患处，每天3次。

◎ **2. 主治：白塞氏病，复发性口疮症，外生殖器溃疡，眼结膜炎，虹膜炎。**

土茯苓、赤小豆各25g，白花蛇舌草20g，苦参、露蜂房、板蓝根、鹿角、薏苡仁各15g，滑石、当归、黄柏各10g，壁虎4条。加水煎沸15分钟，滤出药液，再加水煎20分钟，去渣，两煎药液兑匀，分服，每天1剂。

◎ **3. 主治：急性化脓性中耳炎。**

土茯苓、车前草、薏苡仁、紫花地丁各15g，龙胆草、生地黄各30g，蒲公英20g，泽泻、柴胡、栀子、木通各12g，当归10g。煎服法同2。每天1剂。

◎ **4. 主治：慢性肾炎，湿热壅盛，水肿。**

土茯苓、防己、猪苓、金银花、泽泻各30g，白茅根100g，黄柏、木通各15g，栀子、赤芍各10g。煎服法同2。每天1剂。

药膳养生

◎ **土茯苓猪骨补阴汤**

猪脊骨500g，土茯苓80g。猪骨打碎，加水熬汤约2小时，去骨及浮油，剩下3大碗，入土茯苓，再煎至2碗，去渣。每天1剂，分2次服。▶健脾利湿，补阴益髓。

◎ **土茯苓糖水**

土茯苓45g，白糖（或红糖）适量。土茯苓与糖加水2碗半，煎盛1碗。每天1剂，饮服。▶清热除湿。对于妇女湿热内蕴，白带过多有疗效。

◎ **土茯苓龟肉汤**

土茯苓400g，乌龟2只，调料适量。把乌龟放入盆中，加热水，使其排尽尿水，开水烫死，去头、爪、内脏，洗净。土茯苓洗净，水煎1小时，再将龟加甲一并放入，加适量盐、葱、姜、黄酒，煎3小时，调入味精，早晚餐食肉饮汤。▶养血补血，祛风湿，强筋骨。对于筋骨挛痛，恶疮痈肿，慢性湿疹，牛皮癣等均有疗效。

冬青 学名：Ilex chinensis Sims

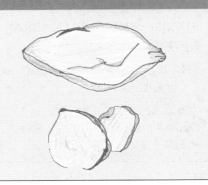

FOLIUM ILICIS PURPUREAE Sijiqing

〖四季青〗

别名： 冬青叶，四季青叶。

◎《全国中草药汇编》记载四季青：
"清热解毒，活血止血。主治上呼吸道感染，慢性气管炎，肾盂肾炎，细菌性痢疾；外用治烧烫伤，下肢溃疡，麻风溃疡，创伤出血，冻伤，乳腺炎，皮肤皲裂（烧灰调油外搽）。"

【科 属】为冬青科植物冬青的叶。

【地理分布】常生长于疏林中。我国长江以南各地均有分布。

【采收加工】秋、冬两季采收，拣去杂质，晒干。

【药理作用】扩张冠脉；抗菌；抗炎；抗肿瘤；降低心肌耗氧量等。

【化学成分】萜类：冬青三萜苷 B 甲酯，冬青三萜苷；其他：原儿茶醛，鞣质，熊果酸，糖类，黄酮苷等。

【性味归经】苦、涩，寒。归肺、心经。

【功能主治】凉血止血，清热解毒，敛疮。对于水火烫伤，湿疹，外伤出血，疮疡，咽喉肿痛，肺热咳嗽，热淋泻痢有疗效。

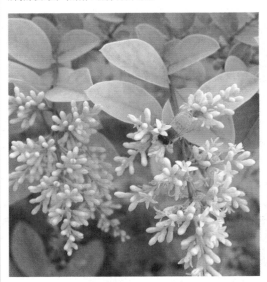

本草药方

◉ **1. 主治：** 肝癌。

四季青30g，老鸦柿根60g，一枝黄花20g，七叶一枝花15g，金锦香10g，马尾黄连8g。加水煎沸15分钟，滤出药液，再加水煎20分钟，去渣，两煎药液兑匀，分服，每天1剂。

◉ **2. 主治：** 肺热咳血。

四季青30g，七叶一枝花9g。用第一味磨酒15g，兑蜜糖开水1盅冲服；第二味煎水服，每天服1次。5天即可痊愈。

◉ **3. 主治：** 上呼吸道感染，感冒。

四季青、大青叶、鸭跖草各30g，紫苏、荆芥各15g，加清水250毫升，浓煎。每天4次。病重热甚，可4小时服药1次。

◉ **4. 主治：** 风湿热毒，传染性湿疹样皮炎。

四季青、紫地丁、鲜生地各30g，京赤芍、半枝莲各15g，粉丹皮、银花、连翘、制大黄、车前子各9g。水煎服，每天1剂，每天服2次。

◉ **5. 主治：** 痔疮。

冬至日取冬青树子，盐、酒浸一夜，九蒸九晒，瓶收。每日空心酒吞70粒，卧时再服。

◉ **6. 主治：** 烫伤。

冬青根皮（鲜）适量。捣烂，再加井水少许搅汁，放置半小时，上面即凝起一层胶状物，取此胶外搽。

药膳养生

◉ **四季青茶**

四季青叶60g，大青叶50g，紫苏叶、荆芥、防风各30g。以上五品共研粗末，每用20g，纱布包好，放入杯中，开水冲泡。▶对于风寒、风热型感冒均有疗效。

◉ **四季银花汤**

四季青、大青叶、野荞麦根、连翘、金银花等量。每天3剂，水煎，分4次口服。▶对于肺炎、支气管哮喘等症有疗效。

半边莲 学名：Lobelia chinensis Lour.

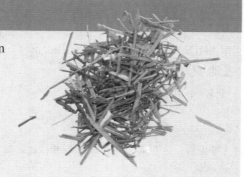

HERBA LOBELIAE CHINENSIS Banbianlian
【半边莲】

别名： 急解索，蛇利草，细米草，蛇舌草，半边菊，箭豆草。

◎《本草纲目》记载半边莲：
"治蛇虺伤。又治寒气喘，及疟疾寒热。"

【科 属】为桔梗科植物半边莲的干燥的全草。

【地理分布】水田边、路沟边以及潮湿的阴坡荒地多有生长。分布于安徽、江苏、福建、台湾、浙江、江西、湖北、湖南、四川、贵州、广东、广西、云南等地。

【采收加工】夏季采收，除去泥沙，洗净，晒干。

【药理作用】利尿；兴奋呼吸中枢；对中枢神经先兴奋后抑制；降血压；抗蛇毒；催吐；促进胆汁分泌等。

【化学成分】生物碱类：山梗菜酮碱，山梗菜碱，异山梗菜酮碱，去甲山梗菜酮碱等；其他：皂苷，黄酮苷，氨基酸，果聚糖等。

【性味归经】辛，平。归心、小肠、肺经。

【功能主治】利水消肿，清热解毒。对于蛇虫咬伤，疮痈肿毒，湿疮湿疹，腹胀水肿有疗效。

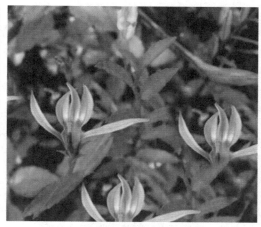

本草药方

◎ **1. 主治：急性肾炎，血尿，眼睑水肿。**
半边莲、蒲黄、茜草、半枝莲、丹参各10g，黄芪15g。加水煎沸15分钟，滤出药液，再加水煎20分钟，去渣，两煎药液兑匀，分服，每天1剂。

◎ **2. 主治：毒蛇咬伤，伤口红肿疼痛，全身中毒，伤口流血，皮肤紫斑，毛细血管出血，吐血、便血。**
半边莲、生地黄各30g，旱莲草、白茅根各15g，桃仁、牡丹皮、白芍、栀子、黄芩、大黄、薏苡仁、黄柏、山豆根各10g，蒲黄、黄连各5g。煎服法同1。每天1剂。

◎ **3. 主治：毒蛇咬伤，呼吸困难，张口流涎，四肢瘫软，腓肠肌麻痹，胸闷腹痛等症状。**
半边莲30g，浙贝母、大黄、菊花、生姜、竹叶、桃仁、白芷、吴茱萸、车前子各10g，白蔻仁、甘草各5g，细辛2g。煎服法同1。每天1剂。

药膳养生

◎ **半边莲茶**
半边莲25g，白糖20g。把半边莲洗净，放入炖杯内，加水250毫升。置大火烧沸，再用小火煮15分钟即可。加入白糖饮用，每天2次，每次100毫升。▶凉血解毒，利尿消肿。对于病毒性肝炎小便赤黄有疗效。

◎ **半边佛手甲鱼汤**
半边莲20g，佛手15g，白花蛇舌草25g，大枣10枚，甲鱼1只（去肠杂洗净切块）。将前四味药用水浓煎2次，取汁300毫升和甲鱼炖熟食用。▶对于乳房肿块胀痛，胸闷不舒，月经不调，舌质淡红，苔薄白，脉弦等症有疗效。

◎ **半边莲杏仁茶**
半边莲100g，苦杏仁15g。先将半边莲、苦杏仁分别拣杂，洗净半边莲晒干，切碎小段备用；苦杏仁洗净，放入清水中浸泡，泡涨后去皮尖，与半边莲同放入砂锅，加水适量，煎煮30分钟，用纱布过滤，收取滤汁入容器。早晚2次分服。1周服完。▶清热解毒，防癌抗癌。对于各类型肺癌均有疗效。

地黄 学名：Rehmannia glutinosa Libosch.

RADIX REHMANNIAE　Dihuang

〖地黄〗

别名：干地黄，生地，生地黄。

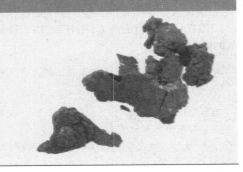

◎《本草纲目》记载地黄：

"解诸热，通月水，利水道。捣贴心腹，能消瘀血。"

【科　属】为玄参科植物地黄的新鲜或者干燥块根。

【地理分布】海拔 50 ~ 1100 米的山坡以及路旁荒地等处多有野生。内蒙古、辽宁、河南、河北、陕西、山西、山东、浙江、湖北、湖南、江苏、安徽、四川等地广为分布。

【采收加工】秋季采挖后，除去芦头、须根以及泥沙，鲜用或晾干即可。

【药理作用】抗肿瘤；降血糖；抗炎；抗真菌；促进骨髓造血干细胞增殖等。

【化学成分】萜及其苷类：二氢梓醇，梓醇，乙酰梓醇，单密力特苷，桃叶珊瑚苷，益母草苷，密力特苷，地黄苷 A、地黄苷 B、地黄苷 C、地黄苷 D 等；糖类：葡萄糖，水苏糖，棉子糖等；其他：氨基酸，微量元素，胡萝卜苷，各种甾醇类，有机酸类等。

【性味归经】甘，寒。归心、肝、肾经。

【功能主治】养阴，清热凉血，生津。对于热病舌绛烦渴，阴虚内热，内热消渴，骨蒸劳热，衄血，吐血，发斑发疹有疗效。

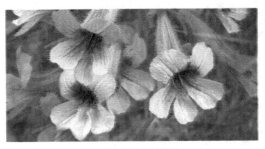

本草药方

◎ **1. 主治：脱发，慢性进行性脱发。**

生地黄、鹿角胶、山茱萸、肉苁蓉、白芍、山药、桑葚子各 15g，何首乌、柴胡、熟地黄各 25g，牡丹皮、菟丝子各 12g。加水煎沸 15 分钟，滤出药液，再加水煎 20 分钟，去渣，两煎药液兑匀，分服，每天 1 剂。或以蜜为丸，每次 10g，每天 3 次。

◎ **2. 主治：脱发。**

生地黄 15g，熟地黄 10g，赤芍、川芎各 5g。煎服法同 1。每天 1 剂。

◎ **3. 主治：脂溢性脱发。**

生地黄、黑芝麻梗、何首乌、柳树枝各 30g。加水煎，熏洗热敷头部，每天 3 次。

◎ **4. 主治：胃中湿热郁积，实火牙痛。**

生地黄、升麻各 15g，大黄、芒硝（另包，冲服）、当归各 12g，生石膏 10g，牡丹皮 8g，黄连 5g，甘草 4g。除芒硝外，余药加水煎服法同 1，每天 1 剂。芒硝第一次冲服 2/3，第二次冲服余 1/3，取泻为度。

药膳养生

◎ **地黄花粟米粥**

地黄花适量，粟米 100g。地黄花阴干，捣为末，每服 3g。先以粟米煮粥，待熟将花末加入，搅匀，更煮令沸，随意食用。▶清热滋肾，止渴除烦。对于消渴及肾虚腰痛有疗效。

◎ **地黄豆瓣酱**

干地黄粉 100g，豆瓣酱 300g。地黄洗净，干燥，粉碎为细粉，加入豆瓣酱中调匀，放置 6 天（继续发酵），蒸熟，随意食用。▶滋阴清热。对于妊娠小便赤热或尿血症有疗效。

◎ **地黄汁酒**

地黄汁 100 升，酒 20 升。上药与酒相搅，重煎。温服，每天 3 次，每次 10 毫升。▶对于骨髓中冷痛有疗效。

◎ **地黄蒲黄酒**

生地黄（切，炒）20g，蒲黄（炒）、生姜（切，炒）各 6g。以无灰酒 3 盏，同煎至 2 盏，去滓。分温 3 服，未下更服。▶对于妊娠堕胎，胞衣不出有疗效。

玄参 学名：Scrophularia ningpoensis Hemsl.

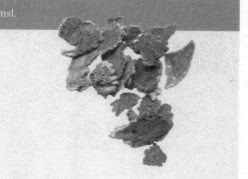

RADIX SCROPHULARIAE　Xuanshen

《玄 参》

别名：重台，正马，玄台，鹿肠，鬼藏，黑参，野脂麻，元参，山当归。

◎《本草纲目》记载玄参：
"滋阴降火，解斑毒，利咽喉，通小便血滞。"

【科 属】为玄参科植物玄参的干燥根。

【地理分布】生长于山坡林下。山西、河北、河南、陕西、浙江、江西、江苏、安徽、湖北、湖南、福建、四川、广东、贵州广为分布。

【采收加工】冬季茎叶枯萎的时候采挖，除去幼芽、根茎、须根以及泥沙，烘干后可使用。

【药理作用】解热；抗菌；提高耐缺氧能力，增加心肌营养性血流量等。

【化学成分】环烯醚萜类：哈巴苷元，哈巴苷，桃叶珊瑚苷，浙玄参苷A，浙玄参苷B，6-对甲基梓醇以及苷元等；其他：苯丙苷类化合物，油酸，硬脂酸，植物甾醇，葡萄糖，生物碱，天冬酰胺，微量挥发油。

【性味归经】甘、苦、咸、微寒。归肺、胃、肾经。

【功能主治】泻火解毒，凉血滋阴。对于热病伤阴，舌绛烦渴，津伤便秘，温毒发斑，目赤，咽痛，骨蒸劳嗽，瘰疬，痈肿疮毒，白喉有疗效。

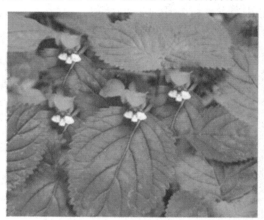

本草药方

◉ **1. 主治：感冒，头痛，目赤，口干渴。**
　　玄参50g。加水煎30分钟，去渣。顿服。每天1剂。

◉ **2. 主治：夏季发热，倦怠乏力。**
　　玄参、熟地黄、赤芍、生地黄、麦门冬、天门冬、党参、沙参、茯苓、黄芪、牡丹皮、泽泻、黄芩各10g，甘草5g。加水煎沸15分钟，滤出药液，再加水煎20分钟，去渣，两煎药液兑匀，分服，每天1剂。

◉ **3. 主治：早期骨髓炎合并骨质增生。**
　　玄参、茯苓各15g，木瓜、牡丹皮、生地黄、羌活各15g，山茱萸、苍术各10g，寄生、续断、连翘、秦艽、丹参、牛膝、杜仲各20g，薏苡仁30g，细辛5g，浙贝母8g。煎服法同2。每天1剂。

◉ **4. 主治：大叶性肺炎，咳嗽，发烧。**
　　玄参、麦门冬、生地黄、天门冬各30g，金银花、连翘各60g。煎服法同2。每天1剂。

药膳养生

◎ **玄参麦冬甘桔茶**
　　1. 玄参、麦冬各15g，生甘草6g，苦丁茶、桔梗、桑白皮各10g。将上药水煎，或置温水瓶内以开水泡25分钟，入冰糖少许调味，代茶饮。▶对于麻疹后期声嘶，唇红舌燥，伴有咳嗽，舌苔白滑或扁桃腺炎有疗效。

　　2. 玄参、桔梗、麦冬、甘草各6g。水煎、滤汁，去渣，代茶慢饮。▶养阴清热。对于无痰，肺阴不足所致之喉痒、咳嗽，口渴咽干等有疗效。

◎ **玄参麦冬银花茶**
　　玄参、山豆根、麦冬、茅根各5g，黄芩、银花、生地、沙参各8g，毛藤藕片、白花蛇舌草各30g。共研细末，加水煎，取汁，去渣。代茶温饮。▶作为鼻咽喉癌症放疗后出现热性反应之辅助治疗。

◎ **玄参青果清热茶**
　　玄参10g，青果4枚。玄参切片，青果捣碎，煎水，代茶频饮。▶对于急慢性喉炎，扁桃腺炎，咽炎有疗效。

牡丹 学名：Paeonia suffruticosa Andr.

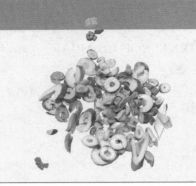

CORTEX MOUTAN　Mudanpi

【牡丹皮】

别名：牡丹根皮，丹皮，丹根。

◎《本草纲目》记载牡丹皮：

"和血、生血、凉血，治血中伏火，除烦热。"

【科　属】为毛茛科植物牡丹的干燥根皮。

【地理分布】全国各地均有分布。

【采收加工】秋季采挖根部，除去细根，剥取根皮后，晒干即可使用。

【药理作用】镇痛；镇静；解热；降温；抗炎；催眠；抗菌；降低心肌耗氧量，增加冠脉流量；抗凝血，抗动脉粥样硬化；降血压；增强免疫功能；抗变态反应等。

【化学成分】有机酸：没食子酸等；酚类：牡丹酚苷，牡丹酚，特丹酚新苷，牡丹酚原苷；萜类：氧化芍药苷，芍药苷，苯甲酰芍药苷。

【性味归经】苦、辛，微寒。归心、肝、肾经。

【功能主治】活血化瘀，清热凉血。对于温毒发斑，吐血衄血，无汗骨蒸，夜热早凉，痈肿疮毒，跌打伤痛，经闭痛经有疗效。

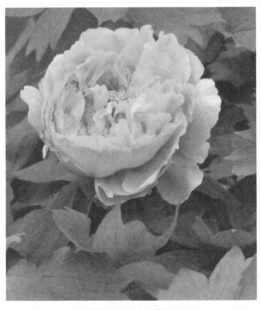

本草药方

● **1. 主治：长期低热。**

　　牡丹皮、生姜、薄荷各10g，丹参30g，茯苓、当归、柴胡、白术、白芍、栀子各15g，甘草5g。加水煎沸15分钟，滤出药液，再加水煎20分钟，去渣，两煎药液兑匀，分服，每天1剂。

● **2. 主治：过敏性紫癜。**

　　牡丹皮、浙贝母、菊花、桑叶、苍耳子各12g，地榆30g，辛夷8g，甘草、薄荷各2g。煎服法同1。每天1剂。

● **3. 主治：过敏性紫癜，外感风邪型。**

　　牡丹皮5g，连翘15g，生地黄、金银花、山楂各10g，紫草2g。煎服法同1。每天1剂。

● **4. 主治：血小板减少性紫癜，舌苔黄腻，有紫斑紫点，舌红，鼻齿衄血，月经过多，大便下血，色紫晦暗，尿血。**

　　牡丹皮、茜草、地榆各30g，生地黄100g，赤芍15g。煎服法同1。每天1剂。

药膳养生

● **牡丹叶粳米粥**

　　牡丹叶、决明子、漏芦（去芦头）各10g，雄猪肝100g，粳米50～100g。肝洗净切块，先煎前三味药，去渣取汁，后入肝、米，煮粥。空腹食。

▶活血消积。对于小儿癖瘕，症见两胁下出现结块、时痛时止、痛时才能触及等症有疗效。

● **牡丹皮乌龟汤**

　　牡丹花30g，乌龟2只，精盐、黄酒适量。牡丹皮冷水冲洗；乌龟宰杀后从侧面剖开，去内脏，洗净，用烫水除去薄膜，与丹皮同入砂锅内，冷水浸，中火烧开，加黄酒2匙，精盐半匙，小火慢煨2小时，至龟肉酥烂。吃龟肉喝汤，每次1小碗，每天2次。

▶滋阴补肾，清热降火，补心凉血。对于血尿反复发作，肾阴亏损，久治不愈者有疗效。

紫草 学名：Lithospermum erythrorhizon Sieb.et Zucc.

RADIX ARNEBIAE RADIX LITHOSPERMI　Zicao

〖紫草〗

别名： 藐，紫丹，地血，鸦衔草，紫草根，山紫草，红石根，红紫草，野紫草。

◎《本草纲目》记载紫草：
"治斑疹痘毒，活血凉血，利大肠。"

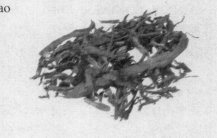

【科　属】为紫草科植物新疆紫草、紫草或者内蒙紫草的干燥根。

【地理分布】**1. 新疆紫草** 海拔 2500～4200 米的砾石山坡、草地以及草甸处多有生长。分布于新疆、甘肃以及西藏西部。**2. 紫草** 生于灌丛、向阳山坡草地或者林缘。分布于东北地区以及河南、河北、陕西、山西、甘肃、宁夏、青海、山东、江西、湖北、湖南、江苏、安徽、广西、贵州、四川等地。**3. 内蒙紫草** 生于戈壁、荒漠草原、向阳石质山坡、湖滨砾石沙地。河北北部、内蒙古、宁夏、新疆、甘肃西部、西藏广为分布。

【采收加工】春、秋两季采挖，除去泥沙后，干燥。

【药理作用】抗病原微生物；抗炎；镇痛；镇静；解热；抗生育；兴奋心肌收缩力等。

【化学成分】萘醌类：紫草醌，乙酰紫草醌，紫草烷，异丁酰紫草醌，β-羟基异戊酰紫草醌，β,β-二甲基丙烯酰紫草醌，去氧紫草素，异戊酰紫草素，当归酸紫草素酯，乙酰紫草素，β,β-二甲基丙烯酰阿卡宁，β-乙酰氧基异戊酰阿卡宁等。

【性味归经】甘、咸，寒。归心、肝经。

【功能主治】活血，凉血，解毒透疹。对于斑疹紫黑，血热毒盛，疮疡，湿疹，麻疹不透，水火烫伤有疗效。

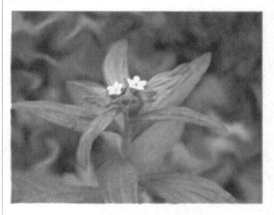

本草药方

◎ **1. 主治：小儿惊风。**
　　紫草、龙胆草、连翘、银花、牡丹皮、蒲公英、黄芩各 15g，生石膏 50g，川贝母、杏仁各 10g。加水煎沸 15 分钟，滤出药液，再加水煎 20 分钟，去渣，两煎药液兑匀，分服，每天 1 剂。

◎ **2. 主治：小儿急性黄疸型肝炎，面目身黄，发热，不欲食。**
　　紫草、白鲜皮、板蓝根、茜草、萱草、赤芍、葛根、车前子、石斛、茵陈各 10g。煎服法同 1。每天 1 剂。

◎ **3. 主治：小儿乙型肝炎。**
　　紫草、红花、紫花地丁各 2g，半枝莲、白花蛇舌草、泽泻、牡丹皮、当归、郁金、赤芍、柴胡各 6g，甘草 3g。煎服法同 1。每天 1 剂。

药膳养生

◎ **紫草根茶**
　　紫草根 15g，红糖适量。上药为粗末，沸水冲泡片刻，入红糖令溶。代茶频饮。▶对于预防麻疹及麻疹热毒较甚便秘者有疗效。

◎ **紫草根薏米粥**
　　紫草根、菱角各 15g，薏米 30g，白果 15g，蜂蜜适量。紫草根煎汤去渣，与薏米、菱角、白果煮粥，调入蜂蜜服。每天 1 剂，常服。▶适用于热毒蕴结所致的乳腺癌。

◎ **紫草茸糖水**
　　紫草茸 3～5g，白砂糖适量。加水 2 碗煮至 1 碗，去渣饮。▶清热凉血，透疹解毒。适用于水痘、麻疹、暑疖、风疹、痱子过多等症。

芍药，川赤芍
学名：Paeonia lactiflora Pall.&Paeonia veitchii Lynch

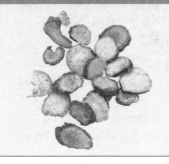

RADIX PAEONIAE RUBRA　Chishao

【赤芍】

别名：木赤芍，赤芍药，红赤芍，草赤芍。

◎《神农本草经》记载赤芍：
"主邪气腹痛，除血痹，破坚积，寒热疝瘕，止痛，利小便，益气。"

【科属】为毛茛科植物芍药或者川赤芍的干燥根。

【地理分布】1.芍药 山坡草地和林下多有生长。华北、东北、陕西以及甘肃等地广为分布。各城市和村镇多有栽培。2.川赤芍 生于海拔1800～3700米山坡疏林或林边路旁。甘肃、陕西、四川、青海和西藏广为分布。

【采收加工】春、秋两季采挖，除去须根、根茎以及泥沙，晒干。

【药理作用】抗血小板聚集，抗血栓形成；抗动脉粥样硬化，降血脂；抗肿瘤；抗肝损伤；清除氧自由基等。

【化学成分】萜类：芍药内酯苷，芍药苷，苯甲酰芍药苷，氧化芍药苷，芍药新苷等，芍药吉酮；其他：苯甲醛，没食子鞣质等。

【性味归经】苦，微寒。归肝经。

【功能主治】散瘀止痛，清热凉血。对于吐血衄血，温毒发斑，肝郁胁痛，目赤肿痛，癥瘕腹痛，经闭痛经，痈肿疮疡，跌打损伤均有疗效。

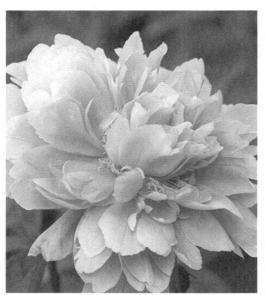

本草药方

◎ **1.主治：小儿乙型肝炎。**

赤芍、地骨皮、丹参、菊花、熟地黄、白芍、五加皮、沙参、大腹皮各5g。加水煎沸15分钟，滤出药液，再加水煎20分钟，去渣，两煎药液兑匀，分服，每天1剂。

◎ **2.主治：小儿病毒性肺炎，喘促。**

赤芍、川芎、当归、牡丹皮各9g，黄芪15g，鸡血藤12g，水蛭2g。煎服法同1。每天1剂。

◎ **3.主治：乳腺炎。**

赤芍、炒延胡索、炙穿山甲片、制香附、炙没药、酒炒怀牛膝、桃仁泥各5g，蒲公英12g，当归尾、浙贝母、苦楝子各8g，橘络、广木香、柴胡各2g。煎服法同1。每天1剂。

◎ **4.主治：血小板减少性紫癜。**

赤芍、阿胶、连翘各10g，黄芪、大枣各60g，仙鹤草、白茅根、甘草各30g，牡丹皮20g。煎服法同1。每天1剂。

气虚加人参10g（或党参20g）；血热加紫草30g、黄芩10g；阴虚加地骨皮30g；血瘀加三七粉（冲服）5g。

药膳养生

◎ **防治流感粉**

赤芍、苦参60g，珍珠梅25g，山柰15g。上药研为细粉，混匀，分为60包，每包重6g，每次用1包冲服，每天1～2次。

◎ **解除痛经茶**

赤芍30g，广楂10g，山柰15g。上药研为细粉，混匀，每次5g冲入沸水，代茶饮。经前3天开始饮用，行经第二天停服，可保痛经减轻。

水牛 学名：Bubalus bubalis Linnacus

CORNU BUBALI　Shuiniujiao

『水牛角』

别名：沙牛角。

◎《本草纲目》记载水牛角：
"治淋，破血。"

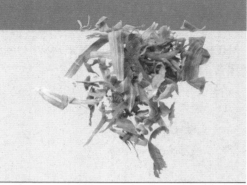

【科 属】为牛科动物水牛的角。

【地理分布】全国大部分地区都有饲养，以南方水稻田地区为多。

【采收加工】取角后，水煮，除去角塞后，干燥。

【药理作用】抗炎；抗肝损伤；镇静，抗惊厥；增强单核—巨噬细胞系统的吞噬功能；降血脂等。

【化学成分】氨基酸类：组氨酸，赖氨酸，精氨酸，天门冬氨酸，丝氨酸，苏氨酸，脯氨酸，谷氨酸等；其他：肽类，胆甾醇，微量元素等。

【性味归经】甘，寒。归心、肝经。

【功能主治】凉血，清热解毒，定惊。对于温病高热，神昏谵语，吐血衄血，发斑发疹，癫狂，惊风均有疗效。

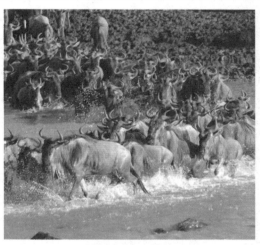

本草药方

◎ 1.主治：细菌性肺炎，高热不退，口渴，痰多鼻煽，便干，汗出。

水牛角、麦门冬、板蓝根各10g，连翘、金银花、生石膏、鱼腥草各15g，白僵蚕、黄连、黄芩、杏仁各6g，麻黄、茶叶各2g。加水煎沸15分钟，滤出药液，再加水煎20分钟，去渣，两煎药液兑匀，分服，每天2剂。

◎ 2.主治：过敏性紫癜。

水牛角、枸杞子、牡丹皮、旱莲草各10g，生地黄12g，僵蚕、大黄（后下）、甘草各3g。煎服法同1。每天1剂。

◎ 3.主治：血小板减少性紫癜。

水牛角60g。削成薄片，加水煎2小时，去渣。顿服，每天2剂。

◎ 4.主治：发热以午后为甚，身倦乏力、多汗，胸闷纳呆，皮疹。

水牛角粉、紫花地丁、蒲公英、浮萍、当归各10g，金银花、荆芥、赤芍药、连翘、紫草、牡丹皮、薏苡仁各20g，甘草5g。煎服法同1。每天1剂。

药膳养生

◎ 犀牛角地龙汤

水牛角50g（犀牛角6g），地龙9g。水牛角切片，放砂锅内水煎2小时，再入地龙煎服。每日1剂，分2次服用，连服6～8天。▶清热凉血，息风止痉。对于热入营分高热，流行性乙型脑炎，头痛剧烈，午后或晚上较甚，颈项强直等均有疗效。

◎ 鲜茅根牛角赤豆粥

水牛角、鲜茅根各100g，赤小豆、大米各50g，红糖适量。将茅根、牛角加水2000毫升，煎至1000毫升，加大米、赤小豆煮粥服食，每天1剂。▶清热排毒，凉血消斑。

◎ 牛角豆腐汤

水牛角60g，豆腐500g。将水牛角削成薄片，或磨为粉末待用。豆腐切为寸方块，将水牛角片放入砂锅，注入水适量，大火煮沸，文火煎半小时，加入豆腐块，再炖约1刻钟，可加少量精盐调味。吃豆腐喝汤。▶凉血，止血。对于血热发斑及血小板减少性紫癜有疗效。

黄花蒿 学名：Artemisia annua L.

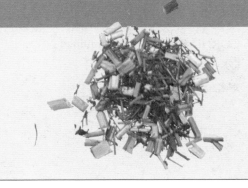

HERBA ARTEMISIAE ANNUAE　Qinghao

〖青蒿〗

别名: 蒿，草蒿，方溃，讯蒿，臭蒿。

◎《本草纲目》记载青蒿：
"治疟疾寒热。"

【科 属】为菊科植物黄花蒿的干燥的地上部分。

【地理分布】生于山坡、旷野、河岸、路边等处。我国南北各地广为分布。

【采收加工】秋季花盛开时采割，除去老茎，阴干后方可使用。

【药理作用】抗菌，抗病毒；抗寄生虫；解热；增强细胞免疫力，提高淋巴细胞的转化率；抗肿瘤等。

【化学成分】黄酮类：3,4-二羟基— 6,7,3,4-四甲氧基黄酮醇，泽兰苷，猫眼草酚，槲皮黄素等；倍半萜类：青蒿甲素，青蒿素，环氨青蒿酸，青蒿丙素等；香豆素类：东莨菪内酯，6-甲氧基-7-羟基香豆素等；挥发油类：β-丁香烯，莰烯等。

【性味归经】苦，辛，寒。归肝、胆经。

本草药方

● 1. **主治：支气管扩张，咯血。**
青蒿、茯神、浮小麦、栀子、麦门冬、天门冬、茯苓各10g，夜交藤22g，沙参、苇根各15g，紫菀10g，知母、川贝母、甘草各8g。加水煎沸15分钟，滤出药液，再加水煎20分钟，去渣，两煎药液兑匀，分服，每天1剂。

● 2. **主治：小儿惊风，高热，抽搐。**
青蒿、陈皮、防风各5g，茯苓、连翘、桑叶、荆芥、菊花各10g，甘草、薄荷、苏叶各2g。煎服法同1。每天1剂。

● 3. **主治：小儿高热。**
青蒿、白薇、牡丹皮、黄芩、银紫胡、杏仁、桑白皮、菊花、大青叶各10g。煎服法同1。每天1剂。

● 4. **主治：小儿低热，倦怠，口干。**
青蒿、生地黄、银柴胡、地骨皮、玄参各10g，甘草5g。煎服法同1。分服，每天1剂。

【功能主治】除蒸，清热解暑，截疟。对于阴虚发热，暑邪发热，骨蒸劳热，夜热早凉，湿热黄疸，疟疾寒热均有疗效。

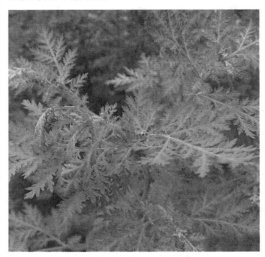

药膳养生

◎ **青蒿丹皮茶**
青蒿、丹皮各5g，茶叶2g，冰糖15g。前三药洗净，置茶杯中，开水浸泡15～20分钟，入冰糖令溶。不拘量，不拘时，代茶饮。▶主治月经先期，或1月2次，量多色紫，质地黏稠，或心胸烦热，小便黄赤，苔厚黄，舌质红，白带腥臭，脉数有力。

◎ **青蒿参麦膏**
青蒿500g，人参30g（或党参60g），麦冬30g，白蜜100g。1000毫升水煮青蒿，去渣取汁，文火浓缩至500毫升。将人参与麦冬加水1000毫升煎至300毫升。将青蒿液与参麦液合并，煎熬，加白蜜收膏。冷却后装瓶。每服20毫升，每天3次。▶益气养阴，清虚热。对于气阴两虚而有低热，热病后期阴虚盗汗等症有疗效。

白薇 学名：Cynanchum atratum Bge.

RADIX CYNANCHI ATRATI　Baiwei
【白薇】

别名: 白幕，薇草，骨美，白微，白龙须，龙胆白薇，白马薇，巴子根，金甲根。

◎《本草纲目》记载白薇：
"主治风温灼热多眠，及热淋，遗尿，金疮出血。"

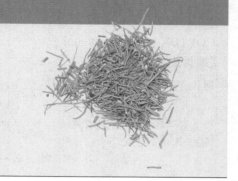

【科 属】为萝摩科植物白薇或者蔓生白薇的干燥根以及根茎。

【地理分布】**1. 白薇** 山坡或者树林边缘多有生长，分布于西南、东北、陕西、山西、江苏、山东、江西、安徽、福建、湖北等地。**2. 蔓生白薇** 山地灌木丛中多有生长。分布于吉林、辽宁、山西、山东、河北、河南、浙江、江苏、安徽、四川等地。

【采收加工】春、秋两季采挖，洗净后，干燥使用。

【药理作用】抗炎；退热等。

【化学成分】挥发油类：白薇素等；甾体多糖苷：白薇苷 A–D 以及其苷元，白前苷元 A，蔓生白薇苷 A–E，细叶白前苷，白薇新苷。

【性味归经】苦、咸，寒。归胃、肝、肾经。

【功能主治】利尿通淋，清热凉血，解毒疗疮。对于温邪伤营发热，骨蒸劳热，阴虚发热，热淋，血淋，产后血虚发热，痈疽肿毒均有疗效。

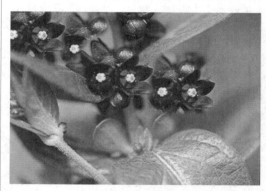

本草药方

◎ **1. 主治**：肺结核，低热，盗汗。

白薇、沙参、山茱萸、菟丝子、山药、知母、黄柏、龙眼肉、玄参、炒酸枣仁各8g，熟地、龟板各30g。加水煎沸15分钟，滤出药液，再加水煎20分钟，去渣，两煎药液兑匀，分服，每天1剂。

◎ **2. 主治**：顽固咳嗽。

白薇、山药、川贝母、沙参、炒牛蒡子、马兜铃、枳壳、杏仁、桔梗、橘红、甘草各10g。煎服法同1。每日1剂。

◎ **3. 主治**：类风湿关节炎。

白薇、威灵仙、鬼箭羽、白术、白芍各10g，黄芪、青风藤各15g，南星、附子、穿山甲、甘草、细辛、全蝎各5g。煎服法同1。每天1剂。

◎ **4. 主治**：血管神经性头痛。

白薇、天麻、茯苓各5g，枣仁、川芎、知母各8g，甘草2g。煎服法同1。饭前服用，每天1剂，服药期间宜静养。颠顶痛加蔓荆子3g；前额痛加白芷2g；后脑痛加羌活3g；右偏痛加川贝母6g；左偏痛合四物汤；两边俱痛再加菊花、龙胆草各5g。

药膳养生

◎ **凉血饮料**

白薇、丹皮各10g，生地、地骨皮各30g。同入砂锅，加清水500毫升，煮沸后小火再煮20分钟，倒出药液约300毫升；再加清水200毫升，煎煮法如前，去药渣，取滤液约200毫升。合并两次药液，调入蜂蜜15g。平时当茶常饮。▶清血热。对青年或壮年女性月经提前，经量较多，或夜间潮热者有良效。

◎ **归芷祛斑汤**

白薇、白蔹、川芎、白芷各10g，当归、生地、杭芍各15g，乌骨鸡1只，食盐适量。以上中药冷水洗净放入纱布袋用。乌鸡去内脏洗净。将装有药的纱布袋置于鸡腹中，放入锅内，加入适量冷水，大火煮沸，打去浮沫，小火煮熟，拿去药袋，加入适量食盐即可。食肉喝汤。每周1次。▶补血祛斑。对于气血亏虚而致的黄褐斑、妊娠斑、老年斑有疗效。

枸杞　学名：Lycium chinense Mill.

CORTEX LYCLL　Digupi

〖地骨皮〗

别名： 杞根，地骨，地辅，枸杞根。

◎《本草纲目》记载地骨皮：
"去下焦肝肾虚热。"

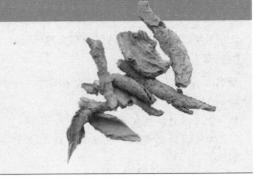

【**科　属**】为茄科植物枸杞或者宁夏枸杞的干燥的根皮。

【**地理分布**】**1. 枸杞** 田埂、山坡或者丘陵地带多有野生。全国大部分地区有分布。**2. 宁夏枸杞** 地理分布同"枸杞"。

【**采收加工**】春初或秋后采挖根部，剥取根皮，洗净，晒干。

【**药理作用**】抗病原微生物；解热；降血糖；降血压；降血脂；兴奋子宫等。

【**化学成分**】有机酸类：亚油酸，桂皮酸，亚麻酸等；其他：β–谷甾醇，酚类物质；生物碱类：地骨皮甲素，甜菜碱等。

【**性味归经**】甘，寒。归肺、肝、肾经。

【**功能主治**】清肺降火，凉血除蒸。对于骨蒸盗汗，阴虚潮热，咯血，衄血，肺热咳嗽，内热消渴均有疗效。

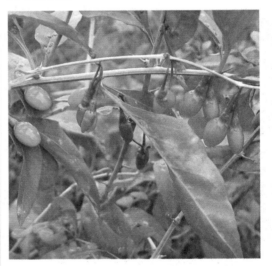

本草药方

◎ **1. 主治：** 嗜酸细胞增多性肺浸润。

地骨皮、白芍各12g，海蛤壳、鱼腥草各30g，桑白皮18g，黄芩8g，甘草、青黛各5g。加水煎沸15分钟，滤出药液，再加水煎20分钟，去渣，两煎药液兑匀，分服，每天1剂。

◎ **2. 主治：** 过敏性紫癜，阴津亏损。

地骨皮、麦门冬、知母各10g，生石膏60g，山药20g，沙参、石斛、粳米、金银花各15g。煎服法同1。每天1剂。

◎ **3. 主治：** 急性白血病，阴虚内热。

地骨皮、党参、熟地黄、黄精各15g，黄柏、知母、山茱萸、牡丹皮各10g，半枝莲40g，白茅根30g，枸杞子、生地黄各20。煎服法同1。每天1剂。

◎ **4. 主治：** 更年期综合征，心悸。

地骨皮、淫羊藿、茯苓、牡丹皮、柴胡、川续断、枸杞子、橘红各8g，熟地黄、生地黄各18g，桑寄生、何首乌各12g，茯苓5g。煎服法同1。每天1剂。

药膳养生

◎ **地骨皮粳米粥**

鲜地骨皮50g，北粳米50g，冰糖适量。地骨皮煎汤取浓汁，去渣后入北粳米、冰糖，水煮至米汤稠。每天2次，温热服食。▶清肺生津。脾胃虚弱，中焦虚寒者不宜食用。

◎ **地骨皮酒**

地骨皮、甘菊花、生地黄各600g，糯米5kg，细曲适量。将生地黄、枸杞根、甘菊花一起捣碎，以水100升，煮取汁50升，以糯米、细曲拌匀，入瓮如常封酿，待熟澄清，备用。每天饮3盏。▶补精髓，壮筋骨，延年耐老。

◎ **地骨皮茶**

地骨皮20g，研粗末，沸水冲泡。代茶饮。▶对于鼻衄、牙龈出血等均有疗效。

银柴胡

学名：Stellaria dichotoma L.var.lanceolata Bge.

RADIX STELLARIAE　Yinchaihu

【银柴胡】

别名：银夏柴胡，银胡，牛肚根，沙参儿，土参。

◎《**本草纲目**》记载银柴胡：
"治虚劳肌热，骨蒸劳疟，热从髓出，小儿五疳羸热。"

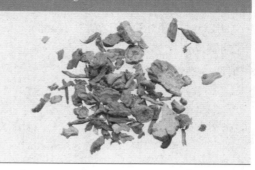

【科属】为石竹科植物银柴胡的干燥根。

【地理分布】喜生于山坡林下的阴湿处，河岸湿地，溪边。有时候也生于杂草地。华北、西北、东北、华中、西南多有分布。

【采收加工】秋后茎叶枯萎的时候挖取根部，除去残茎、须根以及泥沙，晒干即可使用。

【药理作用】抗动脉粥样硬化；解热；杀精子等。

【化学成分】甾体类：α－菠甾醇，β－谷甾醇，豆甾－7－烯醇等；挥发油类：邻－二苯甲酸双丁酯，1－环戊烷苯，辛酸，庚酸等；黄酮类：芹菜配基－6，8－二碳吡喃半乳糖苷，汉黄芩素等；其他：银柴胡环肽，3－羧基呋喃以及其异构体等。

【性味归经】甘，微寒。归肝、胃经。

【功能主治】除疳热，清虚热。对于骨蒸劳热，阴虚发热，小儿疳热均有疗效。

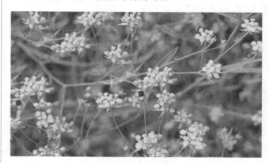

本草药方

◎ **1. 主治：起病急骤，全身酸痛，头痛发热，乏力等。**

银柴胡、金银花、桔梗、板蓝根、连翘、黄芩各15g，青蒿10g。加水煎沸10分钟，滤出药液，再加水煎10分钟，去渣，两煎药液兑匀，分服，每天2剂。

上焦热盛、咳喘有痰者加天葵10g，桑白皮15g，天竺黄12g，川贝母末（冲服）3g；恶寒重、口不渴，舌苔白腻者加草果10g；全身关节疼痛较重者加草果30g，桑枝20g，蔓荆子15g；高热持续者加紫雪丹（冲服）1g，生石膏30g；咽痛、扁桃腺肿大者加马勃、山豆根各10g；食欲减退者加焦山楂、神曲、炒麦芽各10g；体质虚弱者加党参16g，桑寄生30g；伤津较著者加西洋参10g，知母、石斛各15g。

◎ **2. 主治：眼睛疲劳，滋阴养血。**

银柴胡、荆芥、防风、香附、麦门冬、沙参、黄芩、半夏各10g，熟地30g，枸杞子12g，当归、白芍各5g，夏枯草15g，甘草3g。水煎服。每天或隔天1剂，早晚分服，每次服150～200毫升。

药膳养生

◎ **六味红枣粥**

银柴胡、赤芍、延胡索、山楂条、白砂糖各10g，大枣10枚，大米60g，马齿苋25g。将银柴胡、马齿苋、赤芍、延胡索加水1000毫升，大火烧开，小火煮30分钟，去渣留汁，以药汁煮大米、大枣至粥熟，加山楂条、白糖调匀。顿服。▶清热除湿，化瘀止痛。对于湿热下注、阻滞气血之痛经、经前小腹疼痛、血色暗红等症有疗效。

◎ **前胡甲鱼煲**

银柴胡、贝母、知母、前胡、杏仁各8g，甲鱼1只约600g，姜块15g，葱结20g，白糖5g，花椒12粒，绍酒适量，精盐6g，味精少许。将甲鱼用刀宰放尽血，入开水中煮约10分钟捞起，用小刀将甲鱼周围的裙边、腹部软皮与四周粗皮刮洗净，再入开水中煮15分钟，剥去甲壳和内脏，用清水洗净，切去脚爪，横切成方块，再入开水中煮数分钟，去其腥笔味后捞起。将中药洗净，切成薄片，煎取浓汁。甲鱼块放入蒸碗内，加中药浓汁、姜片、葱结、花椒、绍酒、盐、白糖，入蒸笼内蒸熟烂，取出调味即可。
▶解表散热，化痰止咳。

胡黄连 学名：Picrorhiza scrophulariiflora Pennell

RHIZOMA PICRORHIZAE Huhuanglian
〖胡黄连〗

别名： 割孤露泽，胡连，假黄连。

◎《本草纲目》记载胡黄连：
"治久痢成疳，小儿惊痫寒热不下食，霍乱下痢，伤寒咳嗽，温疟，理腰肾，去阴汗。"

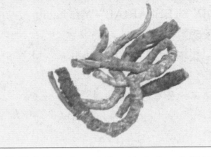

【科 属】为玄参科植物胡黄连的干燥根茎。

【地理分布】高山草地多有生长。喜马拉雅山区西部广为分布。

【采收加工】秋季采挖，除去须根以及泥沙，晒干后使用。

【药理作用】抗肝损伤；促进胆汁分泌；抗真菌等。

【化学成分】有机酸类：桂皮酸，香荚兰酸，阿魏酸等；其他：葫芦素糖苷，香荚兰乙酮等；糖类：d-甘露糖醇，6-肉桂酰-β-d-吡喃葡萄糖；环烯醚萜类；胡黄连苷，梓醇，胡黄连苷Ⅰ，胡黄连苷Ⅱ，胡黄连苷Ⅲ，胡黄连素，6-肉桂酰梓醇等。

【性味归经】苦，寒。归肝、胃、大肠经。

【功能主治】除骨蒸，清湿热，消疳热。对于黄疸，湿热泻痢，骨蒸潮热，痔疾，小儿疳热等均有疗效。

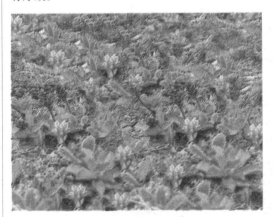

本草药方

◎ 1. **主治：** 肛门内外痔，焮肿便秘。

胡黄连、川黄连、槐角、槐花、金银花、浙贝母、穿山甲各8g，黑雄牛胆1个。将前七味加水煎沸15分钟，过滤取液，渣再加水煎20分钟，滤过去渣，两次滤液兑匀，分早晚两次服。每次服时以牛胆汁15g兑入药液中，为1次量。连续服用，每天1剂，以愈为度。

◎ 2. **主治：** 痔疮脏毒。

胡黄连、僵蚕（炒）、穿山甲（土炒）、熟大黄、石决明（煅）、金银花、蒲公英各30g，槐花60g。共研为细末，蜂蜜炼为丸，每丸重3g。每次服3丸，空腹温开水送下，每天分早晚两次吃。若求速效，可酌量做汤剂。忌蒜、葱、鱼腥、辣椒等发物。

◎ 3. **主治：** 乙型肝炎（HBsAg阳性）。

胡黄连、黄连各5g，小蓟60g，平地木、菟丝子、虎杖各30g，仙茅、淫羊藿、苦参各15g，党参、苍术各8g。加水煎沸15分钟，滤出药液，再加水煎25分钟，去渣，两煎药液兑匀，分服，每天1剂。

◎ 4. **主治：** 吐血。

生地黄、胡黄连各等份。上为末。捣极细，炼蜜和丸如鸡子大。每服2~3丸，银器中用酒少许化开，更入水5分，重汤煮20~30沸，放温，食后服。

◎ 5. **主治：** 痢血。

胡黄连、乌梅肉、灶下土等份。为末。腊茶清调下，食前空腹温服。

药膳养生

◎ **小儿疳积粉**

胡黄连25g，煅炉甘石60g，使君子仁、赤石脂各30g，滑石、蟑螂、鸡内金各30g，槟榔15g。各焙干，研为细末，每次服2g，每天3次。

◎ **痔疮丸**

胡黄连120g，鳖头2个，荞麦面120g。将鳖头阴干，用砂锅炒焦黄色，与胡黄连共研为细末，再和荞麦面调匀，炼蜜为丸，如芡实般大。每日早、午、晚各服8g，温白开水送下。禁食辛辣等物。

祛风抗菌篇

活血强筋

利水通淋

理气通络

抗毒杀菌

养肝温肾

驱虫消积

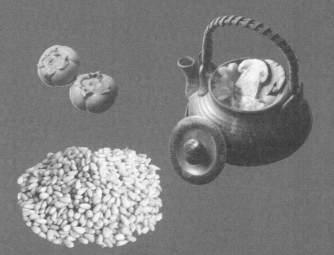

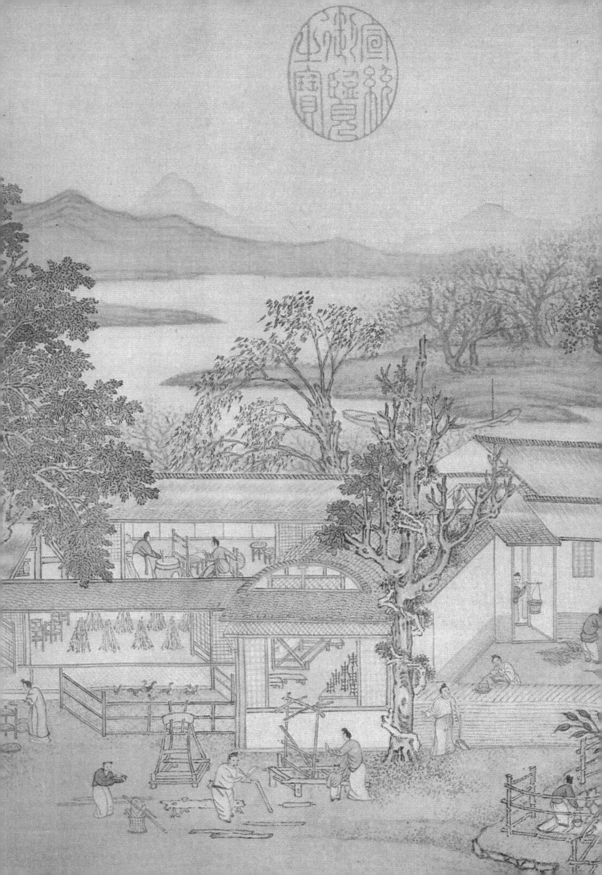

泻下药

【概念】

在中医药理论中凡能润滑大肠或引起腹泻，促进排便的药物，称为泻下药。

【功效】

泻下药多苦寒沉降，能促进胃肠蠕动，可以使燥屎和胃肠积滞等排出体外，有泻下通便的功效；或能润滑大肠，可以使大便软化而易于排出；或能清热泻火，可以使实热壅滞者通过泻下而清解；或能逐水退肿，可以使水湿停饮随大小便排除。部分泻下药还兼有解毒、活血、祛瘀等功效。

【药理作用】

中医学科学研究表明，泻下药主要具有利尿、泻下、抗炎、抗肿瘤、抗菌、抗病毒、利胆的作用。

【适用范围】

泻下药主要用治胃肠积滞，大便秘结，痞满，脉沉的实证。对现代临床称谓的肠道激惹综合征，功能性便秘，药物性便秘，肠炎，肛裂，痔疮，应激性溃疡，肝炎，急性胆道感染，肾炎，胰腺炎，化脓性皮肤病等有一定的治疗作用，部分药物用来治黑色素瘤，高脂血症，乳腺癌等。

【药物分类】

泻下药根据作用强弱的不同，主要分为攻下药、润下药以及峻下逐水药三类。

攻下药，大多苦寒沉降，入胃、大肠经。既有较强的攻邪通便作用，又有清热泻火的功效。主要适用于燥屎坚实，大便秘结以及实热积滞的病证。部分药物具有较强的清热泻火作用，可用于热病高热神昏，谵语发狂；火热上炎所致的目赤、头痛、牙龈肿痛、咽喉肿痛以及火热炽盛所致的吐血、衄血、咯血等上部出血证。临床常用的攻下药有芒硝、大黄、芦荟、番泻叶。

润下药，多为植物种子和种仁，富含油脂，味甘质润，多入大肠经、脾经，能润滑大肠，促使排便而不致峻泻。主要适用于产后血虚、年老津枯、热病伤津以及失血等所导致的肠燥津枯便秘的病证。中医药方常用的润下药有郁李仁、火麻仁、松子仁。

峻下逐水药，大多药力峻猛，苦寒有毒，服药后能引起剧烈腹泻。部分药并有利尿作用，可用于大腹胀满，全身水肿，以及停饮等正气未衰的病证。临床常用的峻下逐水药有甘遂、大戟、芫花、牵牛子、巴豆、商陆、乌桕根皮、千金子。

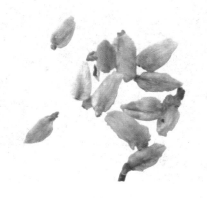

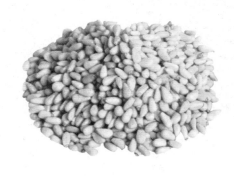

掌叶大黄 学名：Rheum palmatum L.

RADIX ET RHIZOMA RHEI　Dahuang

〖大黄〗

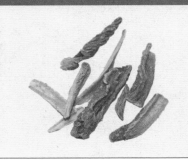

别名： 将军，锦纹，锦纹大黄，川军，黄良，火参，肤如，蜀大黄，牛舌大黄，香大黄，马蹄黄，生军。

◎《本草纲目》记载大黄：

"主治下痢赤白，里急腹痛，小便淋沥，实热燥结，潮热谵语，黄疸，诸火疮。"

【科 属】为蓼科植物掌叶大黄、唐古特大黄或药用大黄的干燥根及根茎。

【地理分布】**1. 掌叶大黄** 山地林缘或草坡多有生长，野生或栽培。分布于甘肃东南部、陕西、四川西部、青海、云南西北部及西藏东部。**2. 唐古特大黄** 生于山地林缘较阴湿的地方。分布于青海、甘肃、四川及西藏东北部。**3. 药用大黄** 生于山地林缘或草坡。分布于陕西南部、河南、四川、湖北、贵州、云南等地。

【采收加工】秋末或第二年春季采挖，除去杂质，刮去粗皮，洗净，润透，切厚片或块，晾干。

【药理作用】泻下；促进胰液分泌；促进胆汁分泌；抗肝损伤、十二指肠溃疡；抗真菌、病毒；抗炎；止血；降血脂；利尿；抗肿瘤；降低血中尿素氮和肌酐等。

【化学成分】蒽醌及其苷类：大黄酚、大黄素、芦荟大黄素，大黄素甲醚，大黄酸，番泻苷A–F，大黄酸–8–葡萄糖苷，大黄素葡萄糖苷，大黄酚葡萄糖苷，大黄素甲醚葡萄糖苷，芦荟大黄素葡萄糖苷等；其他：没食子酸、没食子酰葡萄糖、大黄本聚素，d–儿茶素等。

【性味归经】苦，寒。归脾、胃、大肠、肝、心包经。

【功能主治】泻热通肠，逐瘀通经，凉血解毒。用于实热便秘，泻痢不爽，积滞腹痛，湿热黄疸，血热吐衄，肠痈腹痛，目赤，咽肿，痈肿疔疮，瘀血经闭，上消化道出血。外治水火烫伤，跌仆损伤。酒大黄善清上焦血分热毒，用于目赤咽肿，齿龈肿痛。熟大黄泻火解毒，泻下力缓，用于火毒疮疡。大黄炭凉血化瘀止血，用于血热有瘀的出血症。

本草药方

◎ **1. 主治：** 脘腹胀闷，胃下垂，少食，短气乏力。

　　大黄3g，黄芪60g，防风、枳壳、鸡内金、白芍、当归、升麻、柴胡、陈皮、神曲、半夏各10g。加水煎沸15分钟，滤出药液，再加水煎20分钟，去渣，两煎药液均匀调兑，每天1剂。

◎ **2. 主治：** 胃脘痛，胃酸便干，呕吐酸水，心烦嘈杂，不喜甜食。舌苔黄，舌质红。

　　大黄、生姜各6g，煅瓦楞子50g，陈皮、柴胡、半夏各10g，竹茹、黄芩各12g，赤芍20g。加水煎沸15分钟，滤出药液，再加水煎20分钟，去渣，两煎药液兑匀，分服，每天1剂。

药膳养生

◎ **大黄粉**

　　生大黄研细粉，备用。习惯性便秘者可于夜卧之前吞服1.5～2g，次日晨起饮凉开水一杯之后一般便可以缓缓排出粪便。

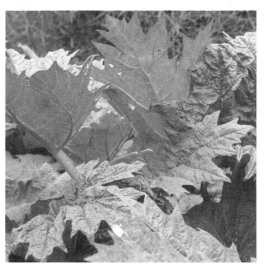

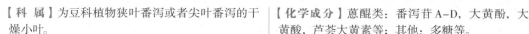

狭叶番泻 学名：Cassia angustifolia Vahl

FOLIUM SENNAE　Fanxieye

『番泻叶』

别名：泻叶，泡竹叶。

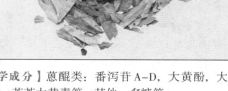

◎《饮片新参》记载番泻叶："泄热，利肠腑，通大便。"

【科 属】为豆科植物狭叶番泻或者尖叶番泻的干燥小叶。

【地理分布】**1. 狭叶番泻** 野生或栽培。分布于热带非洲。我国广西、台湾、云南有引种栽培。**2. 尖叶番泻** 分布于埃及。我国海南、台湾、云南有引种栽培。

【采收加工】生长盛期先晴天采下叶片，及时摊晒，经常翻动，晒到干燥。晒时勿堆放过厚，以免使叶色变黄。或在40～50℃条件下烘干，按叶片大小和品质优劣分级，打包。

【药理作用】抗菌；泻下；止血等。

【化学成分】蒽醌类：番泻苷 A–D，大黄酚，大黄酸，芦荟大黄素等；其他：多糖等。

【性味归经】甘，苦，寒。归大肠经。

【功能主治】泻热行滞，利水，通便。用于便秘腹痛，热结积滞，水肿胀满。

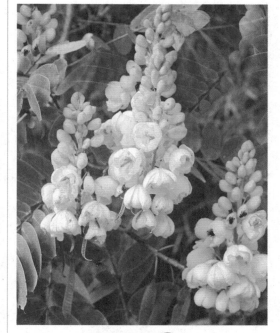

本草药方

◎ **1. 主治：胆道蛔虫症。**

番泻叶、甘草、黄连、干姜、龙胆草各5g，乌梅20g，榧子肉、槟榔、贯众、元胡、使君子仁、金钱草、苦楝根皮各15g。加水煎沸15分钟，滤出药液，再加水煎20分钟，去渣，两煎药液调兑均匀，分服，每天1剂。

◎ **2. 主治：急性肠梗阻，腹胀不排气。**

番泻叶30g，桃仁、当归各12g，乌药、木香、香附、枳壳、厚朴、甘草各10g，莱菔子15g。煎服法同1。每天1剂。

◎ **3. 主治：脑膜炎。**

番泻叶、大黄各2g，竹茹60g，金钱莲、羚羊角各8g，麦门冬、西洋参、桑白皮、淮山药、天竺黄各5g。煎服法同1。每天1剂。

◎ **4. 主治：胃弱消化不良，便秘腹膨胀，胸闷。**

番泻叶5g，生大黄3g，橘皮5g，黄连2.5g，丁香3g。沸开水温浸2小时，去渣滤过，1日3次分服。

◎ **5. 主治：产褥期便秘。**

取番泻叶2.5钱，冲开水约150毫升，经2~5分钟，弃渣1次服下。如便秘时间过久，隔10分钟后将药渣再泡服1次。

药膳养生

◎ **番泻叶茶**

1. 番泻叶4～8g。开水浸泡。代茶饮。▶适用于大便干结，面赤身热，口臭心烦，小便短赤，腹胀满痛等症。

2. 番泻叶、橘皮各4g，生大黄、丁香各1.8g，黄连1.6g。制成粗末，沸水温浸2小时，去渣过滤。每天分3次代茶饮。▶适用于胃弱消化不良，便秘腹胀，胸闷不适等。

库拉索芦荟 学名：Aloe barbadensis Miller

ALOE Luhui

【芦荟】

别名：卢会，讷会，象胆，奴会，劳伟。

◎《全国中草药汇编》记载芦荟：
"主治肝经实热头晕、头痛、耳鸣、烦躁、便秘。"

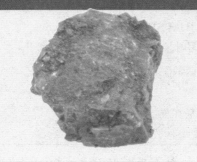

【科 属】为百合科植物库拉索芦荟、好望角芦荟或其他同属近缘植物叶的汁液浓缩干燥物。

【地理分布】**1.库拉索芦荟** 原产非洲北部地区，目前南美洲的西印度群岛广泛栽培，我国也有栽培。**2.好望角芦荟** 分布于非洲南部地区。

【采收加工】种植2～3年后即可收获，将中下部生长良好的叶片分批采收。将采收的鲜叶片切口向下直放于盛器中，取它流出的叶汁干燥即成。也可将叶横切成片，洗净，加入和叶片同等量的水，煎煮2～3小时，过滤，将滤液浓缩成黏稠状，导入模型内烘干或者晒干即得。

【药理作用】泻下；抗肿瘤；抗菌；抗胃溃疡；抗肝损伤；促进烧伤组织上皮细胞的生长；降低对皮肤的刺激性等。

【化学成分】蒽醌类：芦荟大黄素苷，芦荟大黄素，大黄酚，芦荟苦素，蒽酚等；黄酮类：芦丁，槲皮素，莰菲醇等；糖类：甘露糖，葡萄糖，多糖（葡萄糖缩苷露聚糖）等；其他：脂类，氨基酸，胆固醇，维生素，钠、钾、铝等元素。

【性味归经】苦，寒。归肝、胃、大肠经。

【功能主治】通便，清肝热。用于小儿疳积，便秘，惊风。外治湿癣。

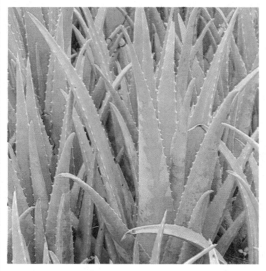

本草药方

◎ **1. 主治：经行吐血衄血（血热型）。**
芦荟、阿胶、香附各5g，生地黄10g，白芍、泽泻、当归、炒栀子、侧柏叶、白茅根各8g，甘草2g。加水煎沸15分钟，滤出药液，再加水煎20分钟，去渣，两煎药液兑匀，分服，每天1剂。

◎ **2. 主治：小儿低热，食欲不振，吐泻。**
芦荟、炮姜、丁香、肉桂各10g，茯苓30g。一同制细末，每次服1g，每天3次。

◎ **3. 主治：青光眼。**
芦荟、牵牛子、丁香各48g，磁石100g。一同研磨成细末，混合均匀装入空胶囊内。每天早晚饭后1小时服用，每次4粒。

药膳养生

◎ **清肝芦荟汤**
芦荟3片，大头菜半个，绿竹笋半棵，红甜椒半个，小黄瓜半条，玉米笋2条，鲜香菇1朵，盐1小匙。芦荟洗净，削去边缘的细刺及突起，切段；大头菜、绿竹笋均洗净，去皮切块；红甜椒（去蒂及种子）、小黄瓜均洗净切块；玉米笋洗净切段；鲜香菇洗净切片。大头菜、绿竹笋、玉米笋、鲜香菇均放入锅中，加入6杯水煮开，后小火煮熟，再加入红甜椒略煮，最后加入小黄瓜、芦荟及盐煮滚即可。注意：芦荟不要煮太久以至效果欠佳。▶在夏日食用此汤最能预防和消除因肝火、暑热而引起的身体与皮肤不适。此汤可以清热降火，去除体内油脂，调理肠胃，消除皮肤的深色素堆积，让皮肤更白嫩。

松子仁 学名：Semen Pini Koraiensis

SEMEN PINI KORAIENSIS　Songziren

【松子仁】

别名：海松子，松子，新罗松子。

◎《本草纲目》记载松子仁：
"润肺，治燥结，咳嗽。"

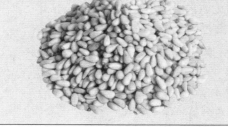

【科　属】本品为松科乔木红松等的干燥种仁。

【地理分布】海拔150～1800米的针阔混交林中多有生长。分布于东北地区。

【采收加工】9～10月果熟期采收，晒干后，取出种子，生用或炒用。

【药理作用】降血脂；有溶化和溶解胆固醇量较多的混合型结石的作用；有抗动脉粥样硬化的作用等。

【化学成分】脂肪酸类：顺-5,9-十八碳二烯酸，亚油酸，顺-5,9,12-十八碳三烯酸，顺-5,11,14-二十碳三烯酸等；其他：蛋白质等。

【性味归经】甘，温。归肺、肝、大肠经。

【功能主治】润肺止咳，润肠通便。用于肠燥便秘，肺燥干咳。

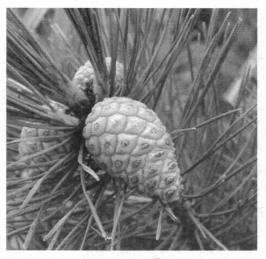

本草药方

◎ 1. **主治：老年人及妇女产后肠道津液不足的便秘。**

松子仁、桃仁、杏仁、柏子仁、郁李仁各20g，陈皮40g。研细末，炼蜜为丸，如梧桐子大，每服30丸。

◎ 2. **主治：阴虚燥咳，无痰干咳，久咳不愈，声音嘶哑。**

松子仁20g，芦根10g，蝉蜕3g。水煎15分钟，取出药液，余渣再煎20分钟，两煎药液兑匀，分服，每日1剂。

◎ 3. **主治：风痹寒气，虚赢少气，及五脏劳伤，咳嗽吐痰，骨蒸盗汗，心神恍惚，饮食不甘，遗精滑泄。**

松实仁40g，麦门冬（不去心）500g，金樱子、枸杞子各400g，熬膏，少加炼蜜收。每早晚白汤调服十余茶匙。

◎ 4. **主治：肺燥咳嗽。**

松子仁50g，胡桃仁100g。研膏，和熟蜜25g收之。每服10g，食后沸汤点服。

◎ 5. **主治：老人虚秘。**

柏子仁、大麻子仁、松子仁等份，同研，溶白蜡丸桐子大。以少黄丹汤服二三十九，食前服。

◎ 6. **主治：润心肺，和大肠。**

松子同米煮粥食。

药膳养生

◎ **松子豆腐鸡汤**

松子、香菜末各50g，白糖60g，豆腐、鸡汤各600g，调料适量。豆腐切成方丁，锅中放入姜、葱，油烧至六成，放入15g白糖，小火炒成枣红色，烹入料酒，加松子仁、鸡汤、精盐、豆腐、味精，煮到豆腐浮起，小火炖，使汤汁渗入豆腐丁。待汤收干，豆腐胀起后，迅速盛入盘内，撒上香菜末。▶滑肠，润肺，滋阴。适用于肠燥便秘，肺燥干咳等症。为老年性便秘者的保健膳食。

◎ **松仁粳米粥**

松子仁10g，白糖适量，粳米60g。将松子仁捣烂，用水研滤取汁，和米同煮粥，熟后调入白糖少许。空腹食。▶调大肠，润心肺。适用于肺燥阴虚，脾胃虚弱，大便干燥，干咳少痰等症。

大 麻　学名：Cannabis sativa L.

FRUCTUS CANNABIS　Huomaren

〖火麻仁〗

别名：麻子，麻子仁，麻仁，大麻子，大麻仁，冬麻子，火麻子，线麻子。

◎《本草纲目》记载火麻仁：

"利女人经脉，调大肠下痢；涂诸疮癞，杀虫，取汁煮粥食，止呕逆。"

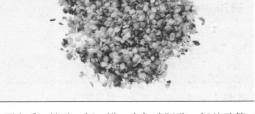

【科 属】为桑科植物大麻的干燥成熟的果实。

【地理分布】我国各地都有栽培，也有半野生。分布于东北、华东、华北、中南等地区。

【采收加工】秋季采收，除去杂质以及果皮。

【药理作用】降胆固醇；降压等。

【化学成分】脂肪酸类：油酸，亚油酸，饱和脂肪酸，亚麻酸等；其他：白色蕈毒素，葫芦巴碱，蛋白质，植酸，钙，镁，麻仁球朊酶，氨基酸等。

【性味归经】甘，平。归脾、胃、大肠经。

【功能主治】润肠通便。用于肠燥便秘，血虚津亏。

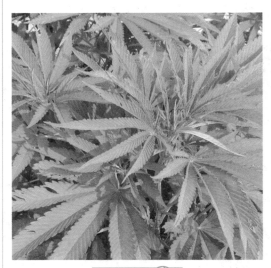

本草药方

◎ **1. 主治：咯血。**

火麻仁炭、阿胶珠、藕节炭、莱菔子炭、百草霜、血余炭、炒青盐各20g。一起制成细末。每次冲服5g。每天3次。

◎ **2. 主治：跌打损伤。**

火麻仁200g。将火麻仁煅炭，兑黄酒服用。每次2g，每天3次。

◎ **3. 主治：截瘫，病毒性脊髓炎。**

火麻仁、桃仁、赤芍药、郁李仁、金银花各15g，当归、肉苁蓉各30g，木瓜、桑寄生、黄柏、连翘、菟丝子、伸筋草、狗脊、黄精、牛膝、苍术、络石藤、大黄、枸杞子、杜仲、山茱肉、何首乌、石斛、巴戟天、茯苓各10g。

加水煎沸15分钟，滤出药液，再加水煎20分钟，去渣，两煎药液兑匀，分2次服。每天1剂。

◎ **4. 主治：产后大便不通。**

火麻仁、紫苏子各等份，上2味，洗净合研，再水研取汁，煮粥服用。

◎ **5. 主治：产后大便秘涩。**

火麻仁（研和泥）、枳壳、人参各30g，大黄15g。上为细末，炼蜜为丸，梧桐子大，每服20丸，空腹温酒送下。

◎ **6. 主治：痢后四肢浮肿。**

火麻仁、商陆、防风、附子、陈橘皮、防己各3g，赤小豆100粒。水煎，分2~3次服。

药膳养生

◎ **松仁火麻仁滋阴煎**

火麻仁12g，瓜蒌仁、松子仁各16g，炒枳壳8g。水煎服。每天1剂，分3次温服。▶具有滋阴润肠的功能。对便秘有疗效。

◎ **火麻仁粳米粥**

火麻仁10g，粳米50g。麻仁捣烂，和粳米煮粥，任意食用。▶润肠通淋，活血通脉。对于产后关节凝涩，小便不通利，血虚便秘，风痹经闭有疗效。

◎ **火麻仁酒**

火麻仁1000g。研磨碎，酒3000毫升，渍3昼夜。温服适量。▶适用于脚气。

郁李 学名：Prunus japonica Thunb.

SEMEN PRUNI　Yuliren

【郁李仁】

别名：郁子，郁里仁，李仁肉。

◎《本草纲目》记载郁李仁：
"能下气利水。"

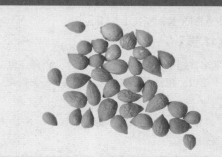

【科　属】为蔷薇科植物欧李、郁李或长柄扁桃的干燥成熟种子。

【地理分布】**1. 欧李**　海拔 100～800 米的向阳山坡沙地多有生长，也有生长在山地灌丛中或庭园栽培。分布于东北及内蒙古、河南、河北、山东等地。**2. 郁李**　生长于向阳山坡、路旁或小灌木丛中。分布于山东、东北、河北、浙江等地。**3. 长柄扁桃**　生长于向阳坡地及草原。分布于宁夏、内蒙古等地。

【采收加工】夏、秋季果实成熟时采摘，除去核壳、果肉，取出种子后，晒干。

【药理作用】抗炎；泻下；镇痛等。

【化学成分】有机酸：香草酸，熊果酸，原儿茶酸，油酸等；黄酮类：山奈苷，郁李仁苷等；氰苷：苦杏仁苷；其他：脂肪油，粗蛋白质，纤维素，淀粉，植物甾醇，皂苷等。

【性味归经】辛、苦、甘，平。归脾、大肠、小肠经。

【功能主治】下气，润肠滑肠，利水。用于津枯肠燥，食积气滞，水肿，脚气，腹胀便秘，小便不利。

本草药方

◎ **1. 主治：血管神经性头痛，偏头痛。**

郁李仁、甘草、柴胡、白芷各 2g，川芎 30g，白芍 15g，白芥子 10g，香附 5g。加水煎沸 15 分钟，滤出药液，再加水煎 20 分钟，去渣，两煎药液调兑均匀，分服，每天 1 剂。

◎ **2. 主治：血管神经性头痛，前额痛，痛时汗出，大便秘结。**

郁李仁、厚朴、枳壳、牛蒡子各 10g，大黄 6g。

煎服法同 1。每天 1 剂。

◎ **3. 主治：小便不通。**

郁李仁、薏苡仁各 30g。加水煎，去渣。顿服。每日 1～2 剂。

药膳养生

◎ **郁李仁粳米粥**

1. 郁李仁 30g，薏苡仁 40g、粳米各 60g。郁李仁捣烂，水研磨绞汁，合薏苡仁、粳米煮粥，空腹食。▶健脾，润肠，利湿。适用于心腹胀满，水肿，气息喘促，大小便不利。

2. 郁李仁 15g，南粳米 60g。郁李仁捣烂水研，取药汁，或捣烂后煎汁去渣，和南粳米同放入砂锅内，加水煮稀粥。每日 2 次，温热食。▶利水消肿，润肠通便。适用于大便干燥秘结，水肿腹满，小便不利，四肢浮肿等症。孕妇不宜服。

◎ **郁李薏苡仁饭**

郁李仁 60g，薏苡仁 200g。郁李仁研碎，用水搅拌后，滤取药汁。用药汁将薏苡仁煮饭。每天服 2 次。▶适用于大肠气滞所导致的肠燥便秘或脚气浮肿、小便不利等症。

甘遂　学名：Euphorbia kansui T.N.Liou

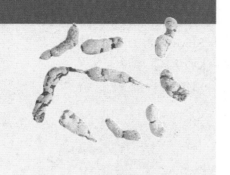

RADIX KANSUI　Gansui

【甘遂】

别名：主田，重泽，甘泽，苦泽，白泽，鬼丑，陵泽，肿手花根，化骨丹，肿手花，萱根子，头痛花。

◎《本草纲目》记载甘遂：

"泻肾经及隧道水湿，脚气，阴囊肿坠，痰迷癫痫，噎膈痞塞。"

【科　属】为大戟科植物甘遂的干燥块根。

【地理分布】生长于草坡、路旁、农田地埂。分布于河北、山西、甘肃、陕西、四川、河南等地。

【采收加工】秋末、春初采挖，除去杂质，晒干，洗净。

【药理作用】抗生育；泻下；抑制免疫；镇痛功能等。

【化学成分】萜类：大戟酮，大戟苷，大戟二烯醇，甘遂醇等；甘遂宁A、甘遂宁B等；其他：维生素B_1，蔗糖，右旋葡萄糖，柠檬酸，鞣质，树脂，草酸等。

【性味归经】苦，寒，有毒。归肺、肾、大肠经。

【功能主治】消肿散结，泻水逐饮。用于水肿胀满，胸腹积水，痰饮积聚，风痰癫痫，二便不利，疮痈肿毒。

本草药方

◎ **1. 主治：肝硬化腹水。**

甘遂、青皮、桃仁、大黄、郁金、赤芍、芫花各10g，广木香8g，莪术、三棱、鳖甲各20g，大戟、吴茱萸、商陆各15g，槟榔、当归、丹参、白人参、大腹皮各30g，麦芽50g。共为末。每次冲服2g，每天3次。

尿少加泽泻10g；大便秘结加番泻叶10g；腹胀加莱菔子20g，枳壳、厚朴各10g；肝脾肿大，质坚硬加穿山甲珠、牡蛎各10g。

◎ **2. 主治：肝硬化腹水。**

甘遂100g。为末。每次冲服0.2g。视患者体质、病情，逐渐增加到0.5g，每天2次。

◎ **3. 主治：肝硬化腹水。**

甘遂、大戟、芫花各等份。制成粉末，枣肉和丸。每次服用2g，每天3次。

◎ **4. 主治：肝硬化腹水。**

甘遂末3g，雄黄3g，大田螺1个，麝香0.3g。一同捣碎如泥。敷于脐部。每天1次。

◎ **5. 主治：凡人忽患胸背手脚、头顶腰胯隐痛，此乃是痰涎在心膈，变为此疾。**

甘遂、大戟、白芥子各30g。上为末。糊丸如梧子大，每服5~7丸，至10丸，姜汤或热水下。

◎ **6. 主治：病者脉伏，其人欲自利，利反快，虽利下心下续坚满，此为留饮去故也。**

甘遂（大者）3枚，半夏12枚，芍药5枚，甘草（如指大，炙）1枚。水煎，和蜜服。

◎ **7. 主治：中满腹胀，一切水湿肿满等症。**

甘遂、大戟、芫花（醋拌炒）各15g，牵牛60g，大黄（为细末）30g，轻粉3g。上为末，滴水为丸，如小豆大，初服5丸，温水下，每日3服，加至快利病去为度。

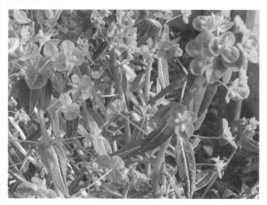

药膳养生

◎ **甘遂杏仁通结汤**

甘遂末2g，大黄（后下）、杏仁、川朴、当归各12g，炒莱菔子、槟榔各15g，枳壳10g。水煎服。

▶通关开结，降逆消胀。对于肠结（肠梗阻）、便闭、腹痛、腹胀、呕吐，可见肠型或蠕动波，有压痛或轻度的肌紧张及反跳痛，尿少而黄，舌质红，苔黄燥，脉弦滑数等症有疗效。

芫花 学名：Daphne genkwa Sieb.et Zucc.

FLOS GENKWA　Yuanhua

〖芫花〗

别名： 芫，赤芫，闹鱼花，芫条花，野丁香花，九龙花，浮胀草，地棉花，银腰带，小叶金腰带。

◎《本草纲目》记载芫花：

"治水饮痰癖，胁下痛。"

【科 属】为瑞香科植物芫花的干燥花蕾。

【地理分布】生长于山坡、路旁或栽培于庭园。分布于河北、河南、山东、陕西、安徽、江苏、浙江、江西、湖北、湖南、福建、四川等地。

【采收加工】春季采摘，除去杂质，干燥。

【药理作用】利尿；镇咳，祛痰；终止妊娠；抗肿瘤；促进肠蠕动；增加冠脉流量；大剂量抑制肠蠕动；镇痛，抗惊厥等。

【化学成分】挥发油类：正十二醛、α-呋喃醛、正十五烷，三甲基吡嗪，葎草烯等；萜类：芫花酯A-E，芫花烯等；黄酮类：羟基芫花素，芫花素，木樨草素等；其他：香豆素及其糖苷，苯甲酸及刺激性油状物等。

【性味归经】苦、辛，温，有毒。归肺、脾、肾经。

本草药方

◎ **1. 主治：肝硬化。**

芫花、大戟、肉桂、熟附子、甘遂、牵牛子、白芥子各15g，党参30g，阿胶珠、茯苓、白术、大黄各20g，大枣（焙干）60枚。一同制成细末。每次冲服5g，每天3次。

◎ **2. 主治：毒蕈中毒。**

芫花3g。研磨成细末冲服。

◎ **3. 主治：婴孩小儿多食生冷，脾胃积滞，久不克化，肚热脚冷，痞癖寒热，癥癖，中焦不和，脘腹膨胀，气逆不得宣通。**

芫花0.3g，京三棱、蓬莪术（炮）、鳖甲（去裙襕）、米醋、川当归各15g，淡豆豉6g，巴豆（去壳）21粒，杏仁（去皮尖，炒）0.3g。将前四味以米醋250毫升煮干，炒焙为末，次将当归、杏仁、巴豆、淡豆豉研末，与上药末匀和，水煮面糊为丸，如麻子大。每服20丸，用生姜汤送下。

【功能主治】解毒杀虫，泻水逐饮。用于水肿胀满，胸腹积水，气逆喘咳，痰饮积聚，二便不利，冻疮。外治疥癣秃疮。

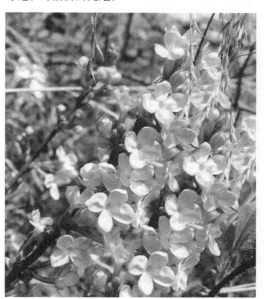

药膳养生

◎ **芫花散**

芫花（醋拌，炒令干）、狼牙、雷丸、桃仁（汤浸，去皮、尖、双仁，生用）、白芫黄各20g。上药捣细罗为散，早晨以粥饮调下3g。▶主治蛲虫。

◎ **芫花地骨皮酒**

芫花6g，地骨皮38g，木贼草、白茅根、水竹叶、地锦草、柴胡、桔梗各10g。洗净后先用高粱酒约500g浸泡，再用糯米约4kg做成甜酒去渣，浸上药酒中待用。每日早晚各饮药酒约3g。▶清热涤毒，活血通经，破瘀散结。对急慢性淋巴结炎有疗效。

裂叶牵牛，圆叶牵牛

学名：Pharbitis nil(L.)Choisy&Pharbitis pururea(L.) Voigt

SEMEN PHARBITIDIS Qianniuzi

【牵牛子】

别名：黑丑，白丑，二丑，丑牛子，黑牵牛，白牵牛，草金铃，金铃。

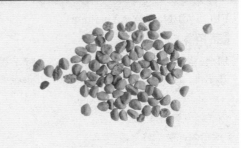

◎《**本草纲目**》记载牵牛子：

"逐痰消饮，通大肠气秘风秘，杀虫，达命门。"

【科　属】为旋花科植物裂叶牵牛或圆叶牵牛的干燥成熟种子。

【地理分布】**1. 裂叶牵牛** 原产于美洲，我国各地常见栽培，也常为野生。**2. 圆叶牵牛** 生于平地，以及海拔 2800 米的田边、宅旁、路旁或山谷林内，栽培或野生。我国大部分地区有分布。

【采收加工】秋季采收，晒干、打下种子，除去杂质。

【药理作用】泻水通便，消痰涤饮；促进肠蠕动；兴奋子宫等。

【化学成分】树脂苷类：牵牛子酸，牵牛亭，牵牛子酸 D，牵牛子苷，生物碱，裸麦角碱，麦角醇，麦角碱，野麦碱；有机酸类：牵牛子酸甲，牵牛子酸乙，没食子酸等；其他：色素，蛋白质等。未成熟种子中含赤霉素 A_3，赤霉素 A_5。

【性味归经】苦，寒，有毒。归肺、肾、大肠经。

本草药方

◎ **1. 主治：肝硬化。**

牵牛子、泽泻、莪术、三棱、茯苓、猪苓、车前子各 28g，苍术 35g，厚朴、枳壳、大黄各 20g，竹叶、灯心草各 8g。加水煎沸 15 分钟，滤出药液，再加水煎 20 分钟，去渣，两煎药液调兑均匀，分服，每天 1 剂。

◎ **2. 主治：肥胖病。**

牵牛子、莱菔子、车前子各 20g，青皮、商陆、桑皮、蜀椒目、茯苓、桂枝、柴胡、陈皮、郁金各 10g。加水煎沸 15 分钟，滤出药液，再加水煎 20 分钟，去渣，两煎药液兑匀，分服，每天 1 剂。

◎ **3. 主治：腹部水肿。**

牵牛子、莱菔子、车前子、葶苈子各 30g，蜀椒目、紫苏子、白芥子各 10g。加水煎沸 15 分钟，滤出药液，再加水煎 20 分钟，去渣，两煎药液兑匀，分服，每日 1 剂。

【功能主治】消痰涤饮，泻水通便，杀虫攻积。用于水肿胀满，二便不通，痰饮积聚，气逆喘咳，虫积腹痛，绦虫、蛔虫病。

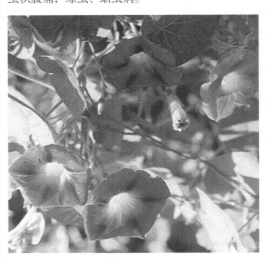

药膳养生

◎ **驱虫糖**

牵牛子 60g，槟榔 30g，使君子肉 50 粒，白糖适量。先把牵牛子 60g，放入锅内炒香后研末；后把使君子肉微炒，同槟榔研成细末，将三味药粉混匀。每天 1 次。每次用药末 5g 同白糖适量和匀后一次服下。连用 3 天，直至蛔虫被驱出。▶对于小儿蛔虫病有疗效。体弱儿童不宜多吃。

◎ **牵牛子粥**

牵牛子末 1g，大米 80g，生姜两片。先放入大米加水煮，待煮沸后加入牵牛子末及生姜片，然后煮成粥。每日 1 次。▶消肿利尿，驱虫。对于小便不利，脚气浮肿，蛔虫等症有疗效。牵牛有小毒，用量不宜过大。本方也只能短暂使用，不可长期服用，孕妇忌服。

垂序商陆 学名：Phytolacca americana L.

RADIX PHYTOLACCAE　Shanglu
【商陆】

别名：章陆，当陆，白昌，章柳根，见肿消，山萝卜，牛萝卜，湿萝卜，下山虎。

◎《**本草纲目**》记载商陆：

"疗胸中邪气，水肿痿痹，腹满洪肿，疏五脏，散水气。"

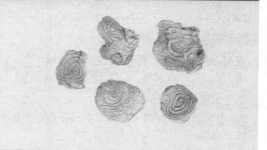

【**科 属**】为商陆科植物商陆或垂序商陆的干燥根。

【**地理分布**】**1. 商陆** 路旁疏林下为野生地，或可栽培于庭园中。全国大部分地区多有分布。**2. 垂序商陆** 生于路旁疏林下，或栽培于庭园。分布于全国大部分地区。

【**采收加工**】冬季采挖，除去杂质，润透，洗净，切厚片或块，干燥。

【**药理作用**】抗炎；利尿；抗病毒，抗菌；增强免疫功能；抑制应激性溃疡；抗肿瘤等。

【**化学成分**】萜类：去羟加利果酸，商陆皂苷元，加利果酸，熊果酸半乳糖苷，熊果酸，商陆皂苷等；甾醇类：α－菠菜甾醇及其苷等；酯类：邻苯二甲酸二丁酯，棕榈酸乙酯，棕榈酸十四酯，油酸乙酯等；其他：垂序商陆中含有商陆毒素，锰，硝酸钾等。

【**性味归经**】苦，寒，有毒。归肺、脾、肾、大肠经。

【**功能主治**】逐水消肿，解毒散结，通利二便。用于水肿胀满，二便不通。外治痈肿疮毒。

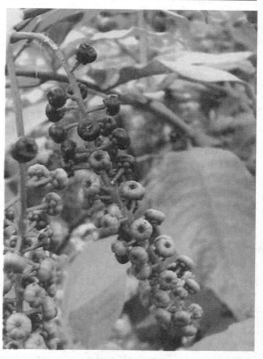

本草药方

◎ **1. 主治：肥胖病。**

　　商陆、牵牛子、蜀椒目、车前子、莱菔子、陈皮、半夏、青皮、枳壳、茯苓、大腹皮、泽泻各10g。加水煎沸15分钟，滤出药液，再加水煎20分钟，去渣，两煎药液调匀，分服，每天1剂。

◎ **2. 主治：痰核瘰疬。**

　　生南星、生大黄、生半夏各28g，铜绿、昆布、浙贝母、海浮石、海藻、白矾各15g。上药研制成细末，用商陆根汁、蜜、姜汁、葱汁，四味药调敷于患处。

◎ **3. 主治：神经衰弱。**

　　商陆、金樱子各15g。加水煎沸15分钟，滤出药液，再加水煎20分钟，去渣，两煎药液调匀，分服，每天1剂。

药膳养生

◎ **商陆粳米粥**

　　商陆4g，粳米80g。先将商陆用水煎汁，去渣，然后加入粳米煮粥。每天或隔天1次。▶通利大小便，利水消肿。对于慢性肾炎水肿、肝硬化腹水等症有疗效。商陆有小毒，应从小量开始，逐渐加量，但不得过量，不宜久服，孕妇忌服。

◎ **鲫鱼赤豆商陆饮**

　　商陆3g，鲫鱼250g，赤小豆150g。同煮，喝汤食鱼肉。▶主治腹胀、按之坚满如囊裹水、面色萎黄、恶心呕吐、小便短少，舌淡红，苔白，脉弦细等症。

巴豆 学名：Croton tiglium L.

FRUCTUS CROTONIS　Badou

【巴豆】

别名： 刚子，江子，老阳子，双眼龙，猛子仁，巴果，药子仁，芦麻子，腊盘子，大风子，泻果。

◎《本草纲目》记载巴豆：

"治泻痢惊痫，心腹痛疝气，风喝耳聋，喉痹牙痛，通利关窍。"

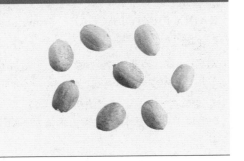

【科属】为大戟科植物巴豆树的干燥成熟果实。

【地理分布】生长于山野、丘陵地，房屋附近常见栽培。西南及福建、湖南、湖北、广西、广东等地多有分布。

【采收加工】果实成熟时采收，堆置2～3天，摊开干燥。

【药理作用】促进肠蠕动；促进胰液和胆汁的分泌；抗病原微生物；抗肌瘤；抗炎等。

【化学成分】酯类：硬脂酸甘油酯，油酸甘油酯，巴豆油酸甘油酯，生物碱，巴豆苷等；植物蛋白类：巴豆毒素等；脂肪酸类：巴豆酸，巴豆油酸，棕榈酸，油麻酸等；其他：β－谷甾醇，酶，氨基酸。

【性味归经】辛，热，有大毒。归胃、大肠经。

【功能主治】祛痰利咽，峻下逐水。用于寒积便秘，喉痹痰阻，腹水鼓胀，痈肿脓成未溃、疥癣恶疮。外用蚀疮。

本草药方

◈ **1. 主治：体癣。**

巴豆皮0.3g，斑蝥2个，生半夏0.6g。同研磨成极细末，麻油调抹，外面贴上块油纸，不过两次，患处腐皮自行脱落，用拔毒膏再贴，免受风寒，即安。

◈ **2. 主治：慢性喉炎，咽喉肿痛。**

巴豆2粒，鲜白山药60g。捣成细泥状，敷于廉泉穴。

◈ **3. 主治：小儿下痢赤白。**

巴豆（煨熟，去油）5g，百草霜（研末）10g，飞罗面煮糊丸，黍米大，量人用之。赤用甘草汤，白用米汤，赤白用姜汤下。

◈ **4. 主治：寒癖宿食，久饮不消，大便秘。**

巴豆仁1升，清酒5升。煮3日3夜，研，令大热，合酒微火煎之，丸如胡豆大，每服1丸，水下，欲吐者服2丸。

◈ **5. 主治：跌打。**

巴豆叶15g，两面针25g，黑老虎25g，金耳环15g，千里马25g，千斤拔25g。共为末，姜、葱搞烂，和药末敷伤处。

◈ **6. 主治：毒蛇咬伤。**

巴豆树根50g，入地金牛25g，三角草12.5g。共为末，酒调敷患处。

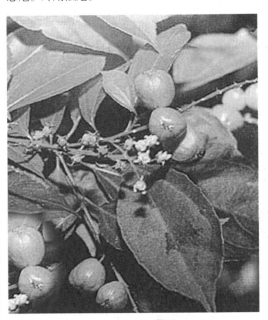

药膳养生

◈ **小儿惊风散**

巴豆霜2g，代赭石20g，生石膏40g，朱砂20g。一同研磨成极细末，6个月以内每次以乳汁冲服0.2g，7个月～1周岁服0.25g，2～3岁服0.3g，4～5岁服0.5g，6～7岁服1g，8～15岁服1.5g，每天2～3次。

祛风湿药

【概念】

在中医药理论中凡是以祛除风寒湿邪，解除风湿痹痛，以治风湿痹症为主的药物，称为祛风湿药。

【功效】

祛风湿药大多味辛、苦，性温、热，入肝、脾、肾经。肾主骨，肝主筋，脾主肌肉，因此，祛风湿药有祛除筋骨、肌肉、关节之间的风寒湿邪的作用。部分药物药味辛、苦，性寒、凉，苦以燥湿，辛以散风，寒可用来清热，因此有祛湿通络、清热散风的作用。有些祛风湿药，还兼有强筋骨、补肝肾的作用，对于风湿痹证且兼筋骨痿软，肝肾不足者有良好的治疗作用。

【药理作用】

中医学科学研究表明，祛风湿药主要具有镇痛、镇静、抗炎、降血压、免疫调节、解痉的作用。

【适用范围】

祛风湿药主要用于治疗风湿痹证的肢体疼痛，关节肿大、不利，筋脉拘挛等病证。部分药物还适用于下肢痿弱、腰膝酸软等症。对现代临床称谓的类风湿关节炎、风湿性关节炎、坐骨神经痛、强直性脊柱炎、腰椎间盘脱出、肩周炎、骨质增生、颈椎病，以及骨折疼痛、跌打损伤、脑血管疾病后遗症、腰肌劳损、皮肤瘙痒、荨麻疹、疥癣、湿疹等有一定的治疗作用。部分药物用于治疗冠心病、高血压、哮喘、支气管炎等也有良好的治疗效果。

【药物分类】

祛风湿药根据药性不同，主要分为祛风湿散寒药、祛风湿清热药以及祛风湿强筋骨药三类。

祛风湿散寒药，药性辛、苦、温，行散祛风，通里散寒，燥湿。有较好的除湿、祛风、止痛、散寒、通经络等作用，尤以止痛为其特点，主要适用于肢体关节疼痛，风寒湿痹，筋脉拘挛，遇寒加重，痛有定处等。经配伍也可用于风湿热痹。中医药方常用的祛风湿散寒药有川乌、威灵仙、海风藤、寻骨风、蚕沙、松节、路路通、伸筋草、雪上一枝蒿、枫香脂、丁公藤、蕲蛇、乌梢蛇、木瓜、徐长卿、昆明山海棠、青风藤、祖师麻。

祛风湿清热药，药性辛、苦、寒，入肝、脾、肾经。苦降泄，辛行散，寒清热。具有良好的祛风除湿、通络止痛、清热消肿的功效，主要用于关节红肿热痛，风湿热痹等症。经配伍也可用于风寒湿痹。中医药方常用的祛风湿清热药有秦艽、防己、臭梧桐、桑枝、豨莶草、络石藤、海桐皮、老鹳草、雷公藤、穿山龙、丝瓜络等。

祛风湿强筋骨药主入肝、肾经，祛风除湿，兼有一定的强筋骨、补肝肾作用，主要用于风湿日久，肝肾虚损所致的脚弱无力，腰膝酸软。风湿日久，易损肝肾，风寒湿邪又易犯腰膝部位，选用本节药物有扶正祛邪、标本兼顾的意义。也可用于骨痿，肾虚腰痛，软弱无力者。中医药方常用的祛风湿强筋骨药有桑寄生、狗脊、五加皮、千年健、鹿衔草、雪莲花、石南叶。

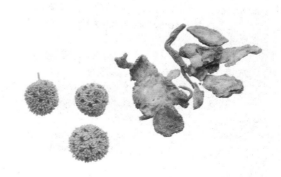

重齿毛当归
学名：Angelica pubescens Maxim

RADIX ANGELICAE PUBESCENTIS　Duhuo

【独活】

别名： 大活，山独活，川独活，巴东独活，香独活。

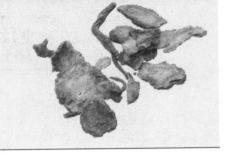

◎《本草纲目》记载独活：

"治诸中风湿冷，奔喘逆气，皮肤苦痒，手足挛痛劳损，风毒齿痛。"

【科属】为伞形科植物重齿毛当归的干燥根。

【地理分布】野生于林下草丛中、阴湿山坡或稀疏灌丛间。分布于浙江、安徽、湖北、江西、四川等地。种植于湖北、四川以及陕西等地的高山地区，主产于湖北、四川、陕西。

【采收加工】春初或秋末挖出根，除去须根以及泥沙，炕至半干，堆置2～3天，发软后再炕至全干。

【药理作用】抗炎；降压；镇痛、镇静；抑制血小板聚集、抗血栓形成；抗心律失常；解除肠平滑肌痉挛；抗肿瘤等。

【化学成分】挥发油类：荒漠木烯，甲氧基欧芹素，百里香酚，α-雪松烯，β-雪松烯，愈创醇等；香豆素类：伞花内酯，独活醇，东莨菪素，异白内酯，甲氧基欧芹素，香柠檬内酯，花椒毒素，当归醇B等；其他：巴豆酸，当归酸，双萜羧酸，乙炔衍生物等。

【性味归经】辛、苦，微温。归肾、膀胱经。

【功能主治】通痹止痛，祛风除湿。对于风寒湿痹，腰膝疼痛，少阴伏风头痛有疗效。

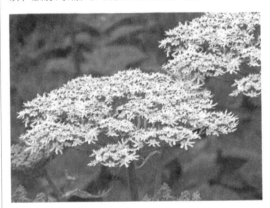

本草药方

◎ **1. 主治：风火牙痛。**

独活、白芍、蔓荆子、葛根、川芎、僵蚕、羌活、柴胡各5g，升麻4g，甘草2g。生姜、大枣为药引。加水煎沸15分钟，滤出药液，再加水煎20分钟，去渣，两煎药液兑匀，分服，每天1剂。

兼有头痛者，加天麻、白芷、荆芥、薄荷各适量。

◎ **2. 主治：疔，全身多发性疔肿。**

独活、甘草各2g，川芎、陈皮、荆芥、柴胡、桔梗、防风、茯苓、生姜各8g。煎服法同1。每天1剂。

◎ **3. 主治：血管神经性头痛。**

独活、半夏、厚朴、苍术、防风各15g，藁本25g，羌活、川芎、蔓荆子、陈皮各20g。煎服法同1。每天1剂。

药膳养生

◎ **独活甘草酒**

独活、木防己、甘草各2g，干姜、细辛各2g，鸥头1枚，桂心80g，铁精40g，人参12g。上入绢袋中，酒4500毫升，浸5昼夜。每服30毫升，每天2服。▶适用于小儿风痫。

◎ **独活丹参酒**

独活40g，炮姜20g，制附子、牛膝、石斛、草薢、丹参、赤茯苓各30g，防风20g，薏苡仁40g，山茱萸30g，白术、肉桂、川芎各20g，秦艽30g，人参、当归、甘菊花各20g，生地40g，酒2500毫升。上药捣碎，酒浸净器中6天开取，去渣备用。每次饭前随量温饮。▶适用于感受风湿，腰脚酸痛，头晕目眩。

◎ **独活当归酒**

独活、当归、杜仲、熟地、川芎、丹参各28g，好酒1000毫升。上药碎细，酒浸入净瓶中，密封，近火煨，1昼夜后随量温饮，常使有酒气。▶祛风除湿。适用于风湿性腰腿疼痛。

威灵仙，棉团铁线莲 学名: Clematis chinensis Osbeck & Clematis hexapetala Pall.

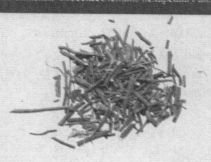

RADIX CLEMATIDIS Weilingxian

『威灵仙』

别名: 能消，铁脚威灵仙，灵仙，黑脚威灵仙，黑骨头。

◎《本草纲目》记载威灵仙:
"诸风，宣通五脏，去腹内冷滞，心膈痰水，久积症瘕，痃癖气块，膀胱宿脓恶水，腰膝冷疼，疗折伤。"

【科 属】为毛茛科植物威灵仙、棉团铁线莲或东北铁线莲的干燥根及根茎。

【地理分布】**1. 威灵仙** 海拔80～1500米的山坡、山谷灌木丛中，沟边路旁草丛中多有野生。分布于河南、陕西南部、安徽、江苏南部、浙江、江西、福建、湖北、湖南、台湾、广西、广东、四川、云南南部、贵州。江苏、浙江、江西、湖南、湖北、四川为其主产区。**2. 棉团铁线莲** 野生于山坡、草地或固定的沙丘上。黑龙江、吉林、辽宁、内蒙古、河北、山西、山东、陕西、甘肃东部、中南地区多有分布。主产于吉林、辽宁、黑龙江和山东等地。**3. 东北铁线莲** 山坡灌木丛中、杂木林下或林边多有野生。分布于东北及内蒙古、山西等地。主产于东北各地。

【采收加工】秋季挖出，去净茎叶，洗净泥土，晒干，或切段后晒干。

【药理作用】利尿；抗病原微生物；镇痛；促进胆汁分泌；引产等。

【化学成分】威灵仙的根中含有原威灵仙皂苷，白头翁素，白头翁内酯等。东北铁线莲的根中含有铁线莲皂苷。棉团铁线莲的根中含有生物碱，白头翁素，肉豆蔻酸，谷甾醇，α-亚油酸，β-亚油酸等。

【性味归经】辛、咸，温。归膀胱经。

【功能主治】通络止痛，祛风除湿，消骨鲠。对于风湿痹痛，筋脉拘挛，肢体麻木，骨鲠咽喉，屈伸不利均有疗效。

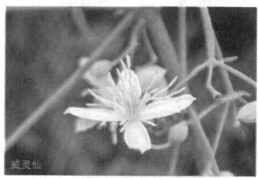

威灵仙

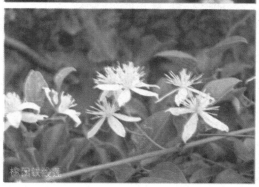

棉团铁线莲

本草药方

◎ **1. 主治:** 新生儿硬肿症。

　　威灵仙、丹参、红花、赤芍、川芎、荆芥、防风、大腹皮、茯苓皮、枸杞子、地骨皮、山茱萸各5g，甘草2g。加水煎沸15分钟，滤出药液，再加水煎20分钟，去渣，两煎药液兑匀，分服，每天1剂。

◎ **2. 主治:** 慢性胆囊炎。

　　威灵仙、槟榔、虎杖、半夏、莱菔子、皂刺、当归、茵陈各10g，金钱草30g，海金沙、鸡内金各15g，大黄、甘草各5g。加水煎沸15分钟，滤出药液，再加水煎20分钟，去渣，两煎药液兑匀，分服，每天1剂。

药膳养生

◎ **威灵仙茶**

　　鲜威灵仙60g(或干品30g)。煎汤取汁。代茶饮。
▶适用于急性扁桃腺炎。

乌头　学名：Aconitum carmichaeli Debx.

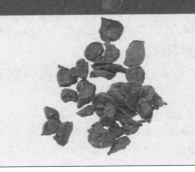

RADIX ACONITI　Chuanwu

【川 乌】

别名：乌头，乌喙，奚毒，即子，鸡毒，毒公，耿子。

◎《本草纲目》记载川乌：
"助阳退阴，功同附子而稍缓。"

【科 属】为毛茛科植物乌头的干燥母根。

【地理分布】山地草坡或灌木丛中多有野生。分布于辽宁南部、陕西、河南、山东、甘肃、江苏、安徽、浙江、湖北、湖南、江西北部、广东、广西、四川、云南、贵州。种植于陕西、四川、湖北、湖南、云南等地。主产于四川平武、江油；陕西城固、户县、汉中等地。湖北、湖南、云南等地有引种。

【采收加工】6月下旬至8月上旬采挖，除去地上部分茎叶，摘下子根，取母根，去净须根、泥沙，晒干。

【药理作用】抗炎；镇痛；强心；局部麻醉；降血糖；抗肿瘤等。

【化学成分】生物碱类：脱氧乌头碱、乌头碱，次乌头碱、附子宁碱、消旋去甲基乌药碱等；其他：尿嘧啶、乌头多糖等。

【性味归经】辛，苦，热，有大毒。归心、肝、肾、脾经。

【功能主治】祛风除湿，温经止痛。适用于风寒湿痹，关节疼痛，心腹冷痛，寒疝作痛。用于麻醉止痛。

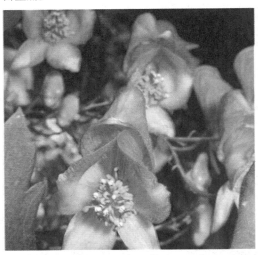

本草药方

◎ **1. 主治：瘰疬。**

川乌、半夏、草乌各15g，肉桂8g，没药、乳香各5g，凡士林500g，白矾、雄黄、枯矾各60g。将药研磨极细末，和凡士林拌均匀备用。使用时，把适量药膏摊于油纸上，敷于患处。未溃能消，已溃易敛。

◎ **2. 主治：风湿性关节炎、类风湿关节炎。**

川乌、草乌各2g，十大功劳叶、西河柳、虎杖各28g，威灵仙、豨莶草、赤芍各15g，地鳖虫、秦艽、防己、当归各10g。加水煎沸15分钟，滤出药液，再加水煎20分钟，去渣，两煎药液兑匀，分服，每天1剂。

◎ **3. 主治：风湿性关节炎、类风湿关节炎。**

川乌头20g，干红辣椒30g，干姜60g，木瓜15g。加水煎煮，熏洗敷于患处。

药膳养生

◎ **川乌黑豆酒**

川乌（锉）200g，黑豆500g。炒到半黑，以酒3000毫升，倒于药内急搅，以滤取汁。酒微温服1小盏。▶祛风除湿。适用于产后中风，口噤不语。

◎ **川乌杜仲酒**

川乌、肉桂、地骨皮各30g，羌活、杜仲（微炒令黄）、制附子、草薢、五加皮、续断、防风各40g，川椒（微炒出汗）15g，炙甘草、炮姜、瓜蒌根各20g，秦艽、石斛、制乌头、桔梗各30g，细辛6g，酒2000毫升。将上药一同捣碎，放入酒中浸泡，5天后饮用。每次饭前温饮1小杯。▶祛风除湿。适用于风寒腰痛，久坐湿地的腰痛，肾虚腰痛，坠伤腰痛。

风藤 学名：Piper kadsura(Choisy)Ohwi

CAULIS PIPERIS KADSURAE Haifengteng

【海风藤】

别名：满坑香，大风藤，岩胡椒。

◎《本草再新》记载海风藤：
"行经络，和血脉，宽中理气，下湿除风，理腰脚气，治疝，安胎。"

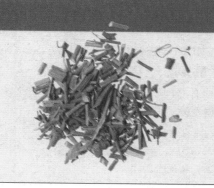

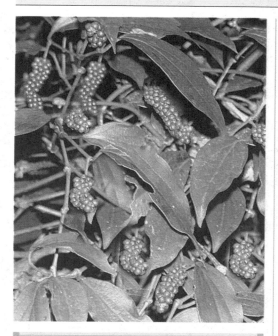

【科 属】为胡椒科植物海风藤的干燥藤茎。

【地理分布】低海拔林中有野生，常攀援于树上或岩石上。分布于福建、浙江、台湾、广东等地。主产于福建、广东、浙江等地。

【采收加工】秋季采割藤茎，洗净，晒干。

【药理作用】减轻肺水肿；降低心肌缺血区侧支血管阻力，增加心肌血流量等。

【化学成分】木脂素类：风藤素 M、风藤素 A、风藤素 B、风藤素 C、海风藤酮等；其他：豆甾醇，β-谷甾醇，挥发油等。

【性味归经】辛、苦，微温。归肝经。

【功能主治】通经络，祛风湿，止痹痛。用于风寒湿痹，筋脉拘挛，肢节疼痛，屈伸不利。

药膳养生

◎ 海风藤祛风湿药粉

海风藤、宽筋藤、白芍各 15g，两头尖、黑老虎、鸡骨香各 12g，乌蛇、地龙、甘松各 10g，制川乌 5g。一同制成细末，每次冲服 10g，每天 3 次，可加入适量的蜂蜜。▶治类风湿关节炎。

◎ 海风师麻姜葱汤

海风藤 6g，祖师麻 6g，水煎沸 15 分钟，加入生姜 5 片，再沸后停火。其汤趁热饮，饮后加盖衣被，令微汗出。▶治风寒感冒。

◎ 祛风骨痛露

海风藤 85g，鸡血藤、威灵仙 69g，五加皮、防己、苏木各 50g，草乌 35g，甘草 19g。防己、苏木依法渗漉，五加皮一味蒸汽蒸馏，收集馏液，残渣与其余甘草等六味用水煎 3 次，至煎出液味尽，去渣，将煎出液分次过滤合并，浓缩至稠膏状，加入上述馏液与防己、苏木的渗出液，混合均匀，滤清，使成 1000 毫升。每次服 1 匙，每日 3 次，温开水冲服。▶治风热感冒，头痛目赤，咽喉肿痛，肺热咳嗽，消渴盗汗等。

本草药方

◎ 1. 主治：风湿性关节炎。

海风藤、青风藤、络石藤、忍冬藤、鸡血藤各 15g，制川乌 2g。加水煎沸 15 分钟，滤出药液，再加水煎 20 分钟，去渣，两average药液兑匀，分服，每天 1 剂。

◎ 2. 主治：寒湿型类风湿关节炎，关节肿痛。

海风藤、牛膝、桂枝、川乌头（先煎 60 分钟）、秦艽各 5g，雷公藤 25g，青风藤 15g，黄芪 8g，当归、防己各 4g，红花 3g，甘草 2g。煎服法同 1。每天 2 剂。

◎ 3. 主治：类风湿关节炎。

海风藤、青风藤、钻地风、千年健、穿山甲各 10g，洋金花 1g。煎服法同 1。每天 1 剂。

家蚕 学名: Bombyx mori Linnaeus

EXCREMENTUM BOMBYCIS　Cansha

【蚕沙】

别名: 原蚕沙, 蚕沙, 晚蚕沙, 蚕屎, 原蚕屎, 晚蚕矢, 马鸣肝。

◎《本草纲目》记载蚕沙:

"治消渴, 癥结, 及妇人血崩, 头风, 风赤眼, 祛风除湿。"

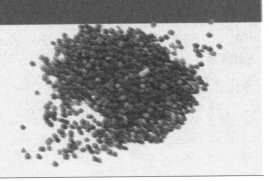

【科　属】为蚕蛾科昆虫家蚕的干燥粪便。

【地理分布】我国大部分地区均有饲养,以江苏、浙江产量最高。

【采收加工】夏季收集二眠至三眠时蚕排出的粪便,除去杂质,晒干后使用。

【药理作用】光敏作用;抗肌瘤;延长纤维蛋白原凝聚时间。

【化学成分】叶绿素,胆甾醇,植物醇,胡萝卜素,麦角甾醇,微量元素铜,维生素 A、B 族维生素等。

【性味归经】甘、辛,温。归肝、脾、胃经。

【功能主治】和胃化湿,祛风除湿。用于风寒湿痹,肢体疼痛,风疹湿疹瘙痒,吐泻转筋。

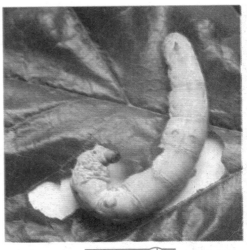

本草药方

◎ **1. 主治:** 慢性乙型肝炎（HBsAg 阳性）。

蚕沙、茯苓、白术、菟丝子、女贞子、郁金、当归、虎杖各 15g, 黄芪 28g, 山楂、神曲、黄柏、黄精、桑寄生、桑枝、白花蛇舌草、麦芽各 18g。加水煎沸 15 分钟, 滤出药液, 再加水煎 20 分钟, 去渣, 两煎药液兑匀, 分服, 每天 1 剂。

◎ **2. 主治:** 萎缩性胃炎。

蚕沙、白蔹各 8g, 马齿苋、黄芪各 28g, 乳香、五倍子、没药各 5g。煎服法同 1。每天 1 剂。

◎ **3. 主治:** 疹出皮肤瘙痒。

蚕沙、地肤子、花椒叶、藿香叶各 50g。将上药加水煎煮, 去渣取药液, 用毛巾蘸取药液洗患处, 每天早晚各 1 次, 每次 30 分钟, 连续 3 日。

◎ **4. 主治:** 风湿痹痛, 皮肤瘙痒, 瘾疹, 头风头痛, 腹痛转筋, 吐泻等。

晚蚕沙（炒黄）60g, 醇酒 200 毫升。将晚蚕沙用酒浸于瓶中, 封口, 5 天后开封去渣。每次空腹温饮 1 小杯, 每天 3 次。

药膳养生

◎ **蚕沙川芎枣茶**

蚕沙（包）15g, 川芎 9g, 薄荷叶 8g, 香白芷 10g, 生甘草 4g。用上药 10 倍剂量共研细末。每用 30g, 以纱布袋装封, 置保温瓶中, 用沸水 500 毫升冲泡, 20 分钟后分 3 次饮用。每天 1 剂。▶祛风燥湿。对于风寒感冒, 头痛, 鼻塞, 肢体酸痛; 偏正头痛, 神经头痛等症有疗效。

◎ **牛膝蚕沙酒**

晚蚕沙 30g, 牛蒡根、大麻子各 40g, 牛膝 60g, 牛蒡子（微炒）30g, 防风、草薢、枸杞子、羌活、黑豆（炒熟）、苍耳子、虎胫骨（涂酥炙微黄）、制附子、海桐皮各 30g, 秦艽 20g, 五加皮、茄子根各 60g, 酒 2.25 升。将上药共捣为细末, 用白纱布袋盛之, 置于净坛内, 用酒浸泡之, 密封, 6 天后开启。每天午晚各服 1 次, 每次空腹温饮 15 毫升, 味淡即换药。▶祛风湿, 壮筋骨, 通血脉, 益肝肾。对于半身不遂, 腰膝疼痛, 四肢麻木, 血气凝滞, 少腹冷痛有疗效。

绵毛马兜铃 学名：Aristolochia mollissima Hance

HERBA ARISTOLOCHIAE MOLLISSIMAE Xungufeng

【寻骨风】

别名: 清骨风，猫耳朵，穿地节，毛香，白毛藤，
地丁香，黄木香，白面风，兔子耳，猴耳草。

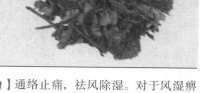

◎《饮片新参》记载寻骨风：
"散风痹，通络。"

【科 属】为马兜铃科植物绵毛马兜铃地上部分的干燥全草。

【地理分布】山坡灌木丛、低山草丛及路旁均有野生。分布于山西、陕西、江西、江苏、浙江、河南、湖南、贵州等地。主产于湖南、江苏、江西等地。

【采收加工】5月开花前采收，近根挖出，除去泥土杂质，洗净，切段，晒干。

【药理作用】镇痛，抗炎；抗早孕等。

【化学成分】有机酸类：香草酸，马兜铃酸A、马兜铃酸D，硬脂酸等；内酯类；绵毛马兜铃内酯，马兜铃内酯等；酰胺类：9－乙氧马兜铃内酰胺，马兜铃内酰胺等；其他：β－谷甾醇，生物碱，正三十醇，胡萝卜苷，棕榈酮等。

【性味归经】辛、苦、微温。归肝经。

【功能主治】通络止痛，祛风除湿。对于风湿痹证，肢体麻木，关节屈伸不利，筋脉拘挛；瘀滞肿痛，跌打损伤有疗效。

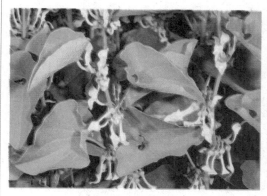

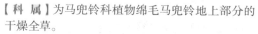
本草药方

◎ **1. 主治：风湿性关节炎。**
寻骨风、豨莶草、透骨草、草乌、川乌、乌梅、乌梢蛇各10g，络石藤、海风藤、鸡血藤各20g。
加水煮沸15分钟，滤出药液，再加水煎20分钟，去渣，两煎药液兑匀，分服，每天1剂。

◎ **2. 主治：颈椎骨质增生。**
寻骨风、路路通、当归、黄芪各15g，葛根30g，鹿衔草20g，穿山甲珠、全蝎、桂枝、甘草各10g，蜈蚣2条。煎服法同1。每天1剂。

◎ **3. 主治：足跟痛。**
寻骨风、丹参、桂枝、忍冬藤、透骨草各15g，红藤30g，麻黄、地龙、红花、干姜、赤芍、草乌、川乌头、没药、乳香、白芷、元胡、桃仁、附子、细辛各10g。加水煎，熏洗脚跟，每天3次。

◎ **4. 主治：肢体麻木，风湿痹痛，筋脉拘挛。**
寻骨风200g，酒750g。寻骨风研粗碎，酒浸7天后开封，去渣备用。每空腹温饮13毫升，每天3次。

药膳养生

◎ **寻骨风五加茶**
寻骨风全草、地榆各15g，五加根30g。上药加黄酒和水各300毫升，煎煮20分钟，取药汁置瓶中，再加黄酒和水各300毫升，煎煮20分钟，取药汁与第一煎药汁混匀，代茶饮。分次饮完。每天1剂。▶祛风湿，通经络。对于风湿阻遏经络，气血运行不畅，全身多处关节疼痛，局部可有肿胀，风湿性及类风湿关节炎有疗效。阴虚内热者忌服。

◎ **追风活血酒**
寻骨风、羌活、熟地黄、独活、木瓜、桂枝、地龙、茯苓、大枣、杜仲、川牛膝、香附、荜茇、当归、川芎、白芍药各15g，白酒1000g，乌梢蛇30g，水蛭、地鳖、三七、红花、川乌头、甘草、全蝎、蝉蜕、蜈蚣各10g，枸杞子、马钱子各10克。将各药碎为末，用布袋装入，放在容器里，加白酒密封，浸泡20天后去渣即成。每天服3次，每次20g。▶追风活络，活血止痛。对于关节变形，疼痛肿大，屈伸不利等有疗效。

短柄乌头 学名：Aconitum brachypodum Diels

RADIX ACONITI BRACHYPODI　Xueshangyizhihao

〖雪上一枝蒿〗

别名：一枝蒿。

◎《云南中草药》记载雪上一枝蒿：
"止血镇痛，祛风除湿。主治内伤出血，跌打损伤；外伤出血，牙痛，风湿关节痛，神经性皮炎。"

【**科属**】为毛茛科植物短柄乌头的干燥块根。

【**地理分布**】野生于海拔 2800 ~ 4300 米的高山草地、疏林下或多石砾处。分布于四川西南部和云南西北部。主产于云南会泽、东川、曲靖、寻甸、陆良、富源、富威以及四川西部等地。

【**采收加工**】夏末秋初挖取块根，去掉苗叶及小根，洗净晒干。

【**药理作用**】抗炎；镇痛；抗肿瘤等。

【**化学成分**】生物碱类：3- 去氧乌头碱，乌头碱，3- 乙酰乌头碱，乌头次碱，雪乌碱等。

【**性味归经**】苦、辛，温，有大毒。归肝经。

【**功能主治**】活血止痛，祛风除湿。用于多种疼痛证，如神经痛、风湿痹痛、术后疼痛、跌打伤及癌肿疼痛等，以及虫蛇咬伤，疮疡肿毒。

本草药方

◈ **1. 主治：腰腿痛，关节痛。**

雪上一枝蒿、三分三、小草乌、生川乌、生草乌、生南星、虎杖、生半夏、马钱子、急性子各 10g，樟脑 5g。上药共为粗末，泡入高粱白酒 1000 毫升中，浸泡 30 天，即可应用。用时先将药酒少许加温，再用棉签蘸药酒敷于疼痛处 4 周，每天 3 次。

◈ **2. 主治：练功后出现红肿、疼痛。**

雪上一枝蒿 30g，川赤芍 50g，切片后用白酒 500 毫升浸泡 7 天可用。浸泡愈久愈佳。外用，用此药浸洗、按摩敲打滚压红肿部位，10 分钟左右用温水洗掉。

◈ **3. 主治：运动挫伤，跌打损伤，关节痛，神经痛。**

雪上一枝蒿 23g，三七、草乌（蒸）各 50g，冰片 1g，骨碎补 500g 等。以上药一起研碎，制成糖衣片，除去糖衣后，显棕褐色，味微苦。口服，每次 3 片，每天 3 次，或遵医嘱。本品药性强烈，应按照规定量服用。孕妇忌用。有心血管疾病患者慎用。

◈ **4. 主治：牙髓炎。**

取雪上一枝蒿块根研粉，浸于无水酒精中，24 小时后过滤，将滤液蒸去酒精，得棕褐色胶状物 1 克，雪上一枝蒿粉 0.5 克，蟾酥细粉 1 克，羊毛脂 0.8 克，共置于乳钵内充分调匀，研成软膏状，即为牙髓失活剂。在原有的穿髓孔处封米粒大的药剂，1~2 天后观察牙髓失活效果，行无痛去髓术。

◈ **5. 主治：跌打损伤，风湿骨痛，疮疡肿毒，毒虫及毒蛇咬伤，蜂叮。**

雪上一枝蒿 25g，泡酒 500g，10 天后外擦，禁内服。

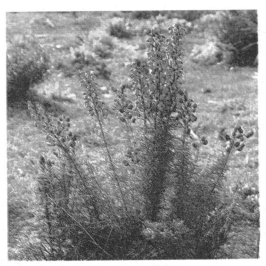

药膳养生

◈ **雪上一枝蒿酒**

雪上一枝蒿 3g，三七参（捣碎）30g，藏红花 10g，浸入 1.5 升黄油内，6 天后可用。每次饮 5 毫升，每天只饮 2 次。▶缓解肝癌后期疼痛。雪上一枝蒿有大毒，每次用量不可超过 0.02g，每天用量不可超过 0.04g。

丁公藤 学名：Erycibe obtusfolia Benth.

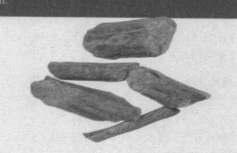

CAULIS ERYCIBES　Dinggongteng

『丁公藤』

别名：包公藤，麻辣仔藤，斑鱼烈。

◎《本草纲目》记载丁公藤：
"煮汁服，治上气咳嗽。治诸风尤捷。"

【科　属】为旋花科植物丁公藤或光叶丁公藤的干燥藤茎。

【地理分布】1. **丁公藤** 山谷湿润密林中或路旁灌丛中多有野生。广东等地多有分布。主产于广东。

2. **光叶丁公藤** 野生于海拔250~1200米的山谷密林或疏林中，攀生于乔木上。分布于广东、云南、广西。主产于广西、海南、云南。

【采收加工】洗净，切成段，晒干。

【药理作用】增强心肌收缩力，减慢心率，降低心肌耗氧量；抗炎；增强免疫力；缩瞳，降低眼内压；抗胆碱酯酶等。

【化学成分】有机酸类：咖啡酸，绿原酸等；香豆素类：包公藤甲素，包公藤乙素，包公藤丙素（东莨菪素），东莨菪苷等。

【性味归经】辛，温，有小毒。归肝、脾、胃经。

【功能主治】消肿止痛，祛风除湿。对风湿痹痛，半身不遂，跌仆肿痛有疗效。

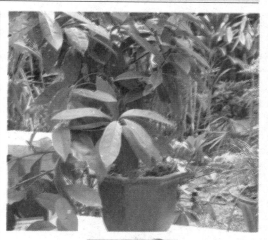

本草药方

◎ **1. 主治：风湿性关节炎。**

丁公藤、海风藤、宽筋藤、忍冬藤、石南藤、鸡血藤各30g。共研为细末，每服2g，每天3次，28天为1疗程。

◎ **2. 主治：癌症疼痛。**

丁公藤、鸡血藤、白芷各30g，延胡50g，川楝子15g，重楼6g，五灵脂10g。水煎服用，一服药煎3次，兑在一起，一天分多次喝完。

◎ **3. 主治：动脉硬化症。**

丁公藤120g，羌活、小茴香、五加皮、独活、防己各8g，桂枝、白芷、青蒿、威灵仙各10g，麻黄20g，当归尾、栀子、川芎各6g，白酒、冰糖适量。将中药浸入酒中浸泡饮服。每次15毫升，每天2次。

药膳养生

◎ **丁公藤祛风除湿药酒**

丁公藤1000g，桂枝30g，麻黄35g，当归、羌活、白芷、川芎、乳香、补骨脂、猪牙皂各3g，陈皮12g，香附、厚朴、苍术、木香各2g，枳壳20g，白术3g，山药3g，黄精8g，小茴香、菟丝子、泽泻、苦杏仁、五灵脂各3g，蚕沙6g，白酒4250毫升。酒浸各味药多日。每次饮13毫升，每天3次。▶祛风除湿，消肿止痛。适用于风寒湿痹，手足麻木等症。孕妇忌服。

◎ **风痛丁公藤药酒**

丁公藤20kg，白芷、桂枝、青葙子、威灵仙各1.6kg，五加皮、羌活、独活、小茴香、防己1.2kg，川芎、建栀、当归各1kg，白酒（50度）192升，麻黄3.2kg。先将上药（除白酒外），混匀，再加入白酒密封浸渍，夏、秋45天，春、冬60天，滤取上清液，将药渣压榨，榨出液与浸液合并，静置4天，滤过即得。口服，常用量每次15毫升，每天3次。▶祛风通络，散寒止痛。对于风湿寒痹，四肢麻木，筋骨酸痛，腰膝乏力，老寒复发有疗效。

贴梗海棠 学名：Chaenomeles speciosa(Sweet) Nakai

FRUCTUS CHAENOMELIS　Mugua

〖木瓜〗

别名：木瓜实、铁脚梨、秋木瓜、酸木瓜。

◎《本草纲目》记载木瓜：

"湿痹邪气，霍乱大吐下，转筋不止。"

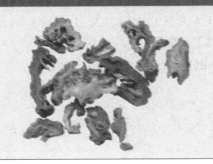

【科　属】为蔷薇科植物贴梗海棠的干燥近成熟果实。

【地理分布】华东、华中以及西南各地多有分布。主产于四川、安徽、湖北、浙江。福建、湖南、陕西、云南、山东等地也有产。

【采收加工】7～8月上旬，木瓜外皮呈青黄色时采收，放于沸水中烫至水变灰白色，切成两瓣，晒干。

【药理作用】抗菌；抗肝损伤。

【化学成分】有机酸类：酒石酸，苹果酸，柠檬酸，抗坏血酸，苹果酸钾盐，返丁烯二酸及齐墩果酸等；其他：鞣质，黄酮等。

【性味归经】酸，温。归肝、脾经。

【功能主治】和胃化湿，平肝舒筋。用于腰膝关节酸重疼痛，湿痹拘挛，脚气水肿，吐泻转筋。

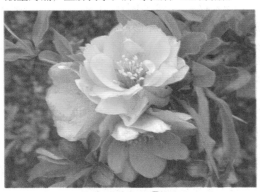

本草药方

◎ **1. 主治：**搭手，脊柱两侧，以手搭可达到之处的疽。

木瓜、铅粉、牛膝、鸡内金、铜绿、露蜂房各8g，大黄18g，百草霜5g，胡椒8个。各炒黄，一起制成末，蜜调摊布上，贴于患处，每天2次。

◎ **2. 主治：搭手**

木瓜、血竭、象皮、龙骨、牛膝、穿山甲、透骨草各5g，银朱、乳香、防风各8g，冰片1g，麝香0.2g，铅粉0.1g，蜜蜡30g，铅丹90g。各为末，和匀，蜂蜜调敷，每天2次。

◎ **3. 主治：大便下血**

木瓜（研）、蜂蜜各6g。上药为1次量。先用温白开水将蜂蜜溶解，再加入木瓜面，冲服。每天早晚各服一次，连续服用。

◎ **4. 主治：发热恶寒、急性肾炎、浮肿、尿血、高血压、乏力、头晕、食少。**

木瓜、桂枝、白术、大腹皮、紫苏叶、车前子各15g，玉米须、茯苓各30g。加水煎沸15分钟，滤出药液，再加水once20分钟，去渣，两煎药液兑匀，分服，每天1~2剂。

药膳养生

◎ **木瓜羊肉舒筋汤**

木瓜1000g，羊肉1000g，豌豆300g，草果5g，白糖200g，粳米500g，调料适量。羊肉洗净，切成约2厘米见方的块，木瓜取汁，二者与草果、豌豆、粳米一齐放锅中，加清水适量。大火烧沸后，小火炖至豌豆、肉熟烂，放入盐、白糖、味精、胡椒粉。▶补中祛湿，舒筋活络。适用于腰膝疼痛，脚气不仁等症。

◎ **木瓜汤**

木瓜1个，生姜适量，蜜150毫升。木瓜去皮后切块，生姜切片，一齐放入锅内，加水1000毫升，煎取500毫升，入蜜调匀。▶祛湿舒筋。适用于脚气病，麻木酸痛，脚膝肿胀。

◎ **木瓜粥**

木瓜15g，粳米100g，姜汁、蜂蜜各少量。木瓜研磨为碎末，和粳米入锅内煮粥，熟时调入姜汁、蜂蜜。任意用。▶适用于霍乱转筋，足膝无力，湿痹脚气等症。

徐长卿 学名：Cynanchum paniculatum (Bge) Kitag.

RADIX CYNANCHI PANICULATI　Xuchangqing

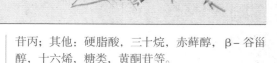

【徐长卿】

别名：竹叶细辛，线香草，天竹，瑶山竹，山刁竹，上天梯，寮刁竹，天竹香，观音竹，刁竹根。

◎《**本草纲目**》记载徐长卿主治：
"鬼物百精蛊毒，疫疾邪恶气，温疟……"

【科 属】为萝藦科植物徐长卿的干燥根及根茎。

【地理分布】阳坡草丛中多有野生。分布于华东、东北、中南、西南及河北、内蒙古、甘肃、陕西、浙江、江苏、山东、安徽、湖南、湖北、河南等地为其主产区。

【采收加工】夏、秋两季采收根茎，洗净晒干。

【药理作用】镇静；解热；镇痛；抗炎；降血压；增加冠脉血流量，抗心律失常；降血脂，抗动脉粥样硬化；抗血栓形成；抑制血小板聚集；抗菌等。

【化学成分】苯丙酮类：异牡丹酚，牡丹酚，牡丹酚苷，牡丹酚原苷；甾体类：新徐长卿苷元，新徐长卿苷甲，肉珊瑚苷元，白前苷元乙，去酰牛皮消苷元，徐长卿苷甲、徐长卿苷乙、徐长卿苷丙；其他：硬脂酸，三十烷，赤藓醇，β-谷甾醇，十六烯，糖类，黄酮苷等。

【性味归经】辛，温。归肝、胃经。

【功能主治】止痛，祛风除湿，止痒。用于风湿痹痛，胃痛胀满，腰痛，牙痛，跌仆损伤，湿疹，荨麻疹。

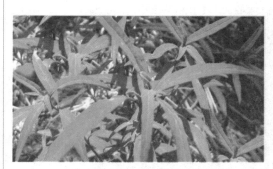

本草药方

◎ **1. 主治：荨麻疹。**

徐长卿100g。加水煎，一半内服，一半外涂，每天1剂。

◎ **2. 主治：风湿性心脏病，发绀，呼吸困难，心慌气短。**

徐长卿、白薇、桑寄生、秦艽、麦门冬、甘草各10g，玉竹、黄芪、生地黄各15g。加水煮沸15分钟，滤出药液，再加水煎20分钟，去渣，两煎药液兑匀，分服，每天1剂。

◎ **3. 主治：冠心病，频发室性早搏，心悸，胸闷心慌。**

徐长卿、平地木各15g，苦参、白术、太子参、沙参、丹参、白英、山楂、香附各8g，苏梗、柴胡各5g。煎服法同2。每天2剂。

◎ **4. 主治：动脉硬化。**

徐长卿、黄精、赤芍、牛膝、川芎、虎杖、何首乌各15g，山楂、槐花、木贼、丹参各25g。煎服法同2。每天2剂。

药膳养生

◎ **徐长卿酒**

徐长卿、金果榄各5g，防己、杜仲各2.5g，黄酒500g。浸泡15g。每次服用10毫升，每天3次。▶适用于关节痛，风湿腰痛。

◎ **徐长卿根**

徐长卿根（遥竹消，寮刁竹）30g，猪瘦肉、老酒各200g。酌加水煎成半碗，饭前服，每天2次。▶清热解毒，化瘀散结。

◎ **姜黄威灵酒**

徐长卿、灵仙、威灵仙、炙黄芪、熟地各30g，片姜黄50g，制川草乌、三七、全虫各15g，细辛12g，白酒1500g。将上列药置于白酒中，密封浸泡2周后饮用，每次30毫升，每天2次。▶养肝肾，补气血，祛风湿，止痹痛。对于肩关节周围炎有疗效。

青藤 学名：Sinomenium acutum (Thunb.) Rehd.et wils.

CAULIS SINOMENII　Qingfengteng

【青风藤】

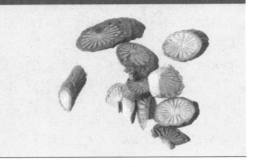

别名: 青藤，寻风藤，清风藤，滇防己，大青木香，青防己。

◎《本草纲目》记载青风藤：

"治风湿流注，历节鹤膝，麻痹瘙痒，损伤疮肿。入酒药中用。"

【科　属】为防己科植物青藤以及毛青藤的干燥藤茎。

【地理分布】1.**青藤** 山坡、丘陵地带有野生。分布于陕西、湖北、河南、安徽、江苏、江西、浙江、福建等地。安徽、浙江、湖北、河南等地为其主产区。2.**毛青藤** 山地有野生。分布于湖北、陕西、贵州等地。

【采收加工】秋末冬初采割，扎把或切长段，晒干。

【药理作用】抗炎；镇痛，镇静；调节免疫功能；降低心肌收缩力，抗心律失常，减慢心率；降血压；阻断神经节及神经肌肉传导等。

【化学成分】甾醇类：β-谷甾醇，豆甾醇；生物碱：双青藤碱，青藤碱，木兰花碱，尖防己碱，四氢小檗碱，异青藤碱，青风藤碱，n-去甲基尖防己碱，白兰花碱，光千金藤碱，青风藤碱甲，千金藤碱，蝙蝠葛宁，青风藤定碱；其他：dl-丁香树脂酚，十六烷酸甲酯等。

【性味归经】苦、辛、平。归肝、脾经。

【功能主治】通经络，祛风湿，利小便。用于风湿痹痛，麻痹瘙痒，关节肿胀。

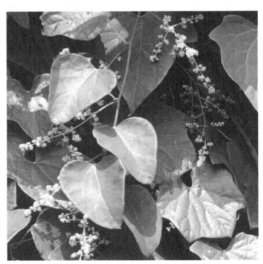

本草药方

● 1. **主治：痛风性关节炎。**

　　青风藤、杜仲、牛膝、椿根皮、续断、海风藤、当归、虎骨、黄芪、熟地黄、白芍、桂枝各10g，白酒100毫升。加水煎沸15分钟，滤出药液，再加水煎20分钟，去渣，两煎药液兑匀，分服，每天1剂。

● 2. **主治：坐骨神经痛。**

　　青风藤、天麻、川乌头、鸡血藤、狼毒、钻地风、海风藤、草乌、细辛、穿山甲、青黛各10g。共为粗末，以65度白酒750毫升浸泡4昼夜，去渣，每次服用5毫升，每天3次。

● 3. **主治：狂犬咬伤。**

　　青风藤、线麻各30g。将线麻烧存性，用青风藤煎汤，再兑入黄酒一杯为药引，冲服。早晚分两次服，服后发汗。15岁者药量减半，年龄再小者酌减。服后有时感觉全身疼痛拘紧或发现浮肿，但无妨碍，药力过去，症状立即自动消失。

药膳养生

◎ **青风藤菝葜茶**

　　青风藤15g，菝葜50g。上药加水500毫升，煎煮30分钟，取药汁置保温瓶中，再加水500毫升，煎煮30分钟，取药汁与第一煎药汁混匀，代茶饮。分数次饮完。每天1剂。▶祛风湿，止痹痛。对于风湿痹着、气血受阻所致的关节疼痛，如风湿性关节炎、类风湿关节炎有疗效。

◎ **通络利湿汤**

　　青风藤、薏苡仁、生地各30g，乳香、制没药各12g，制川乌15g，地龙、土鳖虫各20g，桃仁、蜈蚣各10g。水煎服，每天1剂。3个月为1个疗程。▶化瘀通络，利湿除痹。对于类风湿关节炎有疗效。

丝 瓜 学名：Luffa cylindrica (L.) Roem.

RETINERVUS LUFFAE FRUCTUS Sigualuo

〖丝瓜络〗

别名：瓜络，絮瓜瓤，天罗线，丝瓜筋，丝瓜瓤，千层楼，丝瓜布。

◎《药性考》记载丝瓜络：

"快痘，疏风行痰，下乳，消痈肿聚，解毒杀虫，便血痔漏。"

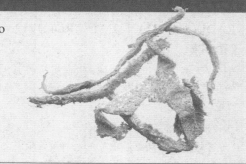

【科　属】为葫芦科植物丝瓜的干燥成熟果实的维管束。

【地理分布】全国各地均栽培。主产于江苏、浙江。

【采收加工】夏、秋季果实成熟，内部干枯时采摘，搓去外皮以及果肉；或用水浸泡至果皮和果肉腐烂，取出洗净，除去种子，晒干。

【药理作用】镇痛，镇静；抗炎等。

【化学成分】黄酮类：芹菜素等；皂苷类：丝瓜苷A–H，人参皂苷 Re、人参皂苷 Rg_1 等。

【性味归经】甘，平。归肺、胃、肝经。

【功能主治】活血，祛风，通络。用于胸胁胀痛，四肢痹痛拘挛，乳汁不通。

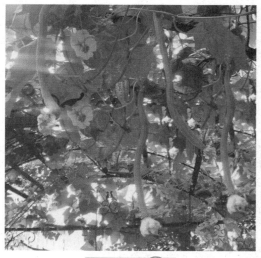

本草药方

◎ **1. 主治：类风湿关节炎。**

丝瓜络、知母、牛膝、白芍、苍术、附子、防风、防己、老鹳草各8g，薏苡仁15g，木瓜、桂枝、麻黄、甘草、生姜各5g，全蝎（研磨成末，冲）、蜈蚣（研末，冲）各2g。加水煎沸15分钟，滤出药液，再加水煎20分钟，去渣，两煎药液兑匀，分服，每天1剂。

◎ **2. 主治：跌打损伤。**

丝瓜络炭适量，冰片20g，赤小豆、焦栀子各60g，白酒、老姜、发面各100g。将栀子、赤小豆、丝瓜络炭共研磨成细粉，然后将冰片放入白酒内溶化，老姜打烂如泥，最后取发面与各味药和匀放锅内焙半熟（不可太干）柔软适度，乘热包患处6~8小时，取下后可出现紫色瘢痕。

◎ **3. 主治：中年男子乳房发痛症。**

丝瓜络、白芍药、柴胡、郁金、枳壳、台乌药各10g，香附、川芎、陈皮、甘草、青皮各6g。煎服法同1。每天1剂。

肿块用手按压较软并有触痛的感觉加三棱、莪术各10g。

药膳养生

◎ **丝瓜番茄豆腐羹**

丝瓜150g，番茄100g，嫩豆腐400g，调料适量。丝瓜去皮，切成斜块，植物油烧熟后，下姜丝爆香，放入丝瓜块煸炒透。加少量水，推入豆腐，连用勺划散，加白糖、精盐调味煮沸，下番茄片再煮2分钟，加味精，点上小磨香油食用。▶清热解毒。适用于咳嗽咽痛等症。

◎ **丝瓜藤煲猪瘦肉**

丝瓜藤（近根部者佳）2米，猪瘦肉60g。丝瓜藤洗净，猪肉切块，一起放锅内煮汤，至肉熟，加盐调味。饮汤食肉，每天1次。5次为1个疗程。▶通窍活血，清热解毒。适用于慢性鼻炎急性发作，以及萎缩性鼻炎鼻塞流脓涕、脑重头痛等症。

◎ **丝瓜莲子散**

丝瓜、莲子各适量。二味烘干后研磨成末为散。每服36g，米酒送服，覆被取汗。▶通经下乳。适用于乳房胀痛，产后乳汁不通等症。

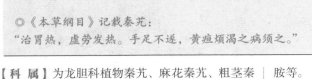

秦艽 学名：Gentiana macrophylla Pall.

RADIX GENTIANAE MACROPHYLLAE　Qinjiao

【秦艽】

别名：大艽，左宁根，左扭，西大艽，西秦艽，萝卡艽，辫子艽，鸡腿艽，山大艽，曲双。

◎《本草纲目》记载秦艽：

"治胃热，虚劳发热。手足不遂，黄疸烦渴之病须之。"

【科　属】为龙胆科植物秦艽、麻花秦艽、粗茎秦艽或小秦艽的干燥根。

【地理分布】**1. 秦艽** 生长于海拔 400 ~ 2400 米的山区草地、溪旁两侧、路边坡地、灌丛中。分布于华北、东北、西北以及四川。主产于甘肃、陕西，内蒙古、东北、山西也有出产。**2. 麻花秦艽** 海拔 2000~5000 米的高山、溪边和草地多有生长。分布于甘肃、宁夏、湖北、青海、四川、西藏。甘肃、青海、四川、湖北等地为其主产区。**3. 粗茎秦艽** 分布于云南、四川、西藏等地。青海、甘肃、四川、云南等地为其主产区。**4. 小秦艽** 海拔 800 ~ 4500 米的田埂、路旁、向阳山坡、河滩沙地及干旱草原等地多有生长。分布于华北、东北、西北以及四川等地。主产于河北、内蒙古、陕西等地。

【采收加工】春、秋两季采挖，除去泥沙。秦艽以及麻花艽晒软，堆置"发汗"至表面呈红黄色或灰黄色的时候，摊开晒干，或不经"发汗"直接晒干；小秦艽趁鲜时搓去黑皮，晒干。

【药理作用】镇痛；抗炎；抗过敏性休克；抗组

胺等。

【化学成分】生物碱类：龙胆次碱，龙胆宁碱，秦艽碱丙；其他：糖类，挥发油，龙胆苦苷等。

【性味归经】辛、苦、平。归胃、肝、胆经。

【功能主治】止痹痛，祛风湿，清湿热，退虚热。用于风湿痹痛，骨节酸痛，筋脉拘挛，小儿疳积发热，骨蒸潮热。

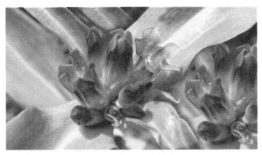

本草药方

◎ **1. 主治：慢性化脓性骨髓炎。**

秦艽、地骨皮、当归各 15g，银柴胡、青蒿各 12g，鳖甲、人参叶各 30g，红花 10g，全蝎、三七各 6g，蜈蚣 2 条。加水煎沸 15 分钟，滤出药液，再加水煎 20 分钟，去掉药渣，两煎药液调兑均匀，分服，每天 1 剂。

◎ **2. 主治：阴虚内热型闭经。**

秦艽、银柴胡、知母、赤芍、青蒿、牡丹皮、丹参各 8g，炙甘草 4g。煎服法同 1。每天 1 剂。

◎ **3. 主治：初期风湿性关节炎，发热恶寒。**

生石膏 30g，威灵仙、茯苓各 15g，秦艽 10g，麻黄 3g。煎服法同 1。每天 2 剂。

药膳养生

◎ **秦艽桂苓五加酒**

秦艽、川芎、牛膝、肉桂、防风、独活、茯苓各 30g，杜仲、丹参各 60g，石斛、制附子、炮姜、麦冬（去心）、地骨皮各 35g，薏苡仁 30g，五加皮 60g，大麻仁（炒）15g，酒 2000 毫升。上药碎细，酒浸净瓶中，春秋 7 天，夏季 3 天，冬季 10 天，去渣备用。每天空腹温饮 2 杯，每天 3 次。▶适用于腰膝虚冷，久坐湿地，风湿痹痛等症。

◎ **秦艽丹参酒**

秦艽、川芎、牛膝、独活、地骨皮、杜仲、防风、丹参、赤茯苓、薏苡仁、大麻仁各 30g，肉桂 25g，石斛、干姜各 20g，五加皮 50g，制附子 24g，麦冬 25g，酒 1500 毫升。上药碎细，用白布袋，酒浸净瓶中，春夏 5 天，秋冬 6 天开封。每天空腹温饮 15 毫升，治愈为止。▶适用于小腹满，疼痛大便不通，小便艰涩不利，鼻流清涕等症。

粉防己
学名：Stephania tetrandra S.Moore

RADIX STEPHANIAE TETRANDRAE Fangji
【防己】

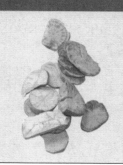

别名：石蟾酥，长根金不换，粉防己，汉防己。

◎《**本草纲目**》记载防己：

"疗水肿风肿，去膀胱热，伤寒邪气，中风手脚挛急，通腠理，利九窍，止泄，散痈肿恶结，诸疥癣虫疮。"

【**科　属**】为防己科植物粉防己（汉防己）的干燥根。

【**地理分布**】山坡、灌木林中和旷野草丛多有野生。分布于安徽、江西、浙江、台湾、福建、湖南、湖北、广西、广东等地。主产于浙江兰溪、衢县、武义、建德、金华，安徽安庆和徽州地区以及湖北、湖南、江西等地。

【**采收加工**】秋季采挖，修去芦梢，洗净或刮去栓皮，切成长段，粗根剖为2～4瓣，晒干。

【**药理作用**】抗炎；肌松；镇痛；解热；降血压；抗心律失常；改善血液循环；抑制血小板聚集；阻断交感神经节传递；降血脂等。

【**化学成分**】生物碱类：防己诺林碱，汉防己甲素，门尼新碱，轮环藤酚碱，氧化防己碱，小檗胺，防己菲碱等；其他：酚类，黄酮苷，有机酸，挥发油等。

【**性味归经**】苦，寒。归膀胱、肺经。

【**功能主治**】祛风止痛，利水消肿。用于水肿脚气，小便不利，风湿痹痛，湿疹疮毒，高血压。

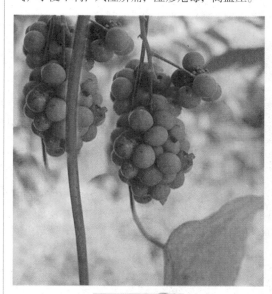

本草药方

◎ 1. **主治：带状疱疹。**

防己、栀子各15g，赤小豆、白茅根、蒲公英各30g，郁金、黄芩、香附各12g，车前子10g，甘草5g。加水煎沸15分钟，滤出药液，再加水煎20分钟，去渣，两煎药液兑匀，分服，每天1剂。疱疹见于面部者加马齿苋30g；见于胸胁部者加柴胡10g；见于腰、腹部者加黄柏10g。

◎ 2. **主治：剧烈咳嗽，吐脓痰，喘急，胸痛。**

防己、金银花、甘草、蒲公英、生石膏、知母、麦门冬、浙贝母、牛蒡子、瓜蒌、枳壳、薏苡仁各12g，桔梗30g，桑白皮22g。煎服法同1。每天2剂。

◎ 3. **主治：遗尿，小便涩。**

防己、葵子、防风各50g。上三味，以水5升，煮取2.5升，分3服，散服亦佳。

◎ 4. **主治：脚气肿痛。**

汉防己、木瓜、牛膝各15g，桂枝2.5g，枳壳5g。水煎服。

药膳养生

◎ **肺痈煎**

防己8g，桔梗、浙贝母（研磨）、知母、瓜蒌仁（炒研）、枳壳（炒）、甘草、生黄芪各9g，当归10g，薏苡仁12g。每天1剂，煎3次，代茶饮。

▶可治咳嗽吐脓痰，吐血、发烧，脉象洪数。

◎ **血栓性静脉炎调养方**

防己、桃仁、川芎、丹参、陈皮、黄芩、连翘、红花、牛膝、泽泻、乳香、没药、浙贝母各10g，桑枝、鸡血藤、忍冬藤、益母草各30g，黄芪、茯苓各20g，甘草8g。每天1剂，煎3次，代茶饮。

▶可治两下肢深部血栓性静脉炎。

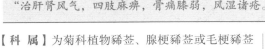

豨莶　学名：Siegesbeckia orientalis L.

HERBA SIEGESBECKIAE　Xixiancao

【豨莶草】

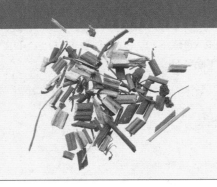

别名： 粘强子，粘不扎，虾钳草，铜锤草，土伏虱，黄花草，猪冠麻叶，野芝麻，野向日葵。

◎《本草纲目》记载豨莶草：

"治肝肾风气，四肢麻痹，骨痛膝弱，风湿诸疮。"

【科　属】为菊科植物豨莶、腺梗豨莶或毛梗豨莶的干燥地上部分。

【地理分布】**1. 豨莶** 野生于海拔 100 ~ 2700 米的山野、灌丛、荒草地及林下。分布于甘肃、陕西、江苏、安徽、江西、浙江、台湾、福建、湖南、广东、海南、四川、广西、贵州、云南等地。秦岭及长江以南各地为其主产区。**2. 腺梗豨莶** 生长于海拔 100 ~ 3400 米的山坡、灌丛、草地、路旁或林中。分布于西南及吉林、河北、辽宁、陕西、山西、河南、甘肃、江苏、浙江、安徽、湖北、江西等地。全国大部分地区都有出产。**3. 毛梗豨莶** 海拔 200 ~ 1000 米的山坡、草地、路旁及灌丛中多有生长。分布于江苏、安徽、浙江、福建、江西、湖北、湖南、四川、广东、云南、贵州等地。主产于长江以南及西南各地。

【采收加工】大暑时采割，除去杂质，切段晒干。生用或酒蒸后再晒干用。

【药理作用】抗炎；扩张血管，降血压；调节免疫功能；抗血栓形成；抗早孕；改善肠系膜微循环；抗单纯疱疹病毒等。

【化学成分】**1. 豨莶** 萜类：豨莶糖苷，豨莶精醇，异豨莶精醇 B、异豨莶精醇 C，豨莶萜内酯，豨莶萜醛内酯等；其他：3,7-二氧基槲皮苷，豆甾醇，豨莶糖苷，KNO_3 等。**2. 梗豨莶** 萜类：腺梗豨莶萜二醇酸，腺梗豨莶萜四醇，腺梗豨莶萜三醇苷等；挥发油类：6-杜松烯，吉马烷 D 等。

【性味归经】辛、苦，寒。归肝、肾经。

【功能主治】通经络，祛风湿，清热解毒。用于风湿痹痛，筋骨无力，四肢麻痹，腰膝酸软，风疹湿疮，半身不遂。

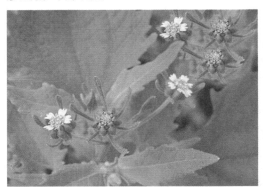

本草药方

◎ **1. 主治：急性湿疹。**

　　豨莶草15g，浮萍、土茯苓各30g，苏叶12g，薄荷10g，草藓20g，水煎服，每天1剂。

◎ **2. 主治：疔毒走黄，呕吐腹痛，火毒归心。**

　　豨莶草、麻黄、苍耳、菊花、紫花地丁、七叶一枝花、半枝莲各9g。以上七药，用两份水，一份烧酒煎汤，去渣、热服，温覆出汗。

◎ **3. 主治：间日疟或三日疟。**

　　豨莶草28g。加水煎沸15分钟，滤出药液，再加水煎20分钟，去渣，两煎药液兑匀，分服，每天2剂。

药膳养生

◎ **九制豨莶草药酒**

　　豨莶草（九制）60g，防己90g，杜仲、伸筋草、当归、川牛膝、桑寄生、苍术、海风藤、陈皮、千年健、威灵仙、油松节、续断、熟地黄、防风、茜草、白术、秦艽、狗脊、木瓜各90g，地枫皮80g，玉竹130g，独活、乳香（醋制）、川芎、没药（醋制）各80g，麻黄20g，红花60g，肉桂60g，白酒适量。酒浸诸药7天后用。每服45毫升，每天2次温服。

▶活血补肾，祛风除湿。适用于肝肾不足，骨痛膝软，腰酸腿痛，四肢麻痹，口眼歪斜，手足无力，语言謇涩等。

海州常山

学名：Clerodendrom trichotomum Thunb.

FOLIUM CLERODENDRI TRICHOTOMI　Chouwutong

〖臭梧桐〗

别名：八角梧桐，楸叶常山，矮桐子，楸茶叶，百日红，臭牡丹，臭桐柴。

◎《本草纲目拾遗》记载臭梧桐：
"能宽筋活血，化痞消癥。""洗鹅掌风、一切疮疥，煎汤洗汗斑，湿火腿肿久不愈者……并能治一切风湿。止痔肿，煎酒服。治臁疮……"

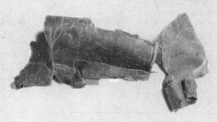

【科　属】为马鞭草科植物海州常山的干燥嫩枝及叶。

【地理分布】野生于山坡灌丛中，分布于华东、华北、中南、西南等地。产于安徽、江苏、浙江、湖北、四川等地。

【采收加工】6～10月采收，捆扎成束，晒干。

【药理作用】降血压；抗炎；镇痛；镇静等。

【化学成分】黄酮类：海州常山苦素A、海州常山苦素B，臭梧桐素A、臭梧桐素B，刺槐素–7–双葡萄糖醛酸苷等；其他：内消旋肌醇，生物碱，洋丁香酚苷等。

【性味归经】辛、苦、甘、凉。归肝经。

【功能主治】通经络，祛风湿，平肝。用于四肢麻木，风湿痹证，半身不遂；湿疮，风疹；头痛眩晕，肝阳上亢。

本草药方

◎ **1. 主治**：骨折。
　　臭梧桐、大麻草各等量。晒干碾碎成极细粉，混合备用。将药粉加适量酒精调成糊状贴敷患处。

◎ **2. 主治**：骨折。
　　臭梧桐、野棉桃根皮、土茯苓藤叶各等量。晒干后研磨成极细粉末，加水调成糊状贴敷于骨折伤处。

◎ **3. 主治**：手足癣合并皲裂。
　　臭梧桐、黄精、当归、白鲜皮、豨莶草、苦参片、黄柏各9g，藁草15g。加水煎汤1300毫升，浸洗于患处。

◎ **4. 主治**：半肢风。
　　臭梧桐叶并梗，晒燥磨末，共1kg，用白蜜500g为丸。早滚水下，晚酒下，每服15g。

◎ **5. 主治**：风湿痛，骨节酸痛及高血压病。
　　臭梧桐15~50g，煎服；研粉每服5g，1日3次。

◎ **6. 主治**：半边头痛。
　　川椒25g，臭梧桐叶100g。先将桐叶炒黄，次入椒再炒，以火酒洒在锅内，拌和取起，卷在绸内，扎在痛处；吃热酒一碗，取被盖颈而睡，出汗。

◎ **7. 主治**：男妇感受风湿，或嗜饮冒风，以致两足软酸疼痛，不能步履，或两手牵绊，不能仰举。
　　臭梧桐（花、叶、梗、子俱可采取，切碎，晒干，磨末）500g，豨莶草（炒，磨末）400g。上二味和匀，炼蜜丸如桐子大。早晚以白滚汤送下20g。忌食猪肝、羊血等物。或单用臭梧桐100g，煎汤饮，以酒过之，连服10剂，或煎汤洗手足亦可。

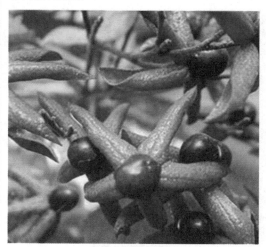

药膳养生

◎ **降压梧桐粉**
　　臭梧桐研末，分包，每包为10g。每天1包，饭后服用，可分为2次，每次吞服半包。每个疗程7天。▶有降压作用。

雷公藤 学名：Tripterygium wilfordii Hook.F.

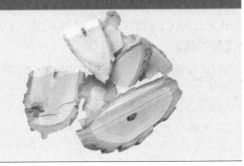

RADIX TRIPERYGII　Leigongteng

『雷公藤』

别名： 红紫根，黄藤木，红药，黄藤草，红柴根，三棱花，黄蜡藤，水脑子根，山砒霜，菜虫药。

◎《中药药理与应用》记载雷公藤："能祛风除湿，消肿止痛，通经活络。"

【科属】为卫矛科植物雷公藤的干燥根。

【地理分布】背阴多湿的山谷、山坡、溪边灌木丛中多有野生。分布于长江流域以南各地区以及西南地区。主产于福建、安徽、浙江、湖南等地。

【采收加工】秋季挖取根部，抖净泥土，晒干，或去皮晒干。

【药理作用】调节免疫功能；抗炎；抗生育；抗肿瘤等。

【化学成分】萜类：雷公藤酮，雷公藤甲素，雷醇内酯，山海棠素甲醚，雷酚萜醇，雷酚萜，雷公藤内酯甲，萨拉子酸，雷藤三萜酸等；生物碱类：吡喃南蛇碱，雷公藤晋碱，雷藤素等；蒽醌类：1,8-二羟基-4-羟甲基蒽醌；木脂素类：紫丁香树脂酚；其他：葡萄糖，卫矛醇，鞣质等。

【性味归经】苦，辛，寒，有大毒。归肝、肾经。

【功能主治】活血通络，祛风湿，杀虫解毒，消肿止痛。用于麻风，风湿顽痹，湿疹，顽癣，疔疮肿毒。

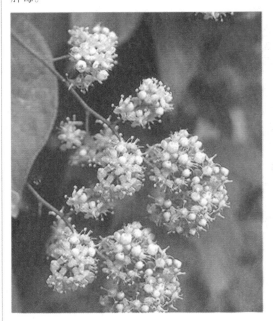

本草药方

◎ **1. 主治：类风湿关节炎。**

雷公藤、防己、黄芪、当归、防风、钻地风、秦艽、威灵仙各12g，桂枝20g，独活、白术、制川乌、羌活各10g。加水煎沸15分钟，滤出药液，再加水煎20分钟，去渣，两煎药液兑匀，分服，每天1剂。

◎ **2. 主治：类风湿关节炎热型，趾关节严重者，晨僵。**

雷公藤25g，青风藤15g，生地黄10g，秦艽、黄精、丹参各8g，忍冬藤、海风藤、牛膝各5g，白木耳、石斛各4g。煎服法同1。每天1剂。

◎ **3. 主治：类风湿关节炎。**

雷公藤、葛根、桂枝、麻黄、独活、羌活、乳香、川乌、姜黄、当归各9g，生地黄90g，防己、钻地风各15g，生地黄90g，煎服法同1。每天1剂。

◎ **4. 主治：风湿性关节炎，消肿止痛。**

雷公藤200g，雪上一支蒿、马钱子各300g，生草乌、生川乌、肉桂、干姜、细辛、土元各100g，冰片30g。共装瓶内，加入75%的酒精10kg，密封浸泡备用。外用，忌内服。

药膳养生

◎ **雷公藤红枣饮**

雷公藤（根及茎）10g，红枣20枚，蜂蜜20g。将采挖的雷公藤去皮，连根及茎洗净，晒干切成片或碎末，放入砂锅，加水足量，小火煮沸，红枣，煎煮2次，每次1小时，合并2次浓煎滤汁，用洁净纱布再过滤，取汁放入容器，兑入蜂蜜，拌匀即成。每天2次分服，红枣可一并嚼食，每天1剂，10天为1疗程。▶解毒抗癌，通络止痛。

金毛狗脊 学名：Cibotium barometz (L.) J.Sm.

RHIZOMA CIBOTII　Gouji

【狗脊】

别名： 金毛狗脊，金狗脊，金丝毛，金毛狮子，黄狗头，老猴毛。

◎《本草纲目》记载狗脊：
"强肝肾，健骨，治风虚。"

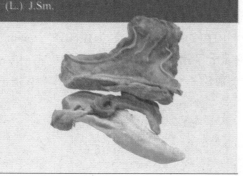

【科属】为蕨科植物金毛狗脊的干燥根茎。

【地理分布】野生于林下阴湿处酸性土壤及山脚沟边。分布于西南、华南以及浙江、福建、江西、四川、台湾、湖南。主产区为福建、四川。

【采收加工】秋、冬两季采挖，除去泥沙后，干燥；或去除硬根、叶柄以及金黄色绒毛，切成厚片，干燥，称为"生狗脊片"；水煮或蒸后，晒至六七成干，切厚片，干燥，称为"熟狗脊片"。

【药理作用】其绒毛有止血作用。

【化学成分】萜类：金粉蕨素，金粉蕨苷等；挥发油类：香草醛，丁香醛，对羟基苯甲醛，香荚醛乙酮等；其他：元素铜、锌、锰、铁、钙等。

【性味归经】苦、甘、温。归肝、肾经。

本草药方

◎ **1. 主治：腰椎骨质增生。**
狗脊、鸡血藤、牛膝各30g，川续断、桑寄生、威灵仙各20g，鹿衔草、骨碎补各15g，没药、乳香各10g，地鳖虫5g。加水煎沸15分钟，滤出药液，再加水煎20分钟，去渣，两煎药液兑匀，分服，每天1剂。

◎ **2. 主治：颈椎骨质增生。**
狗脊、姜黄、葛根、鸡血藤各30g，威灵仙20g，桂枝、白芍、淫羊藿各15g。煎服法同1。每天1剂。头晕恶心加天麻、钩藤、半夏各10g；手臂麻木加丝瓜络、地龙各10g。

◎ **3. 主治：腰肌劳损，腰肌疼痛。**
金毛狗脊、当归、赤芍、骨碎补、熟地黄各10g，云木香、川乌头、没药、甘草各5g。煎服法同1。分服。每天1剂。阴雨天加重川乌头、金毛狗脊用量；肝郁气滞加重赤芍、当归、木香用量；肾虚加重骨碎补、熟地黄用量；血瘀加重没药用量，并加红花10g。

【功能主治】祛风湿，补肝肾，强腰膝。用于腰膝酸软，下肢无力，风湿痹痛。

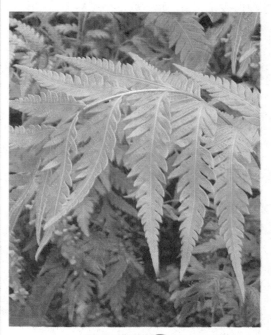

药膳养生

◎ **狗脊金樱子炖狗肉**
狗脊15g，金樱子15g，狗肉250g。狗肉洗净切块，狗脊切片，与金樱子一起炖，加调味品。待肉熟后，吃肉饮汤。▶补肾气，止遗泄。适用于肾气虚，遗精尿频。

◎ **狗脊枸杞炖狗肉**
狗脊、枸杞子、金樱子各16g，狗肉500g。狗肉洗净切块。剩下的药装入纱布袋内，扎口，和狗肉同炖熟。去药袋，饮汤食肉。▶强筋壮骨，温阳补肾。适用于肾虚遗精，腰膝酸软，尿频等。

千年健 学名：Homalomena occulta (Lour.) Schott

RHIZOMA HOMALOMENAE　Qiannianjian

【千年健】

别名：一包针，千年见。

◎《本草纲目拾遗》记载千年健：
"壮筋骨，止胃痛，酒磨服。"

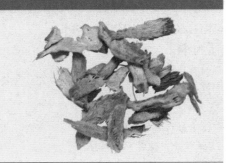

【科　属】为天南星科植物千年健的干燥根茎。

【地理分布】林中水沟附近的阴湿地多有野生。分布于广西、云南。主产于云南。

【采收加工】秋、冬两季采收，割下根茎，削去茎尖、须根，洗净泥土后，晒干。

【药理作用】抗组胺；抗炎；镇痛；抗病毒，抗菌等。

【化学成分】挥发油类：α-蒎烯，β-蒎烯，芳樟醇，柠檬烯，α-松油醇，香叶醇，橙花醇，丁香油酚，香叶醛，β-松油醇，广藿香醇，异龙脑，松油烯-4-醇等。

【性味归经】苦、辛、温。归肝、肾经。

【功能主治】健筋骨，祛风湿。用于腰膝冷痛，风寒湿痹，下肢拘挛麻木。

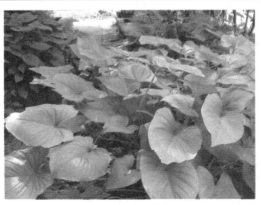

本草药方

◎ **1. 主治：风湿性腰腿痛。**
千年健、当归、木瓜、钻地风、没药、地龙、菟丝子、杜仲、甘草各18g，麻黄30g，牛膝、桂枝、淫羊藿各22g，附子、肉桂各12g，制马钱子5g。一起制成粗末，白酒2升，浸泡3天，去渣，每次服5毫升，每天3次。

◎ **2. 主治：风湿性腰腿痛。**
千年健、桂枝、自然铜（火煅，醋淬）、羌活、牛膝、杜仲、钻地风、防风、白花蛇、乳香、没药、甘草各5g，麻黄、制马钱子各60g，白僵蚕、全蝎、苍术各30g。一起制成细末，炼蜜为丸，每次服用2g，每天3次。

◎ **3. 主治：坐骨神经痛。**
千年健、当归、络石藤、石南藤、威灵仙、钻地风、牛膝各15g，椿树根、鸡血藤、丹参各30g，独活、羌活、秦艽各10g。加水煎沸15分钟，滤出药液，再加水煎20分钟，去渣，两煎药液调兑均匀，分服，每天1剂。

药膳养生

◎ **海马千年健酒**
千年健、海马、地龙、当归、川芎、参三七、紫草、骨碎补、伸筋草、海风藤各10g，鸡血藤30g，五加皮、生姜各90g，制川草乌各8g。上药用65度白酒2.5升浸泡一星期。每次服15毫升，每天服2次。▶疏风散寒，行气化湿，通经活络止痛。对于坐骨神经痛有疗效。

◎ **九制稀莶草药酒**
千年健、海风藤、炒苍术、陈皮、威灵仙、杜仲、油松节、当归、川牛膝、伸筋草、川断、熟地黄、桑寄生、茜草、炒白术、防风、狗脊、木瓜、秦艽、独活、地枫皮、川芎、制乳没、红花各80g，九制稀莶草600g，防己100g，玉竹130g，肉桂60g，麻黄20g，白酒25kg，红糖3kg。上二十九味药入酒瓮中密封浸泡，1周后搅动1次。30日后滤取上清液，药渣压榨过滤，合并滤液；取红糖4kg，用少量白酒加热溶化，过滤，和入药酒坛内，搅匀，静置3天，取上清液，滤过即得。▶祛风利湿，通利关节，补肾活血，和调血脉。对于肝肾不足，骨痛膝弱，四肢麻痹，腰酸足软，口眼歪斜，语言謇涩等症有疗效。

鹿蹄草 学名：Pyrola calliantha H.Andres

HERBA PYROLAE　Luxiancao

【鹿衔草】

别名：纸背金牛草，大肺筋草，鹿寿茶，鹿安茶，鹿含草。

◎《本草纲目》记载鹿衔草：
"煎水，洗癞疽甲疽恶疮。治风病自汗要药。"

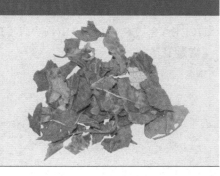

【科属】为鹿蹄草科植物鹿蹄草的干燥全草。

【地理分布】**1.普通鹿蹄草** 海拔600~3000米的山地阔叶林或灌丛下多有野生。分布于陕西、甘肃、安徽、江西、福建、台湾、河南、湖北、湖南、广东、广西、贵州、四川、云南、西藏。**2.鹿蹄草** 海拔300~4100米山地针叶林、阔叶林或针阔叶混交林下多有野生。分布于华东、西南及河北、陕西、山西、青海、甘肃、河南、湖北、西藏、湖南等地。

【采收加工】全年都可采挖，除去杂质，晒至叶片较软的时候，堆置至叶片变紫褐色，晒干。

【药理作用】增强心肌收缩力；抗炎；抗菌；扩张血管，降血压；抗肿瘤等。

【化学成分】黄酮类：2-O-没食子酰基金丝桃苷，金丝桃苷，槲皮素；酚类：熊果酚苷，肾叶鹿蹄草苷，高熊果酚苷，异高熊果酚苷，6-O-没食子酰基高熊果酚苷；其他：挥发油，鞣质，蔗糖，蔗糖酶，N-甲基-乙-萘胺，苦杏仁酶，没食子酸，原儿茶酸等。

【性味归经】甘、苦，温。归肝、肾经。

【功能主治】强筋骨，祛风湿，止血。用于风湿痹痛，腰膝无力，喘咳劳嗽，月经过多。

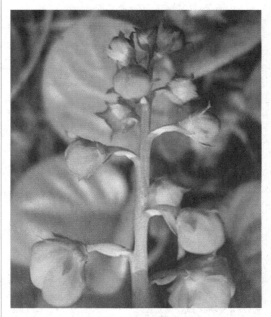

本草药方

● 1. **主治**：过敏性紫癜，血热型。

鹿衔草、生地黄、白茅根、仙鹤草各28g，水牛角58g，赤芍、牡丹皮各10g，甘草2g。加水煎沸15分钟，滤出药液，再加水煎20分钟，去渣，两煎药液兑匀，分服，每天1剂。

● 2. **主治**：骨质增生，关节疼痛，僵硬，晨起加重，活动后减轻。

鹿衔草、骨碎补、皂角刺、菟丝子、穿山甲珠各15g，鸡血藤、牛膝、海风藤各30g，威灵仙20g，补骨脂10g。煎服法同1。每天1剂。关节冷感加桂枝、川乌头各10g；关节肿胀加薏苡仁、防己、草薢各10g；关节热感加忍冬藤、地骨皮各15g。

药膳养生

◎ **鹿衔草酒**

鹿衔草120g，黄酒1000g。鹿衔草洗净，晾去水分，浸酒24小时，时而摇动，每次饮用2小盅。▶除湿补肾，益气提神。适用于肾虚腰痛，风湿痹痛，神疲乏力等症。

◎ **鹿衔草炖猪肺**

鹿衔草30g，猪肺1具。猪肺洗净，加水适量，大火煮沸，去泡沫，放入鹿衔草，炖至猪肺熟透，喝汤。▶止咳，补肺，止血。适用于肺痨咳嗽，咳血等症。

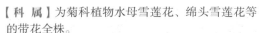

水母雪莲花，绵头雪莲花　学名：Saussurea medusa Maxim.&Saussurea Laniceps Hand.-Mazz.

HERBA SAUSSUREAE INVOLUCRATAE　Xuelianhua

【雪莲花】

别名： 雪莲，大拇花，大木花。

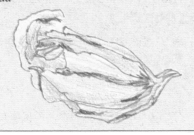

◎《本草纲目拾遗》记载雪莲花：
"能补阴益阳，治一切寒症。"

【科　属】为菊科植物水母雪莲花、绵头雪莲花等的带花全株。

【地理分布】**1. 水母雪莲花** 海拔 4100 ~ 4800 米的高山砾石山坡和流石滩上多有野生。分布于青海、甘肃、云南、四川、西藏等地。**2. 绵头雪莲花** 石隙中或高山石滩多有野生。分布于云南、四川、西藏等地。

【采收加工】每年 6 ~ 7 月间，开花时拔取全株，除去泥沙后，晾干。

【药理作用】终止妊娠；抗炎；镇痛；兴奋子宫平滑肌；增强心肌收缩力等。

【化学成分】黄酮类：芹菜素，槲皮素，芸香苷，木樨草素，槲皮素 –3–O–β–D 葡萄糖苷等；其他：β– 谷甾醇，雪莲多糖，东莨菪素等。

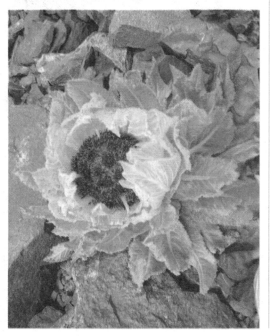

【性味归经】甘、微苦，温。归肝，肾经。

【功能主治】强筋骨，祛风湿，补肾阳，调经止血。用于风湿痹证，腰膝疼痛，软弱无力；肾虚阳痿；月经不调，崩漏带下，经闭痛经。

本草药方

◎ **1. 主治：** 脾肾阳虚，水肿肢冷，腰膝酸软，阳痿早泄，倦怠乏力，风湿痹痛等症。

雪莲花 3g，党参 15g，峨参 2g，薏苡仁 100g，加水煎沸 15 分钟，滤出药液，再加水煎沸 20 分钟，两煎药液兑匀，分服，每天 1 剂。并且可以嚼服药渣。

◎ **2. 主治：** 阳痿，肾阳不足，腰膝软弱，寒湿痹痛等症。

雪莲花 30g，白酒 500g。前者洗净，浸于白酒内，7 天后服用。每天 2 次，每次饮用 10 毫升。

药膳养生

◎ **雪莲炖鸡**

雪莲花 30g，鸡 1 只，加水一起炖熟。吃肉喝汤。▶调经补血，补肾壮阳。适用于男子阳痿；女子小腹冷痛，崩漏，月经不调等症。

◎ **雪莲党参炖鸡**

雪莲花 30g，鸡 1 只，黄芪、当归、党参各 10g。各味药装入纱布袋内，扎口，鸡洗净，与药同炖。饮汤食肉。每天 2 次。▶益气调经，补肾壮阳。适用于气血不足，体虚崩漏，月经不调等症。

◎ **雪莲党参鸡汤**

雪莲花、党参各 16g，薏苡仁 500g，峨参 8g，鸡 1500g，调料适量。将药（薏苡仁除外）装入纱布袋，扎口；鸡洗净，和药袋一起放入锅内，加水、姜、葱，用旺火烧沸，再用小火炖 2 小时，把鸡捞出，切成小方块，装入碗中；薏苡仁煮熟，放入鸡肉碗内，调味拌匀。随量食用，每天 2 次。▶壮阳调经。适用于月经不调，腰膝软弱，风湿性关节炎等症。

化湿药

【概念】

在中医药理论中凡气味芳香，性偏温燥，以芳化湿邪、醒悦脾胃为主要作用的药物，称为化湿药，又称为"芳香化湿药"。

【功效】

化湿药辛香温燥，主入胃、脾经，能促进脾胃运化，消除湿浊，古人称它为"醒脾""醒脾化湿"。同时，其辛能行气，香能通气，行中焦之气，以解除因湿浊引起的脾胃气滞。此外，部分药还兼具有解暑、开窍、辟秽、截疟等作用。

常见芳香化湿药有：南苍术、北苍术、石菖蒲、阳春砂、绿壳砂仁、草果仁、广藿香、佩兰等。

苍术有茅苍术、南苍术、北苍术之分，菊科植物茅苍术或北苍术的干燥根茎。性味归经为辛、苦、温，归脾、胃、肝经。功效能燥湿健脾，祛风，散寒，明目。香气特异，味苦而辛。南方习用茅苍术（南苍术），北方习用北苍术。

石菖蒲为天南星科植物石菖蒲的干燥根茎。性味归经辛、苦、温，归心、胃经。功效能化湿开胃，开窍豁痰，醒神益智。气芳香，味苦，微辛。

砂仁为姜科植物阳春砂、绿壳砂或海南砂的干燥成熟果实。归味归经辛，温，归脾、胃、肾经。功效能化湿开胃，温中，理气，安胎。其中果实表面深棕色，果皮薄软，种子棕红色或棕褐色，气味浓者为阳春砂，果实长椭圆形。

草果是姜科植物草果的干燥成熟果实。性味归经辛，温，归脾、胃经。功效能燥湿健脾，除痰截疟。种子呈圆锥状多面体，红棕色。香气特异，味辛微苦。

藿香是唇形科植物广藿香或藿香的地上部分。性味归经辛，微温，归脾、胃、肺经。功效能芳香化湿，开胃止呕，发表解暑。本品多分枝，具特异香气。

佩兰是菊科植物兰草的地上部分。性味归经辛、平，归脾、胃、肺经。功效能芳香化湿，醒脾开胃，发表解暑。气芳香，味微苦。

【药理作用】

中医学科学研究成果表明，化湿药主要具有兴奋肠管蠕动，促进胃液分泌，使胃肠推进运动加快，以及抗菌、抗病毒的作用。

【适用范围】

化湿药主要适用于湿困脾胃、身体倦怠、脘腹胀闷，运化失常所导致的脘腹痞满、恶心、口甘、大便溏薄、舌苔白腻、食少体倦等症。此外，因为它具有芳香解暑的功效，湿温、暑湿等证也可选用。对现代临床称谓的胃肠神经官能症、急慢性胃肠炎、肠伤寒、胃肠型感冒等有一定的治疗作用。

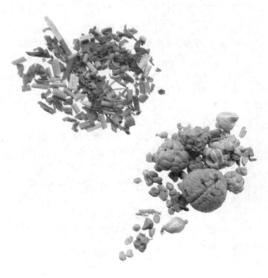

茅苍术　学名：Atractylodes lancea (Thunb.) DC.

RHIZOMA ATRACTYLODIS　Cangzhu

〖苍术〗

别名：赤术，马蓟，青术，仙术，茅术，南术，仙姜，山芥。

◎《本草纲目》记载苍术：

"治湿痰留饮，或挟瘀血成窠囊，及脾湿下流，浊沥带下，滑泻肠风。"

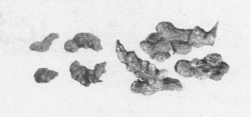

【**科属**】为菊科植物茅苍术或北苍术的干燥根茎。

【**地理分布**】**1. 茅苍术**　野生于草丛、山坡灌丛中。河南、江苏、山东、浙江、安徽、湖北、江西、四川等地多有分布，主产于湖北、江苏、河南等地。**2. 北苍术**　野生于林下及较干燥处、低山阴坡灌丛。分布于华北以及河南、东北、山东、陕西、宁夏、甘肃、山西等地。山西、河北、陕西等地为其主产区。

【**采收加工**】春、秋两季可采挖，以 8～9 月采收质量为好。除去残茎、须根以及泥土等杂质，洗净，干燥。

【**药理作用**】抗实验性胃炎及胃溃疡；对胃肠运动有双向调节作用；降血糖；提高耐缺氧能力；抗肝损伤；对烟碱受体有阻滞作用等。

【**化学成分**】**1. 茅苍术**　挥发油类：茅术醇，苍术醇，β–桉叶醇，榄香醇，β–芹子烯，3β–醋酸基苍术醇，3β–醋酸基苍术酮，3β–羟基苍术醇，3β–羟基苍术酮等。**2. 北苍术**　挥发油类：苍术酮，苍术醇，茅术醇及桉油醇，α–没药醇等。

【**性味归经**】辛、苦，温。归脾、胃、肝经。

【**功能主治**】祛风散寒，燥湿健脾，明目。用于脘腹胀满，泄泻，脚气肿痛，水肿，风湿痹痛，痿证，风寒感冒，夜盲。

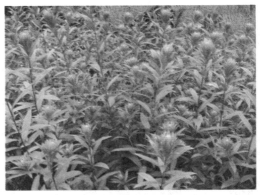

本草药方

◎ **1. 主治：疽，有脓和未成脓皆可使用。**

苍术、陈皮、天南星各15g，枯矾、羌活、猪牙皂、雄黄各18，天花粉150g，大黄、黄柏、姜黄、白芷各80g，甘草、厚朴各30g。共为细末，未成脓或无头疽用葱白捣烂和酒调敷，已成脓或有头疽用蜜调敷，每天2次。

◎ **2. 主治：消化不良引起的胃脘痛。**

苍术、龙胆草、元胡、公丁香、陈皮、藿香各9g，沉香、厚朴、党参、黄连、甘草各15g，白术、没药、菖蒲、木香、山柰、砂仁、香附各22g，吴茱萸、草果、熊胆、鸡内金各5g。共为细末，每次冲服3g，每天3次。

◎ **3. 主治：因寒引起的胃脘痛。**

苍术、蜀椒各5g，公丁香2g。加水煎，去渣。顿服。每天2剂。

药膳养生

◎ **苍术粳米粥**

苍术30g，粳米60g。苍术水煎取汁；粳米淘净煮粥，到八成熟时，放入苍术汁，一同煮熟，温服。每天3次，每次1小碗，可连续服1周。▶健脾燥湿。治疗脾湿经闭，神疲倦怠，伴胸胀满闷，或呕恶痰多、白带增多等症。

◎ **苍术豉酒**

苍术60g，清酒1000毫升，豉500g。豉浸酒中，3昼夜后，苍术捣碎加入，4天后开取饮用。每天1杯。▶适用于麻木无力，风毒脚弱，腿脚肿胀，呕吐不食，头痛，腹痛下痢，发热。

◎ **苍术牛肝汤**

苍术20g，牛肝150g。用水煎服。▶养肝明目。适用于维生素 A 缺乏所引起的夜盲症。

凹叶厚朴

学名：Magnolia officinalis Rehd.er Wils.var.biloba Rehd.et Wils.

CORTEX MAGNOLIAE OFFICINALIS Houpo

〖厚朴〗

别名: 厚皮，重皮，赤朴，烈朴，川朴，紫油厚朴。

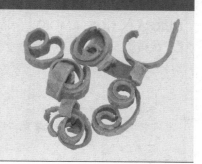

◎《名医别录》记载厚朴：

"温中益气，消痰下气，疗霍乱及腹痛胀满，胃中冷逆及胸中呕不止，泄痢淋露，除惊，去留热心烦满，厚肠胃。"

【科 属】为木兰科植物厚朴或凹叶厚朴的干燥树皮、枝皮及根皮。

【地理分布】1.厚朴 野生于温凉湿润气候和排水良好的酸性土壤。甘肃、陕西、江西、浙江、湖北、湖南、贵州、四川等地均有分布，现在有些地区已多栽培。主产于四川石柱、万源、灌县，湖北宜昌、恩施、利川，安徽、浙江龙泉等地，此外，福建、江西、广西、湖南、贵州、云南、陕西、甘肃等地也有出产。2.凹叶厚朴 野生于山坡山麓以及路旁溪边的杂木林中。分布于浙江、安徽、福建、江西、湖南。主产于福建、浙江。

【采收加工】每年4～6月剥取根皮及枝皮，直接阴干；干皮放于沸水中微煮后，堆放在阴湿处，"发汗"到内表面变紫褐色或棕褐色时蒸软，取出，卷成筒状，干燥后使用。

【药理作用】低浓度兴奋胃肠平滑肌，高浓度抑制胃肠平滑肌；抑制中枢神经；抗溃疡；抗病原微生物；降血压；抗肿瘤等。

【化学成分】生物碱类：木兰箭毒碱等；木脂素类：四氢厚朴酚，厚朴酚，异厚朴酚，6-O-甲基厚朴酚，厚朴木脂素F，厚朴三醇B，辣薄荷基，辣薄荷基厚朴酚等；挥发油类：桉醇，α-蒎烯，1,4-桉叶素，对聚伞花烯，β-柠檬烯，莳烯-3等。

【性味归经】苦、辛，温。归脾、胃、肺、大肠经。

【功能主治】下气除满，燥湿消痰。用于湿滞伤中，脘痞吐泻，食积气滞，痰饮喘咳，腹胀便秘。

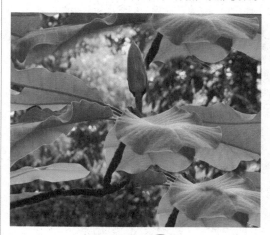

本草药方

◎ **1.主治：胃寒，胃脘痛。**

厚朴、附子、五灵脂、人参、陈皮、香附、白术、干姜、乌药、元胡、山楂、神曲、麦芽各28g，茯苓、半夏、黄芩、枳实、栀子、百合各22g，麦门冬、沉香、大黄、甘草、沙参、肉桂、木香、砂仁、白蔻、蒲公英各20g。一起制成为细末。每次冲服10g，每天4次。

◎ **2.主治：小儿肺炎风寒型。**

厚朴、槟榔、半夏、杏仁、黄芩、知母、川贝母、葶苈子、牵牛子各10g，桂枝、甘草、细辛、熟附子、麻黄、礞石滚痰丸各5g。加水煎沸15分钟，滤出药液，再加水煎20分钟，去渣，两煎药液兑匀，分服，每天1剂。

药膳养生

◎ **厚朴止咳花茶**

厚朴花10g。焙干，沸水冲泡。代茶多饮。▶平喘，下气，止咳。适用于梅核气。

◎ **厚朴和胃茶**

厚朴花、羚羊角粉各3g，鲜青果10个，竹茹3g。将青果去尖，研磨成碎末，一起制成粗末，水煎。代茶饮，每日1剂。▶适用于老年气虚，痰黄黏稠，咯吐不爽，咽红疼痛，口干欲饮，胃纳不香等。

广藿香 学名：Pogostemon cablin (Blanco) Benth.

HERBA POGOSTEMONIS　Guanghuoxiang

【广藿香】

别名：海藿香，藿香。

◎《本草纲目》记载广藿香：
"主风水毒肿，去恶气，止霍乱心腹痛。"

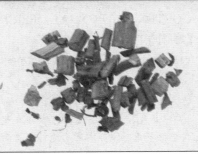

【科 属】为唇形科植物广藿香的干燥地上部分。

【地理分布】菲律宾等亚洲热带为其原产地。我国海南、广东与广西有栽培，广东、海南等地为其主产区。

【采收加工】枝叶茂盛时采割，日晒夜闷，反复晒至干燥为宜。

【药理作用】抗病毒；抗菌；抗病原体等。

【化学成分】挥发油类：广藿香醇，广藿香酮等；黄酮类：槐黄素，藿香苷，蒙花苷，异藿香苷等。

【性味归经】辛，微温。归脾、胃、肺经。

【功能主治】开胃止呕，芳香化浊，发表解暑。用于湿浊中阻，暑湿倦怠，脘痞呕吐，寒湿闭暑，胸闷不舒，鼻渊头痛，腹痛吐泻。

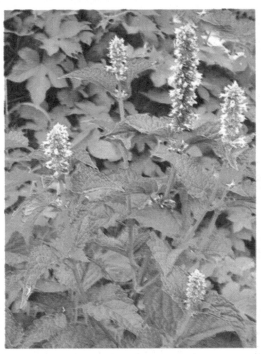

本草药方

● 1. 主治：中暑。
　　广藿香叶20g，炒白扁豆38g。一同制成细末，每次服用10g，每天3次。

● 2. 主治：有机磷农药中毒后遗症。
　　广藿香、茯苓、当归、车前子各12g，绿豆60g，滑石20g，甘草15g，陈皮、半夏各10g，大黄5g。加水煎沸15分钟，滤出药液，再加水煎20分钟，去渣，两煎药液兑匀，分服，每天1剂。食少纳呆加神曲、麦芽各20g；身疲乏力加黄芪、党参各15g；头痛头晕加川芎、菊花、石菖蒲各10g；恶风怕冷加桂枝、防风各10g；皮肤中毒者加金银花、连翘各10g；呼吸道吸入中毒者加桔梗10g。

● 3. 主治：胃溃疡，慢性胃炎，肠炎，消化不良，肠鸣，腹胀。
　　广藿香、厚朴、陈皮、白术、砂仁、木香、白芍、山药、山楂、神曲各25g，党参、茯苓、麦芽、谷芽各45g，丹参、黄芩、玉竹各35g，炙甘草、半夏各20g。煎服法同2。每天1剂。

药膳养生

◎ 藿香辛芷茶
　　广藿香180g，细辛9g，白芷30g，猪胆6个，茶叶30g，辛夷5g。藿香、细辛、白芷研为细末，拌匀，将猪胆汁蒸煮消毒后，混合上药粉成丸，每服6g，每天3次，茶叶和辛夷煎汤送服。▶清化湿浊，宣通鼻窍。对于慢性鼻渊而致的鼻塞、流脓涕、头痛头昏、嗅觉障碍等症有疗效。

◎ 藿香薄荷茶
　　广藿香、薄荷、苏叶各10g，生姜3g。用沸水冲泡5分钟后饮用。▶对于夏季暑湿发热感冒有疗效。

佩兰 学名：Eupatorium fortunei Turcz.

HERBA EUPATORII Peilan

《佩兰》

别名： 兰草，水香，都梁香，大泽兰，燕尾草，香水兰，香草，醒头草。

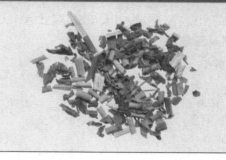

◎《本草纲目》记载佩兰："消痈肿，调月经。"

【科 属】为菊科植物佩兰的干燥地上部分。

【地理分布】路边灌丛或溪边有野生，也可栽培。分布于河北、陕西、江苏、山东、江西、浙江、湖北、湖南、广西、广东、贵州、四川、云南等

地。主产于河北、江苏、山东及江苏。

【采收加工】夏、秋两季分两次采割，除去杂质后晒干。

【药理作用】抗病毒；祛痰；抗肿瘤等。

【化学成分】挥发油类：乙酸橙花醇酯，对聚伞花素，5-甲基麝香草醚等；萜类：β-香树脂醇棕榈酸酯，蒲公英甾醇乙酸酯，蒲公英甾醇棕榈酸酯等；生物碱类：仰卧天芥菜碱，宁德洛非碱等；甾体类：豆甾醇，蒲公英甾醇，β-谷甾醇等；有机酸类；邻香豆酸，棕榈酸，琥珀酸等。

【性味归经】辛，平。归脾、胃、肺经。

【功能主治】醒脾开胃，芳香化湿，发表解暑。用于湿浊中阻，口中甜腻，脘痞呕恶，多涎，口臭，湿温暑湿，头胀胸闷。

本草药方

◎ **1. 主治：眼干、口干、口苦、湿热内蕴、口臭、口角有白色分泌物，苔黄腻，舌红。**
佩兰叶、郁金、藿香、苍术、黄柏各8g，夏枯草15g，薏苡仁12g，厚朴、陈皮各5g，甘草2g。加水煎沸15分钟，滤出药液，再加水煎20分钟，去渣，两煎药液兑匀，分服，每天1剂。

◎ **2. 主治：产后失血过多，面黄舌燥，倦怠乏力，毛发脱落，席汉氏综合征，气血两虚。**
佩兰、白芍、陈皮、代赭石、益母草、麦门冬、竹茹、石菖蒲各15g，黄芪、党参、当归、白术、熟地黄、半夏各20g。煎服法同1。每天1剂。

◎ **3. 主治：席汉氏综合征，气血两虚。**
佩兰、竹茹、生地黄、陈皮、川芎、麦门冬、茯苓各15g，代赭石25g，党参、当归、半夏各20g，白芍、石菖蒲各12g。煎服法同1。每天1剂。

◎ **4. 主治：夏季外感，发热、头痛、全身骨痛、两目刺痛、胸闷恶心，大便不畅。**
佩兰9g，条芩、厚朴各6g，野菊花、白术各9g，葛根12g，秦艽4.5g，桔梗6g。水煎服。

◎ **5. 主治：急性胃肠炎。**
佩兰、藿香、苍术、茯苓、三颗针各9g。水煎服。

◎ **6. 主治：五月霉湿，并治秽浊之气。**
藿香叶5g，佩兰叶5g，陈广皮7.5g，制半夏7.5g，大腹皮（酒洗）5g，厚朴（姜汁炒）4g，加鲜荷叶15g为引。煎汤服。

◎ **7. 主治：秋后伏暑，因新症触发。**
藿香叶7.5g，佩兰10g，薄荷叶5g，冬桑叶10g，大青叶15g，鲜竹叶30片。先用青箬叶50g，活水芦笋100g，煎汤代水。

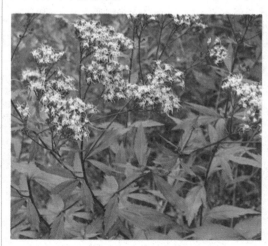

药膳养生

◎ **佩兰茶**
佩兰鲜叶适量。开水冲泡。代茶饮。▶适用于暑湿胸闷，口甜腻，食减。

草豆蔻 学名：Alpinia katsumadai Hayata

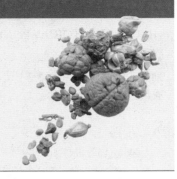

SEMEN ALPINIAE KATSUMADAI　Caodoukou

〖草豆蔻〗

别名： 豆蔻，漏蔻，草果蔻，偶子，草蔻仁，飞雷子，弯子。

◎《本草纲目》记载草豆蔻：

"治瘴疠寒疟，伤暑吐下泄痢，噎膈反胃，痞满吐酸，痰饮积聚，妇人恶阻、带下，除寒燥湿，开郁破气，杀鱼肉毒。"

【科 属】为姜科植物草豆蔻的干燥近成熟的种子。

【地理分布】野生于疏林、山地、河边、沟谷以及林缘湿处。分布于海南、广东、广西等地。主产于广西、海南。

【采收加工】夏、秋两季采收，晒到九成干，或用水略烫，晒到半干，除去种皮，取出种子团，晒干。

【药理作用】抗肿瘤；增加胃蛋白酶活性等。

【化学成分】挥发油类：桉叶素，反杜皮醛，芳樟醇，樟脑，乙酰龙脑酯，4-松油醇等；黄酮类：槲皮素，山柰酚，熊竹素，鼠李柠檬素，山姜素，小豆蔻查耳酮等；二苯基庚烷类：(5r)-反-1,7-二苯基-5-二羟基-△-庚烯-3-酮等；其他：铜、锰、铁等元素。

【性味归经】辛，温。归脾、胃经。

【功能主治】温胃止呕，燥湿健脾。用于脘腹胀满冷痛，寒湿内阻，不思饮食，嗳气呕逆。

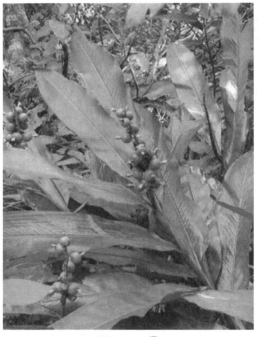

本草药方

◎ **1. 主治：** 肝癌。

草豆蔻、槟榔、砂仁各22g，壁虎、地鳖虫、沉香各15g，木香12g。为末。每次冲服5g，每天3次。

◎ **2. 主治：** 萎缩性胃炎。

草豆蔻、莱菔子、黄连、柴胡、青皮、枳壳、槟榔、陈皮、黄芩各10g，半夏、瓜蒌仁、木香各15g。加水煎沸15分钟，滤出药液，再加水煎20分钟，去渣，两煎药液兑匀，分服，每天1剂。

◎ **3. 主治：** 慢性胃炎。

草蔻仁、良姜、益智仁各50g，香附、菖蒲各100g，砂仁20g。一起制成细末。每次冲服1g，每天3次。

◎ **4. 主治：** 胃肠神经官能症。

草豆蔻、香附、紫苏梗各10g，陈皮、枳实、公丁香、乌药、生姜各5g。煎服法同2。每天1剂。

药膳养生

◎ **草蔻羊肉刀削面**

草蔻仁4枚，高良姜6g，生姜汁15毫升，面粉适量。草豆蔻、高良姜水煎取汁，兑入生姜汁后和面，做刀削面；用羊肉煮取浓汁为汤，后用食盐调味食。▶温中止呕，健脾益胃。适用于呕逆不思饮食，脾胃虚弱等症。

◎ **草果豆蔻乌骨鸡**

草豆蔻、草果各8g，乌骨母鸡1只。鸡洗净，草豆蔻、草果放入其腹内，用竹签缝好切口，加水煮熟，调味食用。▶温中健胃，补脾燥湿，行气止痛。适用于脾胃虚寒，大便溏泻，食欲不振，胃脘疼痛等症。

利水渗湿药

【概念】

在中医药理论中凡能渗泄水湿，通利水道，治疗水湿内停病证的药物，称利水渗湿药。

【功效】

利水渗湿药味多甘、淡，主归小肠、膀胱经，具有利水消肿、利湿退黄、利尿通淋等功效。

【药理作用】

中医学科学研究证明，利水渗湿药主要具有利胆保肝、利尿、降血脂、调节免疫功能、抗肿瘤、抗病原体作用。

【适用范围】

利水渗湿药主要用于水肿、小便不利、痰饮、泄泻、黄疸、淋证、湿疮、带下、湿温等水湿所导致的各种病证。对现代医学称谓的慢性肾小球肾炎、急性肾小球肾炎、肝源性水肿、肾源性水肿、妊娠水肿、心源性水肿、内分泌失调性水肿、膀胱炎、尿道炎、肾盂肾炎、前列腺炎、泌尿系结石等有治疗作用，部分药物用于治疗高血脂、癌症等。

【药物分类】

根据药物作用特点以及临床应用不同，利水渗湿药分为利水消肿药、利湿退黄药和利尿通淋药三类。

利水消肿药性味甘、淡、平或微寒。淡能渗泄水湿，服药后能使水肿消退，小便畅利，因此具有利水消肿作用。主要用于水湿内停的小便不利，水肿，以及痰饮、泄泻等证。中医药方常用的利水消肿药有猪苓、茯苓、泽泻、薏苡仁、玉米须、冬瓜皮、荠菜、葫芦、香加皮、枳椇子、蝼蛄、泽漆、萱草根、赤小豆等。

利湿退黄药性味多苦寒，属脾、肝、胃、胆经。苦寒能清泄湿热，因此以利湿退黄为主要作用，主要用于湿热黄疸，症见目黄、小便黄、身黄等。部分药物还可以治湿疮痈肿等证。临证可根据阳黄、阴黄的湿热、寒湿偏重不同，选择适当药物配伍治疗。中医药方常用的利湿退黄药有金钱草、茵陈、虎杖、珍珠草、垂盆草、地耳草、水飞蓟、鸡骨草等。

利尿通淋药性味多苦寒，或甘淡寒。苦能降泄，寒能清热，走下焦，尤能清利下焦湿热，因此具有利尿通淋的作用，主要用于小便短赤、热淋、石淋、血淋以及膏淋等证。中医药方常用的利尿通淋药有滑石、车前子、通草、木通、地肤子、瞿麦、冬葵果、石韦、海金沙、灯心草等。

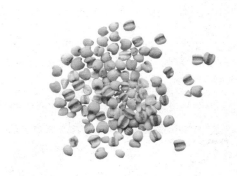

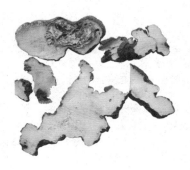

茯苓

学名：Poriacocos (Schw.) Wolf

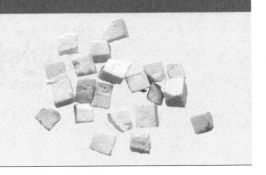

PORIA　Fuling

【茯苓】

别名： 茯菟，茯灵，僚苓，松薯，松苓，松木薯。

◎《本草纲目拾遗》记载茯苓：

"胸胁逆气，忧恚惊邪恐悸，心下结痛，寒热烦满咳逆，口焦舌干，利小便。"

【科　属】为多孔菌科真菌茯苓的干燥菌核。

【地理分布】松树根上多有野生。分布于河南、吉林、安徽、浙江、湖北、广西、福建、台湾、贵州、四川、云南。

【采收加工】野生茯苓一般于7月至第二年3月间采挖，人工培植者通常栽后8~10个月成熟时采挖，挖出后除去泥沙，堆起"发汗"后，摊开晾至干燥，再"发汗"，反复数次到出现皱纹、内部水分大部分散失后，阴干使用。

【药理作用】抗肝损伤；利尿；抗胃溃疡；抗肿瘤；增强免疫功能等。

【化学成分】萜类：茯苓酸，土特酸，齿孔酸，松苓酸，松苓新酸等；有机酸类：十一酸，辛酸，月桂酸，十二酸，棕榈酸等；其他：麦角甾醇，树胶，甲壳质，蛋白质，脂肪，甾醇，右旋葡萄糖，卵磷脂等；多糖类：茯苓次聚糖，β-茯苓聚糖等。

【性味归经】甘、淡，平。归心、肺、肾经。

【功能主治】利水渗湿，宁心，健脾。用于水肿尿少，痰饮眩悸，便溏泄泻，脾虚食少，惊悸失眠，心神不安。

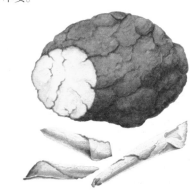

本草药方

◎ 1. 主治：阴疽久不成脓，及成脓而不溃，溃而不敛。

茯苓、白芍、白术、熟地黄各8g，黄芪30g，当归20g，川芎、人参、木瓜、牛膝、甘草各5g，附子、肉桂各2g。加水煎沸15分钟，滤出药液，再加水煎20分钟，去渣，两煎药液兑匀，分服，每天1剂。

◎ 2. 主治：白带多，包括予宫癌所致的白带。

茯苓15g，山药、白术各30g，海螵蛸12g，黄芩、柴胡、紫参各10g，肉桂6g，花椒目5g。煎服法同1。每天1剂。

◎ 3. 主治：带下色白及呈米泔水样。

茯苓、猪苓、生白术各12g，半枝莲、土茯苓、白毛藤各30g，党参、黄芪各15g，炙没药、炙乳香、薏苡仁、墓头回各8g。煎服法同1。每天1剂。

药膳养生

◎ 茯苓糕

茯苓粉、芝麻粉、糯米粉、豆浆、白糖粉、植物油各适量。白糖粉加豆浆、植物油搅拌成糊状，加茯苓粉、糕粉、芝麻粉和匀，搓糕，上盘压糕后蒸熟，冷却，切片烘烤收糕。▶健脾益气，安神宁心。对小儿脾失健运，消化不良，大便溏泻，心悸失眠，神志不安等症均有疗效。

◎ 茯苓梅花银耳

茯苓20g，鸽蛋20个，银耳50g，调料适量。茯苓研粉，兑60毫升水，用砂锅煮20分钟，银耳温水发好待用；鸽蛋打入抹好奶油的梅花模子内，银耳镶在鸽蛋上，蒸1~2分钟，取出放盘内待用；锅烧热放油，加鸡汤、茯苓汁，调匀煮沸，勾芡并加入鸡油，淋于盘中呈梅花状之银耳上。佐餐食。▶除湿健脾，补心安神。适用于脾虚湿困，心悸失眠的水肿胀满，痰饮咳嗽，食少脘闷，久病体弱，大便溏泻等症。

猪 苓 学名：Grifola umbellata (Pers.) Pilat

POLYPORUS　Zhuling

【猪苓】

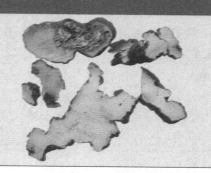

别名： 猪茯苓，地乌桃，猪屎苓，野猪食，野猪粪。

◎《本草纲目》记载猪苓：

"开腠理，治淋，肿，脚气，白浊，带下，妊娠子淋，小便不利。"

本草药方

◎ **1. 主治：泌尿系结石。**

猪苓10g，金钱草、丹参、滑石各30g，连翘20g，白茅根、赤芍、海金沙、牛膝各15g。加水煎沸15分钟，滤出药液，再加水煎20分钟，去渣，两煎药液调兑均匀，分服，每天2剂。结石久不下移加桃仁、皂角刺、三棱、莪术各10g；疼痛剧烈加乌药、川楝子各10g，乳香、没药各5g。

◎ **2. 主治：泌尿系结石。**

猪苓、石韦、车前子、黑豆各30g，木贼60g，萹蓄、赤茯苓、泽泻各20g，附子、王不留行、木通各10g，酒炒大黄、甘草各5g，肉桂2g，胡桃仁（生食服）5枚。煎服法同1。每天1剂。

◎ **3. 主治：肾积水。**

猪苓、滑石、泽泻、茯苓、阿胶各8g，甘草5g，金钱草30g，牛膝18g，车前子15g，续断12g，甘草6g。煎服法同1。每天1剂。气虚加党参、黄芪各20g；腰痛加元胡15g；小便浑浊加草薢15g。

◎ **4. 主治：妊娠从脚上至腹肿，小便不利，微渴引饮。**

猪苓250g，末，以热水服方寸匕，日3服。

◎ **5. 主治：呕吐而病在膈上，思水者。**

猪苓、茯苓、白术各等份。上三味，杵为末，饮服10g，每日3服。

◎ **6. 主治：年壮气盛，梦遗白浊。**

半夏50g，猪苓50g。半夏锉如豆大，猪苓为末。先将半夏炒令黄色，不令焦，地上去火毒半日，取半夏为末；以一半猪苓末调匀和丸，如桐子大，更用余猪苓末拌丸，使干，入不油砂瓶中养之。每服40丸，空心温酒盐汤下；于申末间冷酒下。

◎ **7. 主治：肠胃寒湿，嗜卧不食。**

猪苓（去黑皮）15g，肉豆蔻2枚，黄柏（去粗皮，炙）0.3g。上三味捣罗为末，米饮和丸，如绿豆大，每服10丸，食前热水下。

【科 属】为多孔菌科真菌猪苓的干燥菌核。

【地理分布】林中树根旁地上或腐木桩旁多有生长。分布于吉林、黑龙江、河北、辽宁、山西、陕西、河南、四川、贵州、甘肃、湖北、云南。

【采收加工】春、秋季节采挖，除去泥沙，干燥。

【药理作用】增强免疫功能；利尿；抗肝损伤；抗肿瘤；抗菌等。

【化学成分】麦角甾醇，麦角甾 -4,6,8（14），22-四烯 -3- 酮，生物素，α- 羟基 - 廿四碳酸，粗蛋白，猪苓聚糖 I。

【性味归经】甘、淡，平。归肾、膀胱经。

【功能主治】利水渗湿。用于小便不利，泄泻，水肿，淋浊，带下。

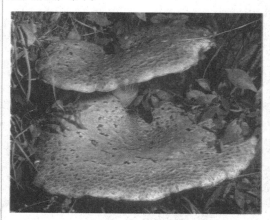

药膳养生

◎ **双苓鲤鱼汤**

猪苓、茯苓各30g，鲤鱼1条。将鲤鱼去鳃、鳞及肠肚脏杂，洗净，用油煸其表面使呈黄色，加入调料及猪苓、茯苓，加水没过药、鱼，文火慢炖约30分钟。吃鱼喝汤。▶主治水肿脚气，小便不利，孕妇子肿。

冬瓜 学名：Benincasa hispida (Thund.) Cogn.

EXOCARPIUM BENINCASAE　Dongguapi

【冬瓜皮】

别名：白瓜皮，白冬瓜皮。

◎《本草纲目》记载冬瓜皮：

"主驴马汗入疮肿痛，阴干为末涂之，又主折伤损痛。"

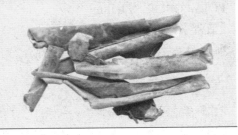

【科　属】为葫芦科植物冬瓜的干燥外层果皮。

【地理分布】全国各地均有栽培。

【采收加工】食用冬瓜的时候，洗净，削取外层果皮，晒干。

【药理作用】利尿。

【化学成分】胆甾醇类：25-双烯醇，24-乙基胆甾-7，24-乙基胆甾-7-烯醇等；萜类：异蔷薇烯醇醋酸酯，β-黏霉烯醇，西米杜鹃醇，葫芦烷-5,24-双烯醇等；挥发油类：正己醛，E-2-己烯醛，2,5-二甲基吡秦，α-甲基吡嗪等；其他：维生素 C，木脂素，纤维素等。

【性味归经】甘，凉。归脾、小肠经。

【功能主治】利尿消肿。用于小便不利，水肿胀满，暑热口渴，小便短赤。

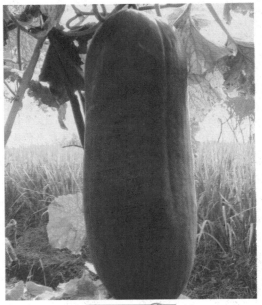

本草药方

◎ **1. 主治：**急性阑尾炎。

冬瓜仁、败酱草各28g，白花蛇舌草15g，牡丹皮15g，大黄、桃仁各10g。加水煎沸15分钟，滤出药液，再加水煎20分钟，去渣，两煎药液调兑均匀，分服，每天1剂。

◎ **2. 主治：**急性阑尾炎。

冬瓜仁、败酱草、金银花各20g，蒲公英、薏苡仁、白花蛇舌草各30g，芒硝、桃仁、大黄、牡丹皮各10g，生甘草5g。加水煎沸15分钟，滤出药液，再加水煎20分钟，去渣，两煎药液调兑均匀，分服，每天1剂。

◎ **3. 主治：**急性阑尾炎。

冬瓜子、蒲公英、金银花各60g，红藤30g，广木香、生大黄各15g。加水煎沸15分钟，滤出药液，再加水煎20分钟，去渣，两煎药液调兑均匀，分服，每天1剂。湿盛舌苔腻加薏苡仁、白花蛇舌草各20g；气滞加川楝子、枳壳各10g；热盛便秘加芒硝10g；合并脓肿加桃仁、桔梗、败酱草、红花各10g；病情重者，每天2剂。

药膳养生

◎ **冬瓜汤**

冬瓜（连皮）适量，洗净切薄，加水煮熟，放入食盐调味，饮汤食瓜。▶健脾行水。适用于脾虚，肤色淡黄，少气懒言，皮薄光亮，大便溏薄等症。

◎ **冬瓜粳米粥**

粳米130g，冬瓜（连皮）100g。新鲜连皮冬瓜洗净切块，粳米加水煮至瓜烂米熟汤稠为佳。调料适量，每天上、下午随意食用。▶止咳平喘，利水消肿。适用于小便不利，慢性肾炎，水肿胀满，肥胖症，肝硬化腹水，肺热咳嗽，痰喘等症。

◎ **冬瓜皮蚕豆汤**

冬瓜皮60g，蚕豆50g。一同煮汤，调味，饮汤食豆。▶利水消肿，健脾化湿。适用于脾虚水停，按指深陷，全身悉肿，身体重倦，小便不利，胸闷纳呆等症。

玉蜀黍 学名：Zea mays L.

STIGMATA MAYDIS　Yumixu

【玉米须】

别名： 玉麦须，棒子毛。

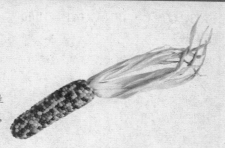

◎《全国中草药汇编》记载玉米须：
"利尿消肿，平肝利胆。治急慢性肾炎，水肿，急慢性肝炎，高血压，糖尿病，慢性副鼻窦炎，尿路结石，胆结石，并预防习惯性流产。"

【科　属】为禾本科植物玉蜀黍的干燥花柱以及柱头。

【地理分布】全国各地都有栽培。

【采收加工】玉米上浆时即可采收，但常在秋后剥取玉米时收集。除去杂质，鲜用或者晒干生用。

【药理作用】促进胆汁分泌和排泄；利尿；降血糖；降血压等。

【化学成分】脂肪油 2.5%，树胶类物质 3.8%，挥发油 0.12%，苦味糖苷 1.15%，树脂 2.7%，皂苷 3.18%，生物碱 0.05%；其他：维生素 C，隐黄质，泛酸，肌醇，硝酸，谷甾醇等。

【性味归经】甘，平。归膀胱、肝、胆经。

【功能主治】利湿退黄，利水消肿。用于黄疸，水肿。

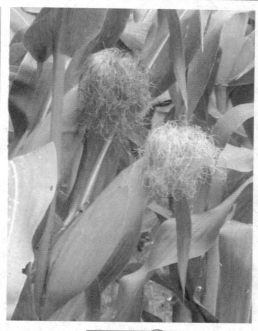

本草药方

● **1. 主治：慢性胆囊炎。**

玉米须 58g，茵陈 30g，郁金、栀子各 15g。加水煎沸 15 分钟，滤出药液，再加水煎 20 分钟，去渣，两煎药液调兑均匀，分服，每天 1 剂。

● **2. 主治：胆结石。**

玉米须 20g，茵陈 26g，虎杖 30g，木香、黄芩、郁金各 15g。煎服法同 1。每天 1 剂。

● **3. 主治：胆道残余结石。**

玉米须、白花蛇舌草、大叶金钱草各 30g，虎杖 22g，郁金、枳壳各 12g，木香、鸡内金各 8g，大黄（后下）5g。煎服法同 1。每天 1 剂。

● **4. 主治：肾病综合征。**

玉米须 30g，白茅根 15g，薏苡仁 12g，菊花、夏枯草、冬瓜皮、车前草各 5g，大腹皮、茯苓皮、苍术各 5g。煎服法同 1。每天 1 剂。

● **5. 主治：肾病综合征。**

玉米须 90g，氯化钾（分 2 次冲服）1g。玉米须水煎，去渣，分 2 次冲服氯化钾。每天 1 剂。

药膳养生

● **养血生津玉米须龟**

玉米须 100g，乌龟 1 只，调料适量。乌龟去头爪、内脏，洗净；玉米须洗净，放入纱布袋，扎口；二者一起放入锅内，加姜、葱、黄酒、清水适量，大火烧沸后，转小火炖熟。食肉饮汤。▶滋阴平肝，养血生津。适用于糖尿病，口渴神倦，高血压等症。

● **玉米须茵陈汤**

玉米须 40g（鲜品加倍），车前草、茵陈各 30g，白糖适量。茵陈、玉米须、车前草加水 500 毫升，浓煎去渣，加白糖调服。每服 200 毫升，每天 4 次。▶利胆退黄，清热祛湿。适用于湿热黄疸，症见身目俱黄、黄色鲜明、发热口渴、小便深黄。急性期宜多服，每天 2000 毫升，分 4 次服。

葫 芦 学名：Lagenaria siceraria (Molina) Standl.var.depressa (Ser.) Hara

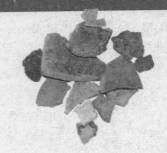

FRUCTUS LAGENARIAE Hulu

【葫 芦】

别名：匏，匏瓜，瓠瓜，壶卢，葫芦瓜。

◎《本草纲目》记载葫芦：

"除烦，治心热，利小肠，润心肺，治石淋。"

【科 属】为葫芦科植物葫芦的干燥果实。

【地理分布】我国各地广泛栽培。

【采收加工】秋末冬初采取成熟果实，切开，除去瓤心种子，打碎，晒干。

【药理作用】抑制胰蛋白酶活性等。

【化学成分】果实含 22- 脱氧葫芦苦素，22- 脱氧异葫芦苦素，糖类，脂肪油。种子含蛋白质等。

【性味归经】甘、平。归肺、肾经。

【功能主治】利水消肿。用于淋证，水肿，黄疸。

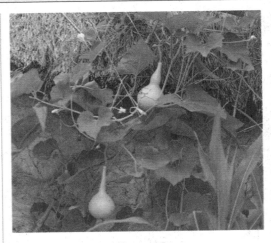

本草药方

◎ **1. 主治：急性无黄疸型病毒性肝炎。**

葫芦条、白茅根各 15g，鸡血藤、毛姜各 6g。加水煎沸 15 分钟，滤出药液，再加水煎 20 分钟，去渣，两煎药液调兑均匀，分服，每天 2 剂。

◎ **2. 主治：高血脂。**

茶叶 3g、陈葫芦 15g。一起研为细末，沸水冲泡饮用。

◎ **3. 主治：尿频，尿急，尿痛，尿血，腰痛，小便黄赤。**

葫芦瓜 500g，白茅根 200g，白糖适量。葫芦瓜连皮切块，与白茅根水煎，加糖饮用。每天 3 次。

◎ **4. 主治：急性肾炎。**

陈葫芦 15g，青蛙（干品）2 只，蝼蛄 7 个。微炒，研成细末或制为丸剂，以温酒送服，每次服 6g，每天服 3 次。

◎ **5. 主治：高血压，烦热口渴，肝炎黄疸，尿路结石。**

鲜葫芦捣烂绞汁，以蜂蜜调服，每服半杯至 1 杯，1 日 2 次。或煮水服亦可。

◎ **6. 主治：阑尾炎。**

葫芦种子 30 克，大血藤 30 克，蘩缕 30 克，水煎分 2 次服。

药膳养生

◎ **葫芦粥**

陈葫芦 15g，粳米 50g，冰糖适量。将洗净的粳米、冰糖一起放入砂锅内，加水 600 毫升，煮至米开时，加陈葫芦粉，煮片刻，视粥稠为度。每天 2 次，温热顿服，6 天为 1 疗程。▶利水消肿。适用于晚期血吸虫性腹水，肾炎及心脏性水肿等。

◎ **葫芦双皮汤**

葫芦壳 60g，西瓜皮、冬瓜皮各 30g，红枣 15g。上各味加水 400 毫升，煎至约 150 毫升，去渣。服汤，每天 1 剂，至浮肿消退为佳。▶利水消肿。适用于慢性肾炎水肿。

◎ **葫芦虫笋汤**

葫芦 60g，虫笋 30g。葫芦切成片，虫笋切成段，加水煎汤服。▶渗湿利尿。适用于小便不利、水肿等。

◎ **葫芦茶冰糖饮**

葫芦 50g，冰糖适量。上药加水 3 碗，煎成 1 碗，代茶饮。▶疏风宣肺止咳。适用于咳嗽痰稀，外感风寒，鼻塞流涕等症。

荠菜 学名：Capsella bursapastoris (L.) Medic.

HERBA CAPSELLAE　Jicai

【荠菜】

别名： 荠，靡草，护生草，鸡心菜，净肠草，清明菜，香田荠，假水菜。

◎《本草纲目》记载荠菜：
"明目益胃。"

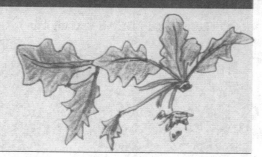

【科属】为十字花科植物荠菜的干燥全草。

【地理分布】原产于亚洲西南部以及欧洲；全国各地都有野生，或为栽培，可作蔬菜。

【采收加工】3～5月采集，洗净切段，晒干后，生用。

【药理作用】小剂量缩短凝血时间，大剂量延长出血时间；兴奋子宫平滑肌；抗肿瘤等。

【化学成分】氨基酸类：天冬氨酸，精氨酸等；有机酸类：酒石酸，草酸，苹果酸等；生物碱类：麦角克碱，芥子碱，胆碱等；黄酮类：山柰酚-4-甲醚，香叶木苷，槲皮素-3-甲醚等；其他：蔗糖，山梨糖，微量元素等。

【性味归经】甘，凉。归肝、胃经。

【功能主治】明目，止血，利水消肿。用于肝热目赤，目生翳膜，水肿，血热出血。

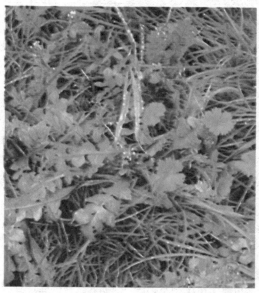

药膳养生

◎ **荠菜鸡蛋汤**

鲜荠菜200g，鸡蛋1个。鲜荠菜加水约600毫升，放砂锅中煮到350毫升时，打入鸡蛋，煮熟，加食盐调味。菜、蛋、汤一起食用。每天2次，30天为1个疗程。▶养血止血。现多用于肾结核血尿及乳糜尿等症。

◎ **荠菜煎鸡蛋**

荠菜120g，鸡蛋1～2个。将荠菜切段，鸡蛋打散，同荠菜调匀，可加食盐少许，待锅中食油沸后倒入，煎熟。顿服。▶补益脾胃，清肝明目。适用于眩晕头痛，肝虚有热等症。

◎ **荠菜拌豆腐**

荠菜250g，豆腐100g，调料适量。豆腐切成小方丁，开水烫后，捞出盛在盘内；荠菜用开水焯一下，凉后切细末，撒在豆腐上，加味精、精盐各适量拌匀，淋上香油，代菜吃。▶利水通淋，凉肝止血。适用内伤吐血，便血，月经过多，高血压，肾炎及乳糜尿等症。

本草药方

◎ **1. 主治：** 乳糜尿，腰痛，小便浑浊如米泔，或夹有黏稠的血丝血块。

荠菜花、草薢各15g，益智仁、覆盆子、菟丝子、薏苡仁、女贞子、生地黄各12g，桑螵蛸、地龙各8g。加水煎沸15分钟，滤出药液，再加水煎20分钟，去渣，两煎药液兑匀，每天1剂。

神疲乏力，气短懒言加白术、党参、黄芪各20g，升麻10g；血尿明显加白茅根、益母草、侧柏叶、茜草各10g，三七粉（研，冲）3g；排尿困难，夹有血块加琥珀粉（研，冲）5g。

◎ **2. 主治：** 阳症水肿。

荠菜根50g，车前草50g。水煎服。

◎ **3. 主治：** 小儿麻疹火盛。

鲜荠菜50~100g（干品40~60g），白茅根200~250g。水煎，可代茶长服。

杠柳 学名：Periploca sepium Bge.

CORTEX PERIPLOCAE　Xiangjiapi
【香加皮】

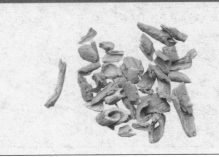

别名： 五加皮，北五加皮，杠柳皮，臭五加，山五加皮，香五加皮。

◎《四川中药志》（1960年版）记载香加皮：
"强心镇痛，除风湿。治风寒湿痹，脚膝拘挛，筋骨疼痛，少量能强心。"

【科　属】为萝藦科植物杠柳的干燥根皮。

【地理分布】平原及低山丘的沟坡、林缘、地埂或河边沙石地等处多有野生。分布于辽宁、吉林、内蒙古、河北、山西、河南、陕西、山东、甘肃、江苏、四川、江西、贵州等地。

【采收加工】春、秋两季挖出根部，趁鲜敲打泥土后剥下根皮，除去木心，取皮晒干后可使用。

【药理作用】升压、强心；抗炎等。

【化学成分】甾醇及其苷类：北五加皮苷A、北五加皮苷B、北五加皮苷C、北五加皮苷D、北五加皮苷E、北五加皮苷L、北五加皮苷M、北五加皮苷N、北五加皮苷S-4a、北五加皮苷S-5、北五加皮苷S-10、北五加皮苷S-4d、北五加皮苷S-6、北五加皮苷S-20，杠柳毒苷等；其他：寡糖等。

【性味归经】辛、苦、温，有毒。归肝、肾、心经。

【功能主治】利水消肿，强筋骨，祛风湿。对水肿，小便不利，风湿痹证均有疗效。

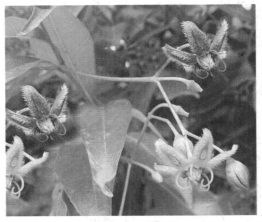

药膳养生

◎ 豹骨酒

　　香加皮、当归、青皮（醋炒）、鹿茸、川芎、白芍、制草乌、木瓜、枸杞子、红花、紫草、羌活、续断、制川乌、苍术（米泔水炒）、独活、白芷、补骨脂（盐炒）、白花蛇（酒制）、杜仲（炭）、乌药、防风、牡丹皮、佛手、人参、砂仁、檀香、肉桂、豆蔻、木香、丁香各6g。豹骨、薏苡仁（麸炒）、粉草薢、淫羊藿（羊脂炙）、熟地黄、陈皮、玉竹、牛膝各80g，油松节40g，乳香（醋炒）、没药（醋炒）、红曲各20g，麝香0.2g，红糖960g，蜂蜜1.6kg，白酒17kg。将豹骨分次加水煎煮至胶尽，合并煎煮液，浓缩到黏稠状态。将乳香、没药研成细粉，麝香单研成细粉。再把薏苡仁等上味药加工成粗末，与豹骨煎液、乳香、没药、红糖、蜂蜜、白酒一同放入容器中，密封隔水煮至水沸，候冷后加入麝香粉混匀，密封静置3个月以上，过滤，药渣压榨，过滤。合并两次过滤液，静置两天，再过滤即成。早晚各1次，每次15毫升，温服。▶祛风除湿。对于风寒湿痹、手足麻木、筋骨疼痛、腰膝无力症状有疗效。

本草药方

◎ **主治：风湿骨痛，风火牙痛，跌打肿痛。**

　　香加皮、花椒、石菖蒲、鸡骨香、九里香各100g，细辛16g，豆豉姜、广藿香、香附各150g，两面针、黄芩、栀子、降香各25g，小叶双眼龙16g，荆三棱、高良姜、莪术各50g，黑老虎200g，樟脑15g，薄荷脑2g，30%白酒和酒精各适量。将上细辛、黑老虎等十六味捣碎以30%白酒密封，浸泡6天，全部取出置蒸馏器中进行蒸馏，收集含醇量20%以上的蒸馏液。黄芩、栀子各以3倍量的70%酒浸渍1天，取出过滤。再将蒸馏液与浸渍液合并，混匀，以乙醇调节含醇量为65%，加入樟脑、薄荷脑搅拌溶解，过滤即得。每瓶5毫升，口服。每次服5毫升，每天服2次。亦可外用，涂擦患部。

非洲蝼蛄 学名：Gryllotalpa africana Pallisot et Beauvois

GRYLLOTALPA Lougu
『蝼蛄』

别名： 梧鼠，蝼蝈，天蝼，蟪蛄，蝼蛭，蝼蛉，杜狗，炙鼠，津姑。

◎《本草纲目》记载蝼蛄：
"利大小便，通石淋。治瘰疬、骨鲠。"

【科 属】为蝼蛄科昆虫华北蝼蛄和非洲蝼蛄的干燥全虫。

【地理分布】栖息于田园、庭院以及潮湿的地方，尤其是在大量施用过有机肥料的地方，多而密集。昼伏夜出，有很强的趋光习性。分布于全国各地。

【采收加工】夏、秋季捕捉，在夜晚用灯光诱捕；或者翻地时捕捉。捕后用沸水烫死，晒干或烘干后使用。

【化学成分】氨基酸类：胱氨酸，精氨酸，组氨酸等；酶类：麦芽糖酶，淀粉酶，脂酸酶，胰蛋白酶样蛋白酶，氨肽酶等。

【性味归经】咸，寒。归膀胱、大肠、小肠经。

【功能主治】通淋，利水消肿。用于淋证、水肿。

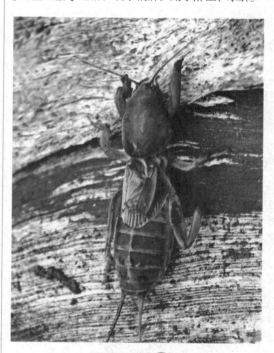

本草药方

◎ 1. **主治：** 肝硬化腹水。
蝼蛄（焙干）1个，砂仁5g。一起制成细末，黄酒冲服，每天2次。

◎ 2. **主治：** 肝硬化腹水。
蝼蛄10个，砂仁10g，蝼蛉（焙干）2只，陈葫芦30g。一起制成细末，黄酒冲服5g，每天3g。

◎ 3. **主治：** 水肿。
蝼蛄1个，甘遂末1g，猪肾脏1个。将猪肾剖开，去净筋膜，装入蝼蛄和甘遂末，缝合，煮熟食，并饮汤，每天1剂。

◎ 4. **主治：** 水肿。
蝼蛄（焙干）3个，干姜1g，附子2g。一起制成细末，冲服，每天2次。

◎ 5. **主治：** 小便不通。
蝼蛄（微炒）3枚，苦瓠子（微炒）30粒。捣细罗为散，每服以冷水调下5g。

◎ 6. **主治：** 颈项溃疡。
带壳蝼蛄7枚，生取肉，入丁香7粒，于壳内烧过，与肉同研，用纸花贴之。

◎ 7. **主治：** 小儿脐风汁出。
甘草（炙，挫）、蝼蛄（炙焦）各一分。上二味，捣罗为散，掺敷脐中。

药膳养生

◎ **蝼蛄粉**
蝼蛄7个，盐100g，同于瓦上焙干，研磨成粉末，每服5g，温酒调下。▶可治石淋。

◎ **蝼蛄鸡蛋**
取蝼蛄1个，鸡蛋1个。先将鸡蛋一端打一小孔，把蝼蛄放入鸡蛋内，用纸把小孔封闭，再用文火把鸡蛋烧熟，剥去鸡蛋皮，把鸡蛋和蝼蛄一起吃，每次吃1个，1天1次。▶主治淋巴结核。

茵陈蒿 学名：Artemisia capillaris Thunb.

HERBA ARTEMISIAE SCOPARIAE   Yinchen

【茵陈】

别名: 茵陈蒿，石茵陈，绵茵陈，绒蒿，臭蒿，安吕，婆婆草，野兰蒿，黄蒿，狼尾蒿。

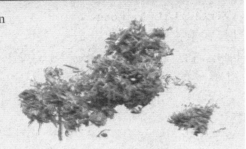

◎《本草纲目》记载茵陈：
"风湿寒热邪气，热结黄疸……"

【科 属】为菊科植物滨蒿或茵陈蒿的干燥地上部分。

【地理分布】**1.滨蒿** 山坡、路旁、旷野及半干旱或半湿润地区均有野生。林缘、路旁、草原、黄土高原和荒漠边缘地区多有分布。全国各地均有。

2.茵陈蒿 野生于低海拔地区河岸、海岸附近的湿润沙地、路旁以及低山坡地区。分布于华东、中南及辽宁、河北、陕西、四川、台湾等地。

【采收加工】春季幼苗高6～10厘米时采收或秋季花蕾长成时采割，除去杂质以及老茎，晒干。春季采收的习称"绵茵陈"，秋季采割的称"茵陈蒿"。

【药理作用】促进胆汁分泌；利尿；抗肝损伤；抗动脉粥样硬化；解热；降血压；抗肿瘤等。

【化学成分】香豆素类：6,7-二甲氧基香豆素，东莨菪内酯；挥发油：茵陈二炔，α-蒎烯等；有机酸类：茵陈香豆酸A、茵陈香豆酸B等；黄酮类：异茵陈黄酮，茵陈黄酮等；色原酮类：7-甲基茵陈色原酮等；醛酮类：对羟基苯乙酮等；其他：胆碱，植物雌激素等。

【性味归经】苦、辛；微寒。归脾、胃、肝、胆经。

【功能主治】退黄疸，清湿热。用于湿疮瘙痒，黄疸尿少；传染性黄疸型肝炎。

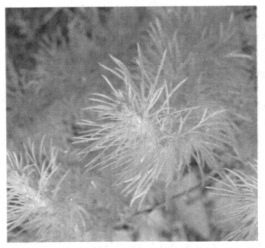

本草药方

◎ **1.主治：肝硬化腹水，虚实夹杂。**
茵陈、白芍、当归、杏仁、白术、木瓜、陈皮、藕节、泽兰、香附各20g，黄芪100g，赤芍、丹参、茯苓、车前子各30g，生姜10g。以水煎沸15分钟，滤出药液，再加水煎20分钟，两煎药液兑匀，分服，每天1剂。

◎ **2.主治：急慢性肝炎。**
茵陈、赤芍、黄芪、白芍各15g，夜交藤30g，藿香、当归、杏仁、远志、佩兰叶、郁金、橘红、石菖蒲各10g，黄连5g，琥珀粉末、羚羊角粉末各1g(冲服)。煎服法同1。每天1剂。

药膳养生

◎ **茵陈粳米粥**
茵陈40g，粳米60g，砂糖适量。先水煎茵陈，去渣取汁，再放入粳米煮粥，加砂糖。▶清热利湿，退黄。适用于传染性肝炎的小便不利、短赤、身目发黄、食欲不振。可作为肝炎恢复期停药后的日常饮食，以巩固疗效。

◎ **茵陈公英清热解毒汤**
茵陈80g，白糖30g，蒲公英50g。茵陈、公英加水500毫升，煎取400毫升，放白糖。分2次服，每天3次。▶利胆退黄，清热解毒。适用于湿热黄疸，黄色鲜明，小便深黄，发热口渴，急性胆道感染，急性黄疸型肝炎等症。慢性肝炎，证非湿热者不宜服用。

地耳草 学名：Hypericum japonicum Thunb.

HERBA HYPERICI JAPONICI　Diercao

〖地耳草〗

别名： 田基黄，斑鸠窝，雀舌草，蛇喳口，合掌草，跌水，七寸金，一条香，田边菊，观音莲。

◎《广东中药》记载地耳草：

"功能解毒散瘀，消肿，清血热。主治肝炎，肝硬化，肺痈，乳痈，丹毒，流注，毒蛇咬伤，恶疮毒肿。"

【科　属】为藤黄科植物地耳草的干燥全草。

【地理分布】生于田野较湿润处。广布于长江流域及其以南各地。

【采收加工】春、夏两季开花时采收全草，晒干或鲜用。

【药理作用】抗疟；抗菌；降血压等。

【化学成分】黄酮类：异槲皮苷，槲皮苷，槲皮素-7-鼠李糖苷等；其他：田基黄灵素A、田基黄灵素B，田基黄绵马素A-C，地耳草素A-D，绵马酸等。

【性味归经】苦、甘、凉。归肝、胆经。

【功能主治】清热解毒，利湿退黄，活血消肿。用于黄疸，跌打损伤，痈肿。

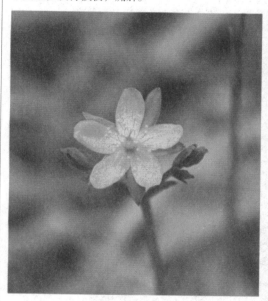

本草药方

◎ **1. 主治：** 利湿退黄，清热解毒，活血消肿。适用于毒蛇咬伤，黄疸热淋，恶疮，肿毒。

地耳草20g（鲜品加倍），煎汤，内服，每天1剂，分多次饮。或捣汁外用，或煎水洗。

◎ **2. 主治：** 产后体虚。

地耳草干全草50g，老酒适量，鸡1只。炖服。吃肉喝汤。

◎ **3. 主治：** 产后关节痛。

地耳草全草50g，冰糖30g，老酒少许。加水炖服，每天1剂。

◎ **4. 主治：** 急性肾炎。

地耳草30g，金丝草、地胆草、土牛膝、猫须草各15g。水煎服。每天1剂。

◎ **5. 主治：** 跌打损伤。

地耳草25~40g，酌加黄酒或酒、水各半，炖1小时，温服，每日2次。

◎ **6. 主治：** 急慢性传染性肝炎。

用干草制成浓煎剂，成人每日用生药75g，小儿1岁以下15g，1~3岁25g，3~7岁40g，7~10岁50g，10~13岁60g。煎液加糖分2次口服，连用20天。

药膳养生

◎ **清肝明目汤**

地耳15g，野菊花、蒲公英各15g。水煎服。每天2次。▶清肝明目。适用于肝热目赤肿痛，多眵。

◎ **地耳烧肉**

地耳60~120g，猪瘦肉200g。将地耳洗净，猪肉洗净切小块，加入适量水、盐、食油、酱油，煮到肉熟。佐餐食用。每天2次。▶滋阴养血，明目。对于肝血虚少有疗效。

◎ **地耳鸡蛋汤**

地耳草60g，鸡蛋2个。同煮，蛋熟后去壳，再放入汤中煮片刻。喝汤吃蛋。每天1次，连服6天。▶清利湿热。对于病毒性肝炎，肝经湿热者有疗效。

虎 杖 学名：Polygonum cuspidatum Sieb.et Zucc.

RHIZOMA POLYGONI CUSPIDATI　Huzhang

【虎 杖】

别名：苦杖，斑杖，杜牛膝，酸桶笋，酸杆，黄药子，
土地榆，雄黄连，蛇总管，阴阳连。

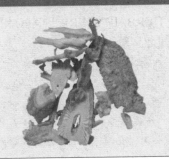

◎《本草纲目》记载虎杖：

"研末酒服，治产后瘀血血痛，及坠仆昏闷有效。"

【科 属】为蓼科植物虎杖的干燥根茎和根。

【地理分布】生长于沟谷以及林缘灌丛，或栽培。
华东、西南以及河北、中南、陕西、甘肃等地多
有分布。

【采收加工】春、秋两季采挖，除去须根，洗净，
趁鲜切成短段或厚片，晒干。

【药理作用】抗炎；止血；抑制血小板聚集；改
善微循环；镇咳，降血脂，平喘；抗氧化，降血
压；抗菌，抗病毒；升高血小板，白细胞；镇
静等。

【化学成分】蒽醌类：大黄酚，大黄素，蒽苷A、
蒽苷B、6-羟基芦荟大黄素等；黄酮类：槲皮
素-3-阿拉伯糖苷，槲皮素，木樨草素-7-葡萄
糖苷等；其他：白藜芦醇，迷人醇，虎杖苷，微
量元素，糖类成分等。

【性味归经】微苦，微寒。归肝、胆、肺经。

【功能主治】散瘀定痛，祛风利湿，止咳化痰。用
于关节痹痛，经闭，湿热黄疸，水火烫伤，癥瘕，
跌仆损伤，咳嗽痰多，痈肿疮毒。

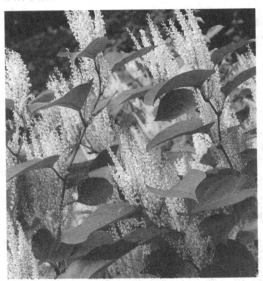

本草药方

◎ **1.主治：**烧伤。

虎杖、青鱼胆草各等份。一起研磨成细末，经
高压灭菌后，用麻油调匀。用棉签蘸涂烧伤处，每
天数次。药粉干燥脱落可再涂。

◎ **2.主治：**烧伤。

虎杖500g，红花、冰片、干生地黄、麦门冬、
当归、甘草、地榆、陈皮、朱砂各120g，茶油或花
生油500毫升。上药除冰片、朱砂研细末外，各味
药都放入油内浸泡24小时，然后用小火煎熬到麦门
冬变黑褐色为度，滤去药渣，待油温降至60℃时投
入冰片、朱砂末搅匀，油凉后备用。清创后，将上
油均匀地涂在创面上，4～6小时涂药1次，待创面
结成薄药痂后，改为每天涂1～2次。注意伤处勿受
压过久或磨损，保持痂膜干燥油润，待痂膜自行脱
落即治愈。

◎ **3.主治：**烧伤。

虎杖、大黄、黄芩、地榆各500g，黄柏、紫
草、黄连各400g，冰片100g，寒水石200g，鱼肝油
8000毫升。各味药研磨成末，共调匀。再用盐水清
理创面后，将烧伤水疱内水分以消毒针管抽尽。用
消毒棉签蘸药涂创面，每天3次。

药膳养生

◎ **虎杖酒**

虎杖根250g，65度白酒800毫升。上药洗净
切片，放酒中浸泡，密封半月后饮。用时可加少量
赤砂糖使酒着色。成人每次饮用15g，每天2次。

▶适用于类风湿、风湿性关节炎，腰椎肥大，骨关
节炎症。对酒过敏或患有慢性肝病者禁用，妇女行
经期停用。

垂盆草 学名：Sedum sarmentosum Bunge

HERBA SEDI　Chuipencao

【垂盆草】

别名： 半枝莲，狗牙草，佛指甲，瓜子草，三叶佛甲草，白蜈蚣，地蜈蚣草，太阳花，瓜子莲。

◎《本草纲目拾遗》记载垂盆草：
"治痈疔，便毒，黄疸，喉癣。"

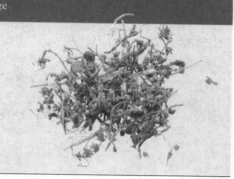

【科属】为景天科植物垂盆草的干燥或新鲜全草。

【地理分布】生长于海拔1600米以下的石隙、向阳山坡、沟边以及路旁湿润处。分布于辽宁、吉林、河北、河南、山西、甘肃、陕西、江苏、山东、浙江、安徽、福建、江西、湖南、湖北、四川、贵州等地。

【采收加工】夏、秋两季采收，除去杂质。鲜用或干燥。

【药理作用】抑菌；抗肝损伤等。

【化学成分】生物碱类：消旋甲基异石榴碱，二氢异石榴碱等；氰苷类：垂盆草苷等；氨基酸类：左旋天冬氨酸，左旋亮氨酸，左旋天冬酰胺等；其他：黄酮，三萜甾醇等。

【性味归经】甘、淡，凉。归肝、胆、小肠经。

【功能主治】解毒，清利湿热。用于小便不利，湿热黄疸，痈肿疮疡；急慢性肝炎。

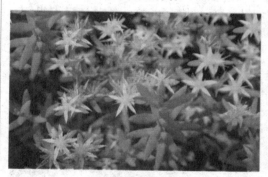

本草药方

◎ **1. 主治：慢性肝炎。**

党参、当归各15g，生地黄、茯苓、熟地黄各12g，白术、白芍药、川芎各8g，甘草5g。加水煎沸15分钟，滤出药液，再加水煎20分钟，去渣，两煎药液兑匀，分服，每天1剂。肝区痛加柴胡、丹参、刘寄奴、五灵脂各10g；阴虚加天门冬、沙参、枸杞子、石斛各10g；谷丙转氨酶高加田基黄、黄芩、垂盆草、土茯苓各10g；澳抗阳性加肉苁蓉、虎杖、淫羊藿、女贞子、巴戟天各10g。

◎ **2. 主治：前列腺肥大。**

垂盆草30g，猪苓、枳壳、蒲公英、大腹皮、茯苓、半边莲各15g，赤芍、小茴香各10g，黄柏、三七（研磨成末，冲）各5g。煎服法同1。每天1剂。

◎ **3. 主治：急性肝炎，低热，体倦乏力。**

鲜垂盆草200g，红枣20个，白糖15g。将鲜垂盆草切碎，红枣洗净，掰开，加水1000毫升共煎成浆约剩600毫升，加白糖即成。随时饮服，每天1剂。

药膳养生

◎ **垂阴茶冲剂**

垂盆草、阴行草各600g，食醋、红糖各400g。红枣煮熟，汤进枣内，去皮核，加入少量醋、红糖调味，共煎浓汁，贮瓶内备用。1次服用1大汤匙，每天3次。▶保肝退黄。适用于黄疸型肝炎。

◎ **垂盆草茶**

垂盆草30g，水煎代茶饮，每天1剂。垂盆草性甘淡，微酸凉，归肝、胆、小肠经。▶清热解毒利湿。对于湿热黄疸、小便不利，转氨酶和血清胆红素升高的患者有良效，并可使口苦、胃纳不佳、小便黄赤等湿热证候缓解和消除。

◎ **垂盆草番茄汁**

新鲜垂盆草600g，成熟鲜番茄1000g。将新鲜垂盆草、成熟鲜番茄分别洗干净，垂盆草放入温开水中浸泡片刻，取出切碎，入捣搅机中，搅压成浆汁，用洁净纱布过滤，收取滤汁，备用。鲜番茄可以用同样操作程序，收取番茄汁放入砂锅，用小火煮沸，离火，待其温热时，兑入垂盆草滤汁，拌匀即可。每天分3次服，随意饮用，当天用完。▶清肝退黄，护肝解毒。对于湿热内结型原发性肝癌癌前病变有疗效。

广州相思子
学名：Abrus cantoniensis Hance

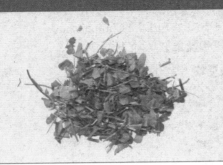

HERBA ABRI　Jigucao

【鸡骨草】

别名：黄头草，黄仔强，大黄草，假牛甘子，红母鸡草，猪腰草，黄食草，小叶龙鳞草。

◎《岭南草药志》记载鸡骨草：
"清郁热，疏肝和脾，续折伤。"

【科 属】为豆科植物广州相思子的干燥全株。

【地理分布】生长于山地或者旷野灌木林边。广东、广西等地均有分布。

【采收加工】全年均可采挖，除去泥沙，干燥后使用。

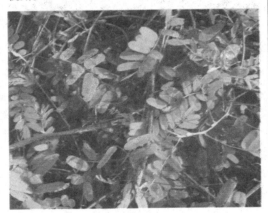

【药理作用】抗肝损伤等。

【化学成分】生物碱类：相思子碱等；蒽醌类：大黄素甲醚，大黄酚等；萜类：槐二醇，鸡骨草苷元A~G等；甾醇类：β-谷甾醇，豆甾醇等；其他：相思子酸，胆碱，相思子毒蛋白，尿酸，鞣质等。

【性味归经】甘、微苦，凉。归肝、胃经。

【功能主治】疏肝止痛，清热解毒。用于黄疸，胁肋不舒，胃脘胀痛；急慢性肝炎，乳腺炎。

本草药方

◎ **1. 主治：胆石症。**

鸡骨草、白芍、茵陈、冬葵子、陈皮各15g，鱼头石（打碎）30g。加水煎沸15分钟，滤出药液，再加水煎20分钟，去渣，两煎药液兑匀，分服，每天1剂。

◎ **2. 主治：消化性溃疡。**

鸡骨草、救必应、九里香叶各10g，入地金牛根皮30g，黑老虎15g。研末，为丸。每次服5g，每天3次。

◎ **3. 主治：黄疸。**

鸡骨草100g，红枣8枚。煎服。

◎ **4. 主治：瘰疬。**

鸡骨草3kg，豨莶草2kg。研末，蜜为丸，每丸重15g。日服3次，每次2丸，连服2~4周。

药膳养生

◎ **鸡骨草田螺汤**

鸡骨草50g，田螺500g。田螺在清水盆内养24~48小时，时时换水，除去污泥，将壳斩掉少许，和鸡骨草同炖汤饮。▶疏肝散瘀，清热利湿。适用于急慢性肝炎，黄疸型肝炎，以及膀胱湿热的小便刺痛等症。

◎ **鸡蛋鸡骨草汤**

鸡骨草30g，山栀根30g，鸡蛋2个，猪瘦肉50g。鸡骨草、山栀根装入纱布袋，扎口，和蛋、肉同煮，蛋熟取出去壳，入锅再煮1小时。饮汤食肉、蛋，隔天1剂。▶清肝热，养肝阴。适用于慢性肝炎肝区痛，疲倦，烦热，尿黄者。

◎ **鸡骨草瘦肉汤**

鸡骨草60克，猪瘦肉100克，调料适量。鸡骨草洗净，猪瘦肉洗净切丝，同放入锅内煮1~2小时后，去渣调味服食。每日1次，可连续服用。▶清热解毒利湿。用于湿热型病毒性肝炎。

◎ **鸡骨草煲乌鸡**

乌鸡1只斩件，飞水，鸡骨草（干）约150g洗净、斩段，排骨250g，蜜枣3个，章鱼约20g，清水3kg。清水开锅后下料同煲约3小时，吃时以盐调料即可。▶清肝火，消胃气。常饮能防肝炎，老少皆宜。

车前 学名：Plantago asiatica L.

SEMEN PLANTAGINIS Cheqianzi
『车前子』

别名： 车前实，虾蟆衣子，猪耳朵穗子。

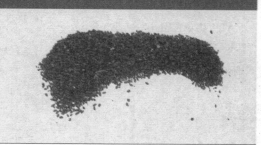

◎《本草纲目》记载车前子：
"导小肠热，止暑湿泻痢。"

【科 属】为车前科植物车前与平车前的干燥成熟种子。

【地理分布】1. 车前 路旁、山野、花圃或者菜园、河边湿地多有生长，全国各地多有分布。2. 平车前 生长于海拔1800米以下的山坡田埂和河边，遍布全国，北方产量较多。

【采收加工】夏、秋两季种子成熟时采收果穗，晒干，搓出种子，除去杂质。

【药理作用】祛痰，止咳，利尿；预防肾结石等。

【化学成分】挥发油类：沉香醇、香荆芥酚、α-蒎烯等；环烯醚萜类：3,4-羟基桃叶珊瑚苷、桃叶珊瑚苷、车前子苷甲、车前子苷乙、车前子苷丙、车前子苷丁、车前子苷戊、车前子苷己、麦角甾苷、异玫角甾苷等；黄酮类：芹菜素等；其他：豆甾醇、维生素B$_2$、车前子多糖甲等。

【性味归经】甘，微寒。归肝、肾、肺、小肠经。

【功能主治】渗湿通淋，清热利尿，祛痰，明目。

用于水肿胀满，暑湿泄泻，热淋涩痛，痰热咳嗽，目赤肿痛。

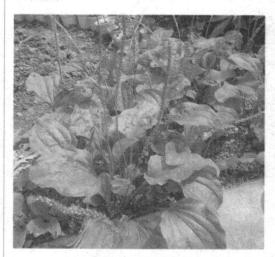

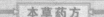
本草药方

◎ **1. 主治：慢性肾炎，并发痛、疮。**
　　车前草、紫花地丁、白花蛇舌草各30g，白茅根60g，七叶一枝花、生地黄、赤芍、牡丹皮、大黄各10g，商陆5g。加水煎沸15分钟，滤出药液，再加水煎20分钟，去渣，两煎药液兑匀，分服，每天1剂。

◎ **2. 主治：急性肾盂肾炎，尿频尿急。**
　　车前子、熟地黄、生地黄、猪苓、牛膝、知母、泽泻、黄柏各10g，白花蛇舌草120g，绿豆1把，龙胆草5g。煎服法同1。每天1剂。

◎ **3. 主治：急性肾盂肾炎，恶寒发热，尿急。**
　　车前草、金银花、神曲、生石膏、山楂、白茅根、麦芽各30g，连翘20g，滑石、萹蓄各15g，麦门冬、栀子各10g，甘草5g。煎服法同1。每天1剂。

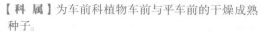
药膳养生

◎ **车前子茶**
　　车前子10g。拣去杂质，筛去空粒，用水淘洗去泥沙，晒干。开水冲泡15分钟。代茶多饮。每天1次。▶适用于泌尿道感染，尿路结石，肾炎水肿，支气管炎，小便不利，更年期高血压，急性眼结膜炎等。

◎ **车前子甘草茶**
　　车前子、甘草、生栀子适量。水煎取汁。代茶多次饮用。▶适用于泌尿系统结石，肺热咳嗽。

◎ **车前草粳米粥**
　　新鲜车前草30～60g，葱白3～5根，粳米适量。前二味洗净切碎，加水煎汤，去渣后入粳米，加水煮稀调粥。每天2次，温热食，6天为1个疗程。▶适用于小便不利，尿血，淋沥涩痛，水肿，肠炎泻痢，黄疸病以及咳嗽痰多，目赤肿痛等症。凡患有遗尿、遗精的患者不宜服。

白木通，三叶木通
学名：Akebia trifoliata (Thunb.) Kaidz.&Akebia trifoliata (Thunb.) Decne.

CAULIS AKEBIAE　Mutong

【木通】

别名： 附支，丁翁，丁父，王翁，万年。

◎《本草纲目》记载木通：
"上能通心清肺，治头痛。下能泄湿热，治遍身拘痛。"

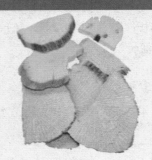

【科　属】为木通科植物木通、三叶木通或白木通的藤茎。

【地理分布】**1. 木通** 山沟、山坡、溪旁的乔木和灌木林中多有生长。分布于山东、陕西、安徽、江苏、江西、河南、湖南、湖北、四川、广东、贵州等地。**2. 三叶木通** 分布于山西、河北、陕西、甘肃、河南、山东和长江流域各地。**3. 白木通** 西南及山西、河南、陕西、江苏、江西、湖北、浙江、广东、湖南等地均有分布。

【采收加工】在移植后 5 ~ 6 年开始结果以后，在秋、冬两季割取部分老藤，晒干或烘干。

【药理作用】抗菌；利尿等。

【化学成分】萜类：齐墩果酸，白桦脂醇；皂苷类：木通皂苷，常春藤皂苷；其他：豆甾醇，胡萝卜苷，β−谷甾醇，蔗糖，肌醇以及钾盐。

【性味归经】苦，寒；有毒。归心、小肠、膀胱经。

【功能主治】清心火，利尿通淋，通经下乳。对于热淋涩痛，口舌生疮，水肿，经闭，乳少，心烦尿赤有疗效。

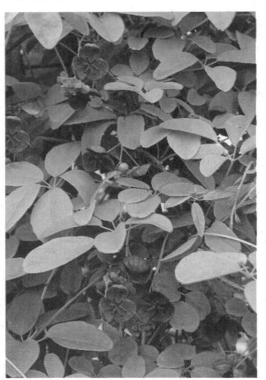

本草药方

◎ **1. 主治：各种疔毒，恶心昏迷，口渴烦躁。**

木通 5g，金银花 12g，乳香、地骨皮、栀子、牛蒡子、连翘、皂角刺、牡蛎、天花粉、大黄、没药各 9g。用水和黄酒各一盅煎药，煎至一盅，食送服。不能喝酒的人，只用水煎，临服放入黄酒 1 杯和服也有效，每天服 2 次。

◎ **2. 主治：各种疔毒，心烦不安，发冷发热，恶心昏迷。**

木通、牛蒡子、黄芩、黄连、栀子、黄柏、紫花地丁各 8g，金银花 12g，菊花 15g，甘草 5g。加水煎沸 15 分钟，滤出药液，再加水煎 20 分钟，去渣，两煎药液调兑均匀，分服，每天 1 剂。

◎ **3. 主治：乳痈。**

木通、白芷各 5g，紫花地丁、蒲公英各 30g，金银花、皂角刺、黄芩、王不留行、赤芍、连翘各 10g。煎法同 2。分早晚两次服用，每天 1 剂。

药膳养生

◎ **木通粳米粥**

木通 15g，粳米 100g，生地黄 30g。先煎二味药，去渣，放入米煮粥，空腹食用。▶清心利尿。适用于血淋，小便赤涩疼痛。也可治心火口疮，口舌干燥。

通脱木 学名：Tetrapanax papyrifera (Hook.) K.Koch

MEDULLA TETRAPANACIS　Tongcao

【通草】

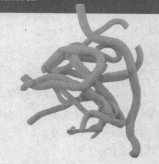

别名：寇脱，离南，通脱木，葱草，白通草，通花，通大海，五加风，大木通。

◎《本草纲目》记载通草：

"入太阴肺经，引热下降而利小便；入阳明胃经，通气上达而下乳汁。"

【科属】为五加科植物通脱木的干燥茎髓。

【地理分布】生长于向阳肥沃的土壤中，海拔高达2800米，或者栽培于庭院中。西南及江苏、陕西、安徽、浙江、福建、江西、湖北、台湾、广西、广东等地多有分布。

【采收加工】秋季割取茎，截成段，趁鲜取出髓部，理直，晒干后可使用。

【药理作用】利尿。

【化学成分】齐墩果酸-3α-l-呋喃阿糖基酸，镁、钙、铁等多种元素。

【性味归经】甘、淡，微寒。归肺、胃经。

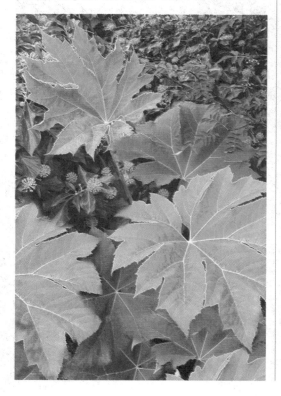

【功能主治】通气下乳，清热利尿。用于淋证涩痛，湿热尿赤，乳汁不下，水肿尿少。

本草药方

◎ **1. 主治：胆囊炎。**

通草、竹茹、白芍、甘草各10g，石斛、生地黄、黄芩、当归各15g，白茅根、芦根各20g。加水煎沸15分钟，滤出药液，再加水煎20分钟，去渣，两煎药液兑匀，分服，每天1剂。

◎ **2. 主治：胆结石。**

通草3g，金钱草、鹅不食草、茵陈、蒲公英各15g，元胡、黄芩、柴胡、川楝子、郁金各10g。煎服法同1。每天1剂。

◎ **3. 主治：糖尿病，脾虚湿困。**

通草、杏仁、藿香、半夏、白蔻、大腹皮、厚朴、栀子、陈皮、淡豆豉各10g，薏苡仁24g，滑石12g。煎服法同1。每天1剂。

◎ **4. 主治：风湿性关节炎。**

通草20g，牛膝、鸡血藤、当归各30g，桂枝、白芍、姜黄、甘草各15g，细辛5g。煎服法同1。每天1剂。

药膳养生

◎ **通乳猪蹄羹**

通草8g，净猪蹄2个，调料适量。猪蹄洗净，和通草同清炖到烂熟，加姜、葱、盐调味。吃肉喝汤。▶补虚通乳。适用于产后乳汁不下。

◎ **通草猪蹄汤**

通草15g，猪蹄1个，党参20g。猪蹄洗净，先煮二药取汁，和猪蹄一同炖到烂熟。食肉饮汤。▶补虚通乳。适用于产后乳汁不下。

◎ **通草糯米粥**

通草、橘皮各15g，生芦根15g，糯米80g。前三味水煎取汁，和糯米煮粥。随意食用。▶调中和胃。适用于伤寒瘥后呕哕症。

瞿麦 学名：Dianthus superbus L.

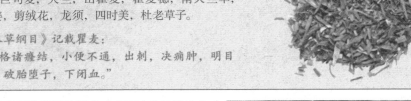

HERBA DIANTHI　Qumai

【瞿麦】

别名：巨句麦，大兰，山瞿麦，瞿麦穗，南天竺草，麦句姜，剪绒花，龙须，四时美，杜老草子。

◎《本草纲目》记载瞿麦：

"主关格诸癃结，小便不通，出刺，决痈肿，明目去翳，破胎堕子，下闭血。"

【科　属】为石竹科植物瞿麦或者石竹的干燥地上部分。

【地理分布】**1. 瞿麦** 山坡、路旁、草地或林下多有生长。全国大部分地区有分布。**2. 石竹** 生于海拔 1000 米以下的山坡草丛中。全国大部分地区均有分布。庭院也有栽培。

【采收加工】夏、秋两季花果期采割，除去杂质，干燥。

【药理作用】利尿；抑制心脏；兴奋子宫平滑肌等。

【化学成分】黄酮类：异荭草素，荭草素等；皂苷类：瞿麦皂苷 A–H 等；其他：维生素 A，生物碱，丁香酚等。

【性味归经】苦，寒。归心、小肠经。

【功能主治】破血通经，利尿通淋。对于石淋、热淋、小便不通、月经闭阻，淋沥涩痛均有疗效。

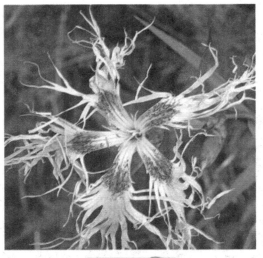

本草药方

◎ **1. 主治：回乳方。**

瞿麦、萹蓄、泽泻、车前子各 15g，茯苓、牛膝各 30g，滑石、苍术各 20g。加水煎沸 15 分钟，滤出药液，再加水煎 20 分钟，去渣，两煎药液调兑均匀，分服，每天 1 剂。

◎ **2. 主治：泌尿系结石。**

瞿麦、鸡内金、王不留行、车前子、萹蓄、牛膝各 15g，金钱草、白茅根、冬葵子、滑石各 30g，木通 5g。加水煎沸 15 分钟，滤出药液，再加水煎 20 分钟，去渣，两煎药液调兑均匀，分服，每天 1 剂。

◎ **3. 主治：泌尿系结石。**

瞿麦、滑石、石韦、金钱草、海金沙、鸡内金、萹蓄各 10g，白芍 60g，甘草 5g。加水煎沸 15 分钟，滤出药液，再加水煎 20 分钟，去渣，两煎药液调兑均匀，分服，每天 1 剂。

药膳养生

◎ **瞿麦滑石粳米粥**

瞿麦 10g，滑石 25g，粳米 80g。先把滑石用布包扎，然后与瞿麦同入砂锅煎汁，去渣、入粳米煮为稀粥。▶对于急性尿路感染有疗效。孕妇禁用。

◎ **瞿麦血竭儿茶蜜饮**

瞿麦 15g，血竭、儿茶各 10g，白芷 8g，蜂蜜 20g。先将瞿麦、白芷、血竭分别拣杂，洗净，晾干或晒干，白芷切成片，血竭研成粗末，与瞿麦同放入砂锅，加水浸泡片刻，大火煮沸，调入儿茶，拌匀，文火煎煮 30 分钟，用洁净纱布过滤，去渣，收取滤汁放入容器，待其温热时兑入蜂蜜，拌和均匀即成。早晚 2 次分服。▶利尿通淋，活血止痛。对于膀胱癌尿痛有疗效。

◎ **利尿黄瓜汤**

瞿麦 10g，黄瓜 1 个，味精、盐、香油适量。先煎瞿麦，去渣取汁，再煮沸后加入黄瓜汁，再加调料，待温食用。▶清利水道。

萹蓄 学名：Polygonum aviculare L.

HERBA POLGONI AVICULARIS　Bianxu

〖萹蓄〗

别名： 扁竹，蓄辫，萹蔓，萹竹，地萹蓄，编竹，粉节草，百节草，铁绵草，斑鸠台。

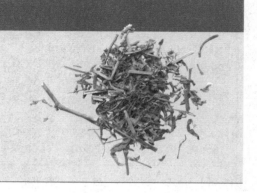

◎《本草纲目》记载萹蓄：
"治霍乱，黄疸，利小便。"

【科　属】为蓼科植物萹蓄的干燥地上部分。

【地理分布】山坡、路旁、田野等处多有生长。分布于全国各地。

【采收加工】夏季枝叶茂盛的时候采收，除去根以及杂质，晒干后使用。

【药理作用】降压；利尿；增强子宫平滑肌收缩；抗菌等。

【化学成分】有机酸类：香草酸，绿原酸，顺/反－阿魏酸，对－香豆酸，顺/反芥子酸等；黄酮类：萹蓄苷，槲皮素，槲皮苷等；其他：多糖类，维生素E等。

【性味归经】苦，微寒。归膀胱经。

【功能主治】杀虫，利尿通淋，止痒。对于热淋，小便短赤，淋沥涩痛，阴痒带下，皮肤湿疹有疗效。

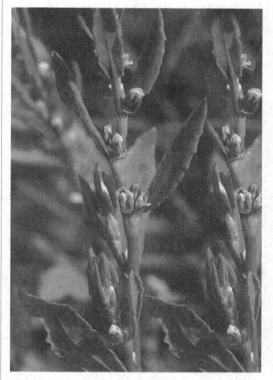

本草药方

◎ **1.主治：泌尿系结石。**
萹蓄、石韦各30g，牛膝、王不留行、急性子、枳壳各15g，鸡内金10g。加水煎沸15分钟，滤出药液，再加水煎20分钟，去渣，两煎药液兑匀，分服，每天2剂。肾阴虚加生地黄、旱莲草各15g；肾阳虚加肉桂、附子各5g；腰酸痛加狗脊、川续断各10g；气虚加党参、黄芪各20g；血尿加琥珀末（冲）5g。

◎ **2.主治：泌尿系结石。**
萹蓄、石韦各30g，满天星、夏枯草、金钱草各50g，川牛膝15g，枳壳、鸡内金（研磨成末冲服）各10g。加水煎沸15分钟，滤出药液，再加水煎20分钟，去渣，两煎药液兑匀，分服，每天1剂。

◎ **3.主治：泌尿系结石。**
萹蓄、瞿麦各30g，金钱草60g，冬葵子、鸡内金、芒硝（另包，冲服）、海金沙、鱼脑石、生地黄各15g，甘草12g。加水煎沸15分钟，滤出药液，再加水煎20分钟，去渣，两煎药液调兑均匀，分服，每天1剂。

药膳养生

◎ **萹蓄茶**
萹蓄15g，金银花10g。水煎，去渣，取汁。代茶饮。▶适用于小便短赤。

◎ **萹蓄汤**
萹蓄洗净，不拘多少，加葱、姜等调味料，依常法做汤食用。▶对泌尿系结石症患者有养护作用。同时注意多饮水。

冬葵 学名：Malva verticillata L.

FRUCTUS MALVAE　Dongkuiguo

【冬葵果】

别名：葵子，葵菜子，冬葵子。

◎《本草纲目》记载冬葵果：

"通大便，消水气，滑胎，治痢。"

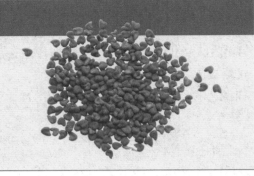

【科 属】为锦葵科植物冬葵的干燥成熟果实。

【地理分布】我国西南以及甘肃、河北、湖北、江西、湖南等地有种植。

【采收加工】夏、秋两季种子成熟的时候采收。除去杂质，阴干，生用或者捣碎用。

【药理作用】增强单核—巨噬细胞吞噬的能力。

【化学成分】糖类：单糖，麦芽糖，蔗糖，中性多糖 MVS-1，淀粉，酸性多糖 MVS-Ⅲ A 和Ⅳ A 等；其他：蛋白质，脂肪等。

【性味归经】甘、涩，凉。归大肠、小肠、膀胱经。

【功能主治】下乳，利尿通淋，润肠。对于乳汁不通，淋证，便秘，乳房胀痛有疗效。

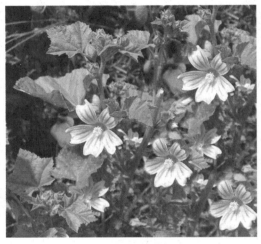

本草药方

◎ 1. 主治：泌尿系结石。

冬葵子、海金沙、石韦、王不留行、牛膝各30g，金钱草45g，赤芍、枳壳、白芍各15g，鸡内金、琥珀（研，冲）各10g。加水煎沸15分钟，滤出药液，再加水煎20分钟，去渣，两煎药液兑匀，分服，每天1剂。气滞血瘀，腰膝痛加三棱、莪术各30g，三七10g；湿热下注，小便涩痛或尿血加萹蓄、瞿麦、小蓟各20g；湿热内蕴加蒲公英20g，黄柏15g；肺脾气虚，食少纳呆加党参30g，白芍15g；脾肾阳虚，或伴肾盂积水加桂枝10g，熟附子、巴戟天各30g。

◎ 2. 主治：泌尿系结石。

冬葵子、滑石、海金沙、石韦各15g，金钱草60g，车前子30g，生地黄12g，制大黄、通草、厚朴、枳壳各10g，甘草5g。煎服法同1。每天1剂。气虚加党参、黄芪各15g；血虚加熟地黄、何首乌各15g；肾阳虚加菟丝子、补骨脂各15g；肾阴虚加女贞子、旱莲草各15g；脾虚纳少加白术、山药各15g；血尿加小蓟、大蓟、仙鹤草各15g；结石位置不移加桃仁、莪术、三棱、红花各10g。

药膳养生

◎ 冬葵肉汤

冬葵叶（冬苋菜）、紫花地丁各50g，天胡荽60g，车前草30g，猪瘦肉90g。猪肉切块，剩余的药入纱布袋，扎口，加水共炖到肉烂，除药袋。食肉饮汤，顿服。▶利湿退黄，清热解毒。适用于湿热黄疸，小便短赤，发热口渴等症。

◎ 三味葵蓁散

冬葵果、方海各150g，蓁蓁250g。以上三味，粉碎成粗粉，过筛混匀即可。水煎服，每次4g，每天3次。密闭，防潮。▶清湿热，利尿。对于湿热下注，小便热痛有疗效。

◎ 日轮温肾丸

冬葵果、红花、黄精、天冬、紫茉莉、蓁蓁（或菱角）各4g，石榴子10g，白豆蔻8g，荜茇、玉竹各6g，肉桂3g。以上十一味，一起粉碎成细粉，过筛混匀，凉开水泛丸，打光干燥。成人每次3g，每天2次，温开水或调蜂蜜水送服。▶温肾，利尿，消"黄水"。对于肾寒腰痛，遗精淋下，寒性腹泻，宫寒带多，胃寒浮肿等寒性疾病有疗效。热性病忌用。

理气药

【概念】

　　凡以疏通气机、消除气滞为主要作用的药物，称理气药，又称为行气药。

【功效】

　　理气药性味多辛、苦、温。气味芳香，能疏理气机，具有行气消胀、解郁止痛，并可通过畅达气机、消除气滞而达到止痛的功效。本类药物根据其性能的不同，可分为疏肝解郁药、调脾和胃药、宣降肺气药等。

【药理作用】

　　近代研究表明，理气药主要具有兴奋或抑制胃肠道平滑肌、促进消化液的分泌、利胆、调节子宫平滑肌、舒张支气管平滑肌、增加冠状动脉血流量、兴奋心肌、抗菌、升高血压等作用。

【适用范围】

　　理气药主要用于治疗胃肠气滞所导致的脘腹胀痛、恶心呕吐、嗳气吞酸、腹泻便秘等；肝气郁滞所导致的胁肋胀痛、疝气疼痛、抑郁不乐、月经不调、乳房疼痛等；肺气壅滞所导致的咳嗽气喘、胸闷胸痛等。对现代临床称谓的肠炎、胃炎、胃肠道溃疡、胆结石、多种肝痛、胆囊炎，以及慢性支气管炎等有治疗作用。木香、香附、乌药、川楝子、青皮、檀香、沉香、玫瑰花、娑罗子、荔枝核、土木香、天仙藤、大腹皮、薤白、柿蒂、刀豆、甘松、佛手、香橼、化橘红、陈皮、枳实、绿萼梅、九香虫为临床常用的理气药。

　　化橘红　科属：为芸香科植物柚或化州柚的未成熟或近成熟的干燥外层果皮。前者习惯称为"毛橘红"，后者习惯称为"光橘红""光七爪""光五爪"。性味归经：辛、苦，温。归肺、脾经。功能主治：燥湿，散寒，消痰，理气。用于风寒咳嗽，喉痒痰多，呕恶痞闷，食积伤酒。

　　陈皮　科属：为芸香科植物橘以及其栽培变种的干燥幼果或者未成熟的果实的果皮。性味归经：苦、辛，温。归肝、胆、胃经。功能主治：燥湿化痰，理气健脾。对于胸脘胀满，食少吐泻，咳嗽痰多有疗效。

　　荔枝核　科属：为无患子科植物荔枝的干燥成熟的种子。性味归经：甘、微苦，温。归肝、肾经。功能主治：祛寒止痛，行气散结。用于寒疝腹痛，睾丸肿痛。

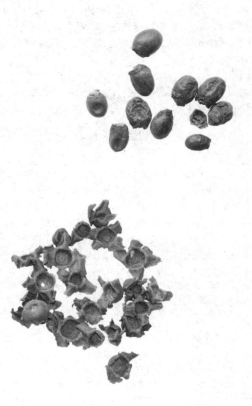

柚　学名：Citrus grandis (L.) Osbeck

EXOCARPIUM CITRI GRANDIS　Huajuhong

【化橘红】

别名： 化皮，化州橘红，橘红，兴化红，毛柑，毛化红，赖橘红。

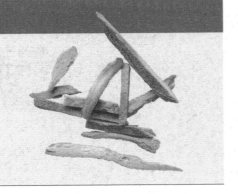

◎《本草纲目》记载化橘红：
"下气消痰。"

【科　属】为芸香科植物柚或化州柚的未成熟或近成熟的干燥外层果皮。前者习惯称为"毛橘红"，后者习惯称为"光橘红""光七爪""光五爪"。

【地理分布】1.柚 栽培于低山地带或丘陵。种植于浙江、江西、台湾、福建、湖南、湖北、广西、广东、贵州、四川、云南等地。主产于重庆、四川江津。2.化州柚 栽培于广东化州、徐闻、遂溪、广西廉州、南宁及博白等地。主产于广东茂名。

【采收加工】10～11月果实近成熟的时候采收，放于沸水中略烫后，将果皮剥成5～7瓣，除去果瓤和部分中果皮，压制成型，晒干或者阴干。

【药理作用】镇静；镇咳，祛痰；抗病原微生物等。

【化学成分】黄酮类：新橙皮苷，柚皮苷，枸橘苷等；其他：水苏碱，伞形花内酯，挥发油等。

【性味归经】辛，苦，温。归肺、脾经。

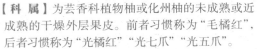

◎ 橘红茶

橘红10g，生姜5片，白茯苓15g。一起煎取汁，去渣。代茶饮。▶理气，宽胸，消积。适用于风寒咳嗽，声重浊，痰色白稠，或者食少纳呆，胸闷脘痞等症。

◎ 橘红糕

橘红粉20g，米粉500g，白糖200g。橘红粉与糖拌匀，做馅；米粉润湿后，笼上蒸15分钟，取出冷却，摊在洁布上，压平，撒上馅，上面撒一层米粉糕，压实，切成小块。早晚餐食用。▶止咳化痰，理气消食。适用于消化不良，食欲不振，咳嗽痰多等症。

◎ 橘皮饮

橘皮、杏仁、老丝瓜各10g，白糖适量。杏仁温水泡后去尖皮，丝瓜、橘皮洗净，加水一起煮15分钟，去渣留汁，加糖搅化。代茶饮。▶理气祛痰。适用于痰湿咳嗽，食积伤酒。

【功能主治】燥湿，散寒，消痰，理气。用于风寒咳嗽，喉痒痰多，呕恶痞闷，食积伤酒。

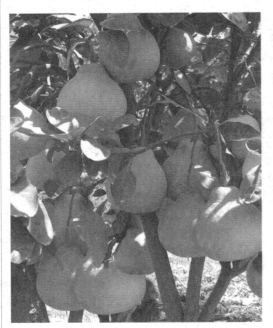

本草药方

◎ 1. 主治：风疹反复发作，久不痊愈。

橘红、防风、荆芥、乌药各5g，白芷、枳壳、僵蚕、桔梗、川芎、独活、柴胡、羌活、前胡各2g，甘草2g，生姜3片。加水煎沸15分钟，滤出药液，再加水煎20分钟，去渣，两煎药液兑匀，分服，每天1剂。

疹愈后，再用香菇15g，猪瘦肉60g，以水炖熟。吃蘑菇和肉，饮其汤。

◎ 2. 主治：百日咳。

橘红、天门冬、白术、百部、瓜蒌皮、麦门冬、半夏各5g。煎服法同1。每天1剂。

橘 学名：Citrus reticulata Blanco

PERICARPIUM CITRI RETICULATAE　Chenpi

【陈 皮】

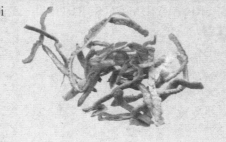

别名：橘皮，贵老，黄橘皮，红皮，橘子皮，广陈皮，新会皮。

◎《本草纲目》记载陈皮：

"疗呕哕反胃嘈杂，时吐清水，痰痞，痎疟，大肠闭塞，妇人乳痈。入食料，解鱼腥毒。"

【科 属】为芸香科植物橘及其栽培变种的干燥成熟的果皮。

【地理分布】栽培于低山地带、丘陵、江河湖泊沿岸或者平原。在浙江、江西、江苏、安徽、台湾、福建、广东、海南、湖北、湖南、四川、广西、贵州、云南等地均有栽培。四川、浙江、福建、江西、湖南等地为其主产区。

【采收加工】10～12月果实成熟的时候摘下果实，剥取果皮，阴干或通风干燥。

【药理作用】抗胃溃疡，促进消化液分泌；抗肝损伤，促进胆汁分泌；平喘，祛痰；加强心肌收缩力，扩张冠脉，降血压；抗炎；抑制子宫；缩短凝血时间等。

【化学成分】黄酮类：新橙皮苷，橙皮苷等；挥发油类：α-蒎烯，α-侧柏烯，β-月桂烯，辛醛等；其他：麝香草酚，右旋柠檬烯，对羟福林等。

【性味归经】苦，辛，温。归肺、脾经。

【功能主治】燥湿化痰，理气健脾。对于胸脘胀满，食少吐泻，咳嗽痰多有疗效。

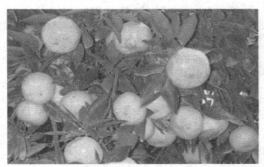

本草药方

◎ 1. 主治：牙痛。

陈皮、杏仁各15g，香附、川楝子各25g，丁香、沉香、木香、乳香、小茴香各20g。上药浸泡于70%酒精500毫升中，密封贮存1个月，加入薄荷脑、冰片、麝香少量，溶化后，用棉签点少许药液涂搽患牙周围。1分钟后连口水一同吐出（勿吞下），每天4次。

◎ 2. 主治：慢性咽炎。

陈皮、延胡索各10g，蒲公英、女贞子、墨旱莲草各30g，合欢皮15g。加水煎煮15分钟，滤出药液，再加水煎20分钟，去渣，两煎药液兑匀，分服，每天1剂。

◎ 3. 主治：声带息肉，声带小结。症见咽干，气短，形寒肢冷，舌淡苔薄白，脉细微。

陈皮、干姜、甘草各2g，龙须草、天名精、石龙芮、龙葵、枸杞子、白英、熟地黄、生地黄、党参、白芍药、炮附子块、当归各8g。煎服法同2。每天1剂。

药膳养生

◎ 陈皮瘦肉粥

陈皮15g，瘦肉50g，墨鱼骨12g，白米80g。瘦肉洗净，切片；白米淘净，和陈皮、墨鱼骨一起煮为粥，熟后去陈皮、墨鱼骨，加入瘦肉片再煮到肉熟，食盐调味温服。▶补虚，理气健脾。适用于脾胃气滞，嗳气泛酸，胃脘胀痛，食少体虚等症。

◎ 陈皮木香肉

陈皮、木香各3g，猪瘦肉200g。前二味焙干研磨成末；猪肉洗净切片；炒锅内放少量食油，烧热后放入肉片煸炒，加清水适量，快熟时下陈皮、木香末、食盐拌匀。佐餐食。▶理气解郁补虚，行气宽胸。适用于妊娠少腹胀痛，连及两胁，嗳气稍舒，或情绪不安等症。

◎ 橘皮茶

陈皮6g，茶叶少许。将陈皮洗净，加水煎，取滚沸汤液，趁热沏茶。随意饮用。▶健脾行气。适用于痰浊头痛，昏蒙，胸脘满闷，平素多痰，时有恶心或呕吐痰涎，舌苔白腻，脉滑或脉弦。

青皮

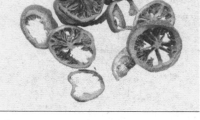

PERICARPIUM CITRI RETICULATAE VIRIDE　Qingpi

〖青皮〗

别名： 青橘皮，青柑皮。

◎《本草纲目》记载青皮：

"消胸膈气逆，胁痛，小腹疝气，消乳肿，疏肝胆，泻肺气。"

【科 属】为芸香科植物橘以及其栽培变种的干燥幼果或者未成熟的果实的果皮。

【地理分布】主产于四川、福建、湖南、江西、广西、浙江、广东、贵州、云南。多为栽培。

【采收加工】5～6月收集自落的幼果，晒干，习惯称为"个青皮"；7～8月采收未成熟的果实，在果皮上纵剖成四瓣到基部，除尽瓤瓣，晒干，习惯称为"四化青皮"，又叫作"四花青皮"。

【药理作用】促进胆汁分泌；双向调节胃肠功能；祛痰，平喘；抗休克；升高血压；强心等。

【化学成分】黄酮类：新橙皮苷，橙皮苷等；挥发油类：α-蒎烯，α-侧柏烯，β-月桂烯，辛醛等；其他：天冬氨酸，左旋辛孚林乙酸盐，脯氨酸，谷氨酸，亮氨酸等。

【性味归经】苦、辛，温。归肝、胆、胃经。

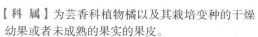

本草药方

◎ **1. 主治：慢性支气管炎，咳嗽气短。**

　　青皮、川芎、当归、半夏、桔梗、款冬花、紫菀、麦门冬、枇杷叶、天门冬、陈皮、桑白皮、川贝母、五味子、杏仁各10g，甘草5g。加水煎沸15分钟，滤出药液，再加水煎20分钟，去渣，两煎药液兑匀，分服，每天1剂。

◎ **2. 主治：慢性支气管炎。**

　　青皮、桑皮、当归、甘草、川芎、半夏、川贝母、五味子、陈皮、杏仁、麻黄各6g。煎服法同1。每天1剂。冰糖5g为引。服后30分钟出汗，此方适于冬季服用，四剂为准。忌烟、酒、辣性食物，并忌盐7天。

◎ **3. 主治：慢性阑尾炎。**

　　青皮、陈皮、牡丹皮、大黄、地鳖虫、白芍、木香各10g，冬瓜仁、败酱草、薏苡仁各22g，桃仁15g，乳香、甘草各5g。煎服法同1。每天1剂。

【功能主治】消积化滞，疏肝破气。用于疝气，胸胁胀痛，乳痈，乳核，食积腹痛。

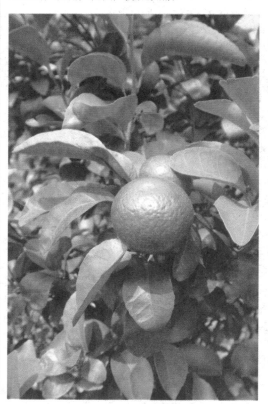

药膳养生

◎ **青皮麦芽饮**

　　青皮30g，麦芽10g。二味洗净，加水先用大火烧开，转用小火煮5分钟，取汁。每次1杯温饮，每天3次。▶理气疏肝。对于胸胁胀痛，肝气郁结，纳食不佳等症有疗效。

酸 橙 学名：Citrus aurantium L.

FRUCTUS AURANTII IMMATURUS Zhishi

〖枳 实〗

别名：鹅眼枳实。

◎《本草纲目》记载枳实：
"除胸胁痰癖，逐停水，破结实，消胀满，心下急，痞痛，逆气，胁风痛，安胃气，止溏泄，明目。"

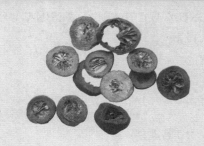

【科 属】为芸香科植物酸橙及其栽培变种或者甜橙的干燥幼果。

【地理分布】**1. 酸橙** 栽培于长江流域及其以南各地。主产于湖南沅江、四川江津、江西新干。**2. 甜橙** 长江以南均有栽培。主产于贵州、四川。

【采收加工】5～6月间采摘幼果或者待其自然脱落后拾其幼果，大者横切成两半。晒干。

【药理作用】双向调节胃肠平滑肌；抗炎；强心；抗病毒，抗菌；抗氧化；抗变态反应等。

【化学成分】黄酮类：橙皮苷，新橙皮苷等；其他：对羟福林，维生素C，N-甲基酪胺等。

【性味归经】苦、辛、酸，温。归脾、胃经。

【功能主治】化痰散痞，破气消积。用于痞满胀痛，积滞内停，大便不通，泻痢后重，结胸，痰滞气阻胸痹，脱肛，胃下垂，子宫脱垂。

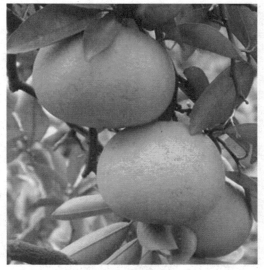

本草药方

◎ **1. 主治：急性胰腺炎。**
枳实、赤芍、厚朴、白芍各10g，连翘、金银花、紫花地丁、蒲公英各30g，大黄15g，芒硝（冲服）10g。加水煎沸15分钟，滤出药液，再加水煎20分钟，去渣，两煎药液兑匀，分服，每天1剂。
如系急性坏死性（包括出血性）胰腺炎，病情危笃者，应立即送往条件好的医院抢救。

◎ **2. 主治：急性胰腺炎。**
枳实、香附、黄芩、半夏、川楝子、柴胡、黄连、蒲公英各10g，茵陈、白芍各20g，银花、大黄各15g，甘草5g。煎服法同1。每天1剂。
大便不通加芒硝10g冲服。

◎ **3. 主治：急性胰腺炎。**
枳实、白芍、柴胡、甘草、川芎、白术、香附、木香、丹参、元胡、草蔻、川楝子各10g，红藤、败酱草各30g，薏苡仁、茯苓各15g，干姜、附子各5g。煎服法同1。每天1剂。

药膳养生

◎ **枳壳升麻浆**
炒枳壳60g，黄芪30g，升麻15g，红糖100g。炒枳壳、黄芪、升麻加水800毫升煎汤，煮取500毫升。每次服20毫升，每天3次。▶补气升阳。适用于气虚下陷的阴挺，阴道有物脱出，腰酸腹坠等症。多用于产后子宫脱垂。阴虚火旺以及肝阳上亢者不宜服用。

◎ **枳壳砂仁炖猪肚**
炒枳壳12g，砂仁5g，猪肚1个。枳壳、砂仁装入洗净的猪肚内，扎好后加水炖熟，食肉饮汤。▶健脾补中，行气开胃。适用于脘腹胀满、脾胃气虚，气短消瘦，疲乏无力等症。也可用于胃下垂及脱肛。

◎ **枳壳茶**
枳壳（麸炒）60g。将枳壳炒后为末，点汤代茶饮用。▶疏肝解郁。适用于痞满胀痛，因气郁引起的目昏暗等症。

白木香 学名：Aquilaria sinensis (Lour.) Gilg

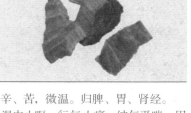

LIGNUM AQUILARIAE RESINATUM　Chenxiang

【沉香】

别名：蜜香，拨香，沉水香，奇南香。

◎《本草纲目》记载沉香：

"治上热下寒，气逆喘急，大肠虚闭，小便气淋，男子精冷。"

【科 属】为瑞香科植物白木香含有树脂的木材。

【地理分布】生于丘陵、平地的疏林或者荒山中。分布于福建、广东、台湾、广西、海南。主产于广西、海南、广东。

【采收加工】全年均可采收，将采下的沉香，用刀剔除无脂以及腐烂部分，阴干。

【药理作用】抑制中枢神经；解除肠平滑肌痉挛等。

【化学成分】色原酮类：5,8-二羟基-2-〔2-4-甲氧基-苯乙基〕色原酮，5,8-二羟基-2-（2-苯乙基）色原酮等；萜类：沉香螺醇，沉香醇，白木香醇，沉香呋喃等；其他：氢化桂皮酸，苄基丙酮，茴香醚等。

本草药方

◎ **1. 主治：冠心痛，胸痛，咳嗽，舌苔黄。**

沉香 4g，黄连 10g，合欢花 20g，附子 2g，丹参、陈皮、远志、郁金、茯神、灯心草各 15g。加水煎沸 15 分钟，滤出药液，再加水煎 20 分钟，去渣，两煎药液兑匀，分服，每天 1 剂。

◎ **2. 主治：冠心痛，心绞痛，心悸。**

沉香、琥珀末（冲）、三七末（冲）各 3g，丹参 20g，红花、当归、元胡、郁金各 8g，降香 5g。加水煎沸 15 分钟，滤出药液，再加水煎 20 分钟，去渣，两煎药液兑匀，分服，每天 1 剂。

◎ **3. 主治：噎膈、反胃、梅核气。**

沉香、青皮、陈皮、粉甘草、半夏各 5g，郁金 15g，前胡、檀香、苏子（炒）、茯苓各 8g，白蔻、木香各 2g。加水煎沸 15 分钟，滤出药液，再加水煎 20 分钟，去渣，两煎药液兑匀，分服，每天 1 剂。脾胃虚寒加白术 9g，砂仁 3g，藿香 6g；气逆加白芥子 6g，莱菔子 9g，香附 15g；有燥痰加瓜蒌仁 15g，竹沥 30g，竹茹 9g，蜂蜜 30g；咽肿加金银花 15g，熟大黄 5g；胃痛加桃仁 8g。

【性味归经】辛、苦，微温。归脾、胃、肾经。

【功能主治】温中止呕，行气止痛，纳气平喘。用于胸腹胀闷疼痛，肾虚气逆喘急，胃寒呕吐呃逆。

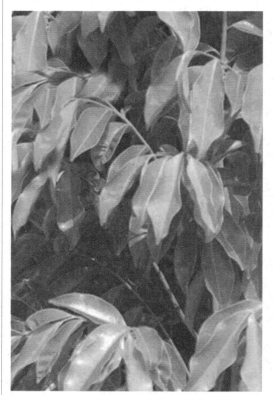

药膳养生

◎ **沉香熟地酒**

熟地 50g，沉香 25g，研粗末，以细绢袋包扎，放入黄酒 2000 毫升中浸 7 昼夜后可饮。▶行气止痛。凡噎膈、反胃、梅核气，以及气淋精冷者，每餐前饮 20 毫升即可。

檀香 学名：Santalum album L.

LIGNUM SANTALI ALBI Tanxiang

【檀香】

别名: 白檀，檀香木，真檀。

◎《本草纲目》记载檀香：
"治噎膈吐食。又面生黑子，每夜以浆水洗拭
令赤，磨汁涂之，甚良。"

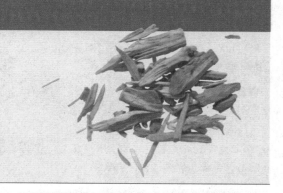

【科属】为檀香科植物檀香树干的心材。

【地理分布】栽培植物。分布于印度尼西亚、澳大利亚和南亚等地，我国广东、台湾、云南、海南有引种。印度尼西亚、印度为其主产国。

【采收加工】原产地植后30～40年采伐，锯成段，砍去色淡的边材，心材干燥入药。

【药理作用】抗菌等。

【化学成分】挥发油类：檀烯，α-檀香萜醇、β-檀香萜醇，α-檀香萜烯、β-檀香萜烯，檀萜酮等。

【性味归经】辛，温。归脾、胃、心肺经。

【功能主治】开胃止痛，行气温中。用于胸痛，寒凝气滞，腹痛，胃痛食少；心绞痛，冠心病。

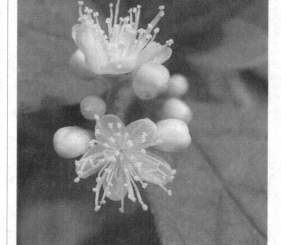

药膳养生

◎ **丹参蜜饮**

檀香9g，丹参15g，炙甘草3g，蜂蜜30g。丹参、檀香、炙甘草加水煎煮后，去渣取汁，调入蜂蜜，再煎几沸，随意饮用。▶补益脾胃，行气活血。对于胃及十二指肠溃疡有疗效。

◎ **红花檀香茶**

檀香、红花各5g，绿茶1g，赤砂糖25g。共研成细末。泡茶饮用。▶活血祛瘀，理气止痛，消食化痰。可缓解冠心病患者心胸窒闷、隐痛等症状。

◎ **梅花汤饼**

檀香粉适量，白梅花8朵，面粉150g，鸡汤300毫升，盐少许。将梅花洗净，檀香粉放入清水中，再加入梅花同浸1小时，用此水和面擀成薄饼，用刀切成梅花状，放入鸡汤中煮熟食用。随量服用。▶补气健脾。对于脾胃虚弱、胃纳不佳、泄泻、乏力等症有疗效。

本草药方

◎ **1. 主治：冠心病。**

檀香、丹参、淫羊藿、川芎、山楂各15g，益母草、黄芪各30g，石菖蒲10g，三七末、北细辛各2g。加水煎沸15分钟，滤出药液，再加水煎20分钟，去渣，两煎药液兑匀，分服，每天1剂。

◎ **2. 主治：冠心病。**

檀香、甘草各5g，丹参、全瓜蒌各18g，陈皮、茯苓、莱菔子、半夏、枳壳各8g。煎服法同1。每天1剂。

◎ **3. 主治：冠心病，心绞痛。**

檀香10g，瓜蒌、生地黄、川芎、丹参各30g，玉竹、黄精、薤白、党参、淫羊藿、陈皮各20g，附子、肉桂各5g。煎服法同1。每天1剂。

木香 学名：Aucklandia lappa Decne.

RADIX AUCKLANDIAE Muxiang

【木香】

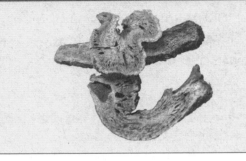

别名： 蜜香，云木香，五香，五木香，南木香，广木香。

◎《本草纲目》记载木香：

"治心腹一切气，膀胱冷痛，呕逆反胃，霍乱泄泻，痢疾，健脾消食，安胎。"

【科 属】为菊科植物木香的干燥根。

【地理分布】原产于印度，从广州进口，习惯称为"广木香"。现栽培于云南大理、丽庆（又称为"云木香"）、四川涪陵等地。

【采收加工】培育 3 年，于 9 月下旬至 10 月下旬收获。选晴天，挖掘根部，去除茎秆、泥土和叶柄，粗大者切成 2~4 块，50~60℃烘干。

【药理作用】促进消化液分泌，促进胃肠蠕动；松弛气管平滑肌；利胆；抑菌等。

【化学成分】内酯类：木香内酯，去氢木香内酯等；甾醇类：白桦脂醇，豆甾醇等；挥发油类：单紫杉烯，木香烯内酯等；有机酸类：棕榈酸，天台乌药酸等；其他：（E）–9– 异丙基 –6– 甲基 –5,9– 葵二烯 –2 酮，树脂，木香碱，氨基酸等。

【性味归经】辛、苦，温。归脾、胃、大肠、三焦、胆经。

【功能主治】健脾消食，行气止痛。用于泻痢后重，胸脘胀痛，不思饮食，食积不消。煨木香实肠止泻，用于泄泻腹痛。

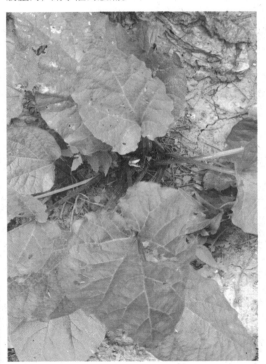

本草药方

◎ **1. 主治：** 慢性结肠炎。

木香、黄芪、人参、炮姜、白术、当归、补骨脂、白芍、儿茶、元胡、赤石脂、甘草各 10g。

加水煎沸 15 分钟，滤出药液，再加水煎 20 分钟，去渣，两煎药液兑匀，分服，每天 1 剂。

◎ **2. 主治：** 慢性结肠炎。

木香、乌梅、白术、苦参、干姜各 10g，陈皮、甘草各 5g，石榴皮 20g，白芷、黄芪各 15g。

煎服法同 1。每天 1 剂。

◎ **3. 主治：** 慢性结肠炎。

木香、秦皮、附子各 8g，牡蛎 30g，枳壳 22g，薏苡仁、车前子各 15g，山药、炒白扁豆、白术各 12g，党参 15g，炮姜 5g，黄连 2g。煎服法同 1。每天 1 剂。

◎ **4. 主治：** 慢性结肠炎。

木香、诃子、罂粟壳、白芍各 8g，白术、党参各 12g，阿胶（烊化）5g，黄连、肉桂各 2g。煎服法同 1。每天 1 剂。

药膳养生

◎ **木香黄连炖大肠**

木香 10g，猪大肠 35 厘米，黄连 5g。木香、黄连研磨成粉末放入猪大肠内，两头扎紧，炖肠至烂时去药，饮汤食肠。▶健脾消食，凉血止血。适用于血热肠风下血，痢疾腹痛等症。

莎草 学名：Cyperus rotundus L.

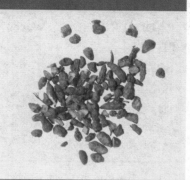

RHIZOMA CYPERI　Xiangfu

【香附】

别名： 雀头香，莎草根，香附子，三棱草根，苦羌头。

◎《本草纲目》记载香附：

"散时气寒疫，利三焦，解六郁，消饮食积聚，痰饮痞满，胕肿，腹胀，脚气，止心腹、肢体、头、目、齿、耳诸痛，痈疽疮疡，吐血，下血，尿血，妇人崩漏带下，月候不调，胎前产后百病。"

【科属】为莎草科植物莎草的干燥茎。

【地理分布】野生于耕地、山坡草地、路旁水边的潮湿处。分布于中南、华东、西南以及河北、辽宁、陕西、山西、台湾、甘肃等地。主产于山东、浙江、福建、河南、湖南等地。

【采收加工】春、秋季采挖根茎，用火燎去须根，晒干。或者沸水略煮或者蒸透后晒干。

【药理作用】促进胆汁分泌；抑制回肠平滑肌；松弛子宫平滑肌；有雌激素样作用；催眠；解热；强心；抗病原微生物；抗炎等。

【化学成分】元素：钨，镁，锰，铬，锌等；其他：挥发油类：莰烯，β-蒎烯，芹子三烯，香附子烯等；鼠李素，3-O-鼠李糖，吡喃鼠李糖苷，葡萄糖，果糖等。

【性味归经】辛、微苦、微甘，平。归肝、脾、三焦经。

【功能主治】调经止痛，行气解郁。用于肝郁气滞，胸、胁、脘胀痛，胸脘痞闷，消化不良，乳房胀痛，寒疝腹痛，经闭痛经，月经不调。

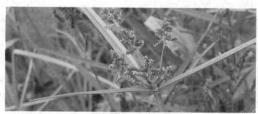

本草药方

◎ **1. 主治：乳腺小叶增生。**

香附12g，鹿角胶（烊化）、熟地黄、土贝母各15g，法半夏10g，麻黄、干姜炭、炒白芥子各6g，肉桂、甘草各5g。加水煎沸15分钟，滤出药液，再加水煎20分钟，去渣，两煎药液调兑均匀，分服，每天1剂。

◎ **2. 主治：乳腺增生，肝气郁结型。**

香附、当归、橘叶、川楝子、赤芍各12g，橘核30g，丝瓜络、柴胡各15g。煎服法同1。每天1剂。

◎ **3. 主治：慢性咽炎。**

香附、陈皮、白术、小茴香、半夏、桔梗、乌药、山豆根、射干、知母各10g，茯苓12g，牛蒡子12g，广木香5g，甘草2g。煎服法同1。每天1剂。咽干甚者改小茴香为佛手15g，去木香加天花粉12g；失眠加夜交藤30g；舌质红去小茴香、乌药，加牡丹皮15g；胃脘痛者加延胡索12g；当咽部异物感消失后，用乌梅肉，每日10g煎汁，加白糖适量当茶冲服，可根治此病。

药膳养生

◎ **香附子粥**

香附子8g，芡实18g，益母草12g，大米60g。前三味用纱布袋包好，煎汤去渣，入大米煮粥，每天1次。▶调经止痛，行气解郁。适用于肝经郁热所导致的乳汁自出。

◎ **香附子酒**

制香附子30g，白酒500g。香附子浸酒中7天。每服20毫升，每天4次。▶疏肝理气，行气解郁，温经止痛。适用于肝胁痛等症。

◎ **香附根酒**

香附根60g。将香附根洗净切碎，用水、白酒各250g，浸泡4天。去渣饮用，不限时候。▶行气止痛。适用于胸胁胀痛，乳房胀痛，脘腹疼痛，月经不调，食欲不振，心中郁闷等症。

◎ **香附川芎茶**

香附子、茶叶、川芎各5g。上药一起制成粗末，沸水冲泡。代茶多饮。▶疏肝解郁。适用于肝气郁滞所导致的慢性头痛。

乌药
学名：Lindera aggregaaata (Sims) Kosterm.

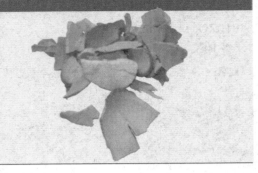

RADIX LINDERAE Wuyao

【乌药】

别名: 天台乌药，铜钱柴，土木香，鲫鱼姜，鸡骨香，白叶柴。

◎《本草纲目》记载乌药：

"治脚气，疝气，气厥头痛，肿胀喘急，止小便频数及白浊。"

【科 属】为樟科植物乌药的干燥块根。

【地理分布】林缘或向阳山坡灌木丛中以及山麓、旷野等地多有野生。分布于安徽、陕西、江西、浙江、台湾、福建、湖南、湖北、广西、广东、四川等地。主产于浙江、湖南、安徽、广东、广西。

【采收加工】冬春季采挖根，除去细根，洗净晒干，称"乌药个"。趁鲜刮去棕色外皮，切片干燥，称"乌药片"。

【药理作用】抗单纯疱疹病毒；双向调节胃肠平滑肌；止血；抗组胺等。

【化学成分】脂肪酸类：十二碳烷酸，癸酸，十四烷酸等；萜类：乌药醇，乌药烷等；其他：新木姜子碱等。

【性味归经】辛，温。归肺、脾、肾、膀胱经。

【功能主治】温肾散寒，行气止痛。对于胸腹胀痛，膀胱虚冷，气逆喘急，疝气，遗尿，尿频，痛经均有疗效。

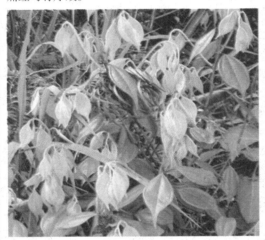

本草药方

◎ **1. 主治：疗毒初起，或起红线，烦躁不宁。**
　　乌药、蒲公英、紫花地丁、防风、荆芥、桂枝、麻黄、连翘、金银花、没药、乳香、甘草各8g。黄酒120g为引，加水500g煎温服。服后发汗。4小时后再煎第2剂，煎法如前。疗在下部，加用川牛膝9g。

◎ **2. 主治：各种疗毒。**
　　乌药、荆芥、紫花地丁、甘草、防风各8g，蒲公英、麻黄各15g。以黄酒90g，水2杯煎汤，分早晚两次空腹服用，每天1剂。

◎ **3. 主治：膝关节滑囊积液。**
　　乌药、白芍、当归、紫苏梗、川芎、黄芪、桔梗、陈皮、枳壳、茯苓、半夏、青皮、防风各5g，枳实、槟榔、泽泻、生姜、甘草、木香、大枣各2g。加水煎沸15分钟，滤出药液，再加水煎20分钟，去渣，两煎药液兑匀，分服，每天1剂。

◎ **4. 主治：不安腿综合征。**
　　乌药、黄芩、柴胡、木香、半夏、白芍、赤芍各15g，甘草10g。煎服法同3。每天1剂。

药膳养生

◎ **乌药根酒**
　　土乌药(矮樟树根)适量。干布揩净，瓷片刮屑，收于瓷器内，以一次量酒浸一夜。温服，一次服完。可入麝香少量。▶温肾散寒，行气止痛。适用于脚气。孕妇禁服。

◎ **甘露茶**
　　乌药、姜炙川朴、炒山楂、麸炒枳壳各22g，橘皮120g，炒谷芽30g，麸炒六神曲45g，茶叶90g。先将橘皮用盐水浸润炒干，碾为粗末，和匀过筛，分装，每袋8g。每次1袋，加鲜姜1片，开水泡代茶饮。▶理气消积，温肾散寒，行气止痛。适用于食积停滞引起的脘腹胀闷，不思饮食及水土不服等症。忌生冷、油腻的食物。

荔枝 学名：Litchi chinensis Sonn.

SEMEN LITCHI　Lizhihe

〖荔枝核〗

别名： 荔核，荔仁，枝核，大荔核。

◎《本草纲目》记载荔枝核：
"行散滞气。治瘹疝气痛，妇人血气刺痛。"

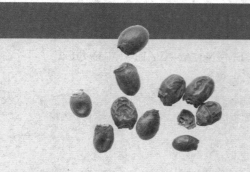

【科属】为无患子科植物荔枝的干燥成熟的种子。

【地理分布】分布于西南和华南等地区，栽培于广东和福建南部、台湾。广东、广西、福建为其主产区。

【采收加工】6～7月果实成熟时采摘，吃荔枝肉（假种皮）后收集种子，洗净，晒干。

【药理作用】降血糖。

【化学成分】黄酮类：矢车菊定–3–芸香糖苷，矢车菊定–3–葡萄糖苷等；氨基酸类：天门冬氨酸，丙氨酸，酪氨酸等；脂肪酸类：油酸，棕榈酸，亚油酸，半合成环丙基脂肪酸等；其他：糖，淀粉，微量元素。

【性味归经】甘、微苦，温。归肝、肾经。

【功能主治】祛寒止痛，行气散结。用于寒疝腹痛，睾丸肿痛。

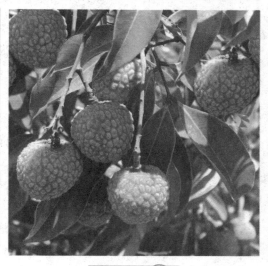

本草药方

◎ **1. 主治：消化性溃疡。**
荔枝核、良姜、荜茇、白及、佛手、甘草各10g，鸡内金20g，鸡蛋壳100g，海螵蛸25g。一同制成细末。每次服用2g，每天3次。

◎ **2. 主治：胃脘痛。**
荔枝核、乌药各15g，川楝子20g，百合40g。加水煎沸15分钟，滤出药液，再加水煎20分钟，去渣，两煎药液兑匀，分服，每天1剂。

◎ **3. 主治：疝气，腹胀，腹痛。**
小茴香、白术、茯苓、川楝子、泽泻、桂枝、荔枝核、猪苓、广木香、橘核各8g。加水煎沸15分钟，滤出药液，再加水煎20分钟，去渣，两煎药液兑匀，分服。每天1剂。

◎ **4. 主治：食管贲门黏膜裂伤，恶心呕吐。**
荔枝核、瓜蒌、薤白、旋覆花、川楝子、元胡、橘核各9g，代赭石30g，当归、赤芍、白芍各10g，吴茱萸、甘草各6g。煎服法同3。每天1剂。

药膳养生

◎ **荔枝饮**
荔枝肉30g，大枣10枚，冰糖100g。荔枝洗净，大枣洗净去核，一起放入锅内，加水适量，大火烧沸后小火煨熬30分钟；冰糖砸碎，加水溶化后倒入荔枝汤中搅匀，装入容器内。吃荔枝、大枣，喝汤。▶健脾理气，祛寒止痛，行气散结，生津润燥。适用于烦渴，胃脘寒痛等症。

◎ **荔枝粥**
荔枝核30g，粳米50g。先煎荔枝核，取汁，合粳米煮粥，任意食用。▶祛寒止痛，行气散结。适用于少腹冷痛，寒疝气痛，妇女血气刺痛等症。

◎ **荔枝大枣粥**
荔枝5～7枚，粳米50g，大枣5枚。荔枝去壳带核，与大枣、粳米加水入砂锅内煎煮。以汤稠表面有粥油为度。每天3次，温热空腹食。▶祛寒止痛，行气散结。适用于虚咳，烦渴，头晕，喘，心悸怔忡，气短，胃脘寒痛，口臭等症。温热病者忌服。曾发低血糖休克者不宜多食。

刀豆 学名：Canavalia gladiata (Jacq.) DC.

SEMEN CANAVALIAE Daodou

【刀豆】

别名： 挟剑豆，刀豆子，大刀豆，刀鞘豆，太弋，刀板仁豆，刀巴豆，马刀豆，卡肖，刀培豆。

◎《本草纲目》记载刀豆：

"温中下气，利肠胃，止呃逆，益肾补元。"

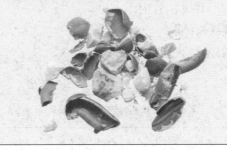

【科 属】为豆科植物刀豆的干燥成熟的种子。

【地理分布】原产于西印度群岛。我国长江以南各省区有栽培。热带、亚热带以及非洲广泛分布。

【采收加工】秋季果实成熟的时候，采收果实，晒干，剥取种子，或者采后即剥取种子，晒干。

【药理作用】抗肿瘤；促进淋巴细胞转化反应等。

【化学成分】黄酮类：芹菜素，刺槐素，异鼠李素等；其他：血球凝集素，尿素酶，蛋白质，淀粉，刀豆氨酸，脂肪等。

【性味归经】甘，温。归胃、肾经。

【功能主治】下气，温中、温肾助阳，止呃。对于虚寒呃逆，肾虚腰痛，呕吐有疗效。

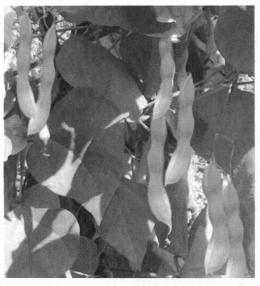

◎ 刀豆粳米粥

1. 刀豆 30g，粳米 60g。上二味煮粥，随意食用。▶益肾补元，温中下气。适用于腹胀呕吐，肾虚腰痛，虚寒呃逆，痰喘。

2. 刀豆 20g，南粳米 60g，生姜 2 片。刀豆捣碎或炒研末，姜、粳米一起放入砂锅内，加水 400 毫升煮稀稠粥。早晚温热食。▶适用于呃逆，虚寒性胃痛，呕吐等症。

◎ 刀豆茶

刀豆根 30g，黄酒适量，红茶 4g。水煎数沸，不限时间，代茶饮。▶适用于恶风畏寒，头痛连项背，呈发作性，遇风痛加，舌淡红，口不渴，苔薄白，脉浮。

◎ 刀豆蜂蜜饮

刀豆子 30g，甘草 4g，冰糖 6g 或者蜂蜜 6g。上二药水煎取汁，加冰糖或者蜂蜜调匀。代茶饮。▶温中下气，益肾补元。适用于小儿百日咳以及老年咳喘症。胃热严重者慎用。

本草药方

◎ 1. 主治：腰痛。

刀豆壳 60g。炒成老黄色，研细末，每次服 5g。黄酒冲服亦可。不能饮酒者，可改成煎汤酌加酒服，或切成小块，黄酒炖服，亦可再加白糖用。

◎ 2. 主治：肾外伤腰痛，尿频，尿急。

刀豆、诃子各 3g，红花、五灵脂、枇杷叶、茜草、紫草茸、侧柏叶、白豆蔻各 2g，地格达 1g。以上 10 味，分别挑选，碎成细粉，过筛，混匀。成人每次 2g，每天 2 次，温开水送服。

◎ 3. 主治：牙周炎。

刀豆壳 10g，冰片少许。将刀豆壳烧炭，加入冰片研末，然后将药涂抹于患处。

◎ 4. 主治：胃寒呃逆、呕吐。

刀豆、生姜各 10g，柿蒂 6 个。煎煮后取汁加红糖适量服用。

柿 学名：*Diospyros kaki* Thunb.

CALYX KAKI　Shidi

〖柿蒂〗

别名: 柿钱，柿丁，柿子把，柿萼。

◎《本草纲目》记载柿蒂：
"咳逆哕气，煮汁服。"

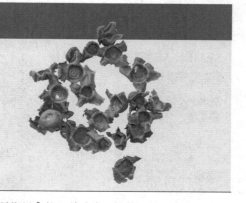

【科 属】为柿树科植物柿的干燥宿萼。

【地理分布】河北、辽宁、山西、河南、甘肃、陕西、江苏、山东、浙江、安徽、福建、江西、广东、海南、台湾、湖北、湖南、广西等地均有分布。主产于河南、山东。

【采收加工】秋、冬季收集成熟柿子的果蒂（带宿存花萼），去柄，晒干后使用。

【药理作用】抗心律失常；镇静；抗生育等。

【化学成分】黄酮类：槲皮素，山柰酚，三叶豆苷等；三萜类：熊果酸，齐墩果酸，白桦脂酸等；其他：无羁萜，胡萝卜苷，β-谷甾醇等。

【性味归经】苦、涩，平。归胃经。

【功能主治】降逆下气。用于呃逆。

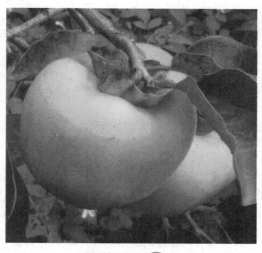

本草药方

◎ **1. 主治：呃逆，舌红，苔黄。**
柿蒂、橘红、竹茹、大黄、竹叶各10g，生石膏、代赭石各20g。加水煎沸15分钟，滤出药液，再加水煎20分钟，去渣，两煎药液兑匀，分服，每天1剂。

◎ **2. 主治：食管贲门癌。**
柿蒂、柿霜、浙贝母、海藻各60g，山慈菇120g，半夏、红花各30g，没药、乳香各15g，三七18g。共为细末。每次服5g，加适量蜂蜜。每天2次。

◎ **3. 主治：遗尿。**
柿蒂30g，益智仁、桑螵蛸、补骨脂、熟地黄各12g，石菖蒲10g，黄连5g，升麻2g。加水煎沸15分钟，滤出药液，再加水煎20分钟，去渣，两煎药液调兑均匀，分服，每天1剂。

◎ **4. 主治：呃逆。**
柿钱、丁香、人参等份。上为细末，水煎，食后服。

◎ **5. 主治：血淋。**
干柿蒂（烧炭存性）。为末，每服6g，空心米饮调服。

◎ **6. 主治：胸满咳逆不止。**
柿蒂、丁香各30g。上细切，每服12g，水1.5盏，姜5片，煎至7分，去渣，热服，不拘时。

◎ **7. 主治：百日咳。**
柿蒂（阴干）20g，乌梅核中之白仁（细切）10个，白糖15g。用水2杯，煎至1杯。一日数回分服，连服数日。

药膳养生

◎ **柿蒂茶**
柿蒂8枚，冰糖6g。一起放入茶杯，沸水冲泡。代茶饮。▶平喘止咳，降逆下气。适用于咳嗽，慢性支气管炎，气逆。

◎ **柿霜糖**
柿霜50g，植物油适量，白糖400g。白糖、柿霜一起放入锅内，加清水适量，烧沸后小火煮熬至挑起糖液呈丝状时，倒入涂有植物油的搪瓷盘内，摊平，稍冷后划成糖块大小。每次服用3块，每天3次。▶化痰止咳，清热润燥，降逆下气。适用于肺热燥咳，咽干喉痛，口舌生疮等症。

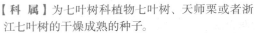

七叶树 学名：Aesculus chinensis Bge.

SEMEN AESCULI　Suoluozi

【娑罗子】

别名：天师栗，娑婆子，武吉，仙栗，开心果，苏罗子，索罗果，梭椤子。

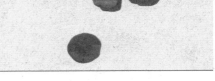

◎《本草纲目》记载娑罗子：
"久食，已风挛。"

【科 属】为七叶树科植物七叶树、天师栗或者浙江七叶树的干燥成熟的种子。

【地理分布】**1. 七叶树** 秦岭地区有野生。栽培于河北南部、陕西南部、山西南部、浙江、江苏、河南北部。**2. 天师栗** 海拔 1000~1800 米的阔叶林中有野生。分布于江西西部、河南西南部、湖北西部、湖南、四川、广东北部、贵州和云南等地。

3. 浙江七叶树 低海拔的丛林中多有生长。分布于浙江北部和江苏南部。

【采收加工】10 月间采收成熟果实，晒 7~8 天后，再用小米烘至足干，烘前用针在果皮上刺孔，以防止爆破，且易干燥。也可直接晒干或者剥除果皮晒干。

【药理作用】降低胆固醇；抗炎等。

【化学成分】脂肪油类：硬脂酸和油酸的甘油酯；皂苷类：七叶皂苷；其他：纤维素，淀粉，粗蛋白等。

【性味归经】辛、苦、酸，温。归肝、脾、肺经。

【功能主治】宽中，疏肝理气，化痰。对于肝胃气滞，胸胁胀痛，呕吐噫气，脘腹痞满，痰多咳嗽有疗效。

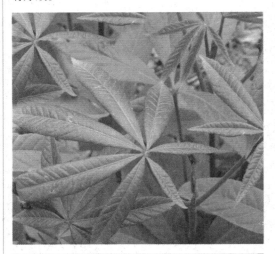

药膳养生

◎ 开心果鸡肉沙拉

娑罗子仁 3/4 杯，无核红葡萄 160g，酸乳酪 1/2 杯，鸡胸肉 400g，柠檬汁 2 茶匙，新鲜薄荷叶 2 片，绿叶菜数片，葱 60g，盐、胡椒粉适量。娑罗子炒熟研碎，葡萄洗净分半，鸡肉洗净煮熟切条，薄荷叶、葱切碎。先将鸡肉、葡萄、半杯开心果仁、葱拌匀，再将剩下的开心果加酸乳酪、柠檬汁、薄荷叶拌匀，放入鸡肉等用料及盐、胡椒粉搅拌，盛在垫有绿菜叶的碟里即可。▶疏肝理气，化痰。对于肝胃气滞，胸胁胀痛，呕吐噫气，脘腹痞满，痰多咳嗽有疗效。

◎ 娑罗子炒青瓜番茄

娑罗子 30g，西红柿 2 个，黄瓜 1 根，蒜末及沙拉酱少许。娑罗子去壳，黄瓜洗净，切去两头对开切片，西红柿洗净去皮切小块。锅内倒油，烧热，先炒黄瓜片，再放入西红柿、开心果仁、蒜末炒匀，加少许盐及沙拉酱即可。▶清热解毒，疏肝理气，化痰。

本草药方

◎ 1. 主治：不孕症。胞脉闭塞，肝郁气滞。

娑罗子、王不留行子、路路通各 12g，石见穿 18g，红藤、蒲公英各 15g，牡丹皮、广地龙、赤芍各 8g。加水煎沸 15 分钟，滤出药液，再加水煎 20 分钟，去渣，两煎药液兑匀，分服，每天 1 剂。

◎ 2. 主治：清肝泻火，头痛、目赤、易怒，肝火上炎引起的血压升高。

娑罗子 20g，杭白菊、浮萍各 5g，荷叶 10g。先把娑罗子去皮，泡 6 小时后煮烂，加入前三种中药小火慢煮 15 分钟，滤去固体成分，加冰糖适量，即可随意饮用。

玫瑰 学名：Rosa rugosa Thunb.

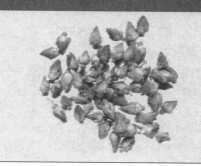

FLOS ROSAE RUGOSAE　Meiguihua

【玫瑰花】

别名：徘徊花，笔头花，湖花，刺玫瑰花，刺玫菊。

◎《本草纲目拾遗》记载玫瑰花：
"和血行血，理气，治风痹。"

【科　属】为蔷薇科植物玫瑰的干燥花蕾。春末夏初花将开放时分批采收，及时低温干燥。

【地理分布】全国各地均有栽培。主产于江苏、山东、浙江以及广东。

【采收加工】5～6月盛花期前采集已充分膨大但是未开放的花蕾。小火烘干或者阴干。

【药理作用】抗病毒；促进胆汁分泌；抗肿瘤等。

【化学成分】挥发油类：橙花醇，香茅醇，苯乙醇等；其他：酚酸，矢车菊双苷，鞣质等。

【性味归经】甘、微苦，温。归肝、脾经。

【功能主治】活血，行气解郁，止痛。对于肝胃气痛，食少呕恶，月经不调，经前乳房胀痛，跌仆伤痛有疗效。

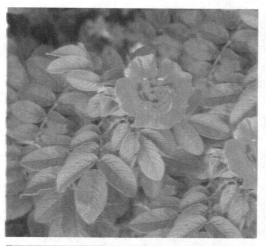

药膳养生

◎ 玫瑰糕

玫瑰酱100g（或干玫瑰花25g），糯米粉、大米粉各250g，白糖100g。大米粉与糯米粉拌匀；糖用水化开，调入玫瑰酱（或干玫瑰花揉碎拌入），徐徐拌入粉内，迅速搅拌，使粉均匀受潮，并泛出半透明色，成糕粉。糕粉的湿度为：手捏把成团，放开一揉就散开。糕粉筛过后放入糕模内，用大火蒸13分钟。▶理气活血开郁。适用于情志不舒，肝气郁结，胸中郁闷，胀满，腹痛等症。

◎ 玫瑰汤圆

鲜玫瑰花3朵，橘子200g，江米粉500g，炒熟的豆沙馅100g，白糖适量。将江米粉用水和匀揉软，分成60个小剂。每个剂内包成1份豆沙馅，搓成桂圆大的汤圆，放入盘内。橘子去皮，再去橘子瓣的薄皮，切成小丁，放入大碗内，把鲜玫瑰花洗净，花瓣放入橘瓣碗内。清水烧沸，下入汤圆，待汤圆全浮在水面上时，加进白糖，用水煮沸后，盛入放橘瓣、玫瑰花的大碗。▶活血开郁，理气润肺。适用于肺阴虚症。

本草药方

◎ **1. 主治：**胆结石。

玫瑰花、浙贝母、枳实、枳壳、郁金、白芍各10g，金钱草60g，蒲公英30g。加水煎沸15分钟，滤出药液，再加水煎20分钟，去渣，两煎药液调兑均匀，分服，每天1剂。

◎ **2. 主治：**神经衰弱，因情志不遂所导致的肝气郁结，胸闷，心烦少寐。

玫瑰花、厚朴花、合欢花、菊花、佛手花各10g。加水煎沸15分钟，滤出药液，再加水煎20分钟，去渣，两煎药液兑匀，分服，每天1剂。

◎ **3. 主治：**皮肤瘙痒，遇风遇冷痒感明显加重，皮肤有线状抓痕或针尖大小的血痂。脉虚细弱，倦怠懒言等。

玫瑰花、砂仁（后下）、荆芥、甘草、炒枳壳各5g，党参、黄芪各12g，陈皮、土炒白术、防风各10g，茯苓皮15g，黄连1g，广木香5g。加水煎沸15分钟，滤出药液，再加水煎20分钟，去渣，两煎药液调兑均匀，分服，每天1剂。

九香虫 学名：Aspongopus chinensis Dallas

ASPONGOPUS Jiuxiangchong

【九香虫】

别名：黑兜虫，瓜黑蝽，屁板虫，蜣螂虫，打屁虫，屁巴虫。

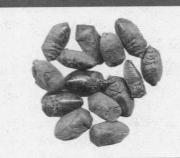

◎《本草纲目》记载九香虫：

"主治膈脘滞气，脾肾亏损，壮元阳。"

【科　属】为蝽科昆虫九香虫的干燥体。

【地理分布】除东北、西北外，全国大部分地区都有分布。主产于贵州、四川等地。

【采收加工】春、秋两季捕捉，捕后用沸水烫死，晒干或者烘干。

【药理作用】抗肿瘤；抑菌等。

【化学成分】甲壳质，蛋白质，脂肪，微量元素等。

【性味归经】咸、温。归肝、脾、肾经。

【功能主治】温中助阳，理气止痛。对于肝胃气痛，胃寒胀痛，腰膝酸痛，肾虚阳痿有功效。

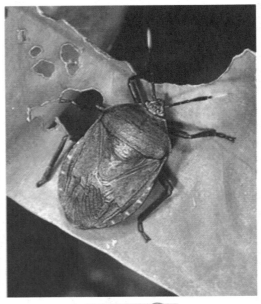

本草药方

◎ **1. 主治：慢性胃炎。**

九香虫、黄芩、柴胡、山药、藿香、香附、白芍、元胡各8g，仙鹤草、白花蛇舌草各30g，薏苡仁、茯苓各20g。加水煎沸15分钟，滤出药液，再加水煎20分钟，去渣，两煎药液兑匀，分服，每天1剂。

◎ **2. 主治：肝硬化、胁痛。**

九香虫3g，党参、黄芪、鳖甲各15g，丹参、五灵脂、海藻、当归各8g，地鳖虫、桃仁、川芎各5g，大黄1g。加水煎沸15分钟，滤出药液，再加水煎20分钟，去渣，两煎药液兑匀，分服，每天1剂。

◎ **3. 主治：肋间神经痛。**

九香虫15g，三七20g，全蝎10g。一起制成细末，每次冲服1g，每天3次。

◎ **4. 主治：膈间滞气，助肝肾亏损。**

九香虫（半生半熟）30g，车前子（微炒）、陈皮各12g，白术15g，杜仲（酥炙）24g。上为细末，炼蜜为丸，如梧子大，每服4.5g，盐白汤或黄酒送下，空心服，临卧再服1次。

◎ **5. 主治：胸脘闷痛。**

九香虫30g，车前子12g，杜仲24g。上为细末，炼蜜为丸，如梧子大，空心服，临卧再服1次。

药膳养生

◎ **九香虫补肾酒**

九香虫30g，65度白酒500g。九香虫放入酒内泡6天。每服20毫升，每天2次。▶补肾助阳，温脾止痛。对于肾虚阳痿有疗效。阴虚阳亢者不宜用。

◎ **九香海马汤**

九香虫、仙茅、淫羊藿各9g，海马6g，熟地、山药、菟丝子各15g。上药共为粗末，加水煎3次，合并煎汁，浓缩。分多次温服。▶温补肾阳。对于肾阳亏虚，阳痿尿频，腰膝冷痛有疗效。

◎ **冬虫夏草香虫汤**

九香虫、冬虫夏草各9g，虾米40g，调料适量。将三味一同放入砂锅，加适量水共煮后，经调味即可。饮汤吃虾米。每天1次。▶补肾壮阳。对于肾虚阳痿、神疲乏力、腰膝酸痛等症有疗效。

驱虫药

【概念】

在中医药理论中凡以驱除或抑杀人体寄生虫为主要作用的药物，称驱虫药。

【功效】

驱虫药入胃、脾、大肠经，部分药物具有一定毒性，对人体内寄生虫，特别是肠道寄生虫体有麻痹或杀灭作用，促使其排出体外。行气、润肠、消积、止痒等为其中部分药物兼有的功效。

【药理作用】

中医学科学研究表明，驱虫药主要具有排出寄生虫和麻痹寄生虫虫体的作用，部分药物兼具有抗病毒、抗真菌、抗肿瘤的作用。

【适用范围】

驱虫药主要用于治疗肠道寄生虫病，如蛲虫病、蛔虫病、钩虫病、绦虫病、姜片虫病等多种虫病。对食积气滞、便秘、小儿疳积、疥癣瘙痒也有疗效。苦楝皮、使君子、南瓜子、槟榔、雷丸、鹤草芽、鹤虱、芜荑、贯众、榧子为中医药方常用的驱虫药。

【药物分类】

使君子　科属：为使君子科植物使君子的干燥成熟的果实。性味归经：甘，温。归脾、胃经。功能主治：杀虫消积。用于蛔虫、蛲虫病，虫积腹痛，小儿疳积。

苦楝皮　科属：为楝科植物楝或川楝的干燥树皮以及根皮。性味归经：苦，寒，有毒。归肝、脾、胃经。功能主治：疗癣，驱虫。用于虫积腹痛，蛔虫蛲虫病；外治疥癣瘙痒。

槟榔　科属：为棕榈科植物槟榔的干燥成熟的种子。性味归经：苦，辛，温。归胃、大肠经。功能主治：降气，行水，杀虫消积，截疟。用于绦虫、蛔虫、姜片虫病，虫积腹痛，里急后重，积滞泻痢，水肿脚气，疟疾。

雷丸　科属：为白蘑科真菌雷丸的干燥菌核。性味归经：微苦，寒。归胃、大肠经。功能主治：杀虫消积。用于钩虫、绦虫、蛔虫病，虫积腹痛，小儿疳积。

鹤草芽　科属：为蔷薇科植物龙芽草的带短小根茎的冬芽。性味归经：苦、涩，凉。归肝、小肠、大肠经。功能主治：杀虫。驱绦虫、蛔虫；抗血吸虫；杀滴虫等。用于滴虫性阴道炎，绦虫病，小儿头部疖肿。

绵马贯众　科属：为鳞毛蕨科植物粗茎鳞毛蕨的干燥根茎以及叶柄残基。性味归经：苦，微寒，有小毒。归肝、胃经。功能主治：驱蛔虫、绦虫及钩虫，清热解毒。用于疮疡，虫积腹痛，防治外感。绵马贯众炭止血，用于崩漏。

鹤虱　科属：为菊科植物天名精的干燥成熟的果实。性味归经：苦、辛，平，有小毒。归脾、胃经。功能主治：杀虫消积。对于蛲虫、蛔虫、绦虫病，虫积腹痛，小儿疳积有疗效。

榧子　科属：为红豆杉科植物榧的干燥成熟的种子。性味归经：甘，平。归肺、胃、大肠经。功能主治：润燥通便，杀虫消积。用于蛔虫、钩虫、绦虫病，小儿疳积，虫积腹痛，大便秘结。

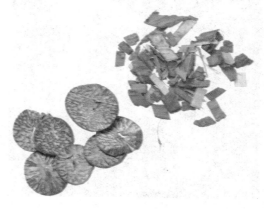

153

使君子 学名：Quisqualis indica L.

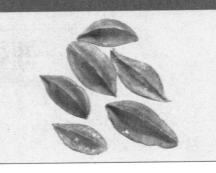

FRUCTUS QUISQUALIS　Shijunzi

【使君子】

别名：史君子，五棱子，山羊屎，君子，君子仁，冬君子，病疳子。

◎《本草纲目》记载使君子：
"健脾胃，除虚热。治小儿百病疮癣。"

【科　属】为使君子科植物使君子的干燥成熟的果实。

【地理分布】山坡、平地、路旁等向阳灌木丛中有野生，也有栽培。分布于西南及福建、江西、湖南、台湾、广东等地。主产于福建、四川、广西、广东、台湾、江西等地，以四川产量最大。

【采收加工】驱蛔虫、蛲虫；抗皮肤真菌等。

【药理作用】镇静；镇咳，祛痰；抗病原微生物等。

【化学成分】脂肪油类：油酸，棕榈酸，硬脂酸等的甘油酯；酸及盐类：使君子酸，苹果酸，柠檬酸，使君子酸钾等；糖类：蔗糖，葡萄糖，果糖等；其他：甾醇，葫芦巴碱，吡啶等。

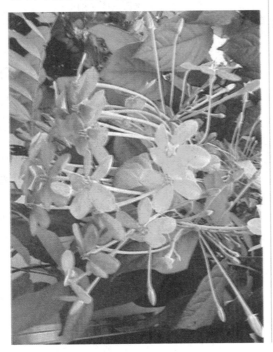

【性味归经】甘，温。归脾、胃经。

【功能主治】杀虫消积。用于蛔虫、蛲虫病，虫积腹痛，小儿疳积。

本草药方

◈ **1. 主治：胆道蛔虫症。**
使君子仁10g。炒香，嚼食。每天1次。

◈ **2. 主治：胆道蛔虫症。**
使君子肉、苦楝皮各15g，槟榔28g，木香、枳壳各10。加水煎沸15分钟，滤出药液，再加水煎20分钟，去渣，两煎药液兑匀，分服，每天1剂。

◈ **3. 主治：胆结石并发胆囊炎。**
使君子仁、茵陈、火麻仁、香橼各8g，元胡、瓦楞子、吴茱萸、黄连、柴胡、龙胆草、雷丸、槟榔、丹参、广木香各8g，鸡内金、砂仁、海藻各5g，金钱草、桃仁各15g。一起制成细末，蜜丸。每次10g，每天3次。

药膳养生

◈ **使君子肉饼**
使君子30g，面粉30g，猪瘦肉200g。使君子肉捣碎，猪肉洗净剁碎，一起和面粉混合均匀，做饼10个，蒸熟。每服1个，每天2次。▶补虚驱虫。适用于小儿身体虚热而有蛔虫者。

◈ **使君子蒸猪肉**
使君子15g，猪瘦肉100g。使君子去壳取肉，和猪瘦肉捣烂和匀，隔水蒸熟或者放饭上蒸熟，佐餐食。▶驱蛔。适用于蛔虫病。

◈ **炒使君子**
使君子适量。略炒到香，按年龄每岁每天2粒（最多每天不得超过10粒），分3次嚼服。连服3天为1个疗程。▶驱虫。适用于小儿蛔虫、蛲虫病。忌饮茶以及热食。

川楝 学名：Melia toosendan Sieb.et Zucc.

CORTEX MELIAE Kulianpi

『苦楝皮』

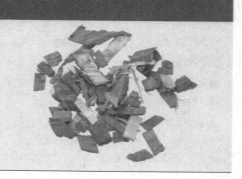

别名： 楝皮，楝木皮，楝树枝皮，苦楝树白皮，苦楝根皮。

◎《本草纲目》记载苦楝皮：
"蛔虫，利大肠。"

【科 属】为楝科植物楝或川楝的干燥树皮以及根皮。

【地理分布】**1.楝** 野生于旷野或路旁，常栽培于屋前房后。分布于南方各地。主产于湖北、四川、江苏、安徽、贵州、河南。**2.川楝** 野生于土壤湿润肥沃的杂木林和疏林内，栽培于村旁或者公路边，分布于河南、湖北、甘肃、广西、四川、贵州、湖南、云南。四川、云南、甘肃、湖北、贵州为其主产区。

【采收加工】全年或春、秋两季采收，剥取干皮或者根皮，除去泥沙，晒干。

【药理作用】驱蛔虫；抑制呼吸中枢；抗血吸虫；增强胃肠平滑肌收缩力；阻断神经肌肉传导等。

【化学成分】香豆素类：七叶亭，莨菪亭等；萜类：异川楝素，川楝素，苦楝子三醇，苦里酮等；其他：多糖，甾醇，苷类等。

【性味归经】苦，寒，有毒。归肝、脾、胃经。

【功能主治】疗癣，驱虫。用于蛔虫、蛲虫病。外治疥癣瘙痒。

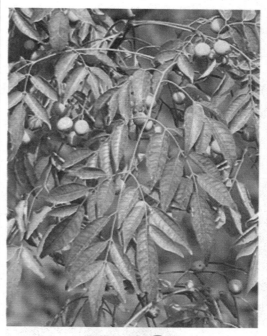

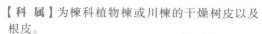

本草药方

◎ **1. 主治：蛔虫病。**
　　苦楝根皮190g。加水煎2遍，去渣。分2次服用，每天1剂。

◎ **2. 主治：蛔虫病。**
　　苦楝皮、槟榔各30g，乌梅60g，蜀椒、细辛、雷丸各8g，黄连5g。加水煎2遍，去渣。分2次服，每天1剂。

◎ **3. 主治：钩虫病。**
　　苦楝根皮15g，槟榔、椿根皮、石榴皮各12g。加水煎2遍。取汁兑匀，分3次服，每天1剂。

◎ **4. 主治：钩虫引起贫血，肠道功能紊乱，营养不良症。**
　　苦楝皮30g，槟榔15g。加水煎，去渣。加入白糖。睡前1次口服。连服2天。

药膳养生

◎ **苦楝皮粳米粥**
　　苦楝根皮15g（鲜者60g），粳米60g，冰糖适量。小火煎煮苦楝根皮，去渣取汁，放入粳米、冰糖煮稀粥。空腹1次服完。隔6天再服1次。▶适用于蛔虫病。

◎ **苦楝根粥**
　　苦楝根皮（细锉）15g，粟米800g。慢火煎苦楝根皮，去渣取汁，放入米煮粥。早晨空腹顿食，以虫下为度。▶燥湿，清热，杀虫。适用于虫积腹痛，兼治疥癣、风疹。

槟 榔　学名：Areca catechu

SEMEN ARECAE　Binglang

【槟榔】

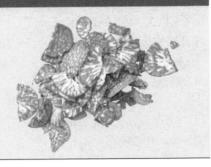

别名：大腹子，橄榄子，大腹槟榔，槟榔子，青仔，槟榔玉，榔玉。

◎《本草纲目》记载槟榔：

"治泻痢后重，心腹诸痛，大小便气秘，痰气喘急。疗诸疟，御瘴疬。"

【科　属】为棕榈科植物槟榔的干燥成熟的种子。

【地理分布】产于海南、台湾、云南等热带地区，栽培于福建、广东、台湾、云南、海南等地。广泛栽培于热带以及亚热带地区。

【采收加工】11～12月将采下的青果，煮沸4小时，烘12小时即得槟榔干。3～6月采收成熟果实，晒3～4天，捶破或用刀剖开取出种子，晒干。经水煮，熏烘7～10天，待干后剥去果皮，取出种子，烘干，称为榔玉。

【药理作用】驱绦虫、蛲虫、蛔虫；抗血吸虫；兴奋M胆碱受体；抗高血压；抗病原微生物；抗肿瘤等。

【化学成分】氨基酸类：苯丙氨酸，脯氨酸，精氨酸等；脂肪类：肉豆蔻酸，棕榈酸等；生物碱类：槟榔次碱，槟榔碱，去甲基槟榔碱等；其他：红色素，鞣质，α-儿茶素等。

【性味归经】苦、辛，温。归胃、大肠经。

【功能主治】降气，行水，杀虫消积，截疟。用于绦虫、蛔虫、姜片虫病，虫积腹痛，里急后重，积滞泻痢，水肿，疟疾。

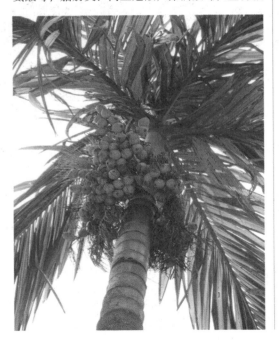

本草药方

◎ **1. 主治：肠梗阻，腹胀痛，呕吐，大便闭合，不排气。**

槟榔、厚朴、木香、乌药、枳壳、瓜蒌、香附、大腹皮、大黄（后下）、芒硝（冲服）各10g，莱菔子20g。加水煎沸15分钟，滤出药液，再加水煎20分钟，去渣，两煎药液调兑均匀，分服，每天1剂。

◎ **2. 主治：肝硬化。**

槟榔、生姜、栀子、旋覆花、黄芩、陈皮、代赭石、甘草、半夏、莱菔子、枳壳、竹茹各10g，神曲、山楂、麦芽各30g，茯苓20g，太子参15g。煎服法同1。每天1剂。

◎ **3. 主治：乳汁缺少。**

槟榔、乳香、穿山甲珠、王不留行、山药各2g。一起研磨成细面，分2次冲服。

药膳养生

◎ **槟榔粳米蜂蜜粥**

槟榔15g，粳米100g，蜂蜜及姜汁各适量。将槟榔水磨取汁；煮米令熟，次下蜂蜜及槟榔汁、姜汁，同煮成粥。空腹服食。▶消积导滞，利水消肿。适用于大便不爽，脘腹胀闷，水肿，脚气等症。

◎ **槟榔粟米石榴根皮粥**

槟榔15g，酸石榴根皮30g，粟米100g。先将前二味粗捣筛，水煎去渣取汁，放入粟米煮成粥。平旦乘饥顿食，以大便泻虫为度。▶杀虫破积，下气行水。适用于虫积腹痛。

雷丸

OMPHALIA Leiwan

【雷丸】

别名: 雷矢,雷实,竹苓,白雷丸,竹铃芝,木连子,雷公丸。

◎《本草纲目》记载雷丸:

"杀三虫,逐毒气胃中热。利丈夫,不利女子。"

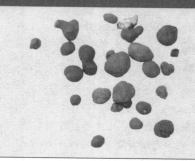

【科 属】为白蘑科真菌雷丸的干燥菌核。

【地理分布】野生于竹林下,生长于老竹兜下或者竹根上。分布于陕西、河南、江苏、甘肃、浙江、安徽、湖北、湖南、福建、四川、贵州、广西、广东、云南。甘肃、浙江、江苏、湖北、河南、广东、四川、广西、云南、贵州等地为其主产地。

【采收加工】秋季采挖,拣净杂质,去净泥沙,晒干或者炕干。

【药理作用】驱杀滴虫、绦虫、钩虫、蛔虫;抗肿瘤;增强机体免疫功能等。

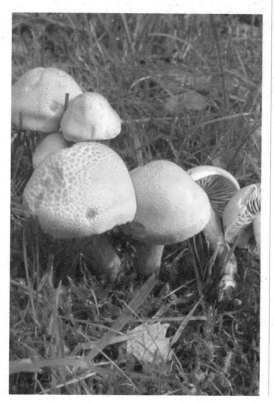

【化学成分】蛋白酶类:雷丸素;其他:雷丸多糖S-4002,铝、钙、镁等元素。

【性味归经】微苦,寒。归胃、大肠经。

【功能主治】杀虫消积。用于钩虫、绦虫、蛔虫病、虫积腹痛、小儿疳积。

本草药方

◎ **1. 主治:绦虫病。**

雷丸(为末)40g,槟榔150g,南瓜子仁200g,蜀椒12g,乌梅50g,芒硝5g。晨起嚼服南瓜子仁;1小时后,煎服槟榔;再将乌梅、蜀椒加水煎,去渣,用半量冲服雷丸粉末;30分钟后,以剩余的半量冲服芒硝。

◎ **2. 主治:绦虫病。**

雷丸、大黄各8g,槟榔30g,石榴皮(切)120g。加水煎,去渣。空腹顿服。

◎ **3. 主治:囊虫病。**

雷丸、苦楝皮、槟榔各25g,碳酸氢钠1g。加水煎,去渣,分3次服,每天1剂。

◎ **4. 主治:肝囊虫病。**

雷丸、山楂、冬瓜仁、莱菔子、石榴树根皮各28g,黄芩、姜黄、当归、郁金、丹参、白术各15g,陈皮、三棱各8g。上述各味药一起制成粉末,炼蜜为丸。每次服10g,每天服3次。连服10天,休息3天,以愈为期。

药膳养生

◎ **驱钩虫粉**

雷丸15g研磨成细末,用白糖水冲服,空腹服每天3次。服药期间禁吃油脂类食物。但需加强营养。

◎ **驱绦虫粉**

雷丸、牵牛子各12g,大黄8g。一起制成细末,每次服2g,每天3次。空腹服,服用期禁吃油脂类食物。可连用6天,下虫可暂停用,1个月之后再用。

榧 学名：Torreya grandis Fort.

SEMEN TORREYAE Feizi

【榧子】

别名：彼子，榧实，玉山果，赤果，香榧，玉榧。

◎《本草纲目》记载榧子：

"杀腹间大小虫。小儿黄瘦，腹中有虫积者，食之即愈。又带壳细嚼食下，消痰。"

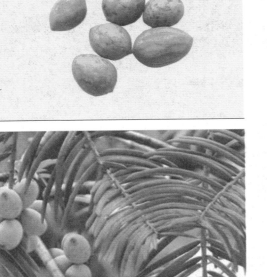

【科 属】为红豆杉科植物榧的干燥成熟的种子。

【地理分布】野生于温暖湿润的红壤、黄壤以及黄褐土中，森林中多有野生。分布于浙江，江苏南部，福建北部，安徽南部以及大别山区，江西北部，西至湖南西南部及贵州松桃等地的海拔1400米以下的山地。浙江西天目山海拔1000米以下地带有野生，主产于浙江。

【采收加工】10～11月间种子成熟时采摘，除去肉质外皮，取出种子，晒干。

【药理作用】驱钩虫。

【化学成分】脂肪油类：硬脂酸，亚油酸，油酸等的甘油酯；其他：甾醇，毒肮，多糖，草酸，挥发油等。

【性味归经】甘，平。归肺、胃、大肠经。

【功能主治】润燥通便，杀虫消积。用于蛔虫、钩虫、绦虫病，小儿疳积，虫积腹痛，大便秘结。

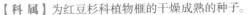

本草药方

◉ **1. 主治：胆道蛔虫症。**

榧子、蜀椒、良姜、甘草各8g，苦楝皮18g，使君子仁、香附、芒硝、乌梅各15g，木香、枳壳各12g。加水煎沸15分钟，滤出药液，再加水煎20分钟，去渣，两煎药液兑匀，分服，每天1剂。

◉ **2. 主治：绦虫病。**

榧子、雷丸、苦楝皮、鹤虱各15g，槟榔150g，大黄5g。加水煎，去渣。早起空腹1次服下。

◉ **3. 主治：肠道蛔虫病。**

榧子、使君子仁各12g，大黄、苍术、乌梅、槟榔各8g，陈皮、厚朴、枳实、青皮、黄柏各5g，干姜、木香、甘草、蜀椒各2g。加水煎2遍，去渣。分2次服用，每天2剂。

◉ **4. 主治：小儿疳积。**

榧子、使君各60g，白糖适量。一起制成细末，每次服用8g，每天3次。

药膳养生

◉ **榧子煎鸡蛋**

榧子5g，鸡蛋1个。榧子研磨成细末，调入鸡蛋搅匀，放入热油中煎熟。空腹1次服完。连用3天。▶驱蛔虫。适用于小儿蛔虫症。

◉ **榧子蒜片汤**

榧子、大蒜、使君子仁各40g。榧子切碎，使君子切细，大蒜切片，同水煎取汁。每天3次，空腹用。小儿用量酌减。▶适用于蛲虫、蛔虫症。尤其适宜于小儿服用。

◉ **独脚金榧子鹌鹑瘦肉汤**

榧子30g，鹌鹑肉300g，猪肉(瘦)120g，独脚金、蜜枣各40g，陈皮10g，盐4g。独脚金用水洗净晾干。榧子去壳取仁。蜜枣、陈皮和猪瘦肉用水洗净。将鹌鹑刮洗，去毛，去内脏，斩去脚爪。加水于瓦煲内煲至水滚。放入独脚金、榧子、蜜枣、陈皮、鹌鹑、猪瘦肉。用中火煲3小时，以细盐调味，即可随意饮用。▶清热解毒，健脾开胃，益智补脑。

消食通络篇

消食活血

调经补血

通络止血

化痰止咳

润肺清肠

祛风醒神

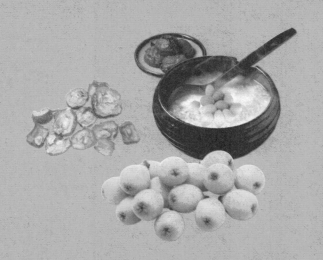

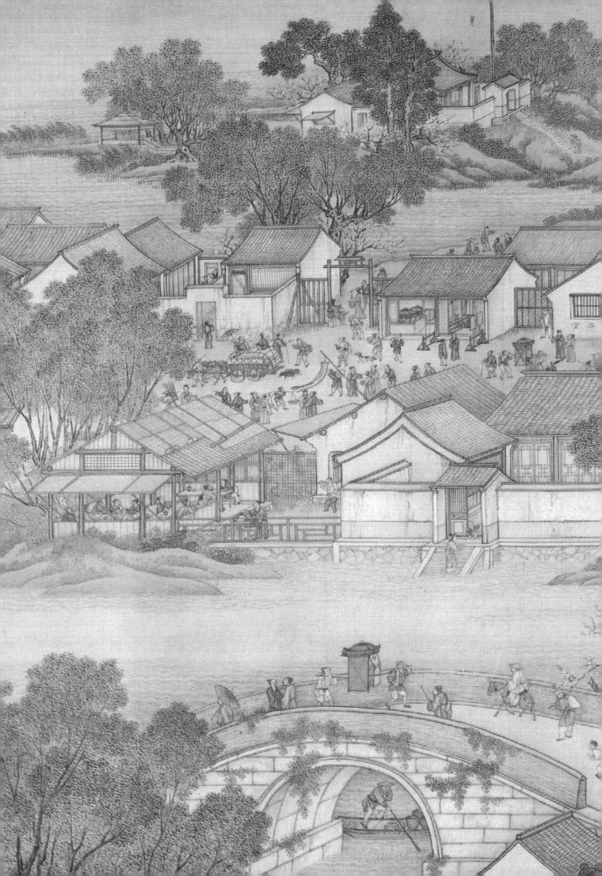

消食药

【概念】

在中医药理论中凡以消化食积为主要作用，用于治疗饮食积滞的药物，称为消食药，又称消导药或助消化药。

【功效】

消食药多性味甘、平，主归脾、胃经，行积导滞，具消食化积、健脾开胃、增进食欲、和中的功效。

【药理作用】

中医学科学研究表明，消食药主要具有促进胃肠蠕动、帮助消化、排除肠道积气的作用。

【适用范围】

消食药主要用治饮食不消、宿食停留所导致的脘腹胀闷，嗳腐吞酸，不思饮食，大便失常，恶心呕吐，以及脾胃虚弱，消化不良等症。对十二指肠炎、十二指肠溃疡、胃炎、消化不良及其他胃功能疾患所致的嗳气、肠胃气胀及胀痛等有一定的治疗作用。部分药物用来医治腹股沟疝气、前列腺炎、泌乳不良等，也可取得良好的治疗效果。莱菔子、山楂、谷芽、隔山消、麦芽、鸡矢藤、鸡内金、阿魏等为中医药方常用的消食药。

【药物分类】

山楂 科属：为蔷薇科植物山楂或山里红的干燥成熟果实。性味归经：酸、甘、微温。归脾、胃、肝经。功能主治：消食健胃，行气散瘀。用于胃脘胀满，肉食积滞，瘀血经闭，泻痢腹痛，心腹刺痛，产后瘀阻，高脂血症，疝气疼痛。

麦芽 科属：为禾本科植物大麦的成熟果实经发芽干燥后而成。性味归经：甘、平。归脾、胃经。功能主治：健脾开胃，行气消食，退乳消胀。用于食积不消，脾虚食少，脘腹胀痛，乳汁郁积，乳房胀痛，妇女断乳。生麦芽健脾和胃，疏肝行气。用于脾虚食少，乳汁郁积。炒麦芽行气消食回乳。用于妇女断乳，食积不消。焦麦芽消食化滞。用于食积不消，脘腹胀痛。

谷芽 科属：为禾本科植物粟的成熟果实经发芽干燥而成。性味归经：甘、平。归脾、胃经。功能主治：健脾开胃，消食和中。用于食积不消，脾胃虚弱，腹胀口臭，食少不饥。炒谷芽偏于消食，用于食少不饥。焦谷芽善于化积滞，用于积滞不消。

鸡内金 科属：为雉科动物家鸡的干燥沙囊内壁。性味归经：甘、平。归肺、胃、小肠、膀胱经。功能主治：涩精止遗，健胃消食。对食积不消，呕吐泻痢，遗精，小儿疳积，遗尿均有功效。

鸡矢藤 科属：为茜草科多年生草质藤本植物鸡矢藤或者毛鸡矢藤的干燥地上部分。性味归经：甘、苦、微寒。归脾、胃、肝、肺经。功能主治：化痰止咳，消食健胃，止痛，清热解毒。用于食积腹痛，小儿疳积，腹泻，热毒泻痢，痰热咳嗽，痈疮疖肿，咽喉肿痛，各种疼痛，烫火伤，神经性皮炎，湿疹，皮肤瘙痒。

阿魏 科属：为伞形科植物新疆阿魏或阜康阿魏的树脂。性味归经：苦、辛、温。归脾、胃经。功能主治：散痞，消积，杀虫。用于瘀血癥瘕，肉食积滞，虫积腹痛，腹中痞块。

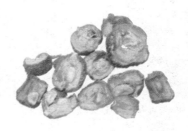

山里红

学名：Crataegus pinnatifida Bge.var.major N.E.Br.

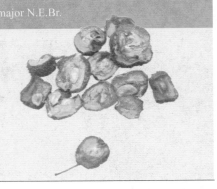

FRUCTUS CRATAEGI　Shanzha

『山楂』

别名：鼠查，赤枣子，山里红果，映山红果，棠梨子，酸梅子，山梨。

◎《本草纲目》记载山楂：

"化饮食，消肉积，癥瘕，痰饮，痞满，吞酸，滞血痛胀。"

【科　属】为蔷薇科植物山楂或山里红的干燥成熟果实。

【地理分布】1.山里红　华北及山东、河南、安徽、江苏等地均有栽培。主产于山东、河南、河北等地。2.山楂　海拔100~1500米的溪边、山谷、林缘或灌木丛中多有生长，东北及内蒙古、河北、山西、河南、山东、江苏、陕西、浙江等地也有分布。平原村庄附近也有栽培。

【采收加工】秋季果实成熟时采收，切成薄片，干燥。

【药理作用】增强心肌收缩力；促进消化；降脂；降压；镇痛；镇静；抗氧化；利尿；抗菌；提高机体免疫力；抗肿瘤等。

【化学成分】黄酮类：金丝桃苷，牡荆素，槲皮素等；脂肪烷烃类：庚烷，3-甲基己烷，甲基环己烷等。其他：蛋白质，糖分，微量元素，维生素C等；有机酸类：柠檬酸，山楂酸，熊果酸，绿原酸等。

【性味归经】酸、甘、微温。归脾、胃、肝经。

【功能主治】消食健胃，行气散瘀。用于胃脘胀满，肉食积滞，瘀血经闭，泻痢腹痛，心腹刺痛，产后瘀阻，高脂血症，疝气疼痛。

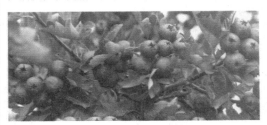

本草药方

◎ **1. 主治：胃石症，因食柿子、黑枣所致。**

　　山楂18g，麦芽、神曲、枳实、鸡内金、白术、苍术各20g，砂仁10g，干姜、甘草各5g。加水煎沸15分钟，滤出药液，再加水煎20分钟，去渣，两煎药液调兑均匀，分服，每天1剂。

◎ **2. 主治：胃石症。**

　　山楂18g，丹参30g，鸡内金、半夏、莪术、三棱、钩藤、莱菔子各12g，连翘、陈皮、茯苓、木香各10g，大黄8g，甘草5g。煎服法同1。每天1剂。

◎ **3. 主治：胃石症，因食黑枣所致。**

　　山楂、麦芽、神曲、槟榔各15g，厚朴、枳实、大黄各8g。煎服法同1。每天1剂。

◎ **4. 主治：动脉硬化。**

　　山楂、丹参、槐花、木贼各25g，黄精、赤芍、徐长卿、川芎、虎杖、牛膝、何首乌各15g。煎服法同1。每天1剂。

药膳养生

◎ **山楂核桃茶**

　　山楂50g，白砂糖150g，胡桃仁150g。将胡桃仁洗净，加适量清水，用石磨磨成浆，装瓶加适量清水；山楂洗净放入锅，加适量清水，用中火煎熬3次，每次15分钟，过滤去渣，取浓汁约1000毫升；把锅洗净后放于火上，倒入山楂汁，加入冰糖待溶化后，入核桃浆，搅拌均匀，烧到微沸出锅服用。每天150毫升，分为2次，代茶饮。▶益肾补虚。适用于气喘，肺虚咳嗽，腰痛，肾虚阳痿，便干食积纳差，血滞经少，腹痛等症。也可作为冠心病，高血压，老年便秘之膳食。

◎ **山楂神糕**

　　生山楂1000g，神曲20g，莱菔子30g，白糖、琼脂各适量。将三味水煎，待山楂烂熟后碾碎，再煮15分钟，用洁纱布滤出汁液。把琼脂和白糖加入汁液中煎煮，待黏稠后置凉，凝结成山楂糕状，切块分顿食用。▶消食化积导滞。适用于食滞肠胃而导致的儿童厌食症。

萝卜 学名：Raphanus sativus L.

SEMEN RAPHANE　Laifuzi
【莱菔子】

别名：萝卜子，芦菔子。

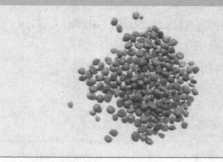

◎《本草纲目》记载莱菔子：

"下气定喘，治痰，消食，除胀，利大小便，止气痛，下痢后重，发疮疹。"

【**科　属**】为十字花科植物萝卜的干燥成熟种子。

【**地理分布**】全国各地都有出产。

【**采收加工**】夏季果实成熟时采割，晒干，搓出种子，除去杂质，再晒干后使用。

【**药理作用**】促进胃排空；增强回肠收缩力；祛痰，镇咳；抗动脉粥样硬化；降血压；抗菌等。

【**化学成分**】挥发油类：β-乙烯醇、γ-乙烯醇、α-乙烯醛、β-乙烯醛等；其他：莱菔素，芥子碱硫酸氢盐，多肽，蛋白质，氨基酸，黄酮，生物碱，植物甾醇等；脂肪油类：亚油酸，芥酸，亚麻酸等。

【**性味归经**】辛、甘、平。归肺、脾、胃经。

【**功能主治**】降气化痰，消食除胀。用于脘腹胀痛，饮食停滞，积滞泻痢，大便秘结，痰壅喘咳。

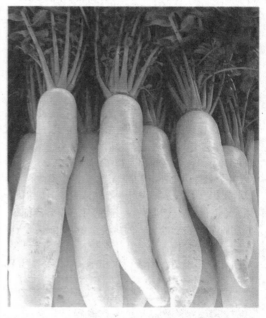

药膳养生

◎ **莱菔子山楂粥**

　　莱菔子 15g，生姜 3 片，山楂 20g，红糖 15g，大米 250g。先将山楂、莱菔子、姜片同煮 25 分钟，去渣取汁，放入米煮做粥，快要熟时放入红糖。分 3 次服食，可连服 6 天。▶消食除胀。适用于饮食不节所导致的急性腹泻症。

◎ **莱菔子粳米粥**

　　莱菔子 30g，粳米 50g。先煎煮莱菔子 20 分钟，去渣，取汁，放粳米煮做粥。空腹食用。▶消食化痰，下气定喘。适用于食积气滞，咳嗽痰喘，下痢后重，胸闷腹胀。

◎ **莱菔子内金粥**

　　莱菔子 8g，鸡内金 15g，白糖 4g，淮山药适量。将淮山药研成粉末，放入莱菔子、鸡内金的煎液中，煮沸成粥，调入白糖服食。周岁以内小儿每天用 10g，分 3 次服食；周岁以上小儿酌情加量。连续服用 5 天。▶适用于伤食所导致的小儿腹泻。

本草药方

◎ **1. 主治：咳嗽。**

　　莱菔子 18g。研磨成粉末，加水煎，去渣。顿服。每天 2 剂。

◎ **2. 主治：泄泻。**

　　莱菔子、吴茱萸、车前子、五味子、黄药子各 5g。加水煎沸 15 分钟，滤出药液，再加水煎 20 分钟，去渣，两煎药液兑匀，分服，每天 1 剂。

◎ **3. 主治：食欲不振，食积，胃脘不适。**

　　莱菔子、陈皮、芫荽子各 20g。制成细末。每次冲服 8g，每天 3 次。

◎ **4. 主治：老年哮喘。**

　　莱菔子 100g。研末，炼蜜为丸。每次 10g。每天 3 次。

大麦 学名：Hordeum vulgare L.

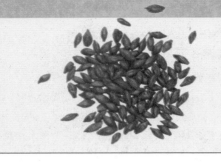

FRUCTUS HORDEI GERMINATUS　Maiya

【麦芽】

别名：大麦，麦，大麦毛，大麦芽。

◎《本草纲目》记载麦芽：
"消化一切米、面、诸果食积。"

【科　属】为禾本科植物大麦的成熟果实经发芽干燥后而成。

【地理分布】全国各地均有栽培。

【采收加工】将麦粒用水浸泡后，保持湿度适宜，待幼芽长到约 0.5 厘米的时候，晒干或低温干燥。

【药理作用】降血糖；促进消化；大剂量抑乳，小剂量催乳等。

【化学成分】生物碱类：大麦碱 A、大麦碱 B，大麦芽碱，甜菜碱等；其他：B 族维生素、维生素 D、维生素 E，糊精，麦芽糖，α-生育三烯酚等；蛋白酶类：转化糖酶，淀粉酶，脂酶等。

【性味归经】甘，平。归脾、胃经。

【功能主治】1.健脾开胃，行气消食，退乳消胀。用于食积不消，脾虚食少，脘腹胀痛，乳汁积何，乳房胀痛，妇女断乳。2.生麦芽健脾和胃，疏肝行气。用于脾虚食少，乳汁郁积。炒麦芽行气消食回乳。用于妇女断乳，食积不消。3.焦麦芽消食化滞。用于食积不消，脘腹胀痛。

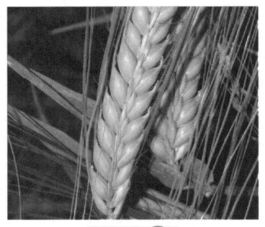

本草药方

1. 主治：饮食不节引起的胃痛。

麦芽、神曲、山楂、莱菔子、半夏、陈皮、连翘、茯苓、白术各 8g，良姜、木香各 2g。加水煎沸 15 分钟，滤出药液，再加水煎 20 分钟，去渣，两煎药液兑匀，分服，每天 1 剂。

2. 主治：异食癖，嗜食泥土。

麦芽、茯苓、党参、山楂、白芍、神曲各 8g，甘草 5g，黄芪 20g，山药、白扁豆、伏龙肝各 12g。煎服法同 1。每天 1 剂。

3. 主治：慢性阑尾炎。

麦芽、枳实、栀子、山楂、桃仁、鸡内金、木香各 10g，枳壳、神曲、远志、甘草各 5g，香附 15g。煎服法同 1。每天 1 剂。

4. 主治：快膈进食。

麦芽 200g，神曲 100g，白术、橘皮各 50g。为末，蒸饼丸梧子大。每人参汤下 30~50 丸。

药膳养生

◎ **麦芽赤豆粥**

大麦芽 60g，赤小豆 40g。煮粥。每天 2 次服食。▶食积不消，脘腹胀痛。适用于脾肾两虚所导致的小儿水肿。

◎ **麦芽山楂饮**

炒麦芽 10g，炒山楂片 6g。水煎取汁，调入红糖。▶和胃止呕，消食化滞。适用于呕吐酸腐，饮食停滞，脘腹胀满拒按等症。

◎ **麦芽消食粉**

麦芽、鸡内金各 30g，分别炒黄，研粉，混匀。1 岁左右每服 3g，白糖调味 1g，开水送服，每天 3 次。3~5 岁者酌增量。▶消食健脾。适用于小儿消化不良，脘腹胀满，食积不化，泄泻等症。

◎ **麦芽粥**

粳米 150g，生麦芽、炒麦芽各 50g，红糖适量。将麦芽放入锅内，加适量清水煎煮，去渣。锅置火上，放入麦芽汁、粳米煮粥，等粥熟时，加入红糖即可。▶有回乳功效。适用于小儿断乳，需停乳者食用。

粟 学名: Setaria italica (L.) Beauv.

FRUCTUS SETARIAE GERMINATUS Guya

【谷芽】

别名: 蘖, 谷蘖, 稻蘖, 稻芽。

◎《本草纲目》记载谷芽:

"快脾开胃, 下气和中, 消食化积。"

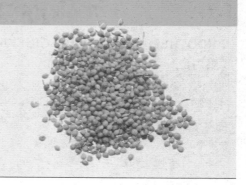

【科 属】为禾本科植物粟的成熟果实经发芽干燥而成。

【地理分布】全国各地普遍栽培。

【采收加工】将谷粒用水浸泡后, 保持适宜的湿度, 待幼芽长到约 5 毫米时, 低温晒干。

【药理作用】抗过敏, 促进消化等。

【化学成分】蛋白质, 淀粉, B 族维生素, 脂肪等。

【性味归经】甘, 平。归脾、胃经。

【功能主治】健脾开胃, 消食和中。用于食积不消, 脾胃虚弱, 腹胀口臭, 食少不饥。炒谷芽偏于消食, 用于食少不饥; 焦谷芽善于化积滞, 用于积滞不消。

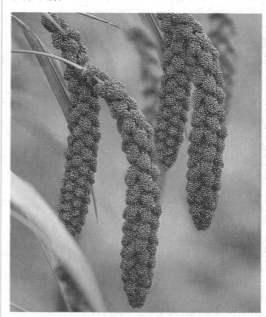

本草药方

● **1. 主治: 睾丸炎, 睾丸肿胀疼痛。**

谷芽、制半夏、白术、党参、紫花地丁、泽泻、麦芽、连翘、逍遥丸(包煎)各 8g, 陈皮 4g, 炙甘草 2g, 牡蛎(先煎)、蒲公英各 30g。加水煎沸 15 分钟, 滤出药液, 再加水煎 20 分钟, 去渣, 两煎药液调兑均匀, 分早晚两次服, 每天 1 剂。每周服药 5 天, 每月 20 剂。

● **2. 主治: 崩漏, 下血量多, 出血淋漓, 夹有瘀块。**

焦谷芽、茯神、巴戟天、阿胶、蒲黄(炒)、当归、黄芪、生地黄、白术、熟地黄各 8g, 仙鹤草 18g, 熟大黄炭 2g, 另三七粉、藏红花末(煎汁送服)各 1g。煎服法同 1。每天 1 剂。

● **3. 主治: 系统性红斑狼疮, 热毒壅滞, 气血两虚。**

谷芽、生地黄、鳖甲、白芍、赤芍、鸡血藤、牡丹皮、麦芽、山楂、白茅根各 30g, 升麻 60g, 黄芪、当归、薏苡仁、党参、赤小豆各 15g, 鸡内金、神曲各 10g, 犀角(研粉分包, 冲)5g。煎服法同 1。每天 1 剂。

● **4. 主治: 病后脾土不健者。**

谷芽蒸露。代茶饮。

● **5. 主治: 小儿外感风热, 有呕吐, 发热者。**

谷芽 15g, 藿香 6g, 蝉蜕、防风各 4.5g, 云苓 9g, 苏梗 15g, 薄荷(后下)3g, 川连 2.1g。水煎服。

药膳养生

◎ **谷芽蒸露茶**

谷芽蒸露。多次饮用。▶健脾开胃, 消食和中。适用于病后脾土不健。

◎ **谷芽姜汁饼**

谷芽 120g, 姜汁 6g, 食盐少量。谷芽研磨为细末, 加入姜汁、食盐, 和匀制饼。每服 5g, 每天 3 次。▶宽中止呕, 醒脾开胃。适用于消化不良, 脘闷腹胀, 食欲不振, 呕恶等症。

家鸡 学名：Gallus gallus domesticus Brisson

ENDOTHELIUM CORNEUM GIGERIAE GALLI   Jineijin

〖鸡内金〗

别名：鸡黄皮，鸡食皮，鸡合子，鸡中金，化石胆，化骨胆。

◎《本草纲目》记载鸡内金：

"治小儿食疟，疗大人（小便）淋漓、反胃、消酒积，主喉闭、乳蛾，一切口疮、牙疳，诸疮。"

【科 属】为雉科动物家鸡的干燥沙囊内壁。

【地理分布】全国各地均有饲养。

【采收加工】全年采收，杀鸡后，立即取出沙囊，剖开，趁热剥下内膜，洗净，干燥。

【药理作用】加速放射性锶的排泄；促进消化等。

【化学成分】维生素类：维生素 B_1、维生素 B_2、维生素 C，尼克酸等；色素类：胆汁三烯，胆绿素等；蛋白质类：角蛋白，胃激素，淀粉酶，胃蛋白酶等；其他：氨基酸，铝，铬，钙，铜，锌

等元素。

【性味归经】甘、平。归肺、胃、小肠、膀胱经。

【功能主治】涩精止遗，健胃消食。对食积不消，呕吐泻痢，遗精，小儿疳积，遗尿均有功效。

本草药方

❧ **主治：胆石症。**

鸡内金5g，金钱草30g，茵陈20g，柴胡15g，郁金12g，大黄、姜黄各10g。加水煎沸15分钟，滤出药液，再加水煎20分钟，去渣，两煎药液调兑均匀，分服，每天1剂。

湿热加红藤30g，龙胆草5g，玄明粉10g；血瘀加桃仁、红花、三棱、莪术各10g；气滞加川楝子、枳壳、青皮、元胡、陈皮各10g；脾虚减少大黄的用量，加党参、苍术、黄芪、白术各10g，官桂5g。

药膳养生

❧ **鸡内金散**

鸡内金18g。焙干研磨粉末，每次3g，温开水送服。▶止遗尿，消食积。适用于脘腹胀满，食积不化，小便频数，小儿疳积，遗尿等症。

❧ **鸡内金粳米粥**

鸡内金10g，粳米100g，白糖10g。将鸡内金用小火炒到黄褐色，研磨成细粉；用粳米、白糖放入砂锅内，加水煮至米开汤未稠时，将鸡内金调入粥内，再煮1沸，视粥稠停火。早晚温热服食。▶适用于饮食停滞，消化不良，脘腹饱胀，泌尿系统结石，胆道结石，小儿疳积，遗尿等症。

❧ **鸡橘粳米粥**

鸡内金8g，干橘皮4g，砂仁2g，粳米30g，白糖4g。前三味一同研磨成细末，和粳米同煮粥，快熟时，放入白糖。温服。早晚各服1碗。▶健脾消积。适用于脘腹胀满，食积不化，以及小儿消化不良，呕恶便溏，面黄肌瘦等症。

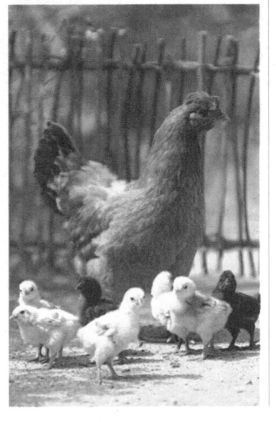

鸡矢藤 学名：Paederia scandens (Lour.) Merr.

HERBA PAEDERIAE Jishiteng

【鸡矢藤】

别名： 鸡屎藤，臭藤根，毛葫芦，五香藤，白毛藤，鸡脚藤，解暑藤，雀儿藤。

◎《岭南草药志》记载鸡矢藤：

"预防暑毒，消肠胃积滞，化五淋，固阴气耗散。用于痢疾，黄疸，肺痨咯血，咳嗽，百日咳，胃痛，大便下血，疝气偏坠，风寒湿痹，烫火伤，毒蛇咬伤。"

【科属】 为茜草科多年生草质藤本植物鸡矢藤或者毛鸡矢藤的干燥地上部分。

【地理分布】 1. **鸡矢藤** 溪边、河边、路边及灌木林中多有生长，常攀援在其他植物或岩石上，华北、长江流域及其以南各地多有分布。2. **毛鸡矢藤** 主产于广东、江西、香港、广西、海南、云南等省区。

【采收加工】 9～10月采收，每年都可割取地上部分，晒或晾干。

【药理作用】 抗惊厥，镇静，镇痛；抑制肠平滑肌收缩；抗菌等。

【化学成分】 黄酮类：飞燕草素，矢车菊素糖苷，锦葵花素等；环烯醚萜苷类：鸡屎藤次苷，鸡屎藤苷，鸡屎藤苷酸等；其他：谷甾醇，挥发油等。

【性味归经】 甘，苦，微寒。归脾、胃、肝、肺经。

【功能主治】 化痰止咳，消食健胃，止痛，清热解毒。用于食积腹痛，小儿疳积，腹泻，热毒泻痢，痰热咳嗽，痈疮疖肿，咽喉肿痛，各种疼痛，烫火伤，神经性皮炎，湿疹，皮肤瘙痒。

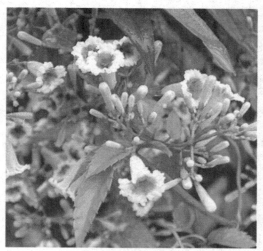

本草药方

1. 主治：胃脘痛。

鸡矢藤50g，厚朴、红花各5g，白术10g。一起制成细末。每次冲服约10g，每天3次。

2. 主治：胆道蛔虫病，解痉止痛。

鸡矢藤适量。制成糖浆，用于轻症和无呕吐者。每次服50毫升，每天3次。

3. 主治：小儿厌食症。

鸡矢藤、鱼腥草、党参各20g，茯苓、白术、炒山楂、神曲、鸡内金、谷麦芽各10g，白蔻仁（后下）、陈皮、榔片、甘草各8g。水煎服，每天1剂，饭前半小时服药，每天3次，5剂为1个疗程，服3个疗程。本方药性平和，无毒副作用，是治疗厌食症最好的方剂。

4. 主治：子宫癌。

鸡矢藤500g。压汁喝。每天喝5次。时间：上午八点半、十点半、下午一点半、四点半各喝1次，睡前再喝1次。

药膳养生

鸡矢藤根煲猪小肚

鸡矢藤根15g，猪小肚150g。猪肚切成小块，加水煲汤，放入食盐调味。饮汤食肚。▶健脾除湿，消食健胃。适用于食积腹胀，小儿疳积，食欲不振，消化不良等症。

鸡矢藤米糊

鲜鸡矢藤叶60g，大米30g。大米用清水泡软，一起放入陶盆内捣烂，加水、红糖煮成糊状服食。▶祛风解毒，解暑除湿，消食健胃。适用于肠炎，小儿食滞，眼结膜炎，暑疖，痱子过多等症。

耳叶牛皮消 学名：Cynanchum auriculatum Role ex Wight

RADIX CYNANCHI　Geshanxiao

《隔山消》

别名：白首乌，隔山撬，白木香，野番薯，一肿三消，和平参，山花旗，张果老。

◎《本草纲目》记载隔山消：
"主腹胀积滞。"

【科 属】萝藦科植物耳叶牛皮消的块根。

【地理分布】海拔 3500 米以下的山坡岩石缝中、路旁或灌木丛中、河流、墙边及水沟边潮湿地多有生长，华东、中南及陕西、河北、台湾、甘肃、四川、云南、贵州等地多有分布，山东、江苏也有栽培。

【采收加工】早春幼苗未萌发前或 11 月地上部分枯萎时采收均可。挖出，洗净泥土，除去须根和残茎，晒干，或者趁鲜切片后晒干。

【药理作用】降血脂；增强机体免疫力；抗肿瘤；抗氧化等。

【化学成分】磷脂类：磷脂酰乙醇胺，磷脂酰胆碱，磷脂酰肌醇；苷类：肉珊瑚苷，隔山消苷，去酰基萝藦苷，本波苷，开德苷，萝藦苷等；其他：粗蛋白，粗脂肪，维生素，淀粉，缬氨酸、亮氨酸等，无机盐，微量元素。

【性味归经】甘、苦、平。归脾、胃、肝经。

【功能主治】理气止痛，消食健胃，催乳。用于脘腹胀满，食积纳呆，乳汁不下或不畅，肠鸣腹泻。

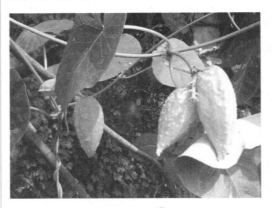

本草药方

◎ **1. 主治：呕吐。**

隔山消、陈皮、土茯苓、厚朴各 40g，神曲、山楂各 90g。研磨为末。每次冲服 10g，每天 3 次。

◎ **2. 主治：肺脾气虚，肾阳虚弱，阴寒内生；排便困难，腹中冷痛等。**

隔山消、桑根、冬瓜子各 12g，鸡矢藤 30g。将药物研为细末，调拌蜂蜜冲服，每天 3 次，每次 5g。

◎ **3. 主治：腹胀。**

隔山消 15g，鸡内金（焙焦研成细末）6g。将隔山消煎水，伴鸡内金 3g 一起吞服，每天 2 次。

◎ **4. 主治：乳痈，耳鸣，关节痛，乳房硬痛。**

隔山消、苦荞头、瞿麦根各 15g，索头一棵草、白花蛇舌草各 60g，无花果、半枝莲各 30g。以上八种草药同煎。随意饮用。

药膳养生

◎ **隔山消白糖饮**

隔山消 28g，白糖 8g。隔山消加水煎煮后，加入白糖，取汁代茶用。每天 5 次。▶健脾消积，理气止痛。适用于小儿食积痞块。

◎ **隔山消炖猪肉**

隔山消 30g，鸡矢藤 15g，猪肉适量。加水共炖熟。▶理气止痛，消食健胃。适用于慢性胃病。适宜常服。

◎ **小儿厌食症药膳**

隔山消、苦荞头、鸡矢藤各 100g，烘干后研成细末；焦山楂、建曲各 20g，麦芽、谷芽各 30g，莱菔子 15g，共研成细末；山药粉 50g，面粉 500g，与上两种药末混匀，加水揉和，加酵母粉适量发酵，发好后揉入白糖 100g，上笼大火蒸熟；出笼切成块状，每块重约 20g。饭前吃 2 块，可连吃 1 周以上。▶消食健胃。对于小儿食伤脾胃，饮食积滞胃肠，腹胀腹痛，或恶心呕吐，腹泻烂渣样便，打臭嗝，消化不良症有疗效。

温里药

【概念】

在中医药理论中凡以温里祛寒为主要作用，用于治疗里寒证候的药物，称为温里药，又称祛寒药。

【功效】

温里药大多味辛性温热，辛散温通，性热除寒，具有回阳救逆、温里散寒、温经止痛的功效。根据归经不同而有多种药效：归脾、胃经，具有散寒止痛、温脾暖胃的功效；归肾经，功效为温肾助阳、回阳救逆；归肺经，又有止咳平喘、温肺化饮的功效。

【药理作用】

中医学科学研究证明，温里药主要具有强心、抗休克、镇静、镇痛、改善微循环、扩张血管、调节胃肠功能、抗炎、免疫调节、促进胆汁分泌的作用。

【适用范围】

温里药主要用于呕吐泄泻、脘腹冷痛、冷汗自出、胸痹疼痛、脉微欲绝、四肢厥逆等里寒证。对现代中医称谓的急慢性胃肠炎，胃及十二指肠溃疡，胃下垂，胃扩张，心肌梗死，慢性结肠炎，心律失常，心力衰竭所导致的心源性休克等有一定的治疗作用。肉桂、附子、吴茱萸、干姜、丁香、小茴香、花椒、高良姜、胡椒、荜茇、荜澄茄为中医药方常用的温里药。

【药物分类】

附子　科属：为毛茛科植物乌头的侧生子根的加工品。性味归经：辛、甘，大热，有毒。归心、肾、脾经。功能主治：补火助阳，回阳救逆，逐风寒湿邪。用于亡阳虚脱，肢冷脉微，宫冷，阳痿，虚寒吐泻，心腹冷，阴寒水肿，阳虚外感，寒湿痹痛。

肉桂　科属：为樟科植物肉桂的干燥树皮。性味归经：辛、甘，大热。归肾、脾、心、肝经。功能主治：补火助阳，散寒止痛，引火归元，活血通经。用于阳痿，腰膝冷痛，宫冷，肾虚作喘，阳虚眩晕，心腹冷痛，目赤咽痛，寒疝，虚寒吐泻，经闭，奔豚，痛经。

干姜　科属：为姜科植物姜的干燥根茎。性味归经：辛，热。归脾、胃、肾、心、肺经。功能主治：回阳通脉，温中散寒，温肺化饮。用于脘腹冷痛，肢冷脉微，呕吐泄泻，痰饮喘咳。

吴茱萸　科属：为芸香科植物吴茱萸、石虎或疏毛吴茱萸的干燥成熟果实。性味归经：辛、苦，热，有小毒。归肝、脾、胃、肾经。功能主治：降逆止呕，散寒止痛，助阳止泻。用于厥阴头痛，寒湿脚气，寒疝腹痛，脘腹胀痛，经行腹痛，五更泄泻，呕吐吞酸，高血压。外治口疮。

丁香　科属：为桃金娘科植物丁香的干燥花蕾。性味归经：辛，温。归脾、胃、肺、肾经。功能主治：补肾助阳，温中降逆。用于脾胃虚寒，呃逆呕吐，心腹冷，食少吐泻，肾虚阳痿。

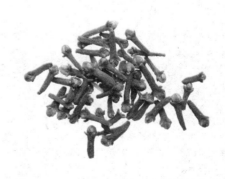

乌头 学名：Aconitum,carmichaeli Debx.

ACONITUM CARMICHAELI　Fuzi

『附子』

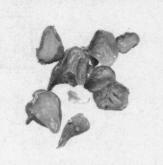

别名： 天雄，乌头，铁花，五毒。

◎《**本草纲目**》记载附子：

"治三阴伤寒，阴毒寒疝，中寒中风，痰厥气厥，柔痓癫痫，小儿慢惊，风湿麻痹，肿满脚气，头风，肾厥头痛，暴泻脱阳，久痢脾泄，寒疟瘴气，久病呕哕，反胃噎膈，痈疽不敛，久漏冷疮。"

【**科属**】为毛茛科植物乌头的侧生子根的加工品。

【**地理分布**】山地草坡或灌木丛中多有生长。辽宁南部、河南、甘肃、陕西、江苏、山东、江西、安徽、浙江、湖北、湖南、广西、广东北部、四川、贵州、云南等地多有分布。主要栽培于陕西、四川、湖南、湖北、云南等地。

【**采收加工**】6月下旬至8月上旬采挖，除去母根、须根以及泥沙，习称"泥附子"，加工成下列品种：（1）选择均匀、个大的泥附子，先洗净，浸入氯化镁及食盐的混合溶液中，每天取出晾晒，并逐渐延长晒晾时间，直到附子表面出现大量的结晶盐粒（盐霜），质地变硬为止，习称"盐附子"。（2）取泥附子，按大小分别洗净，浸入氯化镁及食盐的混合溶液中数天，连同浸液煮到透心，捞出，水漂，纵切成厚约0.5厘米的片，再用水浸漂，用调色液使附片染成浓茶色，取出，蒸到出现油面，烘到半干，再晒干或者继续烘干，习称"黑顺片"。（3）选择大小均匀的泥附子，洗净，浸入氯化镁及食盐的混合溶液中数天，连同浸液煮至透心，捞出后，剥去外皮，纵切成厚约0.3厘米的薄片，用水浸漂，取出，蒸透晒干，习称"白附片"。

【**药理作用**】抗心肌缺血与缺氧，强心；促进血小板聚集；抗休克；抗炎；麻醉；镇痛，镇静；促进胃肠平滑肌收缩。

【**化学成分**】生物碱类：次乌头碱，乌头碱，乌头新碱，川乌碱甲，川乌碱乙，阿替新等。

【**性味归经**】辛，甘，大热，有毒。归心、肾、脾经。

【**功能主治**】补火助阳，回阳救逆，逐风寒湿邪。用于亡阳虚脱，肢冷脉微，宫冷，阳痿，虚寒吐泻，心腹冷，阴寒水肿，阳虚外感，寒湿痹痛。

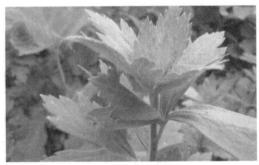

本草药方

◎ **1. 主治：** 慢性阑尾炎。

附子、当归、败酱草各10g，薏苡仁、金银花各30g。加水煎沸15分钟，滤出药液，再加水煎20分钟，去渣，两煎药液调兑均匀，分服，每天1剂。

◎ **2. 主治：** 腹胀，不排气，麻痹性肠梗阻。

附子、大黄、大腹皮各15g，干姜、厚朴、桃仁各10g。煎服法同1。每天2剂。

药膳养生

◎ **附子粳米粥**

炮附子8g，炮姜15g，粳米100g。药捣细，罗末，每次取10g，和米同煮粥，空腹食用。▶温中散寒，止痛，寒湿痹痛。适用于下痢白冻，寒湿痢疾，腹中绞痛，里急后重，喜按喜暖。

◎ **附子干姜粳米粥**

制附片9g，干姜、红糖各5g，葱白2茎，粳米100g。前二味加水同煮1小时后取汁，下粳米，加水适量，煮稀粥，临熟放入葱末，调入红糖。每天3次，温服。▶温肺化痰，逐风寒湿邪。适用于肺寒咳嗽，痰涎清稀，反复发作，畏寒肢冷，脾胃虚寒，呕吐泄泻，脘腹冷痛等症。

山鸡椒 学名：Litsea cubeba (Lour.) Pers.

FRUCTUS LITSEAE　Bichengqie

【荜澄茄】

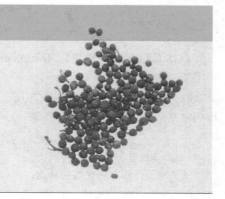

别名：山胡椒，山鸡椒，味辣子，山苍子，木姜子，木香子，野胡椒，臭樟子。

◎《滇南本草》记载荜澄茄：

"主下气温中，去瘀，除脏腑中风冷，去胃中虚冷气，亦除寒湿，治霍乱，吐泻，转筋。"

【科属】为樟科植物山鸡椒的干燥成熟的果实。

【地理分布】生长于向阳山坡、林缘灌木丛、丘陵或疏林中。分布于华南、西南以及安徽、浙江、江苏、江西、福建、湖北、台湾、西藏、湖南等地。

本草药方

◎ 1. **主治：慢性结肠炎，腹泻。**

荜澄茄、五味子、肉桂各10g，糯米、干姜各30g，厚朴15g，附子12g，大枣20枚，炙甘草6g。加水煎沸15分钟，滤出药液，再加水煎20分钟，去渣，两煎药液调兑均匀，分服，每天1剂。

◎ 2. **主治：脾胃虚满，寒气上攻于心，心腹刺痛，两胁作痛，头昏，四肢困倦，吐逆，发热，饱闷。**

荜澄茄、高良姜、肉桂、丁香、厚朴（姜汁炒）、桔梗（去芦）、陈皮、三棱（泡醋炒）、甘草各45g，香附（制）90g。一起研为细末，每服12g，姜3片，水1盏，煎到剩七分量时，和渣服。

◎ 3. **主治：中焦痞塞，气逆上攻，心腹痛。**

荜澄茄、阿魏各15g，良姜60g，神曲（炒）、青皮（去白）、官桂（去皮）各30g。以上药均研为细末，用醋、面糊制成丸，如桐子大，每次服20丸，用生姜汤服下，不计时服。

◎ 4. **主治：远年近日一切痹疼，或阴寒作痛，引入背痛。**

荜澄茄、丁香各12g，补骨脂（炒）、玄胡索、白芍药、官桂、香白芷、神曲（炒）、蓬术（煨）、三棱（煨）、枳壳（炒）、陈皮、木香、青皮、甘草（炙）各30g。上药做2帖，每帖用水2盏，生姜3片，红枣1枚，水煎，空心日午、临卧各1服。

◎ 5. **主治：噎食不纳。**

荜澄茄、白豆蔻等份。为末。干舐之。

◎ 6. **主治：支气管哮喘。**

荜澄茄果实、胡颓子叶、地黄根（野生地）各25g。水煎服。忌食酸、辣。

【采收加工】秋季果实成熟时采收，晒干。

【药理作用】抗心肌缺血；抗血小板聚集；平喘；抗菌；抗过敏；溶解胆结石等。

【化学成分】生物碱类：波尔定碱，异紫堇定碱，新木姜子碱等；挥发油类：山鸡椒醇，异薄荷醇，香茅醛等；其他：顺式-4-十碳烯酸，月桂酸，胡萝卜苷等。

【性味归经】辛，温。归脾、胃、肾、膀胱经。

【功能主治】行气止痛、温中散寒。用于呕吐，胃寒腹痛，呃逆，寒疝腹痛。

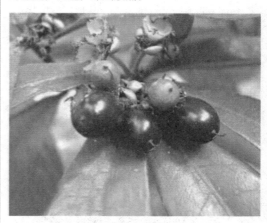

药膳养生

◎ **荜澄茄粳米粥**

荜澄茄2g，粳米50g，红糖适量15g。荜澄茄研磨为细末，再将粳米、红糖一起放入砂锅内，加水煮到米开时，调入荜澄茄末，小火煮稠停火。每天2次，温热食，3天为1个疗程。▶行气止痛，温中散寒。适用于中焦虚寒，胃脘冷痛，寒疝腹痛，呃逆呕吐，小便不利或小便频数等症。荜澄茄含有挥发油，入粥后不能久煮；阴虚火旺以及发热期忌食。

丁 香　学名：*Syzygium aromaticum* (L.) Merr. et Perry

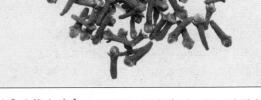

FLOS CARYOPHYLLI　Dingxiang

〖丁香〗

别名：丁子香, 支解香, 瘦香娇, 宁极, 雄丁香, 公丁香, 如宇香, 索瞿香, 百里馨。

◎《本草纲目》记载丁香：

"治虚哕, 小儿吐泻, 痘疮胃虚, 灰白不发。"

【科　属】为桃金娘科植物丁香的干燥花蕾。

【地理分布】我国海南、广东、广西、云南等地有栽培。原产于马来群岛及非洲。

【采收加工】当花蕾由绿色转为红色时采摘, 晒干。

【药理作用】抗胃溃疡, 促进胃液分泌; 促进胆汁分泌; 止泻; 镇痛; 抗凝血; 抗缺氧; 抗病原体等。

【化学成分】色原酮类：番樱桃亭, 番樱桃素等; 黄酮类：山奈酚, 鼠李素等; 挥发油类：丁香酚乙酸酯, 丁香酚, 石竹烯等; 其他：齐墩果酸, 丁香英等。

【性味归经】辛, 温。归脾、胃、肺、肾经。

本草药方

◎ 1. 主治：梅毒。

丁香、血竭各60g, 青木香、广木香、儿茶各30g, 巴豆霜12g。共为细末, 用薏苡仁煮粥做成药丸, 丸重3g, 每次1丸, 每天1次。

◎ 2. 主治：精神失常症。

丁香5g, 广木香8g, 薄荷（后下）15g, 细辛、沉香、朱砂（研磨, 冲）各3g, 麝香（冲）0.5g, 冰片（研, 冲）0.15g。加水煎沸15分钟, 滤出药液, 再加水煎20分钟, 去渣, 两煎药液调兑均匀, 分服, 每天1剂。

◎ 3. 主治：牙痛。

丁香20g, 细辛12g, 白芷80g, 高良姜10g, 冰片4g。以上各药共研磨细粉, 混合均匀。牙痛时将药粉塞入牙缝内。

◎ 4. 主治：急性胃肠炎, 呕吐腹泻。

公丁香、藿香、茵陈、半夏、佩兰、生姜各10g, 白药子、鱼腥草、土茯苓、黄药子各20g。煎服法同2, 每天1剂。

【功能主治】补肾助阳, 温中降逆。用于脾胃虚寒, 呃逆呕吐, 心腹冷, 食少吐泻, 肾虚阳痿。

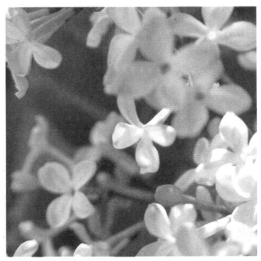

药膳养生

◎ 丁香煨梨

丁香15粒, 大梨1只。梨洗净去核, 入丁香, 外用菜叶包裹, 蒸熟食用。▶温中止呕, 益胃。适用于胃气虚弱或胃寒所致的反胃吐食, 药物不下等。

◎ 丁香莲子糯米粥

公丁香37粒, 糯米250g, 煨姜1片, 白莲子（去心）37粒。丁香、莲子煮烂后去渣, 加入煨姜、糯米煮粥。随量食用。▶温中散寒, 补肾助阳, 温中降逆。对呃逆呕吐, 心腹冷等症有效。

◎ 丁香山楂煮酒

丁香3粒, 山楂8g, 黄酒80毫升。黄酒放在瓷杯中, 加丁香、山楂, 把瓷杯放在有水的蒸锅中加热蒸炖10分钟, 趁热饮酒。▶温中散寒, 补肾助阳。适用于感寒腹痛, 腹胀, 吐泻等症。

茴香
学名：Foeniculum vulgare Mill.

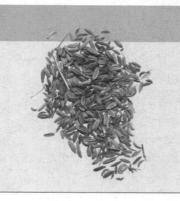

FRUCTUS FOENICULI　Xiaohuixiang

『小茴香』

别名：茴香，茴香子，野茴香，大茴香，谷茴香，谷香，香子，小香。

◎《本草纲目》记载小茴香：

"小儿气胀，霍乱呕逆，腹冷不下食，两胁痞满。"

【科　属】为伞形科植物茴香的干燥成熟的果实。

【地理分布】我国各地均有栽培。原产于地中海地区。

【采收加工】秋季果实初熟时采割植株，晒干后，打下果实，除去杂质。

【药理作用】抗胃、十二指肠溃疡；促进平滑肌蠕动；促进胆汁分泌；松弛气管平滑肌；性激素样作用等。

【化学成分】氨基酸类：谷酰胺，谷氨酸，天门冬氨酸等；甾醇及其苷类：植物甾醇基－β－呋喃果糖苷，谷甾醇，豆甾醇等；挥发油类：茴香酮，茴香醚，小茴香酮等；其他：油酸，洋芫荽子酸，亚油酸，乙酰胆碱，胆碱等。

【性味归经】辛，温。归肝、肾、脾、胃经。

【功能主治】散寒止痛，理气和胃。用于痛经，食少吐泻，脘腹胀痛，寒疝腹痛，睾丸偏坠，少腹冷痛，睾丸鞘膜积液。盐小茴香暖肾散寒止痛。对寒疝腹痛，睾丸偏坠，经寒腹痛均有疗效。

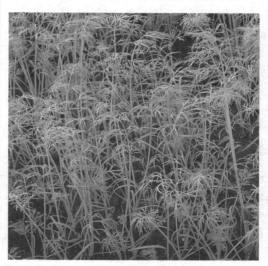

本草药方

◎ **1. 主治：胃痛，胃下垂。**

小茴香、枳壳、石菖蒲各60g。研磨为粗末，投入1000毫升白酒中，浸泡10天。每次饮酒20毫升，每天3次。

◎ **2. 主治：凉寒引起的胃脘痛。**

小茴香、吴茱萸、荔枝核各5g。加水煎，去渣。顿服。每天1剂。

◎ **3. 主治：食欲不振，肠绞痛，呕吐，泻下清水。**

小茴香20g，广木香、山楂核各5g，荔枝核、橘核各10g。加水煎沸15分钟，滤出药液，再加水煎20分钟，去渣，两煎药液兑匀。分服，每天2剂。

◎ **4. 主治：小肠疝气，掣引脐腹作痛，睾丸下坠，得暖热稍止者。**

小茴香、槟榔、广木香、青皮各9g，乌药15g，川楝子、良姜各6g。煎服法同3。每天1剂。临睡前服用为佳。

药膳养生

◎ **小茴香红烧蛋**

小茴香10g，鸭蛋10个，调料适量。鸭蛋煮熟，冷后剥去壳，加酱油、小茴香烧至入味，调入味精。每服鸭蛋1～3个，每天3次，温热食。▶散寒止痛，理气和胃。适用于小儿疝气痛及睾丸、膀胱痛等。

◎ **小茴香丸**

小茴香、胡椒各15g。共为细面，酒糊为丸。每次服5g，温酒送下。▶散寒理气止痛。适用于疝气胀满、小腹冷痛等。

◎ **小茴香黄酒**

小茴香(炒黄，为粗末)20g。用黄酒300g烧滚冲，停一刻，去渣。酌量饮用。▶理气散寒。适用于白浊(又名"下淋")，精道受风寒。

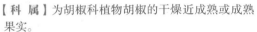

胡 椒　学名：Piper nigrum L.

FRUCTUS PIPERIS　Hujiao

〖胡椒〗

别名： 昧履支，浮椒，玉椒。

◎《本草纲目》记载胡椒：

"暖肠胃，除寒湿反胃，虚胀冷积，阴毒，牙齿浮热作痛。"

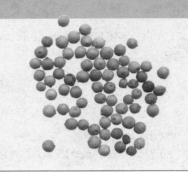

【科 属】为胡椒科植物胡椒的干燥近成熟或成熟果实。

【地理分布】我国福建、广东、台湾、广西、海南、云南等地有栽培。原产东南亚，现广植于热带地区。

【采收加工】秋末至次年春天果实呈暗绿色时采收，晒干，为黑胡椒；果实变红时采收，用水浸渍多天，擦去果肉，晒干，为白胡椒。

【药理作用】促进胆汁分泌；抑制中枢神经；抗炎等。

【化学成分】生物碱类：胡椒新碱，胡椒碱，胡椒脂碱等；挥发油类：二氢葛缕素，向日葵素，β-石竹烯等；其他：3,4-二羟基苯乙醇糖苷，脂聚多糖，微量元素。

【性味归经】辛，热。归胃、大肠经。

【功能主治】下气，温中散寒，消痰。用于胃寒呕吐，腹痛泄泻，癫痫痰多，食欲不振。

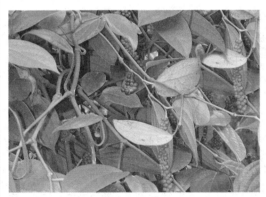

药膳养生

◎ **胡椒煨鸡蛋**

胡椒8粒，鸡蛋1枚，烧酒适量。鸡蛋打1个小孔，胡椒为末，放入蛋中，湿纸封口后，用湿白面团包裹壳外4毫米厚，木炭火中煨熟，去面、壳。每次服1枚，空腹烧酒送服，每天3次。▶温中止泻。适用于寒泻等症。

◎ **胡椒羊肚**

白胡椒4g，羊肚1个。猪肚翻转里外清洗干净，放入白胡椒，头尾用线扎紧，加水慢火烧1小时，饮汤食肉，连食数次。▶健脾和胃，温中止痛。适用于呕吐食物，胃寒反胃，脘腹冷痛，脘腹隐痛，脾胃虚寒，便溏肢冷，慢性胃炎属虚寒者，胃下垂。吐血患者不宜服用。

◎ **胡椒乌枣散**

白胡椒8粒，大枣4个，乌梅2个。乌梅和白胡椒一同研磨成粉末，再将枣去核，共捣一处。每天3次，饭后用醋送服；或男子用酒送服，女子用醋送服。▶温中散寒，制酸止痛。适用于胃痛吞酸、十二指肠溃疡等症。

本草药方

◎ **1. 主治：肩周炎。**

白胡椒30粒，川乌头、天南星、羌活、草乌、姜黄、苍术、半夏各20g，白芷、白附子、没药、乳香各15g，红花、细辛各10g。一同研磨细末，取药末30g，与食醋、葱白、白酒、蜂蜜、鲜姜共捣如泥，敷肩痛处，每天换1次。

◎ **2. 主治：乳汁缺少。**

胡椒7粒，鸡蛋1个。将鸡蛋打一个小口，把胡椒放入蛋内，用纸将口封住，蒸熟去皮后食用。

◎ **3. 主治：牙痛。**

胡椒7个，全蝎1条。一同研磨成细末，若左牙疼痛吸入右鼻孔，若右牙疼痛吸入左鼻孔。

◎ **4. 主治：龋齿牙痛。**

白胡椒3粒，巴豆（去油）1粒。上药一同研磨成细末用白布包住，咬在牙痛处，半小时后取出，用冷水漱口。

高良姜 学名：Alpinia officinarum Hance

RHIZOMA ALPINIAE OFFICINARUM　Gaoliangjiang

【高良姜】

别名：膏凉姜，良姜，蛮姜，小良姜，海良姜。

◎《本草纲目》记载高良姜：
"健脾胃，宽噎膈，破冷癖，除瘴疟。"

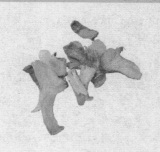

【科 属】为姜科植物高良姜的干燥根茎。

【地理分布】荒坡灌木丛或疏林中多有生长。分布在台湾、雷州半岛、海南、广西、云南等地。也可栽培。

【采收加工】夏末秋初采挖，除去须根及残留的鳞片，洗净，然后切段，晒干待用。

【药理作用】抑制胃肠平滑肌蠕动；镇痛；抗溃疡；提高耐缺氧能力；抗菌；抗血栓形成等。

【化学成分】挥发油类：桂皮酸甲酯，桉油精等；黄酮类：槲皮素，槲皮素-3-甲醚，山柰酚等；二苯基庚烷类：7-（4-羟基苯基）-1-苯基-4-庚烯-3-酮等；其他：β-谷甾醇、豆甾醇等的β-葡萄糖苷混合物，良姜素等。

【性味归经】辛，热。归脾、胃经。

【功能主治】消食止痛，温胃散寒。用于脘腹冷痛，胃寒呕吐，嗳气吞酸。

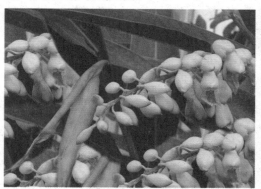

本草药方

◎ **1. 主治：慢性胃炎。**

高良姜、没药、乳香、甘草各10g，黄芪20g，川芎、当归、枳实各15g。加水煎沸15分钟，滤出药液，再加水煎20分钟，去渣，两煎药液兑匀，分服，每天1剂。

◎ **2. 主治：消化性溃疡。**

高良姜、元胡各5g，制乳香、草果仁各3g。煎服法同1。每天1剂。

◎ **3. 主治：胃脘痛，畏寒喜暖，得食缓痛。**

高良姜、佛手、陈皮各5g，黄芪、大枣各12g，神曲、香附、白芍、甘草各8g，香橼5g。煎服法同1。每天1剂。

◎ **4. 主治：牙痛。**

高良姜、铜绿、白芷各8g，雄黄、干姜各7g，细辛4g，冰片0.3g。共研磨为极细末，放瓷瓶中收存，防止潮解。使用时先将鼻涕拭净，将黄豆大小药物吸入。左齿痛吸入左鼻，右齿痛吸入右鼻。疼痛剧烈可两鼻同吸。眼泪出疼痛就停止。

药膳养生

◎ **高良姜酒**

高良姜15g。用火炙使高良姜焦香，每次用200g，以酒600毫升，煮3～4沸。适量服。▶适用于霍乱吐痢，霍乱腹痛气恶。

◎ **高良姜粳米粥**

高良姜20g，南粳米50g，红枣2枚，砂糖适量，葱白2根。高良姜晒干研粉，红枣、南粳米、葱白、砂糖放入砂锅内，加水煮成粥，取高良姜粉5g，调入粥中，再煮片刻，视粥稠为最佳。早晚温热服食，5天为1个疗程。▶适用于脾胃中寒，脘腹冷痛，呕吐清水，胃寒气逆等症。肝胃火郁的胃痛呕吐者忌服。

◎ **高良姜炖鸡块**

高良姜、陈皮、草果、胡椒各4g，公鸡1只，调料适量。各味药装入纱布袋内，扎口；鸡去毛以及内脏，洗净，切块，放入锅内，加水、药袋和适量葱、姜、盐、酱油，醋少量。小火煨炖，熟烂，任意食用。▶温中益气补虚。用于体虚瘦弱，腹部冷气窜痛等症。

肉桂 学名：Cortex Cinnamomi Cassiae

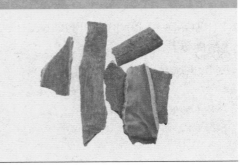

Chinese Cinnamon, Cassia Bark   Rougui

【肉桂】

别名：牡桂，大桂，筒桂，辣桂，玉桂。

◎《本草纲目》记载肉桂：

"治寒痹，风喑，阴盛失血，泻痢，惊痫。""治风僻失音喉痹，阳虚失血，内托痈疽痘疮，能引血化汗化脓，解蛇蝮毒。"

【科属】为樟科植物肉桂的干燥树皮。

【地理分布】常绿阔叶林中多有生长，但多为栽培。台湾、福建、云南、广东、广西等地的热带及亚热带地区有栽培，其中广西栽培数量最多。

【采收加工】多于秋季剥取，阴干。

【药理作用】促进唾液与胃液分泌；解除胃肠平滑肌痉挛；抗溃疡；增强心肌收缩力；抗血小板聚集；增加冠脉流量；抗肿瘤；增强免疫功能；抗炎；抗菌等。

【化学成分】挥发油类：肉桂醇，桂皮醛，肉桂酸等；萜类：桂皮醇，锡兰肉桂宁，肉桂苷，肉桂醇 A、肉桂醇 B，肉桂醇 A19–O–β–D–葡萄糖苷；黄烷醇类：（–）–表儿茶精–3–O–β–D–吡喃葡萄糖苷，（–）–表儿茶精，丙氰定 B–2 等；其他：原儿茶酸，胆碱，生物素等。

【性味归经】辛、甘、大热。归肾、脾、心、肝经。

【功能主治】补火助阳，散寒止痛，引火归元，活血通经。用于阳痿，腰膝冷痛，宫冷，肾虚作喘，阳虚眩晕，心腹冷痛，目赤咽痛，寒疝，虚寒吐泻，经闭，奔豚，痛经。

本草药方

◎ **1. 主治：坐骨神经痛。**

肉桂、附子、胆南星、草乌头、川乌头各30g，稀莶草、炮姜各60g，没药、乳香、细辛各15g。一同研磨成细末，取28g与醋调成糊状，敷患处，每天换 1 次。

◎ **2. 主治：坐骨神经痛。**

肉桂、乳香、全蝎、麻黄、没药各20g，制马钱子40g。一同研磨成细末，每次服1g，每天 3 次。

◎ **3. 主治：小儿口角流涎。**

肉桂粉10克，用醋调成糊饼状。每晚在小儿临睡前，将药料均匀摊于 2 块塑料薄膜上，分别贴敷于两脚心（涌泉穴），外盖纱布，胶布固定。次日晨取下，每日 1 次，连敷 3~5 次，即可见效。

◎ **4. 主治：干霍乱。**

肉桂（末）50g，诃黎勒皮（末）2.5g，巴豆（去皮心，研，纸包压去油）1 枚。先将后二味绵裹，入 1 中盏汤，浸良久，捩下黄汁，更入酒 1 合，下桂末令匀，顿服。须臾得吐痢。

◎ **5. 主治：主感受寒湿，腰痛不能转侧，两脉搐急作痛者。**

酒汉防己、防风各0.9g，炒神曲、独活各1.5g，川芎、柴胡、肉桂、当归梢、炙甘草、苍术各3g，羌活4.5g，桃仁（去皮尖，研如泥）5个。上药㕮咀，都做一服。用好酒900毫升，熬至300毫升，去滓稍清，空腹时服。

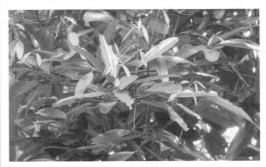

药膳养生

◎ **肉桂酒**

肉桂 8g，酒适量。肉桂研磨成细末，酒浸 3 天。温服。▶适用于感寒身疼痛。

◎ **肉桂米粥**

肉桂 2g，红糖 6g，粳米 100g。将肉桂煎取浓汁，去渣；用粳米，加水煮成稀粥，调入桂浆，放入红糖，稍煮一沸。每天早晚温热服食，5 天为 1 疗程。▶适用于肾阳不足，四肢冷凉，小便频数，脘腹冷痛，大便稀薄，饮食减少，消化不良以及风寒湿痹等症。

止血药

【概念】

在中医药理论中凡以制止体内外出血为主要作用，用于治疗各种出血病证的药物，称为止血药。

【功效】

止血药均入血分，因肝藏血、心主血、脾统血，故本类药物以归肝、心、脾经为主，尤其以归肝、心二经者为多。均具有止血作用。

【药理作用】

中医学科学研究表明，止血药主要具有促进血液凝固、收缩局部血管、缩短凝血时间、促进血小板聚集、降低血管脆性、改善血管壁功能、抑制毛细血管通透性以及抗病原微生物、抗炎、镇痛的作用。

【适用范围】

止血药主要用治咳血、喀血、吐血、衄血、尿血、便血、紫癜、崩漏以及外伤出血等体内外各种出血病证。对现代临床所称的支气管扩张、慢性支气管炎、肺结核、支气管结核、肺炎、尘肺引起的咳血，胃十二指肠溃疡、食管及胃底静脉曲张、血液病等引起的呕血，鼻出血、牙龈出血、舌出血、耳道出血、紫癜所导致的衄血症、肾肿瘤、肾炎、肾损伤等引起的尿血，子宫功能性出血疾病、子宫癌、子宫肌瘤、盆腔炎以及流产引起的崩漏下血等有一定的治疗作用。

【药物分类】

根据止血药的药性和功效的不同，主要分为凉血止血药、化瘀止血药、收敛止血药和温经止血药四类。

凉血止血药味多甘、苦，性属寒凉，入血分，能清泄血分之热而止血，主要用于血热妄行所导致的各种出血证。大蓟、小蓟、槐花、地榆、白茅根、侧柏叶、苎麻根、羊蹄为中医药方常用的凉血止血药。

化瘀止血药既能止血，又能化瘀，具有止血而不留瘀的特点，主要用于血不循经的出血、瘀血内阻病证。部分药物还能止痛、消肿，还可用治跌打损伤、瘀滞心腹疼痛、经闭等病证。中医药方常用的化瘀止血药有茜草、三七、花蕊石、蒲黄、降香等。

收敛止血药大多味涩，或为炭类，或质黏，因此能收敛止血，广泛用于各种出血病证。中医药方常用的收敛止血药有白及、紫珠、仙鹤草、棕榈炭、藕节、桃木。

温经止血药性属温热，能益脾阳，温内脏，固冲脉而统摄血液，具有温经止血的功效。主要用于冲脉失固、脾不统血的虚寒性出血病证。艾叶、炮姜等为中医药方常用的温经止血药。

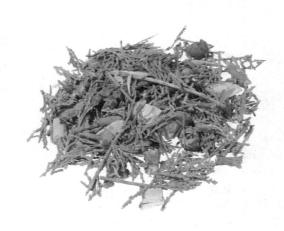

刺儿菜 学名：Cephalanoplos segetum (Bge.) Kitam

HERBA CIRSII　Xiaoji

〖小蓟〗

别名： 青刺蓟，干针草，刺蓟菜，刺儿菜，青青菜，刺角菜，刺萝卜，小蓟姆。

◎《本草汇言》记载小蓟：

"凉血止血，保新血，去陈血之药也。"

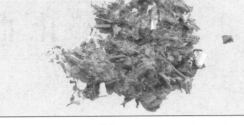

【科 属】为菊科植物刺儿菜的干燥地上部分。

【地理分布】野生于河旁、山坡或田间、荒地。分布于除广西、广东、西藏、云南外的全国各地区。全国大部分地区均有出产。

【采收加工】每年 5～6 月盛花期割取全草，晒干后使用。

【药理作用】增强心肌收缩力；止血；抗菌等。

【化学成分】有机酸类：咖啡酸、原儿茶酸、绿原酸等；甾醇类：蒲公英甾醇、豆甾醇、β–谷甾醇等；黄酮类：芦丁、蒙花苷、刺槐素等；其他：酪胺、氯化钾、三十二烷醇等。

【性味归经】甘，苦，凉。归心、肝经。

【功能主治】祛瘀消肿，凉血止血。用于吐血，衄血，尿血，崩漏下血，便血，痈肿疮毒，外伤出血。

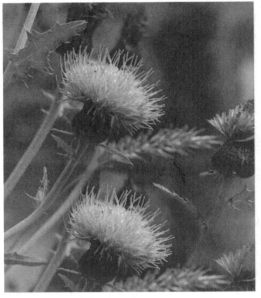

药膳养生

◎ 小蓟根汁

鲜小蓟根 150g。小蓟根洗净、捣烂、绞取汁液后服用，或用沸水冲服。▶祛瘀消肿，凉血止血。适用于血热导致的衄血、便血、吐血，或血热所引发的月经先期、月经过多等。

◎ 小蓟根茶

小蓟根 30～60g。研磨成粗末，煎水取汁。代茶多次饮用。▶祛瘀消肿，凉血止血。适用于咳血、吐血、尿血等症。

◎ 小蓟饮

小蓟（全草）、益母草各 60g。洗净，加水煎汤，去渣再煎至浓稠的时候服用。▶祛瘀止血。适用于胎堕后或者产后瘀血不尽。

◎ 小蓟茶

小蓟全草（去根）80g。煎水，取汁。代茶多次饮用。▶适用于高血压病。用量为 200g 以上有一定的副作用，如头昏目眩等。因此，治疗高血压病时要掌握适当的剂量。

本草药方

◎ 1. 主治：血小板减少性紫癜，血虚热型。

小蓟、大蓟、牡丹皮、侧柏叶、玄参、沙参、当归、党参、仙鹤草、白茅根、旱莲草各 10g，生地黄 20g，甘草 5g。加水煎沸 15 分钟，滤出药液，再加水煎 20 分钟，去渣，两煎药液调兑均匀，分服，每天 1 剂。

◎ 2. 主治：血小板减少性紫癜。

小蓟、大蓟、藕节各 30g，大红枣、白茅根各 60g，栀子、黄芩、当归各 10g。煎服法同 1。每天 1 剂。

◎ 3. 主治：急性肾盂肾炎。

小蓟、马兰根各 15g。煎服法同 1。每天 2 剂。

◎ 4. 主治：尿血。

小蓟、大蓟、紫花地丁各 30g，赤芍、牡丹皮、地榆、皂刺、土茯苓、旱莲草各 20g，竹叶、木通、生地黄、玄参各 10g。煎服法同 1。每天 1 剂。

蓟 学名：Cirsium japonicum DC.

HERBA CIRSII JAPONICI RADIX CIRSII JAPONICI　Daji

〖大 蓟〗

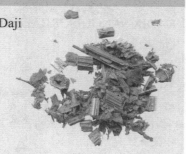

别名： 刺蓟，山牛蒡，鸡项草，野红花，牛触嘴。

◎《全国中草药汇编》记载大蓟：

"凉血止血，散瘀消肿。主治衄血，咯血，吐血，尿血，功能性子宫出血，产后出血，肝炎，肾炎，乳腺炎，跌打损伤，外伤出血，痈疖肿毒。"

【科 属】为菊科植物蓟的干燥地上部分或根。

【地理分布】在山坡、草地、路旁有野生。全国大部分地区都有出产，河北、陕西、山东、浙江、江苏、福建、江西、湖北、台湾、广东、湖南、广西、四川、贵州、云南等地有分布。

【采收加工】于夏、秋两季盛花期割取地上部分，鲜用或晒干。根部秋季挖掘，除去泥土、残茎，洗净后，晒干。

【药理作用】降压；止血；抗菌等。

【化学成分】挥发油类：二氢单紫杉烯、六氢单紫杉烯，单紫杉烯，香附子烯等；黄酮类：芦丁等；三萜及甾醇类：乙酰蒲公英甾醇，α－香树脂醇，豆甾醇等；其他：生物碱，绿原酸，柳穿鱼苷，烯烃类成分，大蓟菊糖等。

【性味归经】甘、苦，凉。归心、肝经。

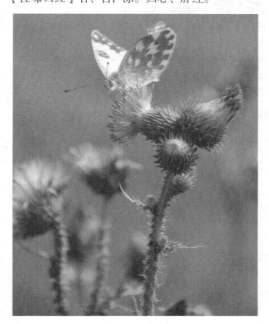

【功能主治】祛瘀消肿，凉血止血。用于吐血，衄血，便血，尿血，外伤出血，崩漏下血，痈肿疮毒。

本草药方

◎ **1. 主治：血小板减少性紫癜。**

大蓟、熟地黄、枸杞子、何首乌、山药、党参、桑葚子、龟板各15g，鸡血藤30g，黄芪、菟丝子各20g，仙茅、菊花各10g，大枣5枚。加水煎沸15分钟，滤出药液，再加水煎20分钟，去渣，两煎药液调兑均匀，分服，每天1剂。

◎ **2. 主治：肺结核，咳嗽吐痰，低热盗汗。**

大蓟、小蓟、棕炭、酒炒大黄、牡丹皮、栀子、川贝母、藕节、白及、黄芩、蒲黄、桔梗、天门冬、白芍、甘草、麦门冬、阿胶各8g，代赭石30g，牡蛎、龙骨、白茅根各15g，三七（为末，冲服）3g。煎服法同1。每天1剂。

药膳养生

◎ **大蓟胡桃枝茶**

鲜大蓟、鲜胡桃枝各50～100g，冰糖适量。水煎，取汁放冰糖使溶解。代茶多次饮。▶对瘰疬有疗效。

◎ **大蓟速溶饮**

鲜大蓟2500g，白糖500g。大蓟洗净、切碎，中火水煮1小时，去渣取汁，慢火浓缩成浸膏。待温，加入白糖，冷却和晾干，轧粉装瓶。每次10g，用滚开水冲开，温服，每天4次。▶清热凉血止血。适用于血热妄行的衄血、吐血、尿血、便血、崩漏等。失血非因热者不宜食用。

◎ **大小蓟饮**

鲜大小蓟根茎各30～60g。洗净，捣取汁。分2次服用。▶清热凉血止血。适用于吐血、尿血、便血等，辨证属热证者。

地 榆　学名：Sanguisorba officinalis L.

RADIX SANGUISORBAE　Diyu

【地榆】

别名：白榆，鼠尾地榆，西地榆，地芽，野升麻，红地榆。

◎《本草纲目》记载地榆：

"捣汁涂虎、犬、蛇、虫伤，除下焦热，治大小便血证。"

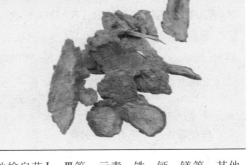

【科 属】为蔷薇科植物地榆或长叶地榆的干燥根。

【地理分布】**1.地榆** 在海拔30~3000米的草原、草甸、灌丛中、山坡草地或疏林下有野生。分布于东北、西北、华北、西南、华东以及河南、湖北、湖南、广西等地。**2.长叶地榆** 野生于海拔100~3000米的山坡草地、灌丛中、溪边及疏林中。中南、华东、西南及黑龙江、河北、辽宁、山西、甘肃等地有分布。

【采收加工】于春天发芽前、秋天枯萎前后挖出，除去地面上的茎叶，洗净晒干，或趁鲜切片干燥。

【药理作用】抗炎；止血；促进伤口愈合；抗菌；止吐等。

【化学成分】鞣质类：地榆素H_1-H_{11}，没食子酸类鞣质，逆没食子酸类鞣质，缩和鞣质；皂苷类：地榆皂苷Ⅰ－Ⅲ等；元素：铁，钙，镁等；其他：鞣质酸，没食子酸等。

【性味归经】苦、酸、涩，微寒。归肝、大肠经。

【功能主治】解毒敛疮，凉血止血。用于痔血，便血，血痢，水火烫伤，崩漏，痈肿疮毒。

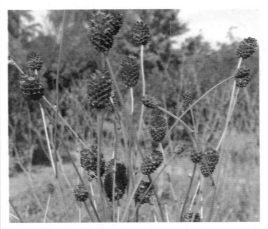

药膳养生

◎ **地榆菖蒲酒**

　　地榆50g，当归40g，菖蒲20g，黄酒600毫升。上药捣为细末，同酒煎取1杯，去渣。食前分3次温饮。▶解毒敛疮，凉血止血。对产后血崩有疗效。

◎ **地榆附子浸酒**

　　干地榆1kg，附子40g。用10升酒浸泡5夜。每次20毫升，每天3次，服尽更作，忌冷水、猪肉。▶解毒敛疮，凉血止血。适用于休息痢。

◎ **地榆酒**

　　地榆60g，黄酒400毫升。地榆研细末，黄酒煎服，每次6g。▶解毒敛疮，凉血止血。适用于月经过多，或过期不止，经色深红或紫红，质地黏稠有块，心烦口渴，腰腹胀痛，面红唇干，舌质红，小便短赤，苔黄，脉滑数。

◎ **地榆叶茶**

　　地榆叶10g。研粗末，开水冲泡。代茶饮。▶清解暑热。适用于暑热证。

本草药方

◎ **1. 主治：**烧烫伤。

　　地榆炭、黄柏炭、大黄炭、刘寄奴各8g，芦苇穗7枝，蛇蜕(微炒)1g，花椒少许。前六味同为细末，用香油将花椒炸黑捞出，待油凉的时候，调和以上药末敷于患处。

◎ **2. 主治：**烧烫伤。

　　生地榆适量。将生地榆研磨为细末，香油调敷患处。但必须在伤后立即敷药，过了6小时再敷无效。

◎ **3. 主治：**腹痛，腹泻，滴虫性阴道炎。

　　地榆、白芍、白头翁、秦皮各12g，三七粉(冲服)4g，鸦子仁30粒，山药30g，甘草10g。加水煎沸15分钟，滤出药液，再加水煎20分钟，去渣，两煎药液调兑均匀，分服，每天1剂。

槐 学名：Sophora japonica L.

FLOS SOPHORAE Huaihua
【槐花】

别名：槐蕊。

◎《**本草纲目**》记载槐花：

"炒香频嚼，治失音及喉痹，又疗吐血，衄血，崩中漏下。"

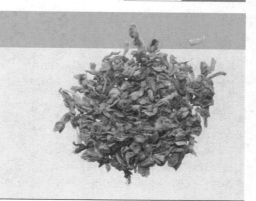

【**科 属**】为豆科植物槐的干燥花及花蕾。

【**地理分布**】于屋边、路边多有栽种。全国各地普遍栽培。全国各地均产，以华北平原和黄土高原为多。

【**采收加工**】夏季花蕾形成或开放时采收，及时干燥，除去枝、梗和杂质。前者称"槐米"，后者习称"槐花"。

【**药理作用**】止血，凝血；利尿；抗菌等。

【**化学成分**】皂苷类：皂苷元醇，槐花皂苷等；甾体类：槐花米乙素，槐花米丙素；萜类：桦皮醇，槐二醇；其他：鞣质，黄酮类，槐花米甲，山奈酚，槲皮素等。

【**性味归经**】苦，微寒。归肝、大肠经。

【**功能主治**】清肝泻火，凉血止血。用于痔血，便血，血痢，崩漏，衄血，吐血，头痛眩晕，肝热目赤。

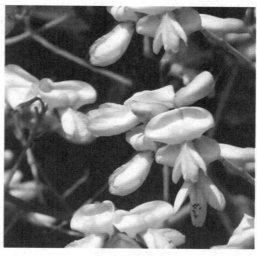

本草药方

◎ 1. 主治：蚕豆病，因食新鲜蚕豆导致的急性溶血性贫血，表现为黄疸明显和贫血症状。

槐花、茵陈各15g，艾叶60g，党参30g，大黄8g。加水煎沸15分钟，滤出药液，再加水煎20分钟，去渣，两煎药液调均匀，分服，每天1剂。

呕吐加藿香、竹茹、半夏各10g；腹泻去大黄，加茯苓、山药各10g。

◎ 2. 主治：过敏性紫癜，皮肤紫斑，常伴衄血、齿龈出血、月经过多、口渴发热、舌红苔黄、心烦。

槐花25g，生地黄、金银花、大红枣、白茅根各20g，白芍、地榆、鸡内金、玄参各15g，神曲、山楂、麦芽各10g。煎服法同1。每天2剂。

◎ 3. 主治：眩晕。

槐花、茶叶各10g，菊花、决明子各20g，甘草5g。一同研磨成粗末，泡水代茶多饮，每天1剂。

药膳养生

◎ 槐花酒

槐花110g，黄酒500毫升。将槐花微炒黄，趁热入酒，煎10余沸，去渣。热服取汗。疮毒未成者2~3服，已成者1~2服。▶清肝泻火。适用于疮毒已成、未成，但焮痛者。

◎ 槐花薏粳粥

槐花10g，冬瓜仁20g，薏米30g，粳米60g。槐花、冬瓜仁加水煮汤，去渣后再放入薏米、粳米煮粥。每天1剂，连服8剂。▶适用于实热所致的慢性盆腔炎。

◎ 槐花糕

鲜槐花100g，鲜茅根30g，玄参20g，玉米面1000g，白糖适量。茅根、玄参水煎，提取药液2次。槐花清水洗净。用药液调和玉米面，加槐花和白糖，拌匀后摊在蒸锅屉上，蒸成发糕。食用。▶清肝泻火，补中健胃，凉血化斑。适用于血热内蕴之皮肤发斑，伴有大便干结，咽喉疼痛，小便色黄等症。

苎麻 学名：Boehmeria nivea (L.) Gaud.

RADIX BOEHMERIAE　Zhumagen

【苎麻根】

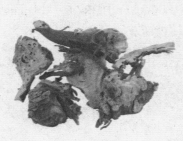

别名： 家苎麻、野麻、白麻、园麻、青麻。

◎《本草纲目拾遗》记载苎麻根：

"治诸毒，活血，止血，功能发散，止渴，安胎；涂小儿丹毒通盅胀，崩漏，白浊，滑精，牙痛，喉闭，骨鲠痈气，火丹，疖毒，胡蜂、毒蛇咬，发背，疔疮，跌打损伤。"

【科 属】为荨麻科植物苎麻的干燥根茎及根。

【地理分布】江苏、浙江、山东、安徽、陕西、福建、广东、四川、云南、湖北、湖南等地均有出产。

【采收加工】冬、春两季采挖，除去地上的茎和泥土，晒干。

【药理作用】抑菌；止血等。

【化学成分】有机酸类：原儿茶酸，绿原酸；蒽醌类：大黄素甲醚-8-β-葡萄糖苷，大黄素；其他：甾醇等。

【性味归经】甘，寒。归心、肝经。

【功能主治】凉血止血，清热解毒，安胎。用于咯血，吐血，衄血，胎动不安，便血，热毒痈肿，胎漏下血。

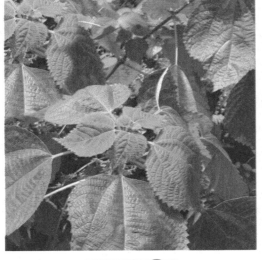

本草药方

◎ **1. 主治：习惯性流产，益气养血，补肾安胎。**

苎麻根、太子参、黄芪、当归、白芍、生地、白术、杜仲、川断、桑寄生、菟丝子各10g。每天1剂，水煎服。

◎ **2. 主治：习惯性流产，益气养血，补肾安胎。**

苎麻根、生地、椿皮、菟丝子、续断、杜仲、山萸肉各10g，桑寄生12g，升麻6g，山药、芡实、制首乌各15g。先用清水浸泡30分钟，再煎煮30分钟，每剂煎2次。每天1剂，分2次温服。

身体欠佳者，排卵后第7天服5剂，若基础体温高16天，服8剂，以预防流产。或妊娠后每月服13剂，服2个月，或服至每次流产日期。

◎ **3. 主治：孕妇久咳。**

苎麻根30g，柿饼3个，川贝12g。川贝研成细末，柿饼切开夹进川贝末，置饭上蒸熟，吃柿饼。另以苎麻根煎汤送服。

药膳养生

◎ **苎麻根煲鸡**

干苎麻根30g（鲜根60g），雌鸡1只。鸡杀后去毛、内脏、头爪；苎麻根放入鸡腹中，加水炖汤，调味后吃肉喝汤。▶滋阴养血安胎，调经止带。适用于习惯性流产，带下，崩漏等病证。

◎ **苎麻麦仁粳米粥**

生苎麻根30g，陈皮（炒）10g，大麦仁、粳米各50g，细盐少许。先煎苎麻根、陈皮，去渣取汁，然后放入粳米及大麦仁煮粥，放入少许盐，分为2次服用，空腹趁热食用。▶凉血止血安胎。适用于血热崩漏，妊娠胎动下血，以及尿血、便血等症。

◎ **苎麻根饮**

鲜苎麻根250g，黄砂糖30g。苎麻根洗净捣绒绞取汁，放入黄砂糖溶化服食。▶凉血止血。适用于血色深红，血热崩漏，口干喜饮，烦躁不安，苔黄舌红等症。

羊蹄 学名: Rumex japonica Houtt.

RADIX RUMICIS JAPONICI Yangtigen

【羊蹄根】

别名: 羊蹄根（土大黄），牛舌头，牛舌大黄，山萝卜，野萝卜。

◎《全国中草药汇编》记载羊蹄根:

"清热解毒，止血，通便，杀虫。主治鼻出血，功能性子宫出血，血小板减少性紫癜，慢性肝炎，肛门周围炎，大便秘结。外用治外痔，急性乳腺炎，黄水疮，疖肿，皮癣。"

【科 属】为蓼科植物羊蹄的干燥根。

【地理分布】山野、路旁、湿地等地野生。在我国东北、华东、华北、中南各地也有分布。

【采收加工】栽种2年后，秋季当地上叶变黄时，挖出根部，洗净鲜用或切片晒干。

【药理作用】抑菌；降血压；缩短凝血时间；促进胆汁分泌等。

【化学成分】蒽醌类：大黄酚，大黄素，大黄素甲醚等；其他：鞣质，酸模素等。

【性味归经】苦、涩，寒。归心、肝、大肠经。

【功能主治】解毒杀虫，凉血止血，泻下。用于咯血，吐血，紫癜，衄血，疮疡，疥癣，大便秘结，烫伤。

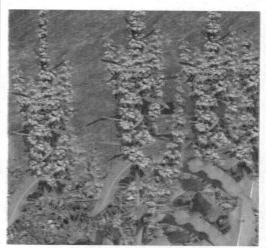

药膳养生

◎ 土大黄酒

羊蹄根（土大黄）、土槿皮各180g，制川乌、槟榔、百部、海桐皮、白鲜皮、苦参各30g，蛇床子、千金子、地肤子、番木鳖、蛇衣、大风子各15g，蜈蚣末9g，白信、斑蝥（布包）各6g。上药加入高粱酒2.5升，密封于瓶内，浸半月后去药滓。用时以毛笔蘸药水外涂。▶杀菌止痒。对于体癣、股癣、神经性皮炎有疗效。

◎ 苦白酒

羊蹄根（土大黄）、皂角刺各20g，苦参、白鲜皮各10g，白部30g，川楝子、萹蓄、蛇床子、石榴皮、藜芦各10g，白酒2升。将上药浸于白酒内，6天后启用。每晚临睡前用纱布块蘸此药酒搓全身皮肤，每天1次，连用10天。▶主治疥疮。

◎ 寒硝膏

土大黄、硝石、黄连、汉防己、玄参、甘草、川大黄各30g，寒水石、赤小豆各60g，半夏、白蔹、木香、附子、丁香、榆白皮、莽草各2g。上药研为细面，用时以生蜜60g、地黄汁60毫升调成膏。摊于生绢上贴敷患处。▶主治痈疮。

本草药方

◎ 1. 主治: 急性阑尾炎。

羊蹄草60g，白花蛇舌草150g，入地金牛10g。加水煎沸15分钟，滤出药液，再加水煎20分钟，去渣，两煎药液调兑均匀，分服，每天1剂。

◎ 2. 主治: 泌尿系结石。

羊蹄草60g，车前草、白花蛇舌草、海金沙草各30g。煎服法同1。每天1剂。

◎ 3. 主治: 泌尿系结石，肾结石。

羊蹄草、旱莲草、滑石、茯苓各18g，玉竹22g，车前草12g，三七末（冲）、琥珀末（冲）各2g。煎服法同1。每天1剂。

◎ 4. 主治: 湿疹。

小叶羊蹄藤、白鹤灵芝、榄核莲各120g，大飞扬90g。取上药加水煎煮2小时去渣，放冷到60℃外洗患部。每天2次。

七叶树 学名：Panax notoginseng (Burk.) E.H.Chen

RADIX NOTOGINSENG　Sanqi

【三七】

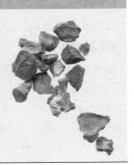

别名： 山漆，金不换，血参，参三七，田三七，田漆，田七，滇三七。

◎《本草纲目》记载三七：

"止血，散血，定痛。金刃箭伤，跌仆杖疮。血出不止者，嚼烂涂，或为末掺之，其血即止。亦主吐血，衄血，下血，血痢，崩中，经水不止，产后恶血不下，血晕，血痛，赤目，痈肿，虎咬蛇伤诸病。"

【科 属】为五加科植物三七的干燥根。

【地理分布】海拔400～1800米的山坡或森林下的人工荫棚下有种植。主产于云南和江西，广西、贵州、广东、湖北等地也有少量种植。

【采收加工】夏末、秋初开花前，选生3～6年以上者，挖取根部，洗净，分开主根、支根及茎基，干燥。

【药理作用】止血；溶栓；抑制血小板聚集；促进造血干细胞增殖；负性频率作用；抗心律失常；降压；抗动脉粥样硬化；提高耐缺氧能力；抗休克；抗脑缺血；镇痛；中枢抑制；增强免疫；抗炎；抗肝损伤；延缓衰老；抗肿瘤；降血脂；降血糖，促进蛋白合成等。

【化学成分】挥发油类：γ-杜松烯，γ-依兰油酸，莎草烯等；皂苷类：人参皂苷 Rb1、Rb2、Rb3、Rc、Re 等，三七皂苷 R1、R2、R3、R4、R6 等；

其他：氨基酸，人参炔三醇，豆甾醇，三七素，三七多糖，钠、钾、锰等元素。

【性味归经】甘，微苦，温。归肝、胃经。

【功能主治】消肿定痛，散瘀止血。用于衄血，咯血，便血，外伤出血，崩漏，跌打损伤，胸腹刺痛，瘀血肿痛。

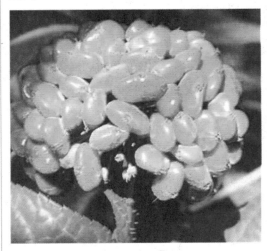

本草药方

◎ **1. 主治：眼底出血。**

三七粉（冲服）3g，丹参各30g，郁金、赤芍药、生山楂、川芎、当归、防风、黄芪各10g。加水煎沸15分钟，滤出药液，再加水煎20分钟，去渣，两煎药液兑匀，分服，每天1剂。

◎ **2. 主治：胃脘痛。**

三七8g，海螵蛸、丹参、甘草各30g。一同研磨成细末。每次冲服2g，每天3次。

◎ **3. 主治：慢性支气管炎。**

三七粉（冲服）2g，枇杷叶、矮地茶、菊花、蓝梅根、桔梗、陈皮、淡竹叶、白花蛇舌草各8g。煎服法同1。每天1剂。

◎ **4. 主治：肺脓疡。**

三七、川贝母、海螵蛸各30g。研磨成细末。每次冲服5g，早晚各1次。再用糯米60g和大蒜1头，一同煮米熟。1次食下，早晚各1次。

药膳养生

◎ **三七蒸鸡**

三七25g，母鸡1只，料酒、葱、姜、食盐、味精各适量。将鸡褪毛、剁爪、去内脏，洗净，剁成小块装入盆中；把三七片放入鸡盆中，葱、姜摆在鸡上，注入适量的清水，加入盐、料酒，上笼蒸约2小时取出，趁热食用。▶补血。适用于贫血，面色萎黄，久病体弱等。

◎ **三七藕蛋羹**

三七粉6g，鸡蛋1个，鲜藕汁1杯。鲜藕汁加水煮沸；鸡蛋打散，放入三七粉调匀，放入沸汤中，稍加盐。每天2次。▶凉血化瘀止血。适用于胃出血。

茜草 学名：Rubia cordifolia L.

RADIX RUBIAE Qiancao

〖茜草〗

别名： 血见愁，地苏木，活因丹，八仙草，锯子草，四轮草，红茜根。

◎《本草纲目》记载茜草：
"通经脉，治骨节风痛。"

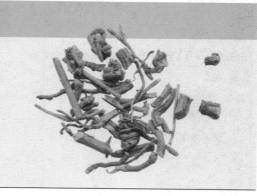

本草药方

1. 主治：肝癌。
　　茜草、甘草、牡丹皮各10g，桂枝、砂仁各5g，水红花子30g。加水煎沸15分钟，滤出药液，再加水煎20分钟，去渣，两煎药液调兑均匀，分服，每天1剂。
　　黄疸加姜黄、茵陈、鸡内金、郁金各10g；肝脾肿硬加三棱、柴胡、莪术各10g。

2. 主治：肠结核。
　　茜草15g，沙参、沙氏鹿茸草（六月霜）各30g，薏苡仁、山药各22g，百部、百合、白扁豆各20g，大熟地10g，甘草5g。煎服法同1。每天1剂。

3. 主治：胆汁瘀积症，黄疸。
　　茜草20g，赤芍80g，葛根、丹参各40g。煎服法同1。分服。每天1剂。

4. 主治：急性大出血。
　　茜草、冬瓜子各12g，白茅根50g，生地黄、白及各30g，红人参、阿胶各15g，血余炭、侧柏叶各10g，三七（研磨，冲）2g。煎服法同1。每天1剂。

5. 主治：风湿痛，关节炎。
　　鲜茜草根200g，白酒500g。将茜草根洗净捣烂，浸入酒内1周，取酒炖温，空腹饮。第一次要饮到八成醉，然后睡觉，覆被取汗，每天1次。服药后7天不能下水。

6. 主治：荨麻疹。
　　茜草根25g，阴地蕨15g。水煎，加黄酒100g冲服。

7. 主治：妇女经水不通。
　　茜草50g。黄酒煎，空腹服。

8. 主治：脱肛。
　　用茜草根、石榴皮各1把，加酒1碗，煎至7成，温服。

9. 主治：跌打愈后，筋骨酸痛。
　　干茜草头，每次40g，合猪脚节炖服。

【科 属】 为茜草科植物茜草的干燥根以及根茎。

【地理分布】 在山坡路旁、田边、沟沿、灌丛及林缘多有生长。分布于全国大部分地区。

【采收加工】 于11月挖取根部，洗净后，晒干。

【药理作用】 抑制血小板聚集；止血；祛痰，镇咳；升高白细胞；抗肿瘤；抗菌等。

【化学成分】 有机酸类：苹果酸，酒石酸，柠檬酸等；醌类：茜草素，羟基茜草素，茜草酸苷，大叶茜草素，二氢大叶茜草素等；糖类：葡萄糖，蔗糖；酶类：纤维素酶，粗酶等；其他：萜类，环己肽类等。

【性味归经】 苦，寒。归肝经。

【功能主治】 祛瘀，通经，凉血，止血。用于吐血，衄血，崩漏，经闭瘀阻，外伤出血，跌打损伤，关节痹痛，瘀血肿痛。

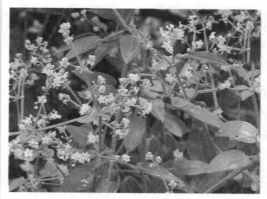

药膳养生

◎ **茜草酒**
　　鲜茜草根40g，高粱白酒1000毫升。茜草根洗净，浸于白酒中，6天后服用。每天1次，空腹热服。第一次喝七八分醉，盖被取汗。以后酌量减少。
▶适用于关节疼痛。

水烛香蒲 学名：Typha angustifolia L.

POLLEN TYPHAE　Puhuang

〖蒲 黄〗

别名： 蒲厘花粉，蒲花，蒲棒花粉，蒲草黄。

◎《本草纲目》记载蒲黄：
"凉血，活血，止心腹诸痛。"

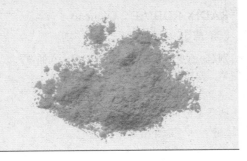

【科 属】为香蒲科植物水烛香蒲、东方香蒲或者同属植物的干燥花粉。

【地理分布】**1. 水烛香蒲** 生于浅水。分布于华北、东北、华东、西北及河南、广西、湖北、贵州、四川、云南等地。**2. 东方香蒲** 生于沼泽中或水旁。分布于东北、华东、华北以及湖南、陕西、贵州、广东、云南等地。

【采收加工】夏季采收蒲棒上部的黄色雄花序，晒干后碾轧，筛取花粉。

【药理作用】扩张血管，增强冠脉血流量；缩短凝血时间；抗心律失常；降血脂；兴奋离体子宫；提高耐缺氧能力；抗动脉粥样硬化；抗炎；抗菌等。

【化学成分】甾醇类：谷甾醇，香蒲甾醇等；黄酮类：槲皮素，柚皮素，异鼠李素等；酸类：香蒲酸，香草酸，丙酮酸等；氨基酸类：色氨酸，缬氨酸，酪氨酸等；其他：多糖、钛、砷、碘等元素。

【性味归经】甘，平。归肝、心经。

【功能主治】化瘀，止血，通淋。用于衄血，吐血，咯血，崩漏，经闭，痛经，外伤出血，跌打损伤，脘腹刺痛，血淋涩痛，瘀血肿痛。

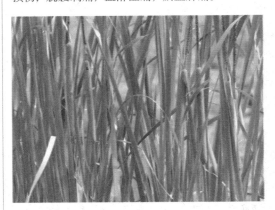

本草药方

◎ **1. 主治：泌尿系结石。**
蒲黄、五灵脂、赤芍、元胡、川芎、制没药、当归各10g，干姜、小茴香、肉桂各3g。加水煎沸15分钟，滤出药液，再加水煎20分钟，去渣，两煎药液兑匀，分服，每天2剂。
阴虚加生地黄20g，旱莲草30g；气虚加黄芪30g，党参15g；肾绞痛加白芍30g，甘草10g；血尿加白茅根30g，琥珀末（冲服）10g；小便涩痛加金钱草30g，石韦20g；有热去干姜、肉桂。

◎ **2. 主治：风湿性关节炎。**
蒲黄80g，附子10g。共为细末，每次服3g，每天3次。

◎ **3. 主治：蛔虫病。**
蒲黄、石榴树根皮、大黄各1.5g，海人草5g，黄柏1g。一共研磨成细末。每次冲服4g。睡前服。

药膳养生

◎ **蒲黄蜜玉竹**
生蒲黄、香油各6g，鲜玉竹500g，蜂蜜40g，白糖10g，淀粉10g。把鲜玉竹去须根洗净，切成2厘米长段。炒锅放火上，放入香油、白糖炒成黄色，加适量开水，并将蜂蜜和蒲黄加入，再放入玉竹段，烧沸后用小火焖烂，捞出玉竹段。锅内滴加一滴香精，用少许淀粉勾芡，浇在玉竹段上即成。味道清甜适口。▶清润肺胃，活血散瘀，止痛。对口腔溃疡也很有效。

◎ **行气镇痛汤水**
生蒲黄、元胡、五灵脂、白芍各9g，广木香、厚朴、乳香（后下）各6g，沉香15g，猪瘦肉适量。以上各药洗净，同瘦肉共置瓦煲，加清水6碗，煲存2碗，早晚饭后饮服。▶化瘀行气，消积止痛。对于肠癌进行辅佐治疗有效。

降香檀 学名：Dalbergia odorifera T. Chen

LIGNUM DALBERGIAE ODORIFERAE　Jiangxiang

【降香】

别名：降真香，紫藤香，降真，花梨母。

◎《本草纲目》记载降香：

"疗折伤、金疮，止血定痛，消肿生肌。"

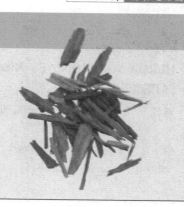

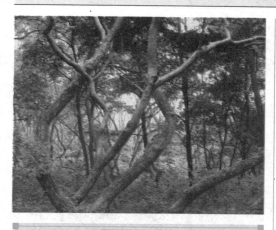

【科 属】为豆科植物降香檀的树干和根的干燥心材。

【地理分布】在山地林中生长。分布于海南、云南。

【采收加工】全年均可采收，除去边材，阴干后使用。

【药理作用】镇痛，镇静；抑制血栓形成等。

【化学成分】黄酮类：降香卡朋，降香黄酮，异豆素等；挥发油类：金合欢醇，没药烯，苦橙油醇等。

【性味归经】辛，温。归肝、脾经。

【功能主治】止痛，行气活血，止血。用于肝郁胁痛，脘腹疼痛，跌仆损伤，胸痹刺痛，外伤出血。

本草药方

1. 主治：急性大出血，鼻出血。

降香、甘草各15g，茜草、侧柏叶、白及各150g，仙鹤草100g，荆芥穗炭80g，牛膝50g，三七（研、冲服）8g。加水煎沸15分钟，滤出药液，再加水煎20分钟，去渣，两煎药液调兑均匀，分服，每天1剂。

2. 主治：病态窦房结综合征，气短烦躁，胸闷心悸。

降香、桂枝、附子各10g，黄芪35g，淫羊藿、地龙各25g，狗脊、薤白各20g，丹参、白术各15g，细辛、五味子各5g。煎服法同1。每天1剂。

3. 主治：阵发性室性早搏，心动过速。

降香、川芎、五味子各10g，黄芪50g，党参、丹参各30g，牡蛎、龙骨、当归各20g，赤芍、麦门冬、玄参各15g，琥珀（冲）2g。煎服法同1。每天1剂。

4. 主治：心房颤动，心慌，胸闷。

降香、川芎、五味子各10g，黄芪50g，丹参、党参各30g，牡蛎、龙骨、当归各20g，赤芍、麦门冬、玄参各15g，琥珀末（冲）2g，大枣10枚。煎服法同1。每天1剂。

药膳养生

◎ 猪脊红枣莲子汤

降香、生甘草各15g，猪脊骨1具，红枣120g，莲子90g。一同加水，以小火烧烂，加姜、盐调味。分多次饮。▶适用于骨折中后期。

◎ 降香止痛精

降香、两面针各30g，细辛14g，豆豉姜、广藿香、香附各150g，花椒、石菖蒲、香加皮、鸡骨香、九里香各100g，小叶双眼龙15g，荆三棱、高良姜、莪术各50g，黑老虎250g，黄芩、栀子各25g，樟脑15g，薄荷脑2g。将上十六味捣碎，以30％75度白酒，密封浸泡7天，全部取出置蒸馏器中进行蒸馏，收集含醇量20％以上的蒸馏液。黄芩、栀子各以3倍量的70％75度白酒浸渍1天，取出过滤取用。再将蒸馏液与浸渍液合并混匀，以白酒量65％，加入樟脑、薄荷脑搅拌溶解，过滤即得。分装瓶。口服。每次服5毫升，每天服2次。亦可外用，涂擦患部。▶行气止痛。对于跌打肿痛、吐泻腹痛、风湿骨痛及风火牙痛有疗效。

仙鹤草 学名：Agrimonia pilosa Ledeb

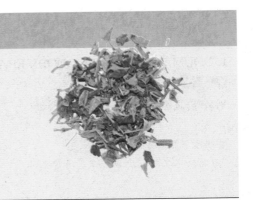

HERBA AGRIMONIAE　Xianhecao

【仙鹤草】

别名： 龙牙草，龙芽草，狼牙草，脱力草。

◎《本草药性备要》记载仙鹤草：
"理跌打伤，止血，散痃毒。"

【科　属】为蔷薇科植物龙芽草的干燥地上部分。

【地理分布】野生于溪边、草地、路旁、林缘、灌丛以及疏林下。分布于南北各地。主产于浙江、湖北、江苏。

【采收加工】5～6月采收，割取地上部分切段，晒干。

【药理作用】抑制血栓形成，抗凝血；抗肿瘤；杀灭阴道滴虫等。

【化学成分】甾体类：仙鹤草甲素；有机酸类：没食子酸，鞣花酸，咖啡酸等；鞣质：仙鹤草酚A-G；仙鹤草丙素等；其他：黄酮，内酯，熊果酸，紫杉叶素，己糖等。

【性味归经】苦、涩、平。归心、肝经。

【功能主治】截疟，收敛止血，解毒，止痢。用于咳血，吐血，疟疾，崩漏下血，劳伤，血痢，痈肿疮毒，阴痒带下。

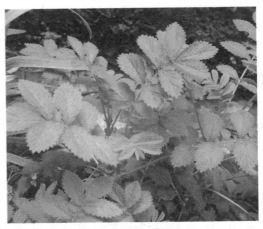

本草药方

◎ **1. 主治：** 肝郁气滞，上消化道出血，口苦胁痛，心烦喜怒，黑便量多，泛酸呕血。

仙鹤草、茜草各12g，黄芩、柴胡、牡丹皮、白芍、栀子、川楝子各8g。加水煎沸15分钟，滤出药液，再加水煎20分钟，去渣，两煎药液调兑均匀，每天1剂。同时冲服黄白散4.5g。

◎ **2. 主治：** 上消化道出血。

大黄3g，三七2g，白及5g，阿胶10g。一同研磨成细粉末。以仙鹤草30g煎汤，送服10g，每天3次。

◎ **3. 主治：** 上消化道出血。

仙鹤草、瓦楞子、地榆炭各30g，甘草、三七各2g。煎服法同1。每天2剂。

◎ **4. 主治：** 血热型功能性子宫出血。

仙鹤草、地榆炭、旱莲草各30g，生地黄、白芍各15g，地骨皮、牡丹皮、茜草根炭、小蓟各12g。煎服法同1。每天1剂。

药膳养生

◎ **仙鹤草茶**

仙鹤草30g，红枣10个。水煎，去渣，取汁。代茶徐徐饮用。每天1剂。▶收敛止血，补脾养血。适用于咳血、吐血、月经过多、尿血、便血、创伤出血等。

◎ **仙鹤草红枣汤**

仙鹤草30g，红枣15枚。将红枣、仙鹤草放入锅内，倒入3碗清水，煎至1碗。取汁饮服，每天1剂，可连煎2次，分2次服。▶补脾养血。能减轻放、化疗对造血系统的损害，对于各种癌症放、化疗的患者有辅助作用。

◎ **仙鹤草党参鸡汤**

仙鹤草、党参各15g，黄芪10g，炮姜6g，母鸡1只。将母鸡杀后去杂，洗净。余药一并装入鸡腹内，加入适量水炖鸡，至鸡肉酥软，汤成，加少许食盐调味。▶能收敛止血，补脾养血，对气血两虚型贫血之面色苍白无华、神疲乏力、呼吸气短、头晕眼花、心悸少眠、牙龈出血、皮下紫斑、舌质淡白、脉细数而弱有疗效。

白及

学名：Bletilla striata (Thunb.) Reichb.f.

RHIZOMA BLETILLAE　Baiji

【白及】

别名： 甘根，连及草，羊角七，千年棕，君求子，白鸡儿，利知子。

◎《本草纲目》记载白及：

"性涩而收，得秋金之令，故能入肺止血，生肌治疮也。"

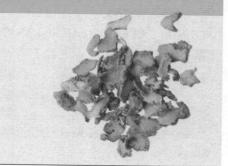

【科　属】为兰科植物白及的干燥块茎。

【地理分布】野生于山野、山谷较潮湿处。分布于河北、山西、河南、甘肃、陕西、江苏、山东、浙江、安徽、福建、江西、湖北、台湾、广东、湖南、四川、广西、贵州、云南等地。主产于贵州、湖南、四川、安徽、湖北、浙江、河南、陕西。

【采收加工】8～11月采挖，将块茎浸入水中1小时左右，洗净泥土，除去须根，经蒸煮到内面无白心时取出，晒或炕至表面干硬不黏结时，用硫黄熏后，炕干或晒干，然后撞去残须，使表面呈光洁淡黄白色，筛去杂质。

【药理作用】缩短出血、凝血时间；抗肿瘤；保护胃黏膜；抗菌等。

【化学成分】糖类：葡萄糖，黏液质，白及甘露聚糖，白及胶；菲衍生物：二苄基二氢菲，二氢菲苯并吡喃，二氢菲及其配糖体等；其他：蒽醌衍生物，对羟基苯甲酸，肉桂酸，对羟基苯甲醛，挥发油等。

【性味归经】苦、甘、涩、微寒。归肺、肝、胃经。

【功能主治】收敛止血，消肿生肌。用于吐血、咳血，外伤出血，皮肤皲裂，疮疡肿毒，溃疡病出血，肺结核咳血。

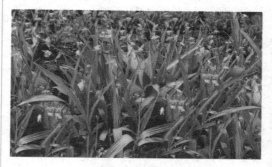

本草药方

◎ **1. 主治：** 外伤出血。

白及、枪花果、止血树各适量。晒干后一起碾磨成极细粉末装净瓶备用。将药粉适量撒涂在出血处，加压包扎，胶布固定。

◎ **2. 主治：** 外伤小血管破裂出血。

白及2g，白矾1g，向阳花5g。将各药研磨成极细粉末，混合均匀，贮瓶内备用。将药粉撒在创面上。

◎ **3. 主治：** 白内障。

白及、麦门冬、赤芍药各12g，珍珠母、大血藤各30g，刺蒺藜18g，当归、黄芩、木通各10g。加水煎沸15分钟，滤出药液，再加水煎20分钟，去渣，两煎药液调兑均匀，每天1剂。用于外伤性白内障，属慢性期去黄芩，加红花10g，海藻、昆布各10g。

药膳养生

◎ **白及肺片**

白及片30g，猪肺200g。将洗净的猪肺和白及一同放入瓦罐中，加黄酒煮熟，吃肺饮汤。▶补肺止咳，止血生肌。适用于肺痿，气息短促，咳吐浊唾涎沫；肺痈，咯吐腥臭浊痰，咳嗽胸痛，甚则脓血相兼，气急喘促等症。

◎ **白及蛋花**

白及粉6g，鸡蛋1个。鸡蛋去壳，放入白及粉搅匀，早起用沸水冲成蛋花服用。▶滋阴养血，收敛止血。适用于肺痨咳嗽，痰中带血等症。

◎ **白及牛奶**

白及粉5g，牛奶250g，蜂蜜40g。将牛奶煮沸后，调入蜂蜜、白及粉。顿服。▶补虚益胃，收敛止血。适用于胃及十二指肠溃疡。

裸花紫珠 学名：Callicarpa formosana R. Browm

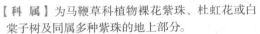

FOLIUM CALLICARPAE FORMOSANAE Zizhu

〖紫珠〗

别名：紫珠草，紫荆。

◎《本草纲目》记载紫珠：

"活血行气，消肿解毒，治妇人血气疼痛，经水凝涩。"

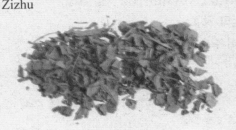

【科　属】为马鞭草科植物裸花紫珠、杜虹花或白棠子树及同属多种紫珠的地上部分。

【地理分布】**1. 裸花紫珠** 野生于海拔 1200 米以下的山坡谷地和溪旁灌木丛中。安徽、江苏、江西、浙江、河南、福建、广西、广东、贵州、四川、云南有分布。江西、江苏、广东、广西、贵州、云南为其主产区。**2. 杜虹花** 野生于海拔 1590 米以下的平地、山坡、溪边树林中或灌木丛中。江西、浙江、台湾、福建、广西、广东、云南多有分布。主产于浙江、福建、江西、广东、广西。

3. 白棠子树 海拔 600 米以下的低山丘陵灌丛中有野生。分布于华东、华南及河北、台湾、湖北、河南、贵州。江苏、山东、浙江、安徽、福建、江西、湖北、河南、广东是其主产区。

【采收加工】7～8 月份采收，晒干后使用。

【药理作用】抗菌；止血等。

【化学成分】木樨草素，紫珠萜酮，大波斯菊苷，芹菜素，糖类，酚类，鞣质，氨基酸，有机酸等。

【性味归经】苦、涩、凉。归肝、肺、胃经。

【功能主治】清热解毒，收敛止血。用于衄血、咯血、呕血、便血、尿血、烧烫伤，外伤出血，热毒疮疡。

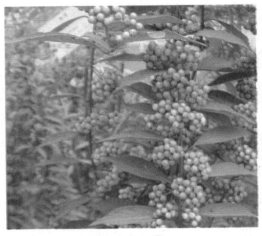

本草药方

◉ **1. 主治：肺癌；肺癌引起的咯血。**

紫珠叶 50g，化血丹 20g。研为细末，每天 3 次，每次服 5g，用鸡蛋清兑温开水调服。一般服用 3 天即可见效。

◉ **2. 主治：消化道急性出血，血络内伤，循行失道。**

紫珠草、白茅根各 30g，白及粉 12g，云南白药 1g，大黄粉 2g。将白及粉、云南白药、大黄粉混合分成两份，以白茅根、紫珠草煎汤早晚送服。每天 1 剂。

药膳养生

◎ **紫珠茶**

干紫珠末 2g。加冷开水冲泡，每 4 小时 1 次。▶适用于肠胃出血。

◎ **紫珠草茶**

紫珠草 8g。研磨成粗末，煎煮，取汁，代茶多饮。▶对肝硬化、食管静脉曲张破裂出血有疗效。

◎ **益气凉血汤**

紫珠草、乌贼骨粉各 30g，炙黄芪 15g，党参、全当归、地榆炭、槐花炭各 12g，蒲黄、炒阿胶各 20g，生大黄末 3g，参三七末 6g。三味药末和匀分 3 次温水调服。其余药物水煎服。每天 1 剂。▶补气摄血，祛瘀收敛。

◎ **菟丝紫珠粥**

紫珠米 100g，菟丝子、茯苓、黑芝麻各 15g，石莲肉 10g，食盐适量。将以上药物洗干净，与紫珠米加适量水，在旺火上煮开后，移至微火上煮成粥，加少许食盐。每天 2 次，可服 15 天。▶滋阴补肾，乌发美发。

莲 学名：Nelumbo nucifera Gaertn.

NODUS NELUMBINIS RHIZOMATIS　Oujie
〖藕节〗

别名： 光藕节，藕节巴。

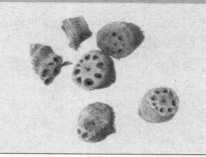

◎《本草纲目》记载藕节：
"能止咳血，唾血，血淋，溺血，下血，血
痢，血崩。"

【科属】 为睡莲科植物莲的干燥根茎节部。

【地理分布】 水泽、湖沼、池塘或水田内有生长，野生或栽培。全国大部分地区均有生产。

【采收加工】 秋、冬或春初挖取根茎（藕），洗净后，切下节部，除去须根后，晒干。

【药理作用】 缩短凝血时间。

【化学成分】 天门冬酰胺，鞣质，棉子糖，淀粉，水苏糖，葡萄糖，蔗糖，果糖，多酚化合物等。

【性味归经】 甘、涩、平。归肝、肺、胃经。

【功能主治】 消瘀，止血。用于咯血，吐血，尿血，衄血，崩漏。

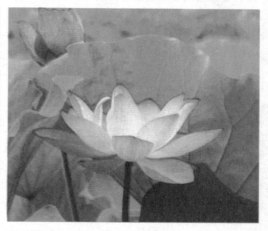

药膳养生

◎ **藕节茅根茶**

藕节9枚，白茅根、桑叶各15g。洗净晒干，研制成粗末，煎汤，取汁。代茶多饮。▶消瘀止血。适用于咳血，吐血等出血症。

◎ **藕节茶**

藕节10枚。水煎，取汁。代茶多饮。▶适用于各种出血症。

◎ **藕粥**

藕粉30g，粳米50g，白糖少量。米煮粥，临熟时，放入藕粉和糖，调匀食。▶养血，调中，止血，开胃。适用于虚损失血，泄泻食少。

◎ **藕冬瓜菜**

生藕节100g，白冬瓜1个。加水煎汤。代茶常饮。▶消瘀止血。对血淋，尿道刺痛，尿血有疗效。

◎ **藕汁**

藕适量。将藕洗净、切片，放砂锅中水煮取汁，浓缩。每服20毫升，每天3次，宜常服。▶清热凉血，散瘀止血。适用于阴虚火旺以及诸失血症。忌用铁器煮。

本草药方

◎ **1. 主治：眼眶神经痛。**

藕节、荷蒂各5个，半夏、白芷、防风、僵蚕各10g，天麻、白附子、川芎各5g，细辛2g。加水煎沸15分钟，滤出药液，再加水煎20分钟，去渣，两煎药液兑匀，分服，每天1剂。

◎ **2. 主治：高热汗出，鼻衄，烦渴，舌苔黄，脉数。**

藕节、旱莲草、仙鹤草各15g，生甘草2g，生石膏30g，葛根15g，淡竹叶、连翘、白茅根、钩藤各10g。煎服法同1。每天2剂。

◎ **3. 主治：钩端螺旋体病，咳嗽带血，胸闷胸痛。**

藕节、川贝母、牡丹皮、白及、杏仁各10g，犀角（为末，冲服）1g，生地黄15g。煎服法同1。每天2剂。

◎ **4. 主治：血瘀气滞型功能性子宫出血。**

藕节炭、红花、桃仁、蒲黄炭、血余炭各10g，山楂炭、乌梅各20g，当归15g，赤芍、炒香附各12g，三七粉（冲服）3g。煎服法同1。每天1剂。

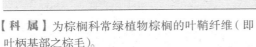

棕榈 学名：Trachycarpus fortunei (Hook.) H.Wendl.

TRACHYCARPUS　Zonglütan

【棕榈炭】

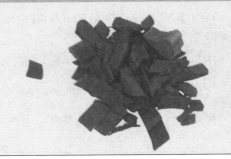

别名： 棕毛，棕皮。

◎《本草纲目》记载棕榈炭：

"棕灰性涩，若失血去多，瘀滞已尽者，用之切当，所谓涩可去脱也。与乱发同用更良。年久败棕入药尤妙。"

【科　属】为棕榈科常绿植物棕榈的叶鞘纤维（即叶柄基部之棕毛）。

【地理分布】栽培或野生。丘陵或山地有野生。栽培于村边、田边、庭院。江苏、江西、浙江、安徽、福建、广东、四川、广西、贵州、云南等地有分布。

【采收加工】割取叶柄下延部分及鞘片，除去纤维状棕毛，晒干，切成小片，煅制成炭。

【药理作用】缩短凝血时间。

【化学成分】鞣质，纤维素。

【性味归经】苦、涩，平。归肝、肺、大肠经。

【功能主治】收涩止血。用于衄血，吐血，便血，尿血，崩漏下血。

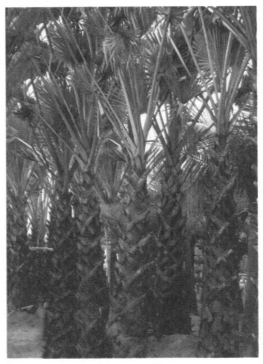

本草药方

◎ **1.主治：功能性子宫出血，脾肾两虚型。**

棕榈炭、阿胶、白术、荆芥、当归各10g，海螵蛸、伏龙肝各18g，黄芪15g，党参、熟地黄各12g，天门冬8g，茜草、续断、莲房炭、甘草各5g。加水煎沸15分钟，滤出药液，再加水煎20分钟，去渣，两煎药液调兑均匀，分服，每天1剂。

◎ **2.主治：功能性子宫出血。**

棕榈炭、续断、白术各15g，党参、黄芪、海螵蛸各30g，阿胶、当归各12g。煎服法同1。每天1剂。

◎ **3.主治：子宫出血过多，属脾肾两虚型。**

棕榈炭、白及、旱莲草、女贞子、红茜草各8g，黄芪、川续断各15g，寄生12g。煎服法同1。每天1剂。

◎ **4.主治：子宫出血过多，肾虚型。**

棕榈炭、红茜草、菟丝子各8g，龙齿30g，杜仲炭15g，寄生、川续断、海螵蛸各12g。煎服法同1。每天1剂。

药膳养生

◎ **棕榈叶茶**

鲜棕榈叶30g，槐花15g。热水冲泡，代茶饮，每日2次饮用。▶对于高血压病，预防中风有疗效。

◎ **棕榈槐花茶**

鲜棕榈叶30g，槐花10g。一起研磨为粗末，煎水，取汁代茶饮用。▶对高血压，头痛有疗效。

◎ **棕榈花茶**

棕榈花30g。沸水冲泡15分钟，代茶多饮，连用3天。▶治菌痢赤多白少，亦用于肠风出血、妇女功能性子宫出血。

艾 学名：Artemisia argyi Levl. et Vant.

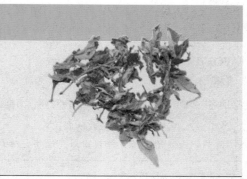

FOLIUM ARTEMISIAE ARGYI　Aiye
〖艾叶〗

别名：艾蒿，灸草，蕲艾。

◎《本草纲目》记载艾叶：
"温中，逐冷，除湿。"

【科 属】为菊科植物艾的干燥叶。

【地理分布】荒地林缘有野生。中国东北部、西部、北部到南部都有分布。安徽、山东为主产区。全国大部分地区有产出。

【采收加工】春、夏两季花未开时割取地上部分，摘取叶片嫩梢，晒干。

【药理作用】缩短出血、凝血时间；抗菌；兴奋子宫；增强单核—巨噬细胞吞噬功能；祛痰，镇咳，平喘；减弱心肌收缩力；促进胆汁分泌等。

【化学成分】挥发油：喇叭醇，蒿醇，异龙醇等；其他：维生素，黄酮，多糖，鞣质，铁、钴、铬等元素。

【性味归经】辛、苦，温，有小毒。归肝、脾、肾经。

【功能主治】温经止血，散寒止痛。用于少腹冷痛，经寒不调，吐血，宫冷不孕，崩漏经多，衄血，妊娠下血。外治皮肤瘙痒。

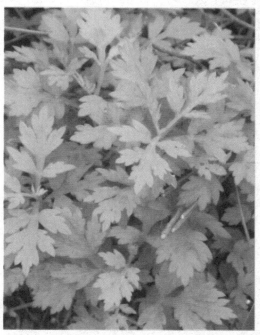

药膳养生

◉ **艾叶煮鸡蛋**

　　艾叶 15g，鸡蛋 2 个。艾叶煎汁去渣，放鸡蛋煮熟，食蛋饮汤。▶温经散寒，补虚扶正。对妇女少腹冷痛，带下量多，清稀色白，及崩漏下血，习惯性流产等症有疗效。连服 5 天。

◉ **艾叶鸡蛋汤**

　　艾叶 50g，鸡蛋 2 个，白糖 10g。艾叶加水适量煮汤，去渣，打入鸡蛋煮熟，放白糖搅匀溶化。晚睡前食。▶温肾安胎。适用于习惯性流产。

◉ **艾叶粳米粥**

　　鲜艾叶 15g，南粳米 50g，红糖 20g。艾叶煎汤，去渣后入南粳米、红糖煮稠粥。月经过后 3 天开始服至下次月经来前 3 天，每天 2 次，早晚温热食。▶温中散寒，调经止痛。对虚寒性痛经、月经不调，小腹冷痛，胎动不安，崩漏下血，妊娠下血及宫冷不孕等症有疗效。凡阴虚血热者不宜服用。

本草药方

◉ **1. 主治：慢性结肠炎，寒热型。**

　　艾叶、甘草各 2g，薏苡仁 20g，白芍、白术各 12g，白头翁 10g，乌梅 8g，炮姜、黄连、附子、黄柏各 5g。加水煎沸 15 分钟，滤出药液，再加水煎 20 分钟，去渣，两煎药液兑匀，分服，每天 1 剂。

◉ **2. 主治：泄泻。**

　　艾叶、麻黄各 15g。加水煎。药渣敷脐，汤液坐浴。每天 1 剂。

◉ **3. 主治：泄泻。**

　　鲜艾叶 500g。加水煎。洗脚。每晚 1 次。

◉ **4. 主治：子宫肌瘤。**

　　艾叶炭、炒蒲黄、香附、红花、海藻各 8g，昆布 5g，夏枯草、皂角刺各 15g。煎服法同 1。每天 1 剂。

檵木 学名：Loropetalum chinense (R.Br.) Oliv.

FOLIUM LOROPETALI Jimu

【檵木】

别名： 螺砚木，坚漆，山见儿，白花树，刀烟木。

◎《浙江药用植物志》记载檵木：

"清热止血。治鼻衄，外伤出血，烧伤，咳血，感冒，痢疾。"

【**科 属**】为金缕梅科植物檵木的根、叶或花。

【**地理分布**】向阳山坡、路边、灌木林、丘陵地及郊野溪沟边有野生。我国中部、南部及西南各地都有分布。浙江、江苏、安徽等地为主产区。

【**采收加工**】花在夏季采收，叶在生长季节均可采收，根、茎四季可采。洗净、晒干。

【**药理作用**】止血；抑菌；强心，增加冠脉流量；扩张外周血管等。

【**化学成分**】枝、叶含鞣质、黄酮，没食子酸。花含槲皮素，异槲皮苷。

【**性味归经**】苦、涩，平。归肝、胃、大肠经。

【**功能主治**】收敛止血，清热解毒，止泻。用于咯血，鼻衄，外伤出血，水火烫伤，泄泻，痢疾。

本草药方

◎ 1. 主治：腹痛。

鲜檵木花叶和种子6~12g，搓成团。饭前用开水送服。

◎ 2. 主治：刀伤引起的溃烂，适宜热天涂抹。

檵木花嫩叶。捣敷。初伤者用茶叶水先洗，若已化脓流黄水者，用此药30g，研细末，调菜油涂上。

药膳养生

◎ **檵木花茶**

檵木花，单味或拌茶冲饮，香醇可口。▶清暑解热，止血降压。治暑热感冒、鼻衄、高血压。对老人更适宜。

炮姜 学名：Zingiber officinale Rosc

Paojiang

【炮姜】

别名： 黑姜。

◎《医学入门·本草》记载炮姜：

"温脾肾，治里寒水泻，下痢肠澼，久疟，霍乱，心腹冷痛、胀满，止鼻衄、唾血、血痢、崩漏。"

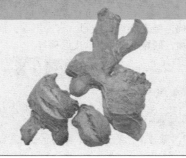

【**科 属**】为姜科植物姜的干燥根茎（干姜）的炮制加工品。

【**地理分布**】主产于贵州、四川等地，浙江、山东、湖北、广东、陕西等地也有出产。四川、贵州的产量最大，品质较好。

【**采收加工**】将干姜砂烫到鼓起，表面显棕褐色，内部棕黄色。

【**药理作用**】止血；抗胃溃疡等。

【**化学成分**】姜辣醇类：6-姜辣醇，4-姜辣醇，3-姜辣醇等；挥发油类：姜酮，姜烯，姜醇等；氨基酸类：1-派可酸，天冬酰胺等。

【**性味归经**】苦、涩，温。归脾、肝经。

【**功能主治**】温经止血，温中散寒。用于脾胃虚寒，腹痛吐泻，阳虚失血，吐衄崩漏。

药膳养生

◎ **炮姜粥**

炮姜6g，白术15g，花椒、大料各1g，糯米40g。前四味同装入纱布包，水煮20分钟，再下糯米煮粥。每天分3次服，连续2周。▶利水消肿。适用于因受寒湿所致的发作性腹泻，脘腹胀满，四肢无力等症。

活血化瘀药

【概念】

在中医药理论中凡以促进血行，通利血脉，消散瘀血为主要功效，用于治疗瘀血病证的药物，称活血化瘀药，或活血祛瘀药，简称活血药，或化瘀药。

【功效】

活血化瘀药性味多为苦、辛、温，部分动物类药味咸，主入心、肝两经。味辛则能散、能行，味苦则通泄，且均入血分，故能行血活血，使血脉通畅，瘀滞消散。活血化瘀药通过活血化瘀作用而产生多种不同的功效，包括活血消肿、活血止痛、活血消痈、活血疗伤、破血消癥等。

【药理作用】

中医学科学研究表明，活血化瘀药主要具有改善血液循环，抗血栓形成，改善微循环，加强子宫收缩，镇痛，抗炎，抗菌，调节机体免疫功能的作用。

【适用范围】

活血化瘀药主要用治胸、腹、头痛，痛如针刺，痛有定处，癥瘕积聚，中风不遂，肢体麻木以及关节痹痛日久，跌仆损伤，疮疡肿痛，瘀肿疼痛，经闭，月经不调，痛经，产后腹痛等一切瘀血阻滞之证。对现代临床称谓的冠心病、心绞痛、心肌梗死、脑血栓形成、缺血性脑血管病、脑血管意外后遗症、血栓闭塞性脉管炎、视网膜血管阻塞、月经不调、子宫肌瘤、宫外孕、流产、痛经、子宫内膜异位、难产、盆腔感染、胎盘滞留等有一定的治疗作用。部分药物用治癌肿、慢性肝炎、肝硬化、胃溃疡、类风湿性关节炎、失眠、硬皮病等。

【药物分类】

活血化瘀药，按其作用特点和临床应用的不同，可分为活血止痛药、活血调经药、活血疗伤药、破血消癥药四类。

活血止痛药多具辛味，能行能散，既入血分有活血之功，又入气分而兼行气之能，且有良好的止痛作用。主要用于气血瘀滞所致的各种痛证，如头痛、胸胁痛、心腹痛、痛经、产后腹痛、肢体痹痛、跌打损伤之瘀痛等。延胡索、川芎、姜黄、郁金、没药、乳香、夏天无、五灵脂等为中医药方常用的活血止痛药。

活血调经药性味多辛散、苦泄，主归肝经血分，具有活血散瘀之功，尤善通畅血脉而调经水。主要用于血行不畅所致的月经不调、痛经、经闭及产后瘀血腹痛；亦常用于瘀血阻滞所致的心腹疼痛、癥瘕积聚、跌打损伤、疮痈肿毒等证。红花、丹参、益母草、桃仁、牛膝、泽兰、月季花、王不留行、鸡血藤、凌霄花等为中医药方常用的活血调经药。

活血疗伤药性味多辛、苦、咸，主归肝、肾经，功善活血化瘀、消肿止痛、续筋接骨、止血生肌敛疮，主要用于跌打损伤、瘀肿疼痛、骨折筋损、金疮出血等伤科疾患，也可用于其他血瘀病证。中医药方常用的活血疗伤药有土鳖虫、自然铜、苏木、骨碎补、血竭、儿茶、刘寄奴、马钱子等。

破血消癥药味多辛、苦，虫类药多，兼有咸味，均主归肝经血分。药性峻猛，走而不守，能破血逐瘀、消癥散积，主要用于癥瘕积聚、瘀肿疼痛、血瘀经闭、偏瘫等。三棱、莪术、虻虫、水蛭、穿山甲、斑蝥等为中医药方常用的破血消癥药。

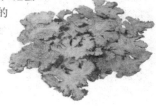

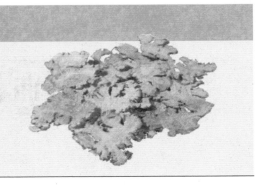

川芎 学名：Ligusticum wallichii Hort.

RHIZOMA CHUANXIONG　Chuanxiong

『川芎』

别名： 芎䓖，香果，台芎，西芎，杜芎。

◎《本草纲目》记载川芎：

"燥湿，止泻痢，行气开郁。"

【科 属】为伞形科植物川芎的干燥根茎。

【地理分布】为著名栽培中药材，未见野生，主要栽培于四川（灌县），贵州、云南、湖北、广西、江西、湖南、江苏、浙江、陕西、甘肃等地均有引种栽培。

【采收加工】栽后第2年5月下旬至6月上旬，挖出根茎，抖掉泥土，除去茎叶，炕干。

【药理作用】抗心肌缺血缺氧，扩张血管，抗脑缺血，降血压；抑制血栓形成；加速骨折局部血肿吸收；镇静；抑制支气管平滑肌收缩；增强免疫功能；抗炎；抗肿瘤。

【化学成分】生物碱类：盐酸三甲胺，川芎嗪，盐酸胆碱等；有机酸及酯类：瑟丹酸，阿魏酸，香草酸，叶酸，瑟丹酸内酯，苯乙酸甲酯，十五酸甲酯等；挥发油类：3–丁叉苯酞，藁本内酯，香桧烯等；苯酞衍生物：川芎酚、川芎内酯等；其他：香划醛，双苯酞衍生物，维生素 A 等。

【性味归经】辛，温。归肝、胆、心包经。

【功能主治】祛风止痛，活血行气。用于经闭痛经，月经不调，胸胁刺痛，癥瘕腹痛，头痛，跌仆肿痛，风湿痹痛。

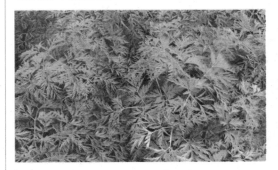

本草药方

◎ **1. 主治：慢性阑尾炎。**

川芎、当归各为10g，赤芍50g，泽泻25g，白术、茯苓各12g，败酱草30g。加水煎沸15分钟，滤出药液，再加水煎20分钟，去渣，两煎药液调兑均匀，分服，每天1剂。

◎ **2. 主治：乳腺小叶增生。**

川芎、赤芍、当归、枳壳、牛膝、郁金各12g，丹参25g，鸡血藤20g，延胡索15g，柴胡、桃仁各10g。煎服法同1。每天1剂。

◎ **3. 主治：乳腺增生，气滞血瘀型。**

川芎、红花、桃仁各10g，橘核、丹参各30g，露蜂房20g，赤芍、当归、熟地黄各12g。煎服法同1。每天1剂。

◎ **4. 主治：产后乳汁少，气血虚弱型。**

川芎、王不留行、桔梗、木通各6g，黄芪12g，党参、当归身、生地黄各10g，猪蹄1对。煎服法同1。每天1剂。

药膳养生

◎ **川芎芥穗露**

川芎100g，荆芥穗200g。一起研磨成粗末，加水共煮，蒸馏，收集的芳香水1000毫升，每服20毫升，每天3次。▶解表散风。对外感风寒，偏头痛等有疗效。

◎ **川芎煮鸡蛋**

川芎8g，鸡蛋2个，大葱5根。同入砂锅中水煮，鸡蛋熟后剥壳，再煮片刻。吃蛋饮汤。每天1次，连用数日。▶疏风散寒止痛。对于外感风寒之头痛有疗效。

◎ **川芎白芷炖鱼头**

川芎9g，白芷8g，花鲢鱼头或鳙鱼头1个，调料适量。鱼头去鳃洗净；药洗净装纱布袋中，扎口。同置锅内，加适量水及姜、葱、黄酒、盐、烧沸后转用小火炖至熟，早晚餐温热服食。▶行气活血，祛风止痛。对于男女头风，头痛，四肢拘挛等症有效。阴虚火旺及肝阳上亢者不宜用。

延胡索 学名：Corydalis yanhusuo W.T.Wang

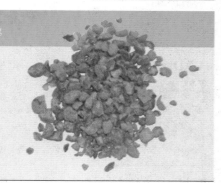

RHIZOMA CORYDALIS　Yanhusuo
【延胡索】

别名：延胡，玄胡索，玄胡，元胡索，元胡。

◎《本草纲目》记载延胡索：
"活血，利气，止痛，通小便。"

【科　属】为罂粟科植物延胡索的干燥块茎。

【地理分布】低海拔旷野草地、丘陵林缘多有生长，分布于陕西、河南、安徽、江苏、湖北、浙江等地，浙江东阳、磐安、永康、缙云等地及江苏南通地区有大量栽培，其中浙江东阳、磐安，以及湖北、湖南、江苏等地为主产区。

【采收加工】夏初茎叶枯萎时采挖，除去须根，洗净，置沸水中煮至恰无白心时，取出，晒干。

【药理作用】扩张冠状动脉；镇痛；抗心律失常，减弱心肌收缩力；抗惊厥，镇静；抗胃溃疡等。

【化学成分】生物碱类：延胡索乙素，延胡索甲素，延胡索丁素等；其他：黏液质，淀粉，挥发油，树脂，铁、锰、锌等元素。

【性味归经】辛、苦，温。归肝、脾经。

【功能主治】行气，活血，止痛。用于胸胁、脘腹疼痛，产后瘀阻，经闭痛经，跌打损伤，瘀血肿痛。

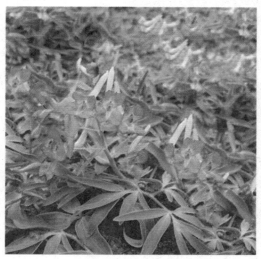

本草药方

◎ **1. 主治：肝性血卟啉病。**

延胡索、桃仁各10g，芒硝、白芍各15g，大黄9g，桂枝6g，琥珀、甘草各3g，珍珠母20g。加水煎沸15分钟，滤出药液，再加水煎20分钟，去渣，两煎药液调匀均匀，分服，每天1剂。

◎ **2. 主治：血卟啉病，恶心呕吐，大便秘结，小便浑浊，腹部绞痛周期性发作。**

延胡索、白芍、赤芍、枳壳、郁金、川楝子各12g，蒲公英30g，木香、柴胡、大黄各8g。煎服法同1。每天1剂。

◎ **3. 主治：痛经。月经前或月经期下腹冷痛，得热痛减，月经量少色暗或混有血块，面色青白，舌紫暗，脉沉紧。**

延胡索、五灵脂、生蒲黄、干姜、川芎、小茴香各10g，当归、赤芍药各12g，肉桂、吴茱萸各5g。煎服法同1。每天1剂。

药膳养生

◎ **三藤饮**

延胡索、络石藤各15g，红藤18g，忍冬藤30g，生地20g。一起水泡1小时，放入砂锅煎取汁，去渣，放入红糖10g调味。每天1剂，分服。▶清热解毒，通络止痛。对于热毒型带状疱疹及其疼痛有疗效。

◎ **延胡索调经酒**

延胡索20g，炒白芍、白茯苓、陈皮、丹皮各18g，当归、吴茱萸、川芎各24g，香附（醋炒）、熟地黄各36g，茴香、砂仁各12g，白酒2500毫升。将前十二味捣碎，放入布袋，置容器中，加入白酒，密封，隔水蒸煮2小时，静置24小时后，过滤去渣。每次服20毫升，每天服2次。▶活血调经，开郁行气。对于月经不调，腹内疼痛，伴有胀、满、痛等症有疗效。

◎ **佛手猪肚汤**

延胡索10g，鲜猪肚1个，鲜佛手15g，生姜3片。煲汤。▶胃气滞者可食用。

温郁金，姜黄 学名：Curcuma longa L.&Curcuma wenyujin Y.H.Chen et C.Ling

RADIX CURCUMAE Yujin

【郁金】

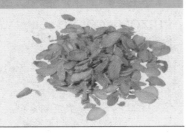

别名：黄郁，温郁金，广郁金，玉金。

◎《本草纲目》记载郁金：

"治血气心腹痛，产后败血冲心欲死，失心癫狂，蛊毒。"

【科 属】为姜科植物温郁金、姜黄、广西莪术或蓬莪术的干燥块根。前两者分别习称"温郁金"和"黄丝郁金"，其余按性状不同习称"桂郁金"或"绿丝郁金"。

【地理分布】**1.温郁金** 浙江瑞安为主产区。**2.姜黄** 四川温江及乐山地区、广东为主产区。**3.广西莪术** 广西、广东为主产区。**4.蓬莪术** 四川为主产区。

【采收加工】冬季茎叶枯萎后采挖，除去泥沙及细根，蒸或煮至透心，干燥。

【药理作用】镇静；抗肝损伤；抗早孕；抑菌等。

【化学成分】挥发油类：姜黄醇，姜黄烯，莪术酮等；姜黄素类：脱甲基姜黄素，姜黄素，双脱甲氧基姜黄素。

【性味归经】辛、苦，寒。归肝、心、肺经。

【功能主治】清心解郁，行气化瘀，利胆退黄。对于经闭痛经，胸腹刺痛、胀痛，癫痫发狂，热病神昏，黄疸尿赤有疗效。

药膳养生

⊛ **郁金陈皮茶**

郁金、陈皮各 8g。郁金与陈皮煎煮加红糖代茶饮。▶抗动脉硬化，抑菌。孕妇慎服。

本草药方

⊛ **1.主治：**慢性胰腺炎，上腹部持续性疼痛。

郁金、半夏、柴胡、党参各10g，白芍、山楂、黄芩各15g，大黄、黄连各5g。加水煎沸15分钟，滤出药液，再加水煎20分钟，去渣，两煎药液调兑均匀，分服，每天1剂。

⊛ **2.主治：**慢性胰腺炎。

郁金、乌药、木香、当归、槟榔、红花、川芎、桃仁各10g，大黄2g，甘草5g。煎服法同1。每天1剂。

⊛ **3.主治：**急性胰腺炎之后，脘腹胀满，脉痛掣背，胰腺囊肿。

郁金、厚朴、枳壳、三棱、红花、莪术各10g，金银花、白芍、蒲公英、鳖甲各30g，大黄5g。煎服法同1。每天1剂。

伏生紫堇 学名：Corydalis decumbens (Thunb.) Pers.

RHIZOMA CORYDALIS DECUMBENTIS Xiatianwu

【夏天无】

别名：一粒金丹，洞里神仙，野延胡，飞来牡丹，伏地延胡索。

◎《浙江民间常用草药》记载夏天无：

"行血，活血，止血，止痛，镇痉。"

【科 属】为罂粟科植物伏生紫堇的干燥块茎。

【地理分布】海拔80～300米的丘陵、低坡阴湿的林下沟边及旷野田垄边有生长，分布于江苏、河南、安徽、浙江、福建、江西、湖北、台湾、湖南等地，江西余江、贵溪、临川、新余为其主产区，江苏、安徽也有出产。

【采收加工】冬、春或初夏采挖块茎，除去细茎、叶以及须根，洗净，干燥，使用时捣碎。

【药理作用】抗凝血，抑制血小板聚集；增加冠脉血流量；兴奋胃肠平滑肌；改善微循环。

【化学成分】生物碱类：紫堇卡宁，原阿片碱，夏天无碱等；其他：棕榈酸，甾酸，阿魏酸。

【性味归经】苦，微辛，温。归肝经。

【功能主治】活血通络，行气止痛。对治疗跌打损伤，中风偏瘫，风湿性关节炎，坐骨神经痛有疗效。

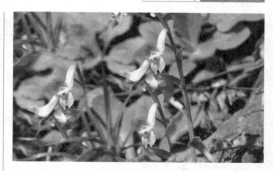

药膳养生

◎ **夏天无冲剂**

　　夏天无研末，每次3g，以温开水冲服。▶活血通络，行气止痛。用于治疗各型高血压，可以帮助降压；还可以减轻脑瘤与脑血栓的症状。视病情决定每天服用的次数，多则3次。

◎ **夏天无粥**

　　夏天无全草30g，水煎后去渣，搅入葛根粉熬粥。每天1次。▶治腰肌劳损。

本草药方

◎ **主治：高血压、动脉硬化、血栓形成。**

　　夏天无、桑白皮、钩藤、夏枯草各6g。加水煎沸15分钟，滤出药液，再加水煎20分钟。两煎药液调兑均匀，分服，每天1剂。

姜黄 学名：Curcuma longa L.

TURMERIC Jianghuang

『姜黄』

别名： 宝鼎香，黄姜，毛姜黄，川姜黄，广姜黄。

◎《本草纲目》记载姜黄：

"治风痹臂痛。"

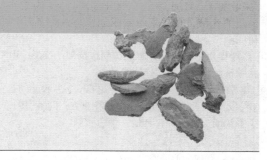

【科属】为姜科植物姜黄的干燥根茎。

【地理分布】多为栽培，种植于土壤肥厚、质松、向阳的田园中，也有野生，分布于福建、江西、广东、四川等地，主产于福建，四川、江西等地也为主产地，湖北、陕西等地也有出产。

【采收加工】冬季或早春季时，选择茎叶枯萎时采挖，洗净，煮或者蒸至透心，晒干，除去须根。

本草药方

◎ **1. 主治：胃脘痛。**

　　姜黄、海螵蛸、郁金各30g。为末。每次冲服8g，每天4次。

◎ **2. 主治：急性阑尾炎。**

　　姜黄、乳香、吴茱萸、没药各5g，白术、党参、川楝子、元胡、槟榔、荔枝核、菊花、龟板、牡丹皮各10g，大黄15g，甘草、木香各2g，冬瓜子30g。加水煎沸15分钟，滤出药液，再加水煎20分钟，去渣，两煎药液调兑均匀，分服，每天1剂。

【药理作用】促进胆汁分泌；抗肝损伤；抗凝血，抑制血小板聚集；抗胃溃疡；降血脂；降血压；抗生育；抗氧化；抗突变；抗肿瘤；抗病原体等。

【化学成分】姜黄素类：脱甲氧基姜黄素，姜黄素，双脱甲氧基姜黄素；挥发油类：莪术酮，姜黄烯，莪术二酮等；其他：二-p-香豆酰甲烷，p-香豆阿魏酰甲烷等。

【性味归经】辛、苦，温。归脾、肝经。

【功能主治】通经止痛，破血行气。对胸胁刺痛，闭经，癥瘕，跌打损伤，风湿肩臂疼痛，瘀血肿痛有疗效。

药膳养生

◎ **姜黄鸡蛋**

　　姜黄25g，鸡蛋2个，米酒300毫升。鸡蛋水煮后去壳，和姜黄同煮，取鸡蛋和米酒同服。在行经期服3次。▶理气活血止痛。适用于气滞血瘀，经前或经期少腹疼痛，血色紫黑挟块，月经淋漓不断，胸胁作胀等症。

没药树 学名：Commiphora myrrha Engl.

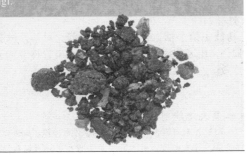

MYRRHA　Moyao

〖没药〗

别名：末药。

◎《本草纲目》记载没药：

"散血消肿，定痛生肌。"

【科属】为橄榄科植物没药树或其他同属植物皮部渗出的油胶树脂。

【地理分布】海拔 500～1500 米的山坡地有生长，热带非洲和亚洲西部多有分布，索马里、埃塞俄比亚以及阿拉伯半岛南部为主产地，以索马里所产质量最佳。

【采收加工】11月至次年2月采集，由树皮裂缝外渗出的汁液，在空气中变成红棕色坚块的油胶树脂。

【药理作用】降血脂；解热镇痛；抗菌；抗炎；甲状腺素样作用；收敛作用等。

【化学成分】树脂类：没药尼酸，α－没药酸、β－没药酸、γ－没药酸等；挥发油类：间苯甲酚、丁香油酚、枯醛等；其他：蛋白质糖。

本草药方

◎ **1. 主治：**多头痛溃烂，疮溃疡后不收口，消肿生肌。

没药、牛膝各120g，藤黄15g，松香1000g。一同研磨成细末。再放生姜1000g，大葱2000g绞汁和20枚猪胆汁共入砂锅烧开，再加入药末和匀，并加入凡士林及苯甲酸钠收膏，敷患处，每天1次。

◎ **2. 主治：**蛇头疔

没药、白矾、乳香各10g，雄黄20g，藤黄6g，蟾酥、冰片各2g，蜈蚣1条。一同研磨细末贮瓶备用。使用时先用3%碘酊消毒患指，取药末放入猪胆中搅匀，然后将患指伸进猪胆汁内，外用丝线扎口，每天2次。

◎ **3. 主治：**溃疡性结肠炎，腹痛，面晦，舌紫暗，有斑点。

当归、桃仁、赤芍、丹参、杏仁、滑石、白蔻仁、厚朴各10g，木通5g。加水煎沸15分钟，滤出药液，再加水煎20分钟，去渣，两煎药液兑匀，分服，每天1剂。另用乳香、没药、莪术、白及、丹参各20g，煎汤灌肠，每天1次。

【性味归经】辛、苦、平。归心、肝、脾经。

【功能主治】消肿生肌，活血止痛。对瘀滞疼痛，跌打损伤，疮溃疡后久不收口，痈疽肿痛，痛经，胸痹心痛，产后瘀血腹痛，经闭，风湿痹痛有疗效。

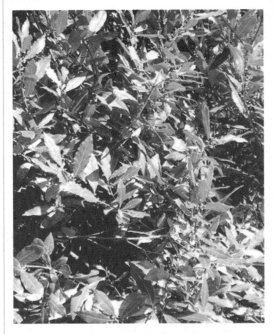

药膳养生

◎ 没药酒

没药20g，高粱酒3小杯，将没药磨尽。每次服用1小杯，煎沸温服。▶适用于腹疼，产后血晕。

◎ 没药鸡子酒

没药（研末）20g，生鸡子3枚，绍兴黄酒700毫升。鸡子开破，取白去黄，盛入碗内，放入没药，酒暖令热，放于碗中使其均匀。不计时候温服。▶活血化瘀。适用于坠落车马，筋骨疼痛不止。

密花豆 学名：Spatholobus suberectus Dunn

CAULIS SPATHOLOBI Jixueteng

【鸡血藤】

别名：血风藤，活血藤，大血藤，血龙藤。

◎《广西本草选编》记载鸡血藤：
"活血补血，通经活络。"

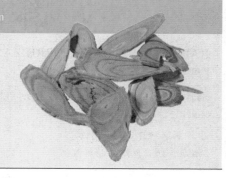

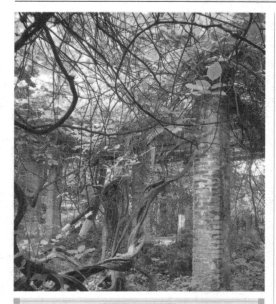

【科 属】为豆科植物密花豆的干燥藤茎。

【地理分布】山谷林间、溪边及灌丛中多有生长，福建、广东、云南、广西等地多有分布。

【采收加工】秋季采收茎藤，除去枝叶，锯成段，晒干；或新鲜的时候切成片，晒干。

【药理作用】抑制血小板聚集；扩张血管；抗炎等。

【化学成分】花色素：表儿茶素，原儿茶素；黄酮类：芒柄花苷，芒柄花素，大豆苷元等；甾醇类：β-谷甾醇，胡萝卜苷等；萜类：表木检醇；其他：异香豆素，甘草查耳酮A，钙、锌、铜等元素。

【性味归经】苦、甘，温。归肝、肾经。

【功能主治】活血，补血，通络。用于血虚萎黄，月经不调，风湿痹痛，麻木瘫痪。

本草药方

◎1. 主治：牛皮癣。

鸡血藤、白茅根、生地黄、槐花各50g，紫草、丹参、赤芍各25g，牡丹皮、乌蛇各20g，全蝎15g，蜈蚣3条。加水煎沸15分钟，滤出药液，再加水煎20分钟，去渣，两煎药液调兑均匀，分服，每天1剂。

◎2. 主治：牛皮癣。

鸡血藤、槐花、白茅根、生地黄各30g，紫草12g，赤芍、丹参、苦参各15g，蜂房10g。煎服法同1。每天1剂。

◎3. 主治：慢性支气管炎。

鸡血藤、柴胡、黑木耳各5g，木通、杏仁、桃仁各10g，白胡椒25个，炒白扁豆30个，木香5g，木鳖子15g，巴豆、沉香、甘草、陈皮各2g。研磨成细末。每用5g，用蛋清调敷双侧足心，每天换1次。

药膳养生

◎ 鸡血藤糖浆

鸡血藤2000g，白糖800g。鸡血藤切碎，水煎取2次汁，合并药液，浓缩至500毫升，趁热加白糖，烧沸溶解后，趁热过滤，将所得汁液加蒸馏水至1000毫升。每服10毫升，每天3次。▶补血通经活络，行血。适用于月经不调，血虚经闭，肢体麻木，痛经，以及营养不良性贫血，再生障碍性贫血，失血性贫血，放射反应引起的白细胞减少等症。

◎ 鸡血藤炖猪蹄

鸡血藤30g，猪蹄1只。猪蹄去毛桩，洗净，和鸡血藤加水共炖，熟后吃肉喝汤。▶通经下乳。适用于产后乳汁不通。

◎ 鸡血藤大枣汤

鸡血藤60g，大枣20枚。用水煎服。每天1剂。▶补血，益气摄血。适用于血小板减少性紫癜，反复出血，齿衄，鼻衄，面色苍白，头晕目眩，神疲体倦，唇甲不华，食欲不振，心悸，动则心跳气短，震颤多汗等。

丹参 学名：Salvia miltiorrhiza Bge.

RADIX SALVIAE MILTIORRHIZAE Danshen

『丹参』

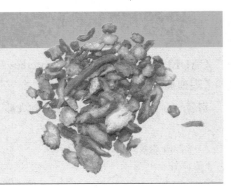

别名：赤参，奔马草，山参，紫丹参，红根，活血根，大红袍，血参根，红丹参。

◎《本草纲目》记载丹参：

"活血，通心包络，治疝痛。"

【科 属】为唇形科植物丹参的干燥根及根茎。

【地理分布】海拔120～1300米的林下草地、山坡或沟边多有生长，主产于安徽、四川、山西、江苏、河北等地，湖北、辽宁、陕西、河南、江西等地也有出产。

【采收加工】每年春、秋季节采挖，除去泥沙，干燥。

【药理作用】强心；降血压、扩张血管；抑制血栓形成；改善微循环；抗动脉粥样硬化；降血脂；促进组织的修复与再生；抑菌；抗肝损伤；抗炎等。

【化学成分】萜类：弥罗汉酚，丹参醛，丹参螺旋酮内酯，酚酸类：丹参酸甲，丹参酮乙，丹参酮丙，原儿茶酸等；二萜醌类：丹参酮Ⅰ，异丹酮Ⅰ，丹参新醌甲、丹参新醌乙、丹参新醌丙、丹参新醌丁等；其他：胡萝卜苷，钙、镁等元素。

【性味归经】苦，微寒。归心、肝经。

【功能主治】活血通经，祛瘀止痛，清心除烦。用于月经不调，经闭痛经，胸腹刺痛，癥瘕积聚，疮疡肿痛，肝脾肿大，心烦不眠，心绞痛。

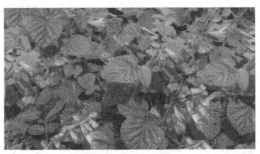

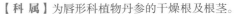

本草药方

◎ **1. 主治：视网膜炎，糖尿病性视网膜病变，症见视网膜出血，久不吸收，血色暗红，较为严重的玻璃体积血，脉细涩。**

丹参、麦门冬、白芍药、玄参各15g，生地黄30g，牡丹皮10g，三七粉3g，犀角2g（或水牛角15g）。加水煎沸15分钟，滤出药液，再加水煎20分钟，去渣，两煎药液调兑均匀，分服，每天1剂。

◎ **2. 主治：眼底出血。**

当归、生地黄各20g，桔梗、赤芍药、陈皮、夏枯草各10g，酒黄芩、川芎、蝉蜕、木贼、密蒙花各8g，柴胡5g，酒大黄2g。加水煎沸15分钟，滤出药液，再加水煎20分钟，去渣，两煎药液兑匀，分早晚两次服，每天1剂。瘀血阻络严重加桃仁、醋三棱各9g，红花6g，丹参1.5g；阴虚内热加银柴胡、麦门冬、天花粉各9g，栀子12g；肝阳上亢加赭石、刺蒺藜各12g，生龙骨、生牡蛎各30g；血热妄行加炒蒲黄15g，焦栀子12g，荆芥炭9g，三七粉（冲服）1.5g。

药膳养生

◎ **丹参糯米粥**

丹参30g，红枣6枚，糯米60g，红糖20g。丹参加水煎汤，去渣后入红枣、糯米、红糖煮粥。温热食，每天2次，10天为1个疗程，隔3天再服。▶适用于月经不调，血滞闭经，产后恶露不尽，瘀滞腹痛，胸胁疼痛及温病热入营血等症。用于高血压病、冠心病等症，要长期服食。

◎ **丹参鸡蛋**

丹参30g，鸡蛋2枚。同煮蛋熟后去皮再入丹参汤内煮1小时，吃蛋喝汤。每天1次，连续服用数天。▶理气行滞，活血化瘀。适用于气滞血瘀，月经数月不行，甚至经年不至，烦躁易怒，精神抑郁，胸胁胀满不舒，少腹胀痛拒按等症。

◎ **丹参蜜饮**

丹参15g，炙甘草3g，檀香9g，蜂蜜30g。丹参、檀香、炙甘草加水煎煮后，去渣取汁，调入蜂蜜，再煎1沸。顿饮。▶行气活血，补益脾胃。适用于胃脘隐痛，胃及十二指肠溃疡，饥饿、劳倦时发生疼痛，食后缓解等症。

红花 学名：Carthamus tinctorius L.

FLOS CARTHAMI Honghua

〖红花〗

别名：红蓝花，刺红花，草红花。

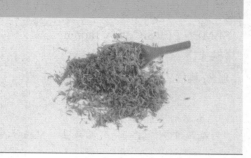

◎《本草纲目》记载红花：
"活血，润燥，止痛，散肿，通经。"

【科 属】为菊科植物红花的干燥花。

【地理分布】分布于我国东北、西北、华北以及山东、浙江、四川、贵州、西藏；河南延津、封丘、浙江慈溪、余姚、四川简阳、遂宁等地为其主产区。现各地多有栽培。

【采收加工】夏季花由黄变红的时候采摘，阴干或晒干均可。

【药理作用】增加冠脉流量和心肌营养性血流量，兴奋心脏；抗心肌缺血；降血压、扩张血管，改善微循环；降血脂；抗凝血；提高耐缺氧能力；兴奋子宫平滑肌；镇痛；抗炎。

【化学成分】苷类：新红花苷，红花醌苷，红花苷；脂肪酸类：肉豆蔻酸，棕榈酸，甘油酸酯等；其他：二十九烷，红花黄色素，β－谷甾醇及铜、硒、钼等元素。

【性味归经】辛，温。归心、肝经。

【功能主治】散瘀止痛，活血通经。用于痛经，经闭，癥瘕痞块，恶露不尽，跌打损伤，疮疡肿痛。

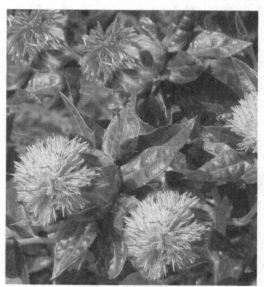

本草药方

◎ **1. 主治：**精神病，妄见神鬼，哭闹骂詈，昼夜不眠，奔走号叫。

红花、当归、牡丹皮、犀角、丹参各8g，木通5g，生地黄30g，赤芍、黄芩各12g。加水煎沸15分钟，滤出药液，再加水煎20分钟，去渣，两煎药液兑匀，分服，每天1剂。

◎ **2. 主治：**胖胀。

红花、地骨皮各40g，甘油100g。先将红花、地骨皮研磨成末，再和甘油调匀，慢慢敷于患处，并包扎，每天2次。

◎ **3. 主治：**扭伤。

红花、乳香、桂枝、没药各15g，川芎、栀子各30g，大黄20g。一同研磨成细粉，加适量凡士林，调成糊状，敷于患处，外加绷带包扎，每天1次。

◎ **4. 主治：**跌伤后肿胀。

红花3g，生山栀子30g，姜黄15g，黄柏12g，生大黄12g。以上各味药一同研磨成极细末，用食油调成稠糊，贴敷在患处，5天换药1次。

药膳养生

◎ **红花蕺菜汤**

红花30g，蕺菜30g。洗净，煎汤。每天服2次。
▶清肺解毒。适用于咽喉肿痛，肺热咳嗽等。

◎ **红葵酒**

红花2kg，天天果4.5kg，白酒（65度）6升。天天果浸入6升65度酒，放一个容器，红花浸入1.5升酒，放另一个容器，1个月后，压榨，过滤，取上两种浸酒的澄清液合并在一起，加2kg的糖，装瓶密封。每次15毫升，每天3次，或每晚1次服用。不习惯饮酒者，开水稀释后使用。▶服药后20分钟，喉胸初有热感，以后气喘渐平稳，痰容易咳出，渐有舒适感，寒喘型的支气管哮喘，在易发作季节来临之前，服用此酒，可防止或减轻发作。

桃　学名：Prunus persica (L.) Batsch

SEMEN PERSICAE　Taoren

【桃仁】

别名：桃核仁，山桃仁，毛桃仁。

◎《本草纲目》记载桃仁：

"主血滞风痹，骨蒸，肝疟寒热，鬼疰疼痛，产后血瘀。"

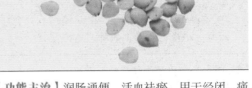

【科 属】为蔷薇科植物桃或山桃的干燥成熟种子。

【地理分布】**1.桃** 原产我国，各地普遍栽培，主产于四川、陕西、云南、北京、山东、山西、河北、河南。**2.山桃** 海拔800～1200米的山坡、山谷沟底或荒野疏林及灌木丛内多有生长，分布于内蒙古、河南、河北、陕西、山西、山东、甘肃、四川、云南等地，河北、河南、山东、山西、陕西、四川为其主产区。

【采收加工】果实成熟后采收，除去果肉以及核壳，取出种子，晒干。

【药理作用】抑制血栓形成，抗凝血；增加血流量，改善微循环；抗过敏；抗炎；镇痛等。

【化学成分】氰苷：野樱苷，苦杏仁苷；脂质：中性脂，磷脂，糖脂；挥发油类：莽草烯，苯甲醛等；氨基酸类：苏氨酸，天冬氨酸，丝氨酸等；其他：甲基苷，蛋白质，甾体。

【性味归经】苦、甘、平。归心、肝、大肠经。

本草药方

◎ **1.主治：急性阑尾炎，右下腹疼痛。**

桃仁、牡丹皮、赤芍、生姜、桂枝各10g，薏苡仁30g，茯苓20g，甘草5g。加水煎沸15分钟，滤出药液，再加水煎20分钟，去渣，两煎药液调兑均匀，分服，每天2剂。

◎ **2.主治：阑尾周围脓肿。**

桃仁、川楝子各10g，红花5g，冬瓜仁、金银花、红藤各30g，牡丹皮、大黄、败酱草各15g。煎服法同1。每天1剂。腹胀痛加元胡、厚朴、枳实、莱菔子各10g；高热口渴加生石膏30g，天花粉15g；湿热盛加黄连、黄芩各10g。

◎ **3.主治：急性肠梗阻，腹痛拒按，大便不通，胸闷腹胀。**

桃仁、芒硝、大黄、厚朴、赤芍、乌药、当归、枳实、木香各15g，莱菔子75g。煎服法同1。每天1剂。

【功能主治】润肠通便，活血祛瘀。用于经闭，痛经，癥瘕痞块，肠燥便秘，跌仆损伤。

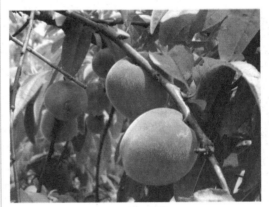

药膳养生

◎ **桃仁墨鱼**

桃仁8g，净墨鱼（去骨）20g，调料适量。2味药同放入锅内，加适量水以及姜、葱、盐，烧沸后，转用文火炖熟。1次温热服食，连用6天。▶通经活血补虚。适用于阴血不足，冲任失养的月经过少症。

◎ **桃仁青粱粥**

桃仁（研汁）15g，青粱米50g。煮青粱米成粥，后加入桃仁汁搅匀，空腹食用。▶止咳喘下气。适用于胸膈痞满，咳嗽上气，气喘。孕妇忌用。青粱米可用粳米代。

◎ **桃仁粳米粥**

桃仁15g，粳米80g。桃仁捣烂如泥，加水研磨成汁去渣，一起放入粳米煮为稀粥，空腹服食。▶活血通经，祛瘀止痛。适用于妇女瘀血停滞而引起的闭经和痛经，以及产后瘀血腹痛，跌打损伤，瘀血停积诸症。桃仁用量不宜过大，孕妇以及便溏者不宜服食。

益母草 学名：Leonurus heterophyllus Sweet.

HERBA LEONURI Yimucao
〖益母草〗

别名： 益母，茺蔚，坤草，月母草，地母草。

◎《本草纲目》记载益母草：
"活血破血，调经解毒。治胎漏，产难，胎衣不下，血晕，血风，血痛，崩中漏下，尿血，泻血，疳，痢，痔疾，打仆内损，瘀血，大便、小便不通。"

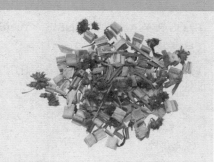

【**科 属**】为唇形科植物益母草的新鲜或干燥的地上部分。

【**地理分布**】田埂、溪边、路旁或山坡草地多有生长，尤其以向阳地带最多，生长地可达海拔 3000 米以上。全国各地都有分布。

【**采收加工**】鲜品春季幼苗期至初夏花前期采割；干品夏季茎叶茂盛、花未开时采割，晒干，或者切段晒干。

【**药理作用**】抑制血小板聚集，抑制血栓形成；兴奋子宫平滑肌；利尿；减慢心率，增加冠脉血流量；增强免疫功能等。

【**化学成分**】黄酮类：洋芹素，芫花素及芫花苷；生物碱类：水苏碱，益母草碱；脂肪酸类：亚油酸，延胡索酸，亚麻酸等。

【**性味归经**】苦、辛，微寒。归肝、心经。

【**功能主治**】利尿消肿，活血调经。用于月经不调，痛经，经闭，水肿尿少，恶露不尽，急性肾炎水肿。

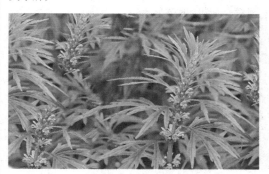

本草药方

● **1. 主治：肝癌。**
益母草、两面针、算盘子、青蒿、韩信草各 30g。加水煎沸 15 分钟，滤出药液，再加水煎 20 分钟，去渣，两煎药液调兑均匀，分服，每天 1 剂。

● **2. 主治：白细胞减少症，脾肾阳虚。**
益母草、熟地黄、黄芪、鸡血藤各 30g，党参 12g，补骨脂、山茱萸、何首乌、仙茅、当归、淫羊藿、桂枝、菟丝子各 10g。煎服法同 1。每天 1 剂。
有瘀血加赤芍、红花各 10g。

● **3. 主治：过敏性紫癜。**
益母草、丹参、茜草、赤芍、生地黄、鸡血藤、牡丹皮各 15g，白茅根、紫草各 30g，甘草 5g。煎服法同 1。每天 1 剂。

● **4. 主治：血小板减少性紫癜。**
益母草、党参、鸡血藤、川芎、当归各 30g，黄芪 60g，赤芍 20g，红花 10g。煎服法同 1。每天 1 剂。

药膳养生

◎ **益母糖茶**
益母草 8g，茶叶 2g，红糖 15g。开水泡 15 分钟。代茶饮。▶活血化瘀。对产后小腹隐隐作痛，喜按，头晕耳鸣，恶露量少色淡，面色白，苔薄，舌质淡红，脉虚细有疗效。

◎ **益母草汁粥**
益母草汁 10 毫升，藕汁、生地黄汁各 40 毫升，生姜汁 2 毫升，蜂蜜 10 毫升，粳米 100g。粳米煮粥，加入各汁及蜂蜜。每天 2 次温热服食。▶滋阴养血，解渴除烦，化瘀调经。适用于消渴病，阴虚发热，各种血证（吐、衄、便、崩），瘀血腹痛等。病愈即止，不宜久服。忌用铁器煎煮。脾虚便溏者不宜用。忌食薤白、葱白、韭菜。

◎ **益母草煮鸡蛋**
益母草 50g，鸡蛋 2 个。益母草洗净和鸡蛋一起煮，待蛋熟去壳，复煮片刻。每日 1 剂，分 2 次吃蛋饮汤。▶利水消肿，活血调经。适用于产后恶露不尽，气血瘀滞的月经不调，功能性子宫出血，慢性肾炎水肿等。

月季 学名：Rosa chinensis Jacq.

FLOS ROSAE CHINENSIS　Yuejihua
【月季花】

别名：四季花，月月红，月贵花，月月开，长春花，月月花。

◎《本草纲目》记载月季花：
"活血消肿，散毒。"

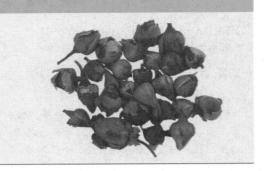

【科 属】为蔷薇科植物月季的干燥花。

【地理分布】全国普遍栽培，江苏、山东、湖北、北京、河北等地为其主产区，河南、四川、安徽、湖南、贵州等地亦产。

【采收加工】夏、秋两季采收半开放的花朵，晾干，或用微火烘干。

【药理作用】抗病原体，抗真菌。

【化学成分】挥发油类：玫瑰呋喃，玫瑰醚，橙花醇等；其他：花青苷，槲皮素，苦味质，黄色素，没食子酸，鞣质，枸橼酸，脂肪油，蜡等。

【性味归经】甘，温。归肝经。

【功能主治】活血调经，消肿止痛。用于月经不调，痛经。

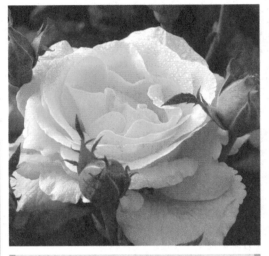

药膳养生

◎ **月季鲫鱼汤**

月季、芫花（炒）各6g，沉香10g，鲫鱼1条。月季花、沉香、芫花搓碎后，装入鲫鱼腹中，用线缝合；锅内加猪油，烧到七成热时，将鱼稍微炸后放入开水中去掉油；汤勺中放入鸡汤、葱、鲫鱼、白糖、姜、黄酒各适量，炖煮30分钟左右。随意服食鱼肉。▶利水解毒。适用于瘰疬未破，皮色不变，按之坚硬等症。

◎ **月季花茶**

鲜月季花20g，夏秋季采取半开放的花朵，气味清香，不散瓣为佳。每日1次，开水冲泡，代茶徐饮用。▶活血化瘀。适用于月经不调，经来腹痛，筋骨疼痛，跌打损伤，瘀血肿痛。

◎ **月季花酒**

月季花12g，黄酒适量。月季花烧灰存性。黄酒送服。▶适用于经来量少，紫黑有块，少腹胀痛，拒按，舌边可见紫暗瘀点，血块排出后疼痛减轻，脉沉涩。

本草药方

◎ **1. 主治：不孕症，肝郁气滞者。**

月季花、柴胡各5g，白芍12g，蒲公英、茯苓、石斛、旱莲草各10g，白术、当归、香附各5g，甘草2g。加水煎沸15分钟，滤出药液，再加水煎20分钟，去渣，两煎药液调兑均匀，分服，每天1剂。

◎ **2. 主治：气滞血瘀、闭经、痛经等。**

月季花5朵，黄酒10g，冰糖适量。将月季花洗净加水150毫升，小火煎至100毫升，去渣取汁，加冰糖及黄酒适量。每天1次，温热服用。

◎ **3. 主治：跌打损伤。**

月季花、红花各5g，黄酒100毫升。上药一起放入杯中，置有水的蒸锅中，隔水加热蒸20分钟。每次温饮30毫升，每天1次。

◎ **4. 主治：痛经，疏肝解郁，祛瘀止痛。**

月季花3g，红茶2g，红糖25g。加水300毫升，煮沸5分钟后，分3次饭后服用。月经前5天起，每天1剂，至月经来潮时止，可连用4个月经周期。

凌霄 学名：Campsis grandiflora (Thunb.) K.Schum.

FLOS CAMPSIS　Lingxiaohua
【凌霄花】

别名： 紫葳花，陵霄花，堕胎花，藤萝花，吊墙花，杜灵霄花。

◎《**本草纲目**》记载凌霄花：
"行血分，能去血中伏火。故主产乳崩漏诸疾，及血热生风之证也。"

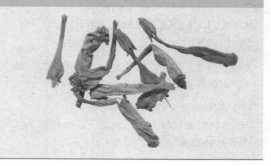

【**科属**】为紫葳科植物凌霄或美洲凌霄的干燥花。

【**地理分布**】**1.凌霄** 山谷、小河边、疏林下多有生长，攀援于树上、石壁上，也有庭院栽培，分布于华东、中南及河北、四川、陕西、贵州等地，主产于江苏、浙江。**2.美洲凌霄** 江苏、上海、湖南等地有栽培。

【**采收加工**】7～9月间采收，选择晴天摘下刚开放的花朵，晒干。

【**药理作用**】抑制血管平滑肌收缩；抗血栓形成；松弛未孕子宫平滑肌，兴奋已孕子宫平滑肌；抗菌等。

【**化学成分**】β－谷甾醇，芹菜素，花青素–3–芸香糖苷，辣红素，熊果酸，水杨酸，阿魏酸等。

【**性味归经**】甘、酸，寒。归肝、心经。

【**功能主治**】祛风，凉血，化瘀。用于经闭癥瘕，月经不调，产后乳肿，皮肤瘙痒，风疹发红，痤疮。

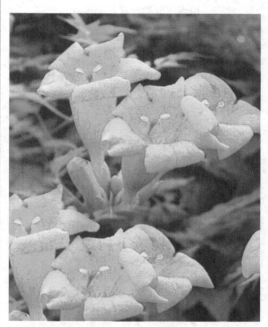

药膳养生

◎ **凌霄花阿胶糯米粥**

凌霄花15g，阿胶各10g，糯米60g，红糖适量。先将凌霄花加水煎汁，去渣取汁，加入阿胶、糯米同煮成粥。每天2次，温热服。▶适于血虚之经闭，面色萎黄。

◎ **双花茶**

凌霄花、生槐花各15g，绿茶15g。先将槐花、凌霄花用温水略泡，洗净去掉根蒂，同绿茶一道以沸水冲泡，即可饮用。▶主治皮肤瘙痒症。

◎ **慈菇凌霄粉**

凌霄花20g，慈菇花30g。将山慈菇花、凌霄花共研为细末。每次取6g，白开水送服，每天3次。▶对于前列腺炎有疗效。

◎ **四花茶**

凌霄花、月季花、玫瑰花、桂花各2g，红糖5g。上药一同放入保温杯，加沸水冲泡，盖紧茶杯盖闷5分钟。代茶饮。▶主治跌打损伤。

本草药方

◎ **1. 主治：** 化脓性睾丸炎。

凌霄花、山栀子、柴胡各5g，蒲公英30g，生地黄12g，黄芩、龙胆草、车前子、川楝子各8g。加水煎沸15分钟，滤出药液，再加水煎20分钟，去渣，两煎药液调兑均匀，分服，每天1剂。

◎ **2. 主治：** 酒渣鼻。

凌霄花、丹皮各15g，茵陈40g，山楂30g，丹参、野菊花、乌梅各25g，黄芩、栀子各10g，大黄8g。煎服法同1。每天1剂。10天为1个疗程。

卫矛　学名：Euonymus alatus (Thunb.) Sieb

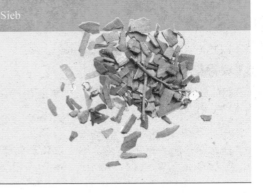

RAMULUS EUONYMI　Guijianyu

〖鬼箭羽〗

别名：卫矛，鬼箭，六月凌，四面锋，山鸡条子，四面戟，见肿消。

◎《本草纲目》记载鬼箭羽：

"通月经，破癥结，止血崩带下，杀腹脏虫及产后血瘕腹痛。"

【科 属】为卫矛科植物卫矛的干燥带翅嫩枝或枝翅。

【地理分布】生长于山野，分布于东北及陕西、河北、甘肃、山东、安徽、江苏、湖北、浙江、四川、湖南、贵州、云南等地，主产于河北、湖北、安徽、浙江、山东，以湖北、河北、浙江产量大，陕西、贵州也有出产。

【采收加工】全年都可采摘，割取枝条后，取嫩枝，晒干。或收集它的翅状物，晒干。

【药理作用】降血糖；降血脂等。

【化学成分】卫矛醇，无羁萜，表无羁萜醇，槲皮素，饱和脂肪酸，亚油酸，油酸等。

【性味归经】苦、辛，寒。归肝、脾经。

【功能主治】解毒消肿，破血通经，杀虫。用于癥瘕结块，心腹疼痛，痛经，闭经，崩中漏下，产后瘀滞腹痛，疝气，恶露不下，疮肿，历节痹痛，跌打伤痛，烫伤，虫积腹痛，毒蛇咬伤。

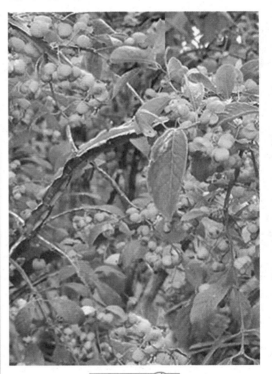

本草药方

◎ 1.主治：**银屑病，皮损呈斑块，瘙痒，唇青紫，面色暗黑，苔黄腻。**

鬼箭羽、莪术、凌霄花、三棱各8g，白鲜皮、土茯苓、八月札各30g，青皮5g，石打穿、寻骨风各15g，牡丹皮、茜草各12g。加水煎沸15分钟，滤出药液，再加水煎20分钟，去渣，两煎药液调兑均匀，分服，每天1剂。

◎ 2.主治：**慢性迁延性肝炎。**

鬼箭羽、白芍药、赤芍药、生地黄、当归、紫草、丹参、刘寄奴各3g，牡丹皮、川芎各2g，胡黄连1g，芦荟0.5g。煎服法同1。每天1剂。服药后，以得快便为度，不应，加生大黄3g，再不应，加元明粉（冲）3g。

◎ 3.主治：**肢体动脉硬化性闭塞。**

鬼箭羽、党参、黄芪各30g，葛根18g，当归15g，川芎、红花各12g。同研磨成细末。每次服3g，每天3次。

药膳养生

◎ **丹参酒**

丹参45g，鬼箭羽35g，秦艽（去苗土）、知母（冬月不用）各30g，猪苓（去黑皮）10g，白术45g，海藻（洗去咸炙）15g，赤茯苓（去黑皮）30g，桂（去粗皮）、独活（去芦头）各12g。上十味，以酒9升，浸5天，每服1盏，饮酒少者，随意减之，每天3服。

▶除风湿，利小便。对于久患大腹病，其状四肢细腹大，有小劳苦则足胫肿，食则气急等症有疗效。

地鳖 学名：Eupolyphaga sinensis Walker

EUPOLYPHAGA SEU STELEOPHAGA　Tubiechong

『土鳖虫』

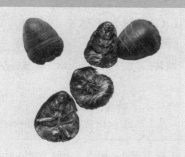

别名： 地鳖，簸箕虫，地鳖虫，土元，臭虫母，土虫，蚂蚁虎。

◎《本草纲目》记载土鳖虫：
"行产后血积，折伤瘀血。治重舌，木舌，口疮，小儿夜啼，腹痛。"

【科　属】为鳖蠊科昆虫地鳖或粪地鳖的雌虫干燥体。

【地理分布】**1. 地鳖** 地下或沙土间多有生存，多见于粮仓底下或油坊阴湿处，全国大部分地区均有分布，各地均有野生和饲养，以河南产量最多。

2. 粪地鳖 多生活在灶脚、厨房以及阴湿处，分布于河南、河北、甘肃、陕西、青海及湖南等。

【采收加工】野生者在夏、秋两季捕捉，人工饲养的可以随时捕捉。捕到后用沸水烫死，烘干或晒干。

【药理作用】提高心肌和脑缺血的耐受力；扩张血管；抗凝血；降血脂；抗肝损伤等。

【化学成分】挥发油类：乙酸乙酯，萘，樟脑等；氨基酸类：丙氨酸，谷氨酸，天冬氨酸等；脂肪酸类：豆蔻酸，棕榈酸，油酸，甘油酯；其他：尿嘧啶，生物碱，铁，砷，铜等元素。

【性味归经】咸，寒，有小毒。归肝经。

【功能主治】续筋骨，破瘀血。对筋肌折伤，瘀血经闭，癥瘕痞块有疗效。

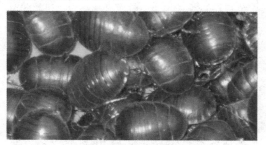

本草药方

◎ **1. 主治：血栓闭塞性脉管炎。**

地鳖虫、黄芪、太子参、石斛、当归、金银花、玄参、水蛭、牛膝、罂粟壳、乌梢蛇、檀香（用量酌情）。同研磨成细末，压成药片。每次服用18g，每天3次。

◎ **2. 主治：下肢血栓性静脉炎。**

地鳖虫、桂枝、红花、甘草各5g，丹参、鸡血藤、路路通各15g，赤芍、桃仁、没药、乳香、土贝母、王不留行子、木通、牛膝各10g。加水煎沸15分钟，滤出药液，再加水煎20分钟，去渣，两煎药液调兑均匀，分服，每天1剂。同时服小活络丹1粒，每天2次。

◎ **3. 主治：狂犬咬伤。**

地鳖虫、桃仁各5g，蜂蜜15g，大黄8g。加水煎，去渣，顿服，每天1剂。

◎ **4. 主治：腰膝痹痛，闪挫扭伤。**

土鳖虫、琥珀、地龙各10g，川芎15g，紫草、刘寄奴、丹皮、威灵仙各25g，草河车、丹参、浮萍各50g。水煎服，每天1剂，每天服2次。小儿可酌减，孕妇忌服。1个月为1个疗程。

药膳养生

◎ **土鳖虫酒**

土鳖虫8个焙干，白酒（65度）50毫升浸1昼夜，去土鳖虫渣。上酒分做3份服，每天3次。▶破坚逐瘀，疗伤止痛。主治闪腰扭伤。孕妇忌服。

◎ **二乌骨刺酒**

土鳖虫20g，制川乌、制草乌、制附子、桂枝、川芎、炒白芍、木瓜各50g，当归、透骨草、炮山甲、川红花各30g，元胡70g，蜈蚣10条，甘草10g，白酒（65度）2.5升。将前十五味共为粗末，放入布袋，置容器中，倒入白酒（65度）密封，隔天振摇1次，浸泡10天可取用。服10天添酒满数，再7天后过滤去渣。口服。每次服10毫升。每天服2次。病在下部食前服，病在上部食后服。同时可外用，先取本药酒50毫升，食醋50毫升，冲入开水2升。趁热先熏后洗再浸泡患处，每次30分钟，每天2次，洗后再用此药酒揉擦患部15分钟。10天为1个疗程。▶温经化湿，理气活血，搜风通络，缓急止痛。对于各部位骨质增生均有疗效。

苏木 学名：Caesalpinia sappan L.

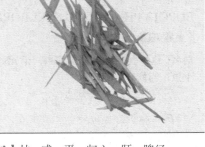

LIGNUM SAPPAN　Sumu

〖苏木〗

别名：苏方，棕木，赤木，红柴，红苏木。

◎《本草纲目》记载苏木：
"乃三阴经血分药。少用则和血，多用则破血。"

【科属】为豆科植物苏木的干燥心材。

【地理分布】海拔 200～1050 米的山谷丛林中有生长，也可栽培，分布于红河河谷和云南金沙江河谷、福建、台湾、海南、广东、四川、广西、云南、贵州等地有栽培，台湾、广西、广东、贵州、云南等地为苏木的主产区。

【采收加工】全年可采，大多在秋季采伐，除去白色边材，锯成 10～100 厘米的小段，粗壮的对半剖开，干燥。

【药理作用】增加冠脉流量；改善微循环；抑制血小板聚集；抗菌；抗肿瘤等。

【化学成分】巴西苏木素类：巴西苏木红素，巴西苏木素，四乙酰基巴西灵等；查耳酮类：苏木查耳酮，色酮衍生物等；原苏木素类：原苏木素 A，原苏木素 B，原苏木素 C，原苏木素 D，原苏木素 E–1，原苏木素 E–2 等；芸香化合物：云实品 P，云实品 J；其他：苏木醇类，苯并二氢吡喃类，苏木酮类，有机酸，挥发油，鞣质等。

【性味归经】甘、咸，平。归心、肝、脾经。

【功能主治】消肿止痛，行血祛瘀。用于经闭痛经，产后瘀阻，外伤肿痛，胸腹刺痛。

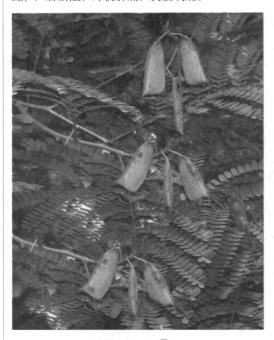

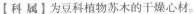
本草药方

◎ **1. 主治：肱骨外上髁炎，桡骨茎突炎。**
　　苏木、艾叶、苍耳子、没药、乳香、七叶莲、大黄、穿破石各 10g，石南藤、海风藤、宽筋藤、青风藤、四方藤、鸡血藤、十大功劳叶各 15g，桑枝 12g。加水煎，熏洗患处，每天 4 次。

◎ **2. 主治：关节扭伤。**
　　苏木、丹参、川芎、鸡血藤、赤芍、金银花、木瓜、连翘各 30g，牛膝 20g，大黄、红花、当归、甘草各 15g，地鳖虫 10g。加水共煎，再加硫酸镁 200g，浸洗患处，每天 2 次。

◎ **3. 主治：关节骨折，扭伤。**
　　苏木、当归、红花各 30g，黄柏、续断、秦艽、羌活、伸筋草、防风、乳香、川芎、桃仁、没药、蒲公英各 20g，莴草、牛膝、白芷、艾叶、独活、透骨草、夏枯草各 15g。加水煎，趁热熏洗，每天 3 次。

药膳养生

◎ **苏木行瘀酒**
　　苏木 60g，捣碎成细末，用水、酒各 500 毫升，煎取 500 毫升，每服适量。早、午、晚、临睡空心各 1 服。▶活血化瘀。适用于跌打损伤，肿痛。孕妇忌服。

◎ **苏木煲鸭蛋**
　　苏木 10g，青壳鸭蛋 2 个。鸭蛋洗净，煮熟，去壳，放入锅内，加苏木同煮 30 分钟。饮汤吃蛋。▶消肿止痛，活血祛瘀。适用于血瘀经闭腹痛，产后流血过多或产后血瘀腹痛，恶露淋沥不尽等症。

槲蕨 学名：Drynaria fortunei (Kunze) J.Sm.

RHIZOMA DRYNARIAE　Gusuibu

〖骨碎补〗

别名: 猴姜, 过山龙, 石良姜, 猴掌姜, 申姜,
爬岩姜, 岩姜。

◎《本草纲目》记载骨碎补:
"治耳鸣及肾虚久泄, 牙疼。"

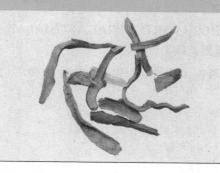

【科 属】为水龙骨科植物槲蕨的干燥根茎。

【地理分布】附生于海拔 200～1800 米的林中岩石或树干上, 西南及浙江、福建、江西、湖南、湖北、广西、广东、贵州、四川有分布, 主产于浙江、湖南、江西、广西、四川、福建等地, 以湖南产量最大。

【采收加工】全年都可采挖, 除去泥沙, 干燥, 或再燎去茸毛（鳞片）。

【药理作用】促进骨钙化和骨质的形成, 促进骨对钙的吸收, 促进钙磷的沉积; 增强心肌收缩力; 降血脂; 抑制链霉素的耳毒性等。

【化学成分】脂溶性成分: 里白醇, 里白烯, 环劳顿醇等; 黄酮类: 柚苷; 其他: 淀粉, 葡萄糖。

【性味归经】苦, 温。归肾、肝经。

【功能主治】续伤止痛, 补肾强骨。用于肾虚腰痛, 耳鸣耳聋, 跌仆闪挫, 牙齿松动, 筋骨折伤。外治白癜风, 斑秃。

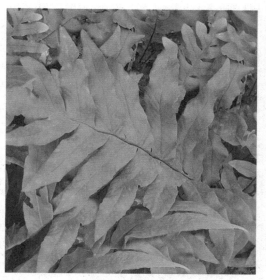

本草药方

◎ **1. 主治:** 再生障碍性贫血。

骨碎补、牛膝、补骨脂、仙鹤草、三七各 90g, 鹿角胶 150g, 肉苁蓉、党参、黄芪各 90g, 熟地黄、山药、土大黄、枸杞子、漏芦、菟丝子、巴戟天、仙茅、血余炭、淫羊藿各 60g, 鹿茸、红人参各 15g, 紫河车 1 具。研磨为末, 蜜丸。每次服用 10g, 每天 3 次。

◎ **2. 主治:** 再生障碍性贫血。

骨碎补、紫草、漏芦、阿胶、人参、肉苁蓉各 15g, 黄芪、白花蛇舌草、鸡血藤各 30g。加水煎沸 15 分钟, 滤出药液, 再加水煎 20 分钟, 去渣, 两煎药液调兑均匀, 分服, 每天 1 剂。

◎ **3. 主治:** 骨折扭伤。

骨碎补根、水冬瓜根、野葡萄根各 60g。将上述鲜药加白酒适量捣烂备用。使用时, 先行复位, 然后再将药外敷于患处, 用杉树皮小夹板固定, 每天酒精浸湿 1 次, 每 7 天换药 1 次。

药膳养生

◎ **骨碎补煲猪腰**

骨碎补 10g, 猪腰 1 个。先将猪腰洗净切开, 去除掉中间的筋膜, 再把骨碎补研磨成细末放入猪腰内, 用线扎紧, 加水煮熟。饮汤吃肉。▶补肾强腰。适用于肾虚腰痛以及肾虚久泻等症。

◎ **骨碎补茶**

蜜炙骨碎补 30g。研磨成为粗末, 水煎, 取汁, 代茶多饮。▶润肺止咳。适用于咳嗽痰多, 慢性支气管炎。

◎ **骨碎补酒**

骨碎补 60g, 白酒 500 毫升。骨碎补放入酒中浸泡 6 天。每服 30 毫升, 每天 2 次。▶补肾接骨, 活血生发。适用于筋伤骨折, 跌打疼痛。

奇蒿 学名：Artemisia anomala S.Moore

HERBA ARTEMISIAE ANOMALAE　Liujinu

【刘寄奴】

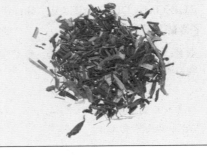

别名：金寄奴，六月霜，六月雪，九里光，白花尾，细白花草，九牛草。

◎《**本草纲目**》记载刘寄奴：
"小儿尿血，新者研末服。"

【**科　属**】为菊科多年生草本植物奇蒿的干燥地上部分。

【**地理分布**】生于灌丛中、林地、河岸旁，我国中部至南部各地区都有分布，主产于浙江、江苏、江西等地。

【**采收加工**】夏、秋季花开时采收，连根拔起，洗净，鲜用或者晒干，防夜露雨淋变黑。

【**药理作用**】提高耐氧能力；增加冠脉流量。

【**化学成分**】**1. 南刘寄奴** 倍半萜类，挥发油，香豆素类等，桂皮酸，异泽兰黄素，奇蒿黄酮，西米杜鹃醇，奇蒿内酯，环己六醇单甲醚，软脂酸等。**2. 北刘寄奴** 挥发油，强心苷，D-甘露糖，对-香豆酸，木樨草素，芹菜素，β-谷甾醇，三十四烷，丁香脂素，三十五烷等。

【**性味归经**】苦，温。归心、肝、脾经。

【**功能主治**】疗伤止血，散瘀止痛，消食化积，破血通经。用于跌打损伤，肿痛出血，血瘀经闭，产后瘀滞腹痛，泻痢腹痛，食积不化。

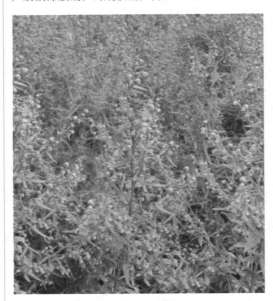

本草药方

◎ **1. 主治：闭经。**

刘寄奴12g，山楂(生)40g，党参、鸡内金、白术、当归、陈皮、白芍、制半夏、茯苓、甘草各8g。加水煎沸15分钟，滤出药液，再加水煎20分钟，去渣，两煎药液调兑均匀，分服，每天1剂。

◎ **2. 主治：闭经，神疲乏力，头晕腰酸。**

刘寄奴12g，生山楂40g，紫石英15g，石南叶10g，肉苁蓉、枸杞子、淫羊藿、续断、菟丝子、巴戟天、黄芪各8g，鸡内金6g，肉桂3g。煎服法同1。每天1剂。

◎ **3. 主治：闭经，急躁多梦，心烦，苔少舌红，脉细数。**

刘寄奴、生地黄、石斛、牛膝、瞿麦、益母草各12g，生山楂40g，全瓜蒌15g，麦门冬、玄参、车前子各8g，鸡内金6g，黄连3g。煎服法同1。每天1剂。

◎ **4. 主治：血滞型闭经。**

刘寄奴、桃仁各12g，生山楂40g，赤芍、当归、川芎、生地各8g，鸡内金6g，红花5g。煎服法同1。每天1剂。

药膳养生

◎ **刘寄奴茶**

刘寄奴40g。水煎浓汁，代茶饮用，每次2碗。服多次有效。▶适用于乳腺炎。

◎ **刘寄奴酒**

刘寄奴、甘草各40g。共碎细，每份使用10g，先以水2小杯，入药煎到1小杯，再放入酒1小杯，再煎到1小杯，去渣。1次温服。▶活血化瘀。适用于女子产后胞宫瘀阻，血滞难出。

马钱 学名：Strychnos nux-vomica L.

SEMEN STRYCHNI　Maqianzi

〖马钱子〗

别名：番木鳖，苦实，马前，马前子，牛银。

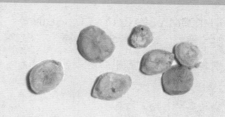

◎《本草纲目》记载马钱子：

"治伤寒热病，咽喉痹痛，消痞块。"

【**科属**】为马钱科植物马钱的干燥成熟种子。

【**地理分布**】生于亚热带、热带地区的深山老林中，我国福建、海南、台湾、广东、云南、广西等地有栽培，主产于越南、印度、泰国、缅甸、斯里兰卡等国。

【**采收加工**】秋季果实成熟的时候摘下，取出种子，洗净附着的果肉，晒干。

【**药理作用**】兴奋中枢神经；镇痛；促进消化，促进胃液分泌；祛痰，镇咳，抑菌等。

【**化学成分**】生物碱类：番木鳖碱（士的宁），异番木鳖碱等；其他：绿原酸，番木鳖苷等。

【**性味归经**】苦，温，有大毒。归肝、脾经。

【**功能主治**】散结消肿，通络止痛。用于麻痹瘫痪，风湿顽痹，痈疽肿痛，跌仆损伤；小儿麻痹后遗症，类风湿关节痛。

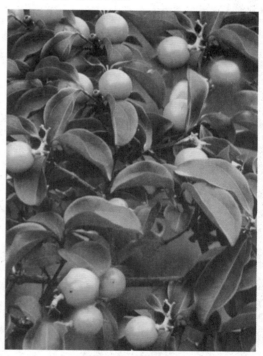

本草药方

◎ 1. 主治：疬

制马钱子3g，当归10g，胆南星、地鳖虫、没药、血竭、红花、乳香、白芷、防风、川芎、升麻、川乌头、细辛、草乌头各2g，螃蟹骨、龙骨、石菖蒲、羌活各1g。研磨成细末，酒精调糊，涂敷患处，用凡士林纱布包扎，每天换2次。

◎ 2. 主治：疬

制马钱子、乳香、杏仁、铜绿各15g，蓖麻子仁30g，松香12g，血竭5g。各研磨成细末，一同捣如泥，敷于患处，每天1换。

◎ 3. 主治：疬

马钱子、樟脑各5g，藤黄10g。一同研磨成细末，猪胆汁调敷，每天2次。

◎ 4. 主治：跌打损伤、流血不止、青紫肿痛皮肉未破。

血竭、胆南星、红花、防风、白芷、升麻各15g，雄地鳖虫、川芎各12g，没药24g，马钱子（微炒）9个，龙骨（涩舌者真）、羌活、螃蟹壳、当归、石菖蒲各9g，净乳香30g。共研磨成极细粉，装瓶内贮藏备用。使用时用老酒调敷患处，血止后用凡士林调成软膏涂用也可。

药膳养生

◎ 马钱子鸡蛋

马钱子10g，鸡蛋8个。马钱子砸碎放入锅内，用开水浸1小时，放入鸡蛋，慢火煮1小时，把鸡蛋捞出，放入冷水内浸泡片刻，放回药液中泡1小时（煮鸡蛋时，谨防鸡蛋弄破，若破则扔掉，绝对不能食用，因马钱子有大毒）。每早空腹食用1个马钱子鸡蛋，6天为1个疗程。间隔6天，再继续下1个疗程。▶解毒散结。适用于肺结核患者，尤宜于抗痨药物效果不显者。

黑三棱 学名：Sparganium stoloniferum Buch.-Ham.

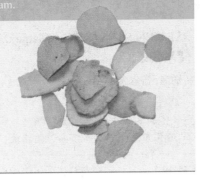

RHIZOMA SPARGANLL　Sanleng

《三棱》

别名： 京三棱，红蒲根，光三棱。

◎《本草纲目》记载三棱：

"下乳汁。""三棱能破气散结，故能治诸病。
其功可近于香附而力峻，故难久服。"

【科 属】为黑三棱科植物黑三棱的干燥块茎。

【地理分布】生于池沼或水沟等处，分布于华北、东北、华东、西南及宁夏、陕西、河南、甘肃、湖北、湖南等省区，江苏、河南、山东、江西、安徽等地为其主产区。

【采收加工】冬季至次年春季采挖，洗净，削去外皮，晒干。

【药理作用】抗血栓形成，抗凝血；抗心肌缺氧、缺血；兴奋子宫及胃肠平滑肌；抗肿瘤等。

【化学成分】挥发油类：辛醇，甲酸乙酯，苯乙醇等。

【性味归经】辛、苦，平。归肝、脾经。

【功能主治】消积止痛，破血行气。用于瘀血经闭，癥瘕痞块，食积胀痛。

本草药方

◎ 1. **主治：声带息肉，声带小结，慢性喉炎。**
　　三棱、穿山甲、莪术、蝉蜕、地鳖虫、桃仁、鳖甲（先煎）、落得打各10g，昆布、海藻各12g，红花5g。加水煎沸15分钟，滤出药液，再加水煎20分钟，去渣，两煎药液调兑均匀，分服，每天1剂。

◎ 2. **主治：精神失常，周期性发作，精神分裂症。**
　　三棱、莪术各30g，赤芍、大黄各15g，甘草5g。煎服法同1。每天1剂。

◎ 3. **主治：慢性肝硬化。**
　　三棱、甘草、麻黄、细辛各5g，丹参30g，桂枝、熟附子、生姜、白术、牛膝各10g，大枣6枚。煎服法同1。每天1剂。

◎ 4. **主治：输卵管不通致不孕症。**
　　三棱、桃仁、赤芍、莪术、枳壳各10g，黄芪、鸡血藤各30g，当归、穿山甲珠各15g，红花、川芎、香附各12g。煎服法同1。每天1剂。

◎ 5. **主治：食积腹胀。**
　　三棱、莱菔子各15g。水煎服。

◎ 6. **主治：产后肿块。**
　　京三棱（微煨，锉）50g，木香25g，硇砂1.5g（细研），芫花（醋拌炒干）25g，巴豆（去心、皮，纸裹压去油）0.5g。上药，捣为末，研入前件硇砂、巴豆令匀，以米醋2升，熬令减半，下诸药，慢火熬令稠可丸，即丸如绿豆大，每服，空心以醋汤下2丸。

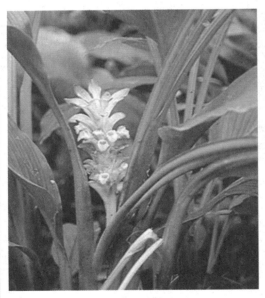

药膳养生

◎ **子宫肌瘤丸**

　　三棱、莪术、乳香、没药各60g，茯苓、桂枝、当归、牡丹皮各180g，桃仁、赤芍、海藻、牡蛎、鳖甲各120g，红花60g。共研细末，炼蜜为丸，每丸重9g，每次1丸，每天3次，温开水送服，持续服药1年。▶能使月经正常，肌瘤消失。

水蛭　学名：Hirudo nipponica Whitman

HIRUDO　Shuizhi

〖水 蛭〗

别名： 马蜞，马蛭，马鳖，红蛭，水蛭，蚂蟥，沙塔干，肉钻子。

◎《**本草纲目**》记载水蛭：

"逐恶血瘀血，破血癥积聚，无子利水道，堕胎。"

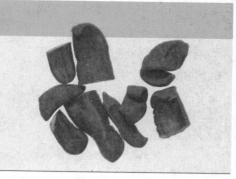

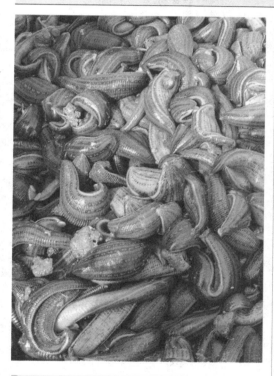

【**科　属**】为水蛭科动物水蛭、蚂蟥或柳叶蚂蟥的干燥体。

【**地理分布**】**1. 水蛭** 栖息于沟渠、水田中，吸人、畜血液，分布很广，我国南北方都有，全国大部分地区的池塘、湖泊以及水田中均有。**2. 蚂蟥** 生活于水田湖沼中，吸食浮游生物、小型昆虫、软体动物以及腐殖质，冬季蛰伏于土中，分布于东北及山东、河北、安徽、江苏、江西、浙江、湖北、湖南等地，全国大部分地区的湖泊、池塘以及水田中都有。**3. 柳叶蚂蟥** 在溪流近岸处多有栖息，不喜强光，有时吸附在水草的基部或阴影下的流水中或泥面，分布于我国河北、江苏、安徽、湖北、福建等地，全国大部分地区的池塘、湖泊以及水田中都有出产。

【**采收加工**】夏、秋两季捕捉，用沸水烫死，晒干或者低温干燥。

【**药理作用**】抗血栓形成，抑制血小板聚集，抗凝血；改善血液循环；兴奋子宫平滑肌；增加心肌血流量；降血脂等。

【**化学成分**】氨基酸类：苏氨酸，天冬氨酸，丙氨酸等；其他：蛋白质、铁、砷、锌等元素。新鲜水蛭唾液腺中含有水蛭素、肝素、伪水蛭素、抗血酸素等。

【**性味归经**】咸、苦，平，有小毒。归肝经。

【**功能主治**】逐瘀，破血，通经。用于癥瘕痞块，跌仆损伤，经产血瘀。

本草药方

◎ **1. 主治：肝癌。**

水蛭、蟑螂、僵蚕、蜈蚣、蝙蝠、全蝎、五灵脂各等份。一起研磨成细末。每次服3g，每天2次。

◎ **2. 主治：血小板增多症。**

水蛭适量。焙干，轧成细粉。每次冲服0.3g，每天3次。

◎ **3. 主治：鱼鳞病。**

生水蛭、杏仁、麻黄、穿山甲珠、甘草、全蝎各20g，地龙、桂枝各30g，桃仁25g，大黄15g。加水煎沸15分钟，滤出药液，再加水煎20分钟，去渣，两煎药液调兑均匀，分服，每天1剂。

药膳养生

◎ **水蛭散**

生水蛭30g，生山药250g。水蛭晒干研磨成粉末，山药轧成细末。每次用山药末20g，冷水调匀，煮稀糊，加红糖适量调溶，送水蛭粉2g，每天2次。

▶破血逐瘀。适用于经闭腹痛，气滞血瘀，烦躁易怒，舌质紫暗等症。血虚经闭忌用。

复带虻 学名：Tabanus bivittatus Matsum.

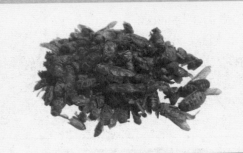

TABANUS　Mengchong

【虻虫】

别名：牛虻，牛蚊子，牛苍蝇，瞎虻虫，牛魔蚊，牛蝇子。

◎《本草纲目》记载虻虫：

"逐瘀血，破血积，坚痞癥瘕，寒热，通利血脉及九窍。"

【科属】为虻科昆虫复带虻等的雌虫体。

【地理分布】成虫白天活动，喜强烈阳光。雌虫吸食牲畜的血液。广泛分布于华北、东北以及华东各地，主产于四川、广西、江苏、浙江、湖北、湖南、山西、河南、辽宁等地。

【采收加工】夏、秋两季捕捉，捕后用沸水烫死，洗净后晒干。

【药理作用】抗炎；抗凝血；抑制胃肠平滑肌；镇痛；兴奋子宫平滑肌等。

【化学成分】脂肪酸类：硬脂酸，棕榈酸，亚油酸，油酸；元素：钡，砷，钴等。

【性味归经】苦，微寒，有小毒。归肝经。

【功能主治】散结消癥，破血逐瘀。用于血瘀经闭，癥瘕积聚，瘀滞肿痛，跌打损伤。

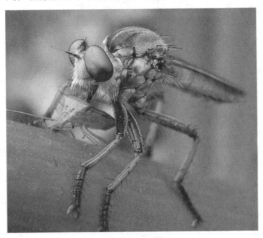

本草药方

◉ **1.主治：冠心病，心绞痛。**

虻虫10g，党参15g，陈皮、玉竹各12g。加水煎沸15分钟，滤出药液，再加水煎20分钟，去渣，两煎药液调兑均匀，分服，每天1剂。

◉ **2.主治：鱼鳞病。**

虻虫15g，桂枝、麻黄、地龙各30g，杏仁、桑叶各25g，生水蛭、大黄、穿山甲珠、蛇蜕各20g，蝉蜕10g，天门冬、玄参各50g。煎服法同1。每天1剂。若顽鳞不脱可加皮硝10g；体质虚弱加人参6g。

◉ **3.主治：恶性淋巴瘤。**

虻虫2g，猕猴梨根20g，半枝莲30g，黄芪、枳壳、地龙各15g，赤芍、柴胡、黄芩各12g，黄药子10g，地鳖虫、蛴螬、水蛭各5g，大黄4g。煎服法同1。每天1剂。

◉ **4.主治：脑中风后遗症。**

虻虫、水蛭、地龙、一见喜、丹参各3g，田三七2g。以上药为1剂药量，共研细末，每天分3次，温开水送服。一般轻者连续服用20天，症状改善或消失。重者需用4个月。

◉ **5.主治：肺癌**

虻虫4g，泽兰、生薏苡仁各30g，川贝、郁金、苦杏仁、黄芩各12g，瓜蒌皮、合欢皮、百部各10g。水煎服，每天1次。

药膳养生

◉ **牡蛎丸**

虻虫、川芎、茯苓、水蛭各45g，牡蛎120g，大黄500g，柴胡150g，干姜90g，川椒300g，葶苈子、芒硝、杏仁各100g，桃仁70枚。以上各药一起捣碎，炼蜜为丸如梧桐子大。每天服1次，共服7天，温开水送服，经来即停用。▶主治妇女经闭不通、不欲饮食。

◉ **黄药子酒**

虻虫、全蝎、蜈蚣各30g，黄药子300g，白酒（60度）1500毫升。将诸药浸入白酒中密封，埋在地下，7天之后即可。每次服20毫升，每天3次，连服4周。▶化瘀解毒，消肿散结。对于瘀血内结之食管癌有疗效。

南方大斑蝥 学名：Mylabris phalerata Pallas

MYLABRIS Banmao

【斑蝥】

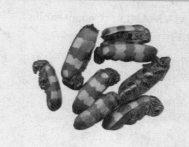

别名： 龙尾，斑虫毛，龙虫毛，月斑毛，羊米虫，老虎斑毛，花罗虫。

◎《本草纲目》记载斑蝥：
"治疬痕，解疔毒、猘犬毒、沙虱毒、蛊毒、轻粉毒。"

【科 属】为芫青科昆虫南方大斑蝥或黄黑小斑蝥的干燥体。

【地理分布】**1. 南方大斑蝥** 喜群集栖息和取食。复变态，幼虫共6龄，成虫4～5月开始危害植物的叶、芽及花等器官，7～8月最烈，多损伤花生、大豆、茄子以及棉花等，我国大部分地区都有分布，主产河南、江苏、安徽、贵州、湖南、广西等地。**2. 黄黑小斑蝥** 生态与分布同上种。

【采收加工】夏、秋季节捕捉，闷死或烫死，晒干。

【药理作用】升高白细胞；抗肿瘤；抗病原体；提高机体免疫力；雌激素样作用；局部刺激作用等。

【化学成分】**1. 南方大斑蝥** 脂肪，斑蝥素，色素，蚁酸，甲壳素。**2. 黄黑小斑蝥** 挥发油，斑蝥素，酸类，蜡样物质，钡、砷等元素。

【性味归经】辛，热，有大毒。归肝、胃、肾经。

【功能主治】攻毒蚀疮，破血消癥，抗肿瘤。用于癥瘕肿块，瘰疬，积年顽癣，痈疽不溃，赘疣，恶疮死肌。

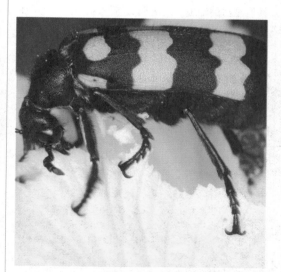

本草药方

◎ **1. 主治：** 急性咽喉炎肿痛严重型。

斑蝥（去头足翅）3个，蜈蚣（去头足）1条，炙穿山甲3g，炒全蝎1个，麝香0.3g。先将前四味药研磨极细末，后放入麝香研匀，收贮瓷瓶内备用。用小膏药1张，慢火烤开，用药末0.15~0.3g撒膏药上，贴肿侧的外颈部，1~2小时即揭去。贴后有水疱，针刺破，放出毒水，肿消痛止。

◎ **2. 主治：** 神经性皮炎。

斑蝥、半夏、白及、白薇各10g。同研磨成粉末，醋调涂于患处，每天3次。

◎ **3. 主治：** 神经性皮炎。

斑蝥2只，马钱子6g，土荆皮9g。制成粗末，高粱酒浸泡1天，涂患处，每天3次。

◎ **4. 主治：** 经候闭塞及干血气。

斑蝥（糯米炒）10个，桃仁（炒）49个，大黄15g。共为细末，酒糊为丸，如桐子大，空心酒下5丸，甚者10丸。如血枯经闭者，用四物汤送下。

◎ **5. 主治：** 疟疾。

斑蝥7只，麻黄、雄精各6g，朱砂25g。共研细末，每次用0.5~1.5g，调放在膏药上，贴头颈项第二骨节处。

药膳养生

◎ **狂犬咬伤药膳**

斑蝥（去头足）1个，花椒18对，枯矾9g，黄酒120g。先将斑蝥用江米拌炒微黄，然后连同花椒、枯矾一同研磨成细末。用黄酒炖热冲服。作为狂犬咬伤后的自治药膳。▶服后2小时，感觉腹部酸坠，药已见效。3～8小时，伤轻者小便赤红；严重患者，小便见血丝。如现此征，即为毒气排出，不必再服用。不然仍须续服。

穿山甲 学名：Manis pentadactyla Linnaeus

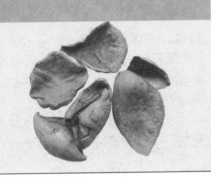

SQUAMA MANIS　Chuanshanjia

『穿山甲』

别名： 鲮鲤甲，鲮鲤角，川山甲，鳖鲤甲，麒麟片，山甲片。

◎《本草纲目》记载穿山甲：
"除痰疟寒热，风痹强直疼痛，通经脉，下乳汁，消痈肿，排脓血，通窍杀虫。"

【科　属】为鲮鲤科动物。全身挂深棕色的鳞片，是哺乳动物。主要以蚂蚁和白蚁为食物。没有牙齿，长着布满黏液的长舌头。

【地理分布】栖息于丘陵山地的灌木丛、树林、草莽等各种环境中，但极少在石山秃岭地带，掘洞穴居住，昼伏夜出，能爬树游水，遇到危险时，将头裹在腹部，蜷成一团。视觉差，听觉与嗅觉灵敏。食物以白蚁为主，也吃黑蚁、蚁的幼虫和其他昆虫的幼虫。发情期雌雄同居。主要分布在我国南方，其中以广东、福建、云南、广西等地数量较多，贵州、浙江、湖南、台湾等地也有分布。

【采收加工】全年都可捕捉，捕捉后杀死，剥取甲皮，放入沸水中烫，待鳞片自行脱落，捞出，洗净后，晒干。

【药理作用】增加外周血流量；抗凝血；提高耐缺氧能力；抗炎。

【化学成分】氨基酸类：苏氨酸，天冬氨酸，丝氨酸等；其他：挥发油，角蛋白，硬脂酸，穿山甲碱，胆甾醇、磷、硫、铜等元素。

【性味归经】咸，微寒。归肝、胃经。

【功能主治】消肿排脓，通经下乳，搜风通络。用于经闭癥瘕，痈疽疮毒，乳汁不通，麻木拘挛，关节痹痛。

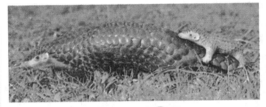

本草药方

◎ **1. 主治：手部疔毒，恶疮。**

穿山甲（土炒）6g，金银花、蒲公英、紫花地丁、甘草各9g。加水煎沸15分钟，滤出药液，再加水煎20分钟，去渣，两煎药液调兑均匀，分服，每天1剂。重者每天服3剂。

◎ **2. 主治：多头痈。**

穿山甲珠、赤芍、牡丹皮、皂角刺、川芎、防风、荆芥、甘草各5g，金银花、黄芪、蒲公英各15g，紫花地丁、连翘、当归各8g。煎服法同1。每天1剂。

◎ **3. 主治：狂犬咬伤。**

穿山甲、大黄各3片，马钱子3个，猪脂膏、麻油各120g。先将麻油放入锅内，慢火熬，熬开后，将前3药放入油内，炸至焦枯变黑色，去药不用。将猪脂膏入内煎炸，至油渣发焦变黄色为佳，去油，只用油渣，1次吃完。

药膳养生

◎ **穿山甲炖猪蹄方**

穿山甲30g，净猪蹄1对，王不留行15g。将二药洗净装纱布袋内，扎口，和猪蹄同炖至烂熟，弃药袋，放入葱、姜、盐适量。每天2次，食肉饮汤。▶通乳补虚，搜风通络。适用于产后气血虚弱，乳房不胀不痛，乳汁清稀，神疲乏力等症。

◎ **芎归炖穿山甲**

穿山甲肉250g，川芎10g，当归15g。料酒、精盐、味精、葱段、姜片、胡椒粉、猪油适量。将穿山甲肉洗净，放沸水锅焯透，捞出洗净切丝。川芎、当归洗净。热锅放少量猪油，放入葱、姜煸香，放入穿山甲肉煸炒，烹入绍兴黄酒，煸干水后注入适量清水，加入精盐、味精、胡椒粉、川芎、当归，大火烧沸，撇去浮沫，改为小火炖至肉熟，拣去葱、姜、当归、川芎，出锅盛入碗中。▶通经络，化瘀血，消痈肿，下乳汁。对于气血瘀滞引起的疼痛痞块类病证，尤其对妇女乳腺增生，产后乳房胀硬、乳汁不下等疾患有疗效。

化痰止咳平喘药

【概念】

在中医药理论中凡以消痰或祛痰为主要作用的药物，称为化痰药；以制止或减轻咳嗽和喘息为主要作用的药物，称止咳平喘药。由于化痰药多数兼能止咳，而止咳平喘药也多兼有化痰作用，故常统称化痰止咳平喘药。

【功效】

化痰药主要具有消痰或祛痰的作用，止咳平喘药主要具有止咳平喘的作用。

【药理作用】

中医学科学研究表明，化痰止咳平喘药主要具有镇咳、祛痰、抑菌、平喘、消炎、抗病毒、利尿等作用，部分药物还有镇痛、镇静、改善血液循环、抗惊厥、调节免疫功能的作用。

【适用范围】

化痰止咳平喘药主要用于痰阻于肺的咳喘痰多，痰蒙心窍的昏厥、癫痫，肝风夹痰的中风，痰蒙清阳的眩晕、惊厥，痰阻经络的肢体麻木、口眼㖞斜、半身不遂，痰火互结的瘰疬、瘿瘤，痰凝肌肉、流注骨节的阴疽流注等，以及外感、内伤所导致的各种咳嗽和喘息。对现代临床称谓的急慢性支气管炎、支气管扩张、肺气肿、慢性淋巴结炎、皮下肿块、冠心病、心绞痛、单纯性甲状腺肿、心力衰竭、高血压、脑血管意外、癫痫等病证有一定的治疗作用。

【药物分类】

根据功效和临床应用的不同，主要分为化痰药和止咳平喘药两类。

化痰药，又分为温化寒痰药和清化热痰药两类。温化寒痰药，药性多温燥，有燥湿化痰、温肺祛痰的功效；清化热痰药，药性多寒凉，有清化热痰的功效。部分药物质润，兼能润燥；部分药物味咸，兼能软坚散结。温化寒痰药主要用于湿痰、寒痰所导致的咳嗽气喘、痰多色白、苔腻等，以及由寒痰、湿痰所致的肢体麻木、眩晕、阴疽流注等。清化热痰药主治热痰所致的痰黄质稠、咳嗽气喘，其中痰干稠难咯、唇舌干燥的燥痰证，宜选质润的润燥化痰药，其他如痰热痰火所致的癫痫、瘿瘤、中风惊厥、瘰疬等，均可以清化热痰药治疗。中医药方常用的化痰药有天南星、半夏、芥子、白附子、猪牙皂、旋覆花、桔梗、猫爪草、白前、川贝母、瓜蒌、前胡、浙贝母、天竺黄、竹茹、海浮石、竹沥、瓦楞子、海蛤壳、昆布、海藻、胖大海、黄药子、礞石、猴枣等。

止咳平喘药的药味或辛或苦或甘，药性或温或寒，其止咳平喘的功效有清肺、宣肺、降气、润肺、敛肺以及化痰的分别，而有的药物偏于平喘，有的两种药性都有。中医药方常用的止咳平喘药有苦杏仁、百部、紫菀、款冬花、紫苏子、满山红、桑白皮、枇杷叶、葶苈子、白果、马兜铃、华山参、矮地茶、罗汉果、洋金花、牡荆子等。

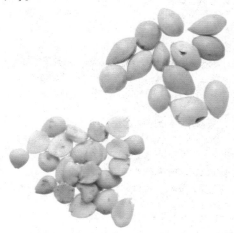

半夏　学名：Pinellia ternata (Thunb.) Breit.

RHIZOMA PINELLIAE　Banxia

【半夏】

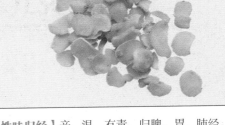

别名： 水玉，地文，守田，示姑，羊眼半夏，地珠半夏，麻芋果，老和尚头。

◎《本草纲目》记载半夏：
"除腹胀，目不得瞑，白浊，梦遗，带下。"

【科　属】为天南星科植物半夏的干燥块茎。

【地理分布】农田、山地、溪边或林下多有生长。我国大部分地区有野生。主产于湖北、四川、安徽、河南、山东等地。

【采收加工】夏、秋季节采挖，洗净后，除去外皮及须根，晒干。

【药理作用】制品镇吐，生品催吐。镇咳，祛痰；抗胃溃疡；抗肿瘤；抗生育；抗心律失常；抗矽肺等。

【化学成分】氨基酸类：苏氨酸，天门冬氨酸，丝氨酸等；元素：铁，铝，钙；脂肪酸类：硬脂酸，棕榈酸，油酸等；其他：半夏淀粉，生物碱，辣性物，半夏胰蛋白酶抑制物，半夏蛋白，苷类，酚类，内酯，甾类，胆碱等。

【性味归经】辛，温，有毒。归脾、胃、肺经。

【功能主治】降逆止呕，燥湿化痰，消痞散结。用于痰多咳喘，风痰眩晕，痰饮眩悸，呕吐反胃，痰厥头痛，梅核气，胸脘痞闷。生用外治痈肿痰核。

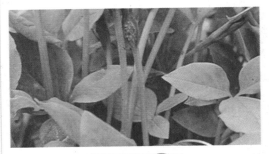

本草药方

◎ **1. 主治：早期胃癌。**
半夏、丹参、党参、枳壳各8g，半枝莲、白茅根各30g，代赭石、鸡内金各15g，川乌头3g，巴豆霜0.15g，白糖50g。加水煎沸15分钟，滤出药液，再加水煎20分钟，去渣，两煎药液调兑均匀，分服，每天1剂。

◎ **2. 主治：早期胃癌。**
半夏、山慈菇、七叶一枝花各10g，黄芪、党参、半枝莲、白术、皂刺、白花蛇舌草、瓜蒌各30g，麦门冬、沙参、石斛各15g，甘草5g。煎服法同1。每天1剂。

◎ **3. 主治：十二指肠炎。**
半夏、吴茱萸、黄连、厚朴、藿香、车前子、茯苓、陈皮、白术各10g。煎服法同1。每天1剂。

◎ **4. 主治：因寒所致胃脘痛。**
半夏、陈皮、炙甘草、生姜各5g，干姜12g，白术8g，香附、茯苓、山药、砂仁各5g，大枣5枚。煎服法同1。每天1剂。

药膳养生

◎ **半夏酒**
半夏20枚。用水煮，再水泡片刻，趁热用白酒（65度）1升浸，密封很久。每次取适量趁热含饮。▶适用于重舌满口。

◎ **半夏人参酒**
半夏、黄芩各30g，人参、干姜、炙甘草各20g，黄连6g，大枣10g，白酒（65度）1升。上药共捣碎，用布包裹，用酒浸泡在净器中，6天后，加冷白开水500毫升，调和均匀，去渣备用。每饮20毫升，早晚各1次。▶适用于寒热互结，胃气不和，呕恶上逆，心下痞硬，不思饮食，肠鸣下痢，体倦乏力等症。

◎ **半夏山药粥**
清半夏、生山药各50g，白糖适量。山药研磨成粉末。半夏水煎汁约700毫升，去渣，调入山药成粥，再煎二三沸，调入白糖。空腹服用。▶降逆止呕，燥湿化痰，和胃降逆，健脾益气。适用于呕吐不止，胃气上逆。

天南星 学名: Arisaema erubescens (Wall.) Schott

RHIZOMA ARISAEMATIS Tiannanxing

『天南星』

别名: 半夏精, 南星, 蛇芋, 野芋头, 蛇木芋, 山苞米, 蛇包谷, 山棒子。

◎《**本草纲目**》记载天南星:
"治惊痫, 口眼喝斜, 喉痹, 口舌疮糜, 结核, 解颅。"

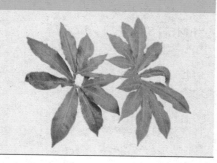

【**科 属**】为天南星科植物天南星、异叶天南星或东北天南星的干燥块茎。

【**地理分布**】**1. 天南星** 草坡、荒地、灌丛及林下多有生长, 分布于除内蒙古、东北和新疆以外的大部分省区。**2. 异叶天南星** 草地、灌丛及林下多有生长。分布于全国大部分省区 (西藏和西北等地除外)。**3. 东北天南星** 生于海拔 50～1200 米的林下和沟旁。分布于华北、东北以及宁夏、陕西、山东、河南、江苏等地。

【**采收加工**】秋、冬季节茎叶枯萎的时候采挖, 除去须根以及外皮, 干燥。

【**药理作用**】抗惊厥; 祛痰; 镇痛, 镇静; 抗肿瘤; 抗衰老等。

【**化学成分**】氨基酸类: 鸟氨酸, 精氨酸等; 生物碱类: 二酮哌嗪类等; 其他: 三萜皂苷, 安息香酸, 木质素, β–谷甾醇, D–葡萄糖, 原儿茶酚, 葡萄糖苷, 金属元素等。

【**性味归经**】苦、辛, 温, 有毒。归肺、肝、脾经。

【**功能主治**】祛风止痉, 燥湿化痰, 散结消肿。用于顽痰咳嗽, 中风痰壅, 风痰眩晕, 半身不遂, 口眼喝斜, 癫痫, 惊风, 破伤风。生用外治痈肿, 蛇虫咬伤。

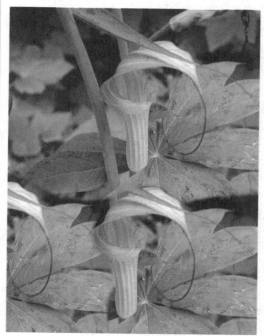

本草药方

◎ **1. 主治: 疔疮。**

生天南星、黄柏、大黄、天花粉、姜黄、生川乌头、生草乌头、生半夏、生白附子各150g, 陈皮、白芷、厚朴、苍术、甘草各30g, 黄连250g。共同碾磨成细粉, 过筛, 用凡士林适量调匀成膏。将膏敷于疔疮之上, 外用纱盖垫, 用胶布固定。每天换药1次。

◎ **2. 主治: 痛。**

天南星1枚。研磨成细末, 用醋调敷, 每天2次。

◎ **3. 主治: 疽。**

天南星、苍术、陈皮、甘草、厚朴各2g, 黄柏、大黄、白芷、姜黄各5g, 天花粉1g。一同制成细末, 用凡士林30g调敷, 每天2次。

◎ **4. 主治: 产后抽搐。**

天南星、川芎、白芍药、僵蚕、防风、天麻、全蝎5g, 蜈蚣3条, 生地黄、白附子各20g, 当归15g。加水煎沸15分钟, 滤出药液, 再加水煎20分钟, 去渣, 两煎药液调兑均匀, 分服, 每天1剂。

药膳养生

◎ **急性支气管炎煎剂**

天南星、浙贝母、白附子、半夏各3g。水煎, 代茶饮, 每天1剂。▶可治小儿急性支气管炎。成人用量加倍。

白芥 学名：Brassica alba (L.) Boiss

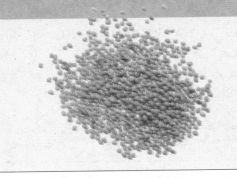

SEMEN SINAPIS Jiezi

【芥子】

别名： 白芥子，辣菜子，苦芥子，白芥，芥菜子。

◎《本草纲目》记载芥子：

"利气豁痰，除寒暖中，散肿止痛。治咳嗽反胃，痹木脚气，筋骨腰节诸痛。"

【科 属】为十字花科植物白芥或芥的干燥成熟种子。

【地理分布】原产于欧洲。我国山西、山东、辽宁、新疆、安徽、四川、云南多有栽培。

【采收加工】夏末秋初果实成熟的时候采割植株，晒干后，打下种子，除去杂质。

【药理作用】抗真菌；祛痰等。

【化学成分】生物碱类：4-羟基苯甲酰胆碱，芥子碱，4-羟基苯甲胺等；其他：白芥子苷，芥子油苷，脂肪油，精氨酸，赖氨酸，组氨酸等。

【性味归经】辛，温。归肺、胃经。

【功能主治】散结通络止痛，温肺豁痰利气。用于寒痰喘咳，痰滞经络，胸胁胀痛，关节疼痛，麻木，痰湿流注，阴疽肿毒。

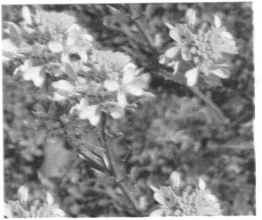

药膳养生

◎ **白芥子三七酒**

白芥子20g，三七30g，白酒1升。把白芥子、三七泡入酒中30天后即可去药饮酒，每天2次，每次20毫升。▶化痰通络，活血通经。对于痰湿内阻之闭经有疗效。

◎ **辛味莴苣**

白芥子10g，莴笋200g，杏仁6g。将莴苣切成条，白芥子（磨碎）粉用开水焖好，杏仁泡透，去皮，切成末。将莴苣、杏仁末、焖好的芥子粉放在一起，加入香油及味精，调拌均匀即可。随意食用。▶利气化痰，润肠止咳。适用于急慢性支气管炎及便秘。

◎ **三子泻白止嗽汤**

白芥子、桔梗各4g，苏子、莱菔子、荆芥、紫菀、百部、白前、橘红各6g，地骨皮、桑白皮各10g，甘草3g。水煎2次取汁300毫升，分3次温服，每天1剂。连服5剂为1个疗程。2个疗程停药观察。▶理肺降逆，止咳化痰。主治小儿支气管炎，尤宜于小儿顽固性咳嗽。

本草药方

◎ **1. 主治：化脓性心包炎，高热寒战。**

白芥子10g，当归、党参、桃仁、赤芍、茯苓各15g，桂枝5g。加水煎沸15分钟，滤出药液，再加水煎20分钟，去渣，两煎药液调兑均匀，分服，每天2剂。

◎ **2. 主治：心包积液，心包炎，心悸，咳嗽喘满，浮肿。**

白芥子、桂枝、白术、半夏、猪苓各10g，葶苈子20g，桑白皮、大枣各15g，泽泻、茯苓、冬瓜皮各12g，甘草3g。煎服法同1。每天2剂。

◎ **3. 主治：血栓闭塞性脉管炎。**

白芥子、麻黄、干姜、玄参、生地黄、党参、麦门冬、鸡血藤、白术、赤芍、牛膝各10g，桂枝、附子（先煎30分钟）、鹿角霜、黄芪各30g，乳香、没药各5g。煎服法同1。每天1剂。

◎ **4. 主治：慢性肺气肿，咳嗽气短，冬季严重者。**

白芥子、苏子、莱菔子各10g，山药60g，玄参30g。煎服法同1。每天1剂。

皂荚 学名：Gleditsia sinensis Lam.

FRUCTUS GLEDITSIAE ABNORMALIS　Zhuyazao

【猪牙皂】

别名：皂荚，鸡栖子，皂角，猪牙皂角，牙皂，乌犀，小皂。

◎《本草纲目》记载猪牙皂：

"通肺及大肠气，治咽喉痹塞，痰气喘咳，风疬骄癣。"

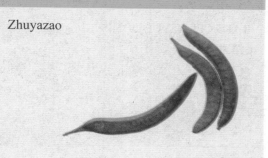

【科 属】为豆科植物皂荚的干燥果实。

【地理分布】在路边、住宅附近、沟旁多有生长。分布于东北、华东、华北、华南以及贵州、四川等地。

【采收加工】秋季果实成熟时采摘，晒干。

【药理作用】抗菌，祛痰；兴奋子宫平滑肌等。

【化学成分】皂苷类：皂荚皂苷，皂荚苷（皂素）等；其他：鞣质，廿九烷，蜡醇，豆甾醇等。

【性味归经】辛、咸，温，有小毒。归肺、大肠经。

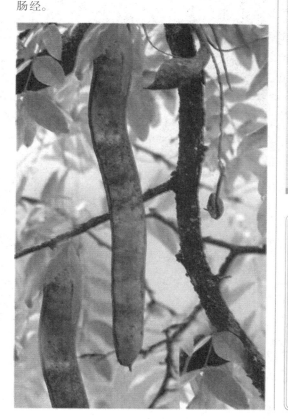

【功能主治】散结消肿，祛痰开窍。用于中风口噤，昏迷不醒，关窍不通，癫痫痰盛，顽痰喘咳，喉痹痰阻，大便燥结，咯痰不爽。外治痈肿。

本草药方

◎ **1. 主治：乳汁不足。**

皂角刺、天花粉、川贝母、半夏、乳香、穿山甲珠、白及、王不留行、银花各5g，黄酒30毫升，百部、黑芝麻各15g，知母10g。加水煎沸15分钟，滤出药液，再加水煎20分钟，去渣，两煎药液调兑均匀，分服，每天1剂。

◎ **2. 主治：泌尿系结石。**

皂角刺、冬葵子、葶苈子各8g，金钱草30g，虎杖18g，石韦15g，海金沙、滑石各12g，通草5g。煎服法同1。每天1剂。

◎ **3. 主治：慢性前列腺炎，痛引精索睾丸，质硬触痛，前列腺肿大，舌质暗或有瘀斑，苔薄白，脉弦细。**

皂角刺、赤芍药、延胡索、穿山甲、牡丹皮各15g，败酱草30g，蒲公英、黄柏、王不留行各25g，木香10g。煎服法同1。每天1剂。

药膳养生

◎ **皂角芽茶**

嫩皂荚芽500g，炒柔，杀青，像制茶叶法，焙干，碾磨成细末。每次取3g，开水冲泡，代茶饮。▶祛痰开窍，除湿。适用于黏稠难咯，咳嗽痰多，肠风便血，胸闷气喘等症。有毒，不宜过量。

◎ **皂荚芽菹方**

皂荚嫩芽、红粳米各适量。米淘净，做成米饭，皂荚芽洗净，放入沸水内焯，捞入清水，漂洗，绞去汁，放砂锅内炒熟，加调料佐红米饭食。▶散结消肿，祛痰开窍。适用于半身不遂，中风口眼㖞斜，喉有痰声等症。

桔 梗 学名：Platycodon grandiflorum.(Jacq.) A.DC.

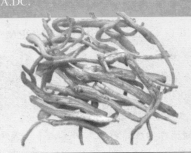

RADIX PLATYCODONIS *Jiegeng*

【桔 梗】

别名：荠苨，梗草，苦梗，苦桔梗，大药，苦菜根。

◎《**本草纲目**》记载桔梗：

"主口舌生疮，目赤肿痛。""伏砒。"

【**科 属**】为桔梗科植物桔梗的干燥根。

【**地理分布**】生于山地草坡、林缘，或有栽培。全国各地普遍有分布。

【**采收加工**】春、秋两季采挖，洗净，除去须根，趁鲜剥去外皮或不去外皮，干燥。

【**药理作用**】抗炎；祛痰，镇咳；抗消化性溃疡；提高机体免疫力；降血糖；增加冠脉流量；镇静，镇痛，解热，利尿等。

【**化学成分**】脂肪酸类：油酸，硬脂酸等；皂苷类：远志苷，桔梗苷A，远志酸，β-D-葡萄糖苷，桔梗苷元葡萄糖苷等；甾体类：α-菠菜甾醇及其葡萄糖苷，白桦脂醇等；多聚糖类：桔梗聚糖GF2-GF9等；维生素类：维生素A，B族维生素等；其他：蛋白质，微量元素，脂肪等。

【**性味归经**】苦、辛，平。归肺经。

【**功能主治**】利咽，宣肺，排脓，祛痰。用于咳嗽痰多，胸闷不畅，音哑，咽痛，疮疡脓成不溃，肺痈吐脓。

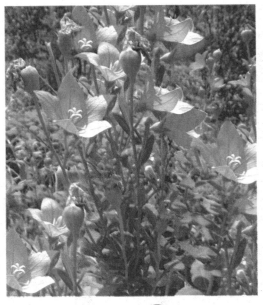

本草药方

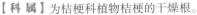

◎ **1. 主治：乳痈寒热作痛。**

桔梗12g，天花粉18g，金银花24g，瓜蒌60g，皂角刺、穿山甲（炒珠）、浙贝母、知母、半夏、白及、乳香（去油）、没药（去油）各8g，通草5g。加水煎沸15分钟，滤出药液，再加水煎20分钟，去渣，两煎药液调兑均匀，分服，每天1剂。用白酒作为药引。

◎ **2. 主治：缺乳症。**

桔梗、木通各3g，党参、黄芪各20g，白术、当归、麦门冬、王不留行各10g。煎服法同1。每天1剂。用猪蹄作为药引，炖汤食用。气滞或炎症缺乳者，参芪减半，加赤芍、柴胡、黄芩各8g，陈皮5g。

◎ **3. 主治：乳汁不足。**

桔梗、通草各5g，上党参30g，炒山甲22g，王不留行15g，麦门冬8g。煎服法同1。每天1剂。

药膳养生

◎ **桔梗甘草茶**

桔梗、甘草各100g。研磨成为粗末，调和均匀过筛，分包，每包10g，用时沸水冲泡。代茶饮，每次1包。▶适用于支气管炎咳嗽。

◎ **桔梗鱼腥草汤**

桔梗20g，冬瓜仁15g，鱼腥草30g，甘草6g。水煎服。▶清热解毒，祛痰排脓。对肺痈咳唾脓痰，大叶性肺炎有疗效。

◎ **绿豆糕**

桔梗、葛根、天花粉各15g，绿豆粉500g，白糖150g。葛根、天花粉、桔梗切片，烘干打成细末，与豆粉、白糖调和，加清水调湿，放入饭盒内，大火蒸30分钟，取糕，切成重约25g的块。酌量食用。▶润肺止咳，清热生津。适用于肺燥干咳，痰少，以及胃热口渴喜饮等症。

旋覆花 学名：Inula japonica Thunb.

FLOS INULAE　Xuanfuhua

【旋覆花】

别名：戴椹，金钱花，野油花，滴滴金，夏菊，金沸花。

◎《医学入门·本草》记载旋覆花：
"逐水，消痰，止呕噎。"

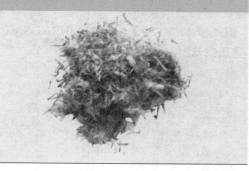

【科 属】为菊科植物旋覆花或欧亚旋覆花的干燥头状花序。

【地理分布】**1. 旋覆花** 海拔 150～2400 米的山坡路旁多有生长，湿润草地、河岸和田埂上有分布。东北、华北、华东、华中及广西等地为主产区。**2. 欧亚旋覆花** 生于河岸、湿润坡地、田埂和路旁。分布于华北、东北及河南、陕西、甘肃、新疆等地。

【采收加工】夏、秋两季花开放时采收，除去杂质，阴干或者晒干。

【药理作用】祛痰，镇咳，平喘；抗病原体；抗炎；抗肝损伤；抗肿瘤等。

【化学成分】黄酮类：槲皮素 7- 葡萄糖醛酸葡萄苷，槲皮素，万寿菊苷等；三萜酯类：3β，16β- 二羟基羽扇醇 -3- 棕榈酸酯，3β，16β- 二羟基羽扇醇 -3- 肉豆蔻酸酯等；旋覆花内酯类：旋覆花次内酯等；有机酸类：对羟基苯甲酸，香荚兰酸，原儿茶酸等。

【性味归经】苦、辛、咸，微温。归肺、脾、胃、大肠经。

【功能主治】行水，降气，消痰，止呕。用于风寒咳嗽，痰饮蓄结，喘咳痰多，胸膈痞满，心下痞硬，呕吐噫气。

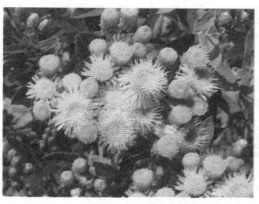

本草药方

◎ **1. 主治**：胃下垂，大便难，嗳气泛酸，舌苔薄白，胸脘痞闷。

旋覆花、枳实、半夏、瓜蒌仁、党参各8g，茯苓12g，陈皮、干姜、黄连、甘草各6g。加水煎沸15分钟，滤出药液，再加水煎20分钟，去渣，两煎药液调匀均匀，分服，每天1剂。

◎ **2. 主治**：慢性十二指肠壅积症。

旋覆花、人参、半夏、鸡内金、甘草、枳实各10g，代赭石30g，川芎20g，生姜3g，大枣5枚。煎服法同1。每天1剂。

◎ **3. 主治**：感冒高热，昏厥，不省人事。

旋覆花、菊花、金银花、柴胡、茯苓、杏仁、枳壳、竹茹、石斛、天花粉、荆芥穗各10g，黄芩、甘草各5g。煎服法同1。每天1剂。

药膳养生

◎ **旋覆花粥**

旋覆花、莱菔子各9g，薏米30g，沙参15g。将莱菔子、旋覆花、沙参用纱布包，煎汤，去渣后与薏米煮粥。每天1次，12次为1个疗程。▶理气止痛。适用于痰气交阻所导致的食管癌。

◎ **旋覆花赭石鱼肚汤**

旋覆花、代赭石、人参各15g，半夏9g，炙甘草5g，葱、料酒、生姜各10g，大枣8枚，鱼肚250g，盐6g，味精3g。将旋覆花、代赭石、人参、半夏、炙甘草、生姜、葱装入纱布袋内；鱼肚洗净、发涨，切成4厘米长、2厘米宽的条；将鱼肚、药包、葱、姜、料酒加入炖锅内，加水适量，置大火上烧沸，再用小火炖煮30分钟，加入盐搅匀，除去药包。每天1次，每次吃鱼肚40g，喝汤食用。▶补脾胃，增食欲，消癌肿。对于幽门癌患者疗效。

川贝母，湖北贝母
学名：Fritillaria cirrhosa D.Don&Fritillaria hupehensis Hsiao et K.C.Hsia

BULBUS FRITILLARIAE CIRRHOSAE　Chuanbeimu

【川贝母】

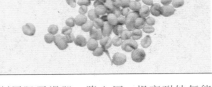

别名：空草，青贝，炉贝，松贝。

◎《**本草纲目**》记载川贝母：

"消痰，润心肺。末和砂糖为丸含，止嗽；烧灰油调，傅人畜恶疮，敛疮口。"

【**科 属**】为百合科植物川贝母、暗紫贝母、甘肃贝母或者棱沙贝母的干燥鳞茎。前三者被习称"炉贝"。此外，药典还收录平贝母、伊犁贝母和湖北贝母。平贝母为百合科植物平贝母的干燥鳞茎。伊犁贝母为百合科植物伊犁贝母或新疆贝母的干燥鳞茎。湖北贝母为百合科植物天目贝母的干燥鳞茎。

【**地理分布**】1.**川贝母** 生于林中、草地、灌丛下、山谷、河滩等湿地或者岩缝中。分布于云南、四川、西藏等地。2.**暗紫贝母** 海拔3200～4500米的草地上有生长。分布于四川、青海。3.**棱沙贝母** 海拔3800～4700米的流沙滩上的岩石缝隙中多有生长。分布于四川、青海、云南、西藏等省地。4.**甘肃贝母** 海拔2800～4400米的灌丛中或者草地上多有生长。分布于青海、甘肃、四川。

【**采收加工**】夏、秋两季或者积雪融化时采挖，除去须根、粗皮以及泥沙，晒干或者低温干燥。

【**药理作用**】祛痰，镇咳，平喘；兴奋子宫平滑肌，抑制胃肠平滑肌；降血压；提高耐缺氧能力等。

【**化学成分**】生物碱类：炉贝碱，川贝碱，青贝碱，白炉贝碱，松贝碱等；其他：甾体，皂苷。

【**性味归经**】苦、甘、微寒。归肺、心经。

【**功能主治**】化痰止咳，清热润肺。对肺热燥咳，干咳少痰，阴虚劳嗽，咯痰带血有疗效。

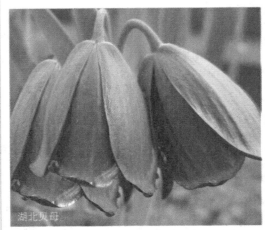

湖北贝母

本草药方

◎ 1.**主治：瘰疬，颈项部淋巴结结核症。**

川贝母、白芍、海藻各12g，当归18g，川芎、生地黄、柴胡、黄芩、夏枯草、乳香、没药各9g，牡丹皮6g。加水煎沸15分钟，滤出药液，再加水煎20分钟，去渣，两煎药液调兑均匀，分早晚两次服，每天1剂。忌食辛辣等物。

◎ 2.**主治：急性咽喉炎，疼痛，张口困难。**

川贝母、牡丹皮、白芍药（炒）各12g，生地黄30g，玄参24g，麦门冬18g，薄荷叶8g，甘草6g。煎服法同1。每天2剂，重者3剂。咽喉肿痛严重者，加生石膏12g；大便燥结数天不通，加清宁丸6g，玄明粉6g；面赤身热或者舌苔黄色，加金银花12g，连翘6g。

药膳养生

◎ **川贝雪梨炖猪肺**

川贝母15g，猪肺40g，雪梨2个，冰糖20g。梨切成丁；猪肺洗净，切成3厘米长、1厘米宽的块，挤去泡沫；贝母洗净。三味同置砂锅内，加适量水以及冰糖，烧沸后转小火炖1小时。每天1次，分3次服。▶化痰润肺镇咳。适用于肺结核咳嗽、咯血，老年人燥热、无痰干咳等症。

◎ **川贝母炖蜜糖**

川贝母12g（末用则6g），蜜糖约15g。川贝母打碎，和蜜糖一起放到炖盅内，隔水炖服。1次服完。▶润肺清热止咳。适用于肺燥咳嗽和小儿痰核等。

浙贝母 学名：Fritillaria thunbergii Miq.

BULBUS FRITILLARIAE THUNBERGLL　Zhebeimu

〖浙贝母〗

别名：大贝，浙贝，象贝，大贝母，元宝贝，珠贝。

◎《本草纲目拾遗》记载浙贝母：
"解毒利痰，开宣肺气，凡肺家夹风火有痰者宜此。"

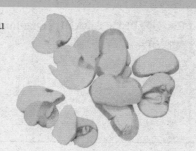

【科 属】为百合科植物浙贝母的干燥鳞茎。

【地理分布】海拔较低的山丘荫蔽处或竹林下多有生长。分布于安徽、江苏、湖南和浙江。浙江宁波地区有大量栽培。

【采收加工】初夏植株枯萎的时候采挖，洗净，按大小分开。一般直径在 3.5 厘米以上者分成两瓣，摘出新芽，这种制成品称为大贝；直径 3.5 厘米以下者不分瓣，不摘除心芽，该制成品称为珠贝，晒干或烘干后使用。

【药理作用】扩张支气管平滑肌；镇咳；镇痛，镇静；兴奋子宫平滑肌；增加冠脉血流量，加快心率；降血压等。

【化学成分】萜类：反式－半日花三烯醇，反式－半日花三烯酸甲酯等；生物碱类：贝母素乙，贝母素甲，浙贝母碱，浙贝次碱，浙贝碱，去氢浙贝碱等；其他：β－谷甾醇，贝母醇，胡萝卜素等。

【性味归经】苦，寒。归肺、心经。

本草药方

◎ **1. 主治：头疽初起，红肿疼痛。**
浙贝母、天花粉、知母、没药、乳香、穿山甲、白及、皂角刺、银花各 5g。加水煎沸 15 分钟，滤出药液，再加水煎 20 分钟，去渣，两煎药液调兑均匀，分服，每天 1 剂。

◎ **2. 主治：疬。**
浙贝母、陈皮、川芎各 8g，紫花地丁、蒲公英、牡蛎、白茅根各 30g，黄芪 20g，赤芍、当归、昆布、海藻各 12g。煎服法同 1。每天 1 剂。

◎ **3. 主治：急性咽喉炎，高热，灼热疼痛、咽部干燥，声音嘶哑，咳痰黄稠，舌红苔黄，脉数。**
浙贝母、玄参各 12g，金银花、牛蒡子、连翘各 15g，防风、荆芥、赤芍药、桑白皮、花粉、黄芩、桔梗各 10g，甘草 3g。煎服法同 1。每天 1 剂。

【功能主治】化痰止咳，清热散结。用于风热犯肺，痰火咳嗽，乳痈，肺痈，疮毒，瘰疬。

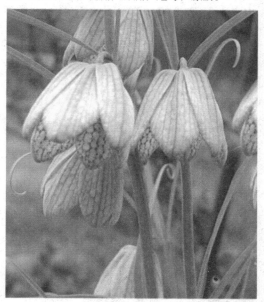

药膳养生

◎ **浙贝母粳米粥**
浙贝母 10g，粳米 60g，白糖 15g。将贝母洗净，烘干研成末。将米淘净，放入锅内，加水适量，置大火上煮沸，继用小火熬煮成粥，放入白糖、贝母粉调匀，再煮 3 分钟即可。▶清肺化痰止咳，养阴生津。对于支气管炎中期，肺热较甚之咳嗽、痰多黄稠、口苦等症有疗效。

◎ **贝母菊花茶**
浙贝母、菊花各 50g，桑叶 100g。将上述原料研为粗末，用纱布袋分装，每袋 15g，每次用 1 袋，放入杯中，用沸水冲泡饮用。▶疏风清热，解表宣肺。对于发热头痛、鼻塞咳嗽患者有效。

白花前胡 学名：Peucedanum praeruptorum Dunn

RADIX PEUCEDANI　Qianhu

【前胡】

别名：信前胡，射香菜。

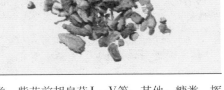

◎《本草纲目》记载前胡：

"清肺热，化痰热，散风邪。"

【科 属】为伞形科植物白花前胡或紫花前胡的干燥根。

【地理分布】**1. 白花前胡** 海拔250～2000米的山坡林缘、路旁的山坡草丛中多有生长。分布于河南、江苏、甘肃、浙江、安徽、福建、江西、湖南、湖北、四川、广西、贵州等地。**2. 紫花前胡** 溪沟边、山坡林缘或杂木林灌丛中多有生长。分布于河北、辽宁、陕西、河南、安徽、江苏、江西、浙江、湖北、台湾、广西、广东、四川等地。

【采收加工】冬季到次年春节茎叶枯萎或者未抽花茎的时候采挖，除去须根，晒干，洗净或者低温干燥。

【药理作用】抗炎；祛痰；增加冠脉流量；抑菌；抑制心肌收缩力；扩张血管；抗心律失常等。

【化学成分】香豆素类：东莨菪苷，伞形花内酯，紫花前胡内酯苷，白花前胡素甲、白花前胡素乙、白花前胡素丙、白花前胡素丁，紫花前胡素等；皂苷类：紫花前胡皂苷Ⅰ－Ⅴ等；其他：糖类，挥发油，微量元素等。

【性味归经】苦，辛，微寒。归肺经。

【功能主治】降气化痰，散风清热。用于风热咳嗽痰多，咯痰黄稠，痰热喘满。

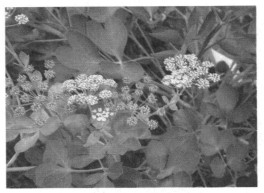

本草药方

◎ **1. 主治：风湿性关节炎。**

前胡、独活、茯苓、羌活、党参、川芎、甘草、玄参、薄荷、生姜、紫苏梗、大枣各3g，柴胡、桔梗、枳壳各5g。加水煎沸15分钟，滤出药液，再加水煎20分钟，去渣，两煎药液调兑均匀，分服，每天1剂。

◎ **2. 主治：狂犬咬伤。**

前胡、羌活、人参、柴胡、独活、桔梗、川芎、甘草、枳壳、生地榆、生姜各8g，茯苓5g，紫竹根15g。水煎服，每天2剂，早晚各服1剂。连服10剂。服后身心发痒。

◎ **3. 主治：寒咳，风寒，宣肺止咳。**

前胡、杏仁、荆芥、桔梗、苏子、法夏、陈皮、桂枝、百部、白前各5g，麻黄、甘草各3g。水煎服，每天1剂。

药膳养生

◎ **二母元鱼**

前胡、贝母、知母、柴胡、杏仁各6g，元鱼500g，食盐少许，葱、姜等调料少许。取鱼内脏，将鱼洗净切块，将五味草药放入锅中，入调料，加水没过肉，置锅中蒸1小时，即可食用。▶对于系统性红斑狼疮长期发热不退而致阴虚内热者有疗效。

◎ **梨膏糖**

前胡、杏仁、川贝母、橘红、制半夏、茯苓各30g，鸭梨1000g，百部50g，款冬花20g，生甘草、香橼各15g，白砂糖300g，绵白糖200g。先将橘红、香橼焙干研成细粉备用，取鸭梨去核切碎，将上述草药一起加水适量，煎取药汁，再加水煎取药汁，共4次，合并药汁，小火浓缩至较稠时，加入白砂糖拌匀，续煎熬至稠厚时，加入橘红粉、香橼粉拌匀，煎至用铲挑起成丝时离火，趁热倒入表面涂过食用油的大搪瓷盘中，稍冷后分割成80块，再任意食用。▶散风清热，降气化痰。对于咳嗽痰多有疗效。

胖大海 学名：Sterculia lychnophora Hance

SEMEN STERCULIAE LYCHNOPHORAE　Pangdahai

〖胖大海〗

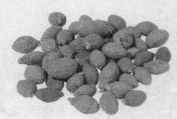

别名： 安南子，大洞果，胡大海，大发，大海子，膨大海，通大海，大海，大海榄。

◎《全国中草药汇编》记载胖大海：
"清肺热，利咽喉，清肠通便。治慢性咽炎，热结便秘。"

【科 属】为梧桐科植物胖大海的干燥成熟种子。

【地理分布】生于热带地区。分布于印度、越南、马来西亚、泰国以及印度尼西亚等国。我国广东湛江、云南西双版纳、海南已有引种。

【采收加工】果实成熟开裂的时候，采收种子，晒干，生用。

【药理作用】降血压；增强肠蠕动；镇痛；利尿等。

【化学成分】西黄芪胶粘素，半乳糖，胖大海素，戊糖，阿拉伯糖，半乳糖醛酸，半乳糖乙酸等。

【性味归经】甘，寒。归肺、大肠经。

【功能主治】利咽解毒，清热润肺，润肠通便。用于肺热声哑，咽喉干痛，干咳无痰，头痛目赤，热结便秘。

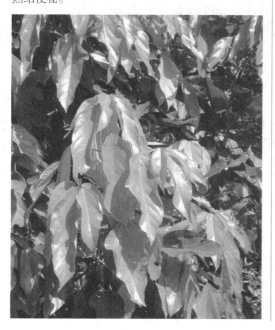

本草药方

◎ **1. 主治：急性咽喉炎。**

胖大海7枚，苦桔梗12g，玉蝴蝶15g，炙甘草8g。上药用净水1碗半（中等碗），煎取半碗，饭后1次温服，末1口含漱。

◎ **2. 主治：声音嘶哑。**

胖大海、千张纸、甘草各5g，冰糖15g，蝉蜕2g。加水煎沸15分钟，滤出药液，再加水煎20分钟，去渣，两煎药液调匀均匀，分服，每天1剂。

◎ **3. 主治：骤然声音嘶哑。**

胖大海3枚，蝉蜕2g。煎服法同2。每天1剂。

◎ **4. 主治：食管炎。**

胖大海5g，麦门冬、沙参、金银花、桔梗、连翘、甘草各8g。煎服法同2。每天2剂。

药膳养生

◎ **胖大海茶**

胖大海2～3枚，白糖适量。用滚开水泡沏胖大海，饮时澄汁，加入白糖，代茶再饮再沏，一天量，不隔夜。▶清热利咽。适用于声音嘶哑，喉干肿痛，大便干燥，咳嗽不爽等症。

◎ **胖大海冰糖茶**

胖大海5枚，冰糖适量。胖大海洗净，和冰糖一同放入杯中饮用，冲入沸水，加盖浸泡30分钟（天冷可用保温杯）。代茶饮。▶清肺化痰。适用于风热失音，其声重浊，发声不扬，口燥咽干或痛，咳痰黄稠等症。

◎ **胖大海蜂蜜饮**

胖大海2枚，蜂蜜（或白糖）适量。胖大海洗净，和蜂蜜（或白糖）同放杯内，开水闷泡4分钟。代茶饮。▶清利咽喉。适用于声音嘶哑，喉干肿痛，大便干燥，咳嗽不爽等症。

礞石 学名: Lapis Micae Aureus

LAPIS CHLORITI Mengshi

【礞石】

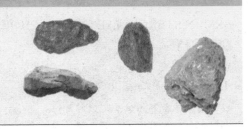

别名: 金礞石, 青礞石。

◎《本草纲目》记载礞石:
"治积痰惊痫, 咳嗽喘急。"

【科 属】本品分为金礞石和青礞石。金礞石为变质岩类蛭石片岩或者水黑云母片岩。青礞石为变质岩类绿泥石化云母碳酸盐片岩或黑云母片岩。

【地理分布】1. **金礞石** 产于河南、河北、陕西、山西等地。2. **青礞石** 产于江苏、河南、湖北、浙江、四川、湖南等地。

【采收加工】采挖后, 除去杂石以及泥沙。

药膳养生

◎ **礞石滚痰丸**

礞石20g, 黄芩、大黄各200g, 沉香10g。做成水丸。每服4g, 每天服1～2次。▶平肝镇惊, 坠痰下气。对实热顽痰而致的胸膈痞闷, 大便秘结, 或发为癫狂惊悸, 或为怔忡昏迷, 或头晕痰多有效。

【药理作用】泻下; 祛痰。

【化学成分】铁、镁、钾、锌的硅酸盐; 钙、钛、锰等元素。

【性味归经】甘、咸, 平。归肺、心、肝经。

【功能主治】平肝镇惊, 坠痰下气。用于咳逆喘急, 顽痰胶结, 烦躁胸闷, 癫痫发狂, 惊风抽搐。

本草药方

◎ **主治: 狂症, 精神病, 狂妄高歌。**

礞石、牡蛎、龙齿、珍珠母、石决明各30g, 黄芩、石菖蒲、龙胆草、旋覆花、郁金、代赭石各8g, 大黄5g, 沉香3g。加水煎沸15分钟, 滤出药液, 再加水煎20分钟, 去渣, 两煎药液调兑均匀, 分服, 每天1剂。同时冲服甘遂末、朱砂粉各1g。

海浮石 学名: Pumice Stone

PUMEX Haifushi

【海浮石】

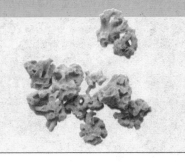

别名: 水花, 浮海石, 浮石, 海石, 水泡石, 浮水石, 石花。

◎《本草纲目》记载海浮石:
"消瘤瘿结核疝气, 下气, 消疮肿。""浮石, 入肺除上焦痰热, 止咳嗽而软坚, 清其上源, 故又治诸淋。"

【科 属】为胞孔科动物脊突苔虫的干燥骨骼或火山喷出的岩浆凝固形成的多孔石块。

【地理分布】1. **苔虫** 常附着于海滨岩礁上。我国分布于南部沿海。2. **火山岩浆** 分布于山东、辽宁、广东、浙江、海南、广西等地。

【采收加工】1. **苔虫** 夏、秋两季从海中捞出, 用清水漂洗, 除去盐质以及泥沙, 晒干。2. **火山岩浆** 因其多附着在海岸边, 故需用镐刨下, 清水漂去盐质及泥沙, 晒干。

【药理作用】利尿; 祛痰等。

【化学成分】二氧化硅, 钠、钙、铝、铁、镁、锌等多种元素。

【性味归经】咸, 寒。归肺经。

【功能主治】软坚散结, 清肺化痰。用于咳喘, 痰稠色黄, 瘰疬痰核。

本草药方

◎ **主治: 老年性哮喘, 口吐白痰。**

海浮石、侧柏叶、甘草、麻黄各9g, 红枣4个。煎服法同1。每天1剂。

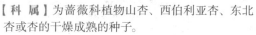

山杏 学名：Prunus armeniaca L.var.ansu Maxim.

SEMEN ARMENIACAE AMARUM Kuxingren
『苦杏仁』

别名：木落子，杏梅仁，光杏仁。

◎《本草纲目》记载苦杏仁：
"杀虫，治诸疮疥，消肿，去头面诸风气皶疱。"

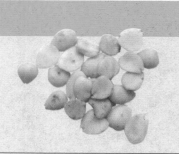

【**科 属**】为蔷薇科植物山杏、西伯利亚杏、东北杏或杏的干燥成熟的种子。

【**地理分布**】**1.山杏** 我国北部地区为主产区，栽培或野生，尤其在山西、河北等地普遍野生，江苏、山东等地也有出产。**2.西伯利亚杏** 海拔700～2000米的干燥向阳山坡、丘陵、草原多有生长。分布于华北、东北和甘肃等地。**3.东北杏** 海拔400～1000米的开阔的向阳山坡、灌木林或杂木林下多有生长。分布于辽宁、吉林等地。**4.杏**全国各地都有分布，都有栽培。在新疆伊犁一带有野生。

【**采收加工**】夏季采收的成熟果实，除去果肉以及核壳，取出种子，晒干后使用。

【**药理作用**】平喘，镇咳；镇痛；抗炎。

【**化学成分**】脂肪酸类：亚油酸，油酸等；挥发油类：β-紫罗兰酮，芳樟醇等；苷和酶类：苦杏仁酶，苦杏仁苷和樱皮酶等；氨基酸类：谷氨酸等15种氨基酸。

【**性味归经**】苦，微温，有小毒。归肺、大肠经。

【**功能主治**】润肠通便，降气止咳平喘。对咳嗽气喘，胸满痰多，肠燥便秘，血虚津枯有疗效。

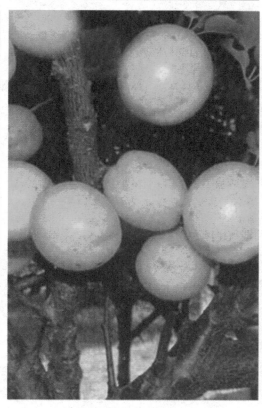

 本草药方

◉ **1.主治：慢性肺炎，喘咳。**

杏仁10g，败酱草、虎杖、七叶一枝花、鱼腥草、大青叶、芦根各28g，茜草、瓜蒌各20g，黄芩18g。加水煎沸15分钟，滤出药液，再加水煎20分钟，去渣，两煎药液兑均匀，分服，每天2剂。

◉ **2.主治：酒渣鼻。**

杏仁、桃仁各5g，大麻子仁（去皮）8g，大风子肉、水银各2g。上药一同捣烂成泥状，使水银成针尖大小颗粒，和各味药混匀，搓成丸状，用洁净纱布包扎并涂搽患处4分钟，每天4次。开始要轻搽，以防擦破皮肤。搽后将药丸封存防止干燥，如过干可滴入少许菜油拌匀。每丸用10天。

药膳养生

◉ **杏梨饮**

杏仁10g，鸭梨1个，冰糖适量。杏仁去皮尖，打碎；鸭梨洗净，去核，切片，和杏仁加水同煮，等到梨熟加冰糖调味。随意吃梨饮汁。▶润肺化痰止咳。适用于干咳少痰，肺燥咳嗽，口干等症。

◉ **杏仁奶茶**

杏仁200g，牛奶250毫升，白糖200g，清水适量。杏仁去皮尖，磨细过滤，加入清水、白糖，煮沸后放入牛奶。代茶饮用。▶润肠通便，补肺止咳。适用于肺虚咳嗽，老年或产后津亏血燥便秘。

直立百部，对叶百部 学名：Stemona sessilifolia (Miq.)&Stemona tuberosa Lour.

RADIX STEMONAE　Baibu

〖百部〗

别名： 百条根，野天门冬，山百根，百部草。

◎《本草纲目》记载百部：
"气温而不寒，寒嗽宜之。"

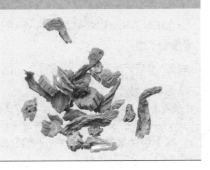

【科 属】为百部科植物直立百部、蔓生百部或对叶百部的干燥块根。

【地理分布】**1. 直立百部** 山地林下或竹林下多有生长。华东及湖北、河南等地多有分布。**2. 蔓生百部** 生于向阳灌丛中或竹林下。分布于华东及陕西、湖北、湖南、四川等地。**3. 对叶百部** 生于向阳的灌木林中。分布于浙江、台湾、福建、湖南、湖北、广西、广东、贵州、四川、云南等地。

【采收加工】春、秋两季采挖，除去须根后，洗净，放于沸水中略烫或蒸至无白心后，取出，晒干。

【药理作用】抗病原微生物；镇咳，平喘，祛痰；杀虫。

【化学成分】生物碱类：百部定碱，百部碱，异百部碱，原百部碱等；其他：蛋白质、糖、乙酸、脂类、草酸、琥珀酸等。

【性味归经】甘、苦，微温。归肺经。

【功能主治】杀虫，润肺下气止咳。用于新久咳嗽，肺痨咳嗽，百日咳。外用于体虱，头虱，阴痒，蛲虫病。蜜炙百部润肺止咳，用于阴虚劳嗽。

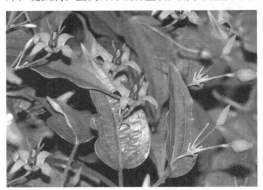

本草药方

◎ **1. 主治：慢性支气管炎，咳唾黄痰。**

百部、五味子、炙麻黄、款冬花、旋覆花、地龙、沙参各8g，竹沥（冲服）28g，佛耳草15g，川贝母5g，天花粉10g。加水煎沸15分钟，滤出药液，再加水煎20分钟，去渣，两煎药液调兑均匀，分服，每天1剂。

◎ **2. 主治：慢性支气管炎。**

百部、旋覆花各8g，黄芪22g，地龙5g。一同研磨成细末，压成片，每片重0.5g。每次服6片，每天服3次。

◎ **3. 主治：慢性支气管炎。**

百部、炒杏仁、五味子、炙麻黄、桔梗、甘草、川贝母各6g，百合15g，马兜铃12g，前胡、紫菀、麦门冬各8g。煎服法同1。每天1剂。气郁胁痛加枳壳、莱菔子各8g；痰多清稀，且有泡沫加半夏、南星、橘红、茯苓各8g；胸痛胸闷，痰液黏稠加瓜蒌、海浮石各5g；咳嗽不已加阿胶9g；气虚心悸加党参8g。

药膳养生

◎ **百部蜜膏**

百部30g，蜂蜜60g。百部煎汤取汁，浓缩，放入蜂蜜，小火煎沸成膏，等到冷却后备用。每次1汤匙，用开水化服。每天2次。▶润肺止咳。适用于肺虚久咳，干咳少痰，咽喉干燥，肺痨咳嗽等。

◎ **百部炖团鱼**

百部16g，团鱼600g，地骨皮12g，生地20g，知母9g，葱结20g，姜块8g，绍兴黄酒20g，精盐10g，猪骨400g。宰下团鱼头，放尽血，放入80℃的热水中，当裙边和甲壳分离时捞出。刮去粗皮，破除内脏，洗净后切块。中药放入双层纱布袋中封口。葱、姜洗净。猪骨、团鱼肉、药包放在旺火上烧开，撇净血沫，加葱、姜、绍兴黄酒，小火炖软，拣去葱、姜、猪骨，精盐调味。▶滋阴清热，润肺止咳。适用于肺虚咳血、肺结核等症。

紫菀 学名：Aster tataricus L.f.

RADIX ASTERIS Ziwan

【紫菀】

别名：青菀，还魂草，夜牵牛，紫菀茸。

◎《本草纲目》记载紫菀：
"咳逆上气，胸中寒热结气，去蛊毒痿蹶，安五脏。"

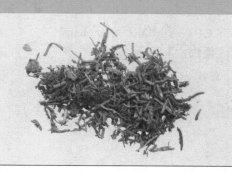

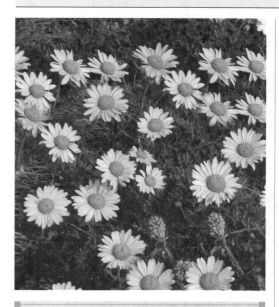

【科 属】为菊科植物紫菀的干燥根以及根茎。

【地理分布】低山阴坡湿地、低山草地和山顶及沼泽地多有生长。东北、华北及陕西、河南西部、甘肃南部及安徽北部等地为其分布区。

【采收加工】春、秋两季采挖，除去有节的根茎和泥沙，编成辫状晒干，或者直接晒干。

【药理作用】抑菌；祛痰，镇咳等。

【化学成分】皂苷类：紫菀皂苷A-G等；其他：紫菀酮，无羁萜，紫菀酮苷A、紫菀酮苷B，槲皮素，毛叶醇，紫菀苷，茴香醚，乙酸毛叶醇等。

【性味归经】辛、苦，温。归肺经。

【功能主治】润肺下气，消痰止咳。用于新久咳嗽，痰多喘咳，劳嗽咳血等病证。

本草药方

◎ **1. 主治：病毒性肺炎，咳嗽气短，高热。**
　　紫菀、陈皮、茯苓、桔梗、半夏、杏仁各8g，大青叶、板蓝根、生石膏、贯众、党参各28g，紫草18g。加水煎沸15分钟，滤出药液，再加水煎20分钟，去渣，两煎药液调兑均匀，每天2剂。

◎ **2. 主治：老年慢性支气管炎。**
　　紫菀、白术、神曲、瓜蒌仁、橘红、五味子、木香、苍术、前胡各10g，山楂、茯苓、桔梗、苏子、川贝母、黄芩、白芍、黄芪各15g，杏仁、香附、牛蒡子、天门冬、百合、桑白皮、阿胶（另烊化服）、山药、沉香、人参各8g，南星、半夏、甘草、乌药各5g。一起制成细末，炼蜜为丸。每次服8g，每天3次。

◎ **3. 主治：老年慢性前列腺炎。**
　　紫菀、黄芪各28g，白术15g，车前子、升麻各8g，肉桂5g。煎服法同1。每天1剂。

药膳养生

◎ **冬花紫菀茶**
　　紫菀、款冬花各3g，茶叶6g。将上三味共放入热水瓶中，以沸水冲泡至大半瓶，盖闷10多分钟，即可当茶饮用。▶润肺下气，止咳化痰。对于外感风寒所致的咳嗽痰多、喘逆气急、恶寒发热等症有疗效。

◎ **牛蒡汤**
　　紫菀、白前、杭白芍、桑白皮、知贝母、炙牛蒡各9g，射干、远志肉各4.5g，杏仁12g，甘草3g，枇杷叶（去毛包煎）3片。水煎服，早晚各1次。▶润肺下气，化痰宣肺，止咳。对于急性气管炎有疗效。

◎ **天冬紫菀酒**
　　紫菀、怡糖各10g，天门冬200g，白酒3升。将药洗净捣碎，装入纱布袋内，与怡糖一起放入净器中，倒入白酒浸泡，密封，10天后开启，去掉药袋，过滤装瓶备用。每次20毫升，每天2次。▶润肺化痰，止咳。对于肺痿咳嗽，吐涎沫，咽燥而不渴有疗效。

桑白皮 学名：Morus alba L.

CORTEX MORI　Sangbaipi

【桑白皮】

别名： 桑根白皮，桑皮，桑根皮，白桑皮。

◎《本草纲目》记载桑白皮：
"泻肺，利大小肠，降气散血。"

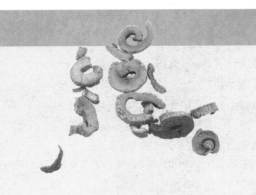

【科　属】为桑科植物桑树的干燥根皮。

【地理分布】丘陵、村旁、山坡、田野等处多有生长，人工栽培较多。分布于全国各地。

【采收加工】秋末叶落时到第二年春季发芽前采挖根部，刮去黄棕色的粗树皮，纵向剖开，剥取根皮，晒干。

【药理作用】降压；利尿；镇痛，镇静，抗惊厥等。

【化学成分】黄酮类：桑根皮素，桑素，桑黄酮A–H，桑根酮A–P，桑白皮素C、桑白皮素D等；呋喃类：桑色呋喃A、桑色呋喃B、桑色呋喃C、桑色呋喃D、桑色呋喃K、桑色呋喃N、桑色呋喃O、桑色呋喃M、桑色呋喃P、桑色呋喃Q等；香豆素类：东莨菪素，伞形花内酯；其他：胆碱类似物等。

【性味归经】甘，寒。归肺经。

【功能主治】利水消肿，泻肺平喘。对水肿胀满尿少，肺热喘咳，面目肌肤浮肿有疗效。

本草药方

◎ **1. 主治：** 肺结核，多痰，咳嗽，咳血，胸疼，潮热，盗汗。

桑白皮、杏仁、百合、陈皮、白及、知母、麦门冬、黄芩各8g，柴胡、半夏、川贝母、海浮石各5g，甘草3g，竹茹4g。加水煎沸15分钟，滤出药液，再加水煎20分钟，去渣，两煎药液兑匀，每天1剂。夜晚临睡前服。

◎ **2. 主治：** 高热，头痛，眼眶痛，目赤，腰痛，少尿，咳嗽，胸闷气喘，恶心，呼吸急促，呃逆。

桑白皮、生地黄、车前子、白茅根、丹参各30g，葶苈子10g，浙贝母15g，枳实、大黄各5g。煎法同1，分服。每天1剂。

药膳养生

◎ **桑白皮粳米粥**

桑白皮（鲜者30g，刮去棕色外皮）15g，北粳米50g，冰糖适量。桑白皮加水煎汤，去渣后放北粳米、冰糖，再加水煮到米花汤稠为佳。每天2次，温热服食。▶利水消肿，泻肺平喘。适用于水肿实证。肺寒咳嗽，风寒感冒咳嗽者不宜服食。

◎ **桑白皮煮兔肉**

桑白皮30g，兔肉250g。兔肉切成小块，和桑白皮加水适量煮熟，加食盐少量调味，顿服。▶补中益气，泻肺止渴，行水消肿。适用于脾虚水肿，小便不利等症。现多用治营养不良性水肿以及糖尿病口渴多饮的病证。

◎ **桑根白皮茶**

桑根白皮30g。桑根皮的表皮刮去，冲洗干净，切成短节；用砂壶盛水煮沸，投入桑根白皮，再煮三五沸，离火，盖紧盖，闷几分钟。代茶饮。▶利水消肿，泻肺平喘，利水降压。适用于素有痰饮，身体肥胖，尿量较少，血压偏高，时有浮肿等症。

◎ **桑白皮酒**

桑白皮200g，白酒1kg。将桑白皮切碎，浸入米酒中封口，置于阴凉处，每日摇动1～2次，7天后开封即成。每日3次，每次饮服15~20毫升。▶泻肺平喘。适用于肺热咳喘痰多等症。

枇杷 学名：Eriobotrya japonica (Thunb.) Lindl.

FOLIUM ERIOBOTRYAE　Pipaye

【枇杷叶】

别名： 杷叶，巴叶，芦橘叶。

◎《新修本草》记载枇杷叶：
"主咳逆，不下食。"

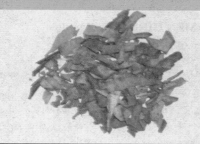

【科 属】为蔷薇科植物枇杷的干燥叶。

【地理分布】平地、村边或坡边多有栽种。分布于中南、西南以及陕西、江苏、甘肃、浙江、安徽、福建、江西、台湾等地。

【采收加工】全年均可采收，晒至七八成干时，扎成小把，再晒干。

【药理作用】平喘，镇咳；降血糖；抗炎。

【化学成分】挥发油类：金合欢醇，橙花叔醇，莰烯等；萜类：熊果酸，23-反式-对-香豆酰委陵草酸，齐墩果酸等；其他：苦杏仁苷，柠檬酸，酒石酸，皂苷，鞣质，维生素 B_1 等。

【性味归经】苦，微寒。归肺、胃经。

【功能主治】降逆止呕，清肺止咳。对肺热咳嗽，胃热呕逆，气逆喘急，烦热口渴有疗效。

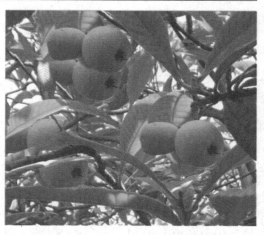

药膳养生

◈ 枇杷叶糯米粽

枇杷叶、糯米适量。糯米洗净，清水泡一夜；新枇杷叶去毛洗净，用水浸软，包糯米成粽子，蒸熟食之。每天1次，连服4天。▶补中益气，暖脾和胃，止汗。适用于多汗，产后气血亏虚等症。

◈ 枇杷叶粳米粥

枇杷叶15g，粳米100g，冰糖少量。将枇杷叶用纱布包扎放入砂锅内，加水煎汤（或将鲜枇杷叶25g洗净叶背面的绒毛，切细后煎汤），去渣后入粳米、冰糖煮成稀薄粥。每天早晚温热服食，4天为1疗程。▶清肺止咳。适用于肺热咳嗽，咳吐黄色脓性痰或咳血等症。因寒凉引起的咳嗽呕吐者不宜服用。

◈ 枇杷叶糖浆

枇杷叶90g，茄梗150g，单糖浆240毫升。枇杷叶、茄梗洗净，加水3升，煎至2升，加入单糖浆。每服10毫升，每天3次，20天为1个疗程。▶清肺止咳。具有止咳祛痰的疗效。适用于单纯性支气管炎。

本草药方

◈ **1. 主治：支气管肺炎，咳嗽。**

枇杷叶、桔梗、杏仁、陈皮、半夏、紫菀、茯苓、桑白皮各15g，连翘、金银花、浙贝母、鱼腥草、半枝莲各18g，防风、荆芥、川芎、桂枝、白芷各8g，甘草5g。加水煎沸15分钟，滤出药液，再加水煎20分钟，去渣，两煎药液调兑均匀，分服，每天2剂。

◈ **2. 主治：急性支气管炎，头痛，鼻塞，喷嚏，咽痛，咳嗽。**

枇杷叶、天门冬、金银花、桑枝、麦门冬、陈皮各15g。煎服法同1。每天1剂。

◈ **3. 主治：急性支气管炎，咳嗽痰多，恶寒发热，乏力。**

炙枇杷叶、桔梗、大黄、杏仁各8g，生石膏30g，川贝母15g，炙麻黄、甘草各5g，海浮石、山楂各10g。煎服法同1。每天2剂。

◈ **4. 主治：支气管扩张，咯血。**

枇杷叶、黄芩、桑白皮、黛蛤散各12g，生地黄、地骨皮、地榆、紫菀各15g，麦门冬、甘草各8g。煎服法同1。每天1剂。

银杏 学名：Ginkgo biloba L.

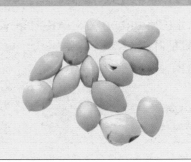

SEMEN GINKGO　Baiguo

〖白果〗

别名：银杏，佛指甲。

◎《本草纲目》记载白果：

"熟食温肺益气，定喘嗽，缩小便，止白浊。生食降痰，消毒杀虫。嚼浆涂鼻面手足，去皱疱䵟黯皴皱及疥癣疳蟹阴虱。"

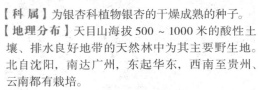

【科　属】为银杏科植物银杏的干燥成熟的种子。

【地理分布】天目山海拔 500～1000 米的酸性土壤、排水良好地带的天然林中为其主要野生地。北自沈阳，南达广州，东起华东，西南至贵州、云南都有栽培。

【采收加工】秋季种子成熟的时候采收，除去肉质外种皮，洗净，稍蒸或者略煮后，烘干。

【药理作用】抗过敏；祛痰；降压；调节机体免疫功能；延缓衰老；抗病原微生物等。

【化学成分】醇类：α-己烯醇，白果醇等；有机酸类：奎宁酸，亚油酸；酚类：4-羟基银杏醇，银杏酸等；内酯类：银杏内酯 A、银杏内酯 B、银杏内酯 C、银杏内酯 J、银杏内酯 M 等；黄酮类：去甲银杏双黄酮，银杏双黄酮等；其他：白果酮，芝麻素等。

【性味归经】甘、苦、涩、平，有毒。归肺经。

【功能主治】止带浊，敛肺定喘，缩小便。用于痰多喘咳，带下白浊，遗尿尿频。

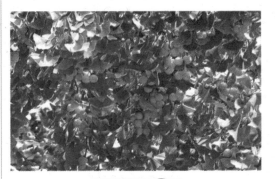

本草药方

◈ 1. 主治：肺化脓症。

白果、红花、半夏、甘草、知母各 5g，蒲公英 60g，瓜蒌、薏苡仁各 30g，浙贝母、银花、桔梗各 8g。加水煎沸 15 分钟，滤出药液，再加水煎 20 分钟，去渣，两煎药液调兑均匀，分服，每天 1 剂。

◈ 2. 主治：慢性肺炎。

白果（去壳）100g，麻油 200 毫升。将麻油烧开，投入白果仁，立即取下，倒入罐中，封严，埋地下 50 厘米处，1 个月后取出。第一天嚼食 1 粒，以后每天增加 1 粒，增加到 30 粒后，不再增加，以愈为期。

◈ 3. 主治：丹毒，疔毒，身发寒热、恶心、毒火内攻。

白果、白矾各 5g，金银花 120g，紫花地丁 60g，当归、甘草各 15g，大葱（带须）3 根。煎服法同 1。加酒作药引同服，每天 1 剂。疔疮在头部加藁本 5g；在中身加杜仲 8g；在下肢加川牛膝 4g；在上肢加桂枝 4g。

药膳养生

◈ 白果蒸鸭

白果 250g，葱 20g，姜片 20g，水鸭 1 只，黄酒 50 毫升，精盐 10g，胡椒面 1g，花椒 12 粒，熟猪油 500g，熟鸡油 20g，湿淀粉 2g，清汤 280g。将白果去壳，放入开水中煮熟，撕去膜皮，切去两头，用竹签夺去心，用开水泡去苦味，放入油锅中炸 1 分钟捞起。将水盆鸭宰去头、脚洗净，晾干水分，用精盐 8g，胡椒面 2g，黄酒 50 毫升调匀，在鸭身内外抹匀，放入蒸碗内，加葱、姜片、花椒，注入厚汁，加清汤上笼蒸到熟烂翻入盘。炒锅放在中火上，加精盐、清汤、胡椒、湿淀粉兑成汁，下锅匀成不浓的滋汁，淋入鸡油于鸭脯上。▶敛肺止咳平喘，滋补身体。适用于阴虚所引起的骨蒸潮热、口渴、咳嗽，而且可以止黄带、治淋浊。

◈ 白果莲肉粥

白果（研末）15g，江米 50g，莲肉（研末）15g，乌骨鸡（去内脏）1 只。共煮熟烂。吃白肉饮粥，每天 2 次。▶补肝肾，止带浊。适用于赤白带下，下元虚惫。

紫金牛 学名：Ardixia japonica (Thnb.) Bl.

HERBAARDISIAE JAPONICAE　Aidicha

〖矮地茶〗

别名：叶下红，叶底红，雪里珠，矮脚草，地茶，矮茶。

◎《**本草纲目**》记载矮地茶：

"解毒，破血。"

【**科 属**】为紫金牛科植物紫金牛的干燥全株。

【**地理分布**】海拔 1200 米以下的低山林下或竹林下多有生长。分布于陕西及长江流域以南各地（海南除外）。

【**采收加工**】全年可采收，以秋季采者为好，连根拔起植株，洗净，晒干后，切段，生用。

【**药理作用**】平喘，止咳，祛痰；抗病原微生物。

【**化学成分**】酚类：紫金牛酚Ⅰ、紫金牛酚Ⅱ，紫金牛素等；挥发油类：龙脑，β–桉叶油，水杨酸甲酯等；皂苷类：西克拉旺皂苷元 A 等；黄酮类：槲皮苷，杨梅树苷等；其他：冬青萜醇等。

【**性味归经**】苦，辛，平。归肺、肝经。

【**功能主治**】清利湿热，止咳平喘，活血化瘀。用于咳嗽痰喘，水肿尿少，湿热黄疸，风湿痹痛，跌打损伤，经闭痛经。

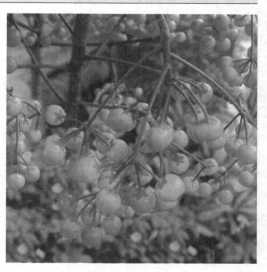

本草药方

◎1.**主治：肺癌所致胸痛，行气宽胸，养血止痛，清利湿热。**

矮地茶、延胡索、五灵脂、川楝子、枇杷叶、木蝴蝶各 10 克，全瓜蒌、浙贝母、百合、百部各 15g，薏仁 20g，葶苈 3g。水煎服，每天 1 剂。抽取胸水后常致胸痛加重，可加茯苓、葶苈子；胸痛彻背可加狗脊、寄生。

◎2.**主治：食欲不振、疲乏无力，急性肝炎迁延不愈，湿热留滞，肝病传脾，气滞血瘀成为慢性肝炎。**

矮地茶 250g，垂盆草、阴行草各 500g。各药加工成棕褐色颗粒，每袋重 13g。开水送服，每次 1 袋，每天 3 次。

◎3.**主治：肺癌。**

半枝莲、半边莲、白英、白花蛇舌草各 30g。水煎服，每天 1 剂。如用鲜品，各用 60g。痛甚加青木香 30g，用米泔磨汁冲服；出血加鸡血藤 30g；咳嗽加淫羊藿、矮地茶各 9g。

药膳养生

◎ **矮地茶汤**

矮地茶、紫草、沙参、桑皮各 10g，杏仁 6g，贝母、桃仁、甘草各 5g，水煎服。每天 1 剂。7 天为 1 个疗程。▶祛痰解毒，清利湿热，止咳平喘，活血化瘀。对小儿百日咳有效。

痉挛性阵咳者加葶苈 10g、地龙 5g；咳痰多者加竺黄、胆星各 3g；痰呕甚多者加赭石 10g、法半夏 5g；面目浮肿者加肺经草、鸭跖草各 10g；咳血较多者去桃仁，加茅根 30g、藕节 10g；肺气虚者沙参加至 30g。▶清利湿热，止咳平喘，活血化瘀。

◎ **通痹汤**

矮地茶、苍术、漏芦、鸡血藤、汉防己、寻骨风各 10g。水煎服，每天 1 剂。▶祛风燥湿，清热解毒，止咳平喘，活血化瘀。对于风湿之邪所致之关节疼痛有疗效。

热痹加黄柏、虎杖、白石英；如伴全身高热、口苦口渴、便结尿黄，加金银花、连翘、石膏；风寒湿痹加独活、防风、桂枝、姜黄；下肢疼痛加牛膝。

款冬 学名：Tussilago farfara L.

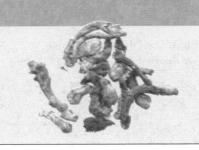

FLOS FARFARAE　Kuandonghua

【款冬花】

别名：冬花，款花，看灯花，艾冬花，九九花，款冬。

◎《本草纲目》记载款冬花：
"咳逆上气善喘，喉痹，诸惊痫，寒热邪气。"

【科 属】为菊科植物款冬的干燥花蕾。

【地理分布】生于向阳较暖的水沟两旁。分布于西北、华北以及江西、湖南、湖北等地。

【采收加工】12月或地冻前当花还未出土的时候采挖，除去花梗以及泥沙，阴干。

【药理作用】镇咳，平喘，祛痰；升压等。

【化学成分】萜类：款冬酮，甲基丁酸款冬素酯，款冬素等；生物碱类：千里碱等。挥发油类：香芹酚，十六烷酸甲酯等；黄酮类：金丝桃苷，芦丁，槲皮素等；其他：绛香醇，款冬二醇，阿魏酸，当归酸，半乳糖，葡萄糖，胆碱等。

【性味归经】辛，微苦，温。归肺经。

【功能主治】止咳化痰，润肺下气。用于喘咳痰多，新久咳嗽，劳嗽咳血。

本草药方

◎ 1. 主治：支原体肺炎。

款冬花、天门冬、百部、紫菀、桔梗、麦门冬、百合各20g，沙参、白僵蚕、葶苈子、川芎、杏仁各10g。煎服法同1。每天1剂。

◎ 2. 主治：急性支气管炎，咳嗽，多痰。

款冬花、前胡、苏子、杏仁、桑白皮、黄芩、白果、半夏、茯苓各10g，麦门冬、天门冬、甘草各5g。煎服法同1。每天2剂。

药膳养生

◎ 款冬花汤

款冬花9g，冰糖15g。水煎服。▶止咳化痰，润肺下气。适用于久咳不止的病证。

◎ 款冬茶

款冬花9g，冰糖15g。放于茶壶内，泡汤。代茶饮，每天1剂。▶止咳化痰，润肺下气。对肺结核，急慢性气管炎及上呼吸道感染的咳喘等症有疗效。

白曼陀罗 学名：Datura metel L.

FLOS DATURAE　Yangjinhua

【洋金花】

别名：曼陀罗花，千叶蔓陀罗花，山茄花，胡茄花，洋喇叭花。

◎《本草纲目》记载洋金花：
"主治诸风及寒湿脚气，煎汤洗之。又主惊痫及脱肛，并入麻药。"

【科 属】为茄科植物白曼陀罗的干燥花。

【地理分布】生于山坡、草地或住宅附近。分布于江苏、浙江、福建、广东、广西、湖北、贵州、四川、上海、云南、南京等地有栽培。

【采收加工】4～11月花初开时采收，晒干或低温干燥。

【药理作用】松弛支气管平滑肌，抑制呼吸道腺体分泌；抗休克；麻醉。

【化学成分】生物碱类：莨菪碱，东莨菪碱，阿托品等；内酯类等。

【性味归经】辛，温，有毒。归肺、肝经。

【功能主治】镇痛，平喘止咳，解痉。用于哮喘咳嗽，脘腹冷痛，小儿慢惊，风湿痹痛。外科麻醉。

药膳养生

◎ 哮喘烟

洋金花6g，麻黄2g，沉香、芒硝各1g。研末。每取1g，放入纸烟中点燃吸食对抑制哮喘发作有效。

开窍药

【概念】

在中医药理论中凡具辛香走窜之性，以通关开窍苏醒神志为主要作用，治疗闭证神昏的药物，称为开窍药。

【功效】

开窍药味辛，气香，善于走窜，属于心经，具有启闭回苏、通关开窍、醒脑复神的作用。部分开窍药以其辛香走窜的特性，还兼有活血、止痛、行气、解毒、辟秽等功效。

【药理作用】

中医学科学研究表明，开窍药主要具有兴奋中枢神经系统的作用，有兴奋心脏与呼吸、镇痛、升高血压的作用，某些药物还有抗炎、抗菌的作用。

【适用范围】

开窍药主要用于治疗温病热陷心包、痰浊蒙蔽清窍的神昏谵语，以及癫痫、惊风、中风等所致的猝然昏厥、痉挛抽搐等症。又可用于治湿浊中阻的胸脘冷痛满闷、经闭、血瘀气滞疼痛，食少腹胀以及目赤咽肿、痈疽疔疮等证。

【药物分类】

麝香：为鹿科动物林麝、马麝或原麝的成熟雄体香囊中的干燥分泌物。辛，温。归心、脾经。开窍醒神，消肿止痛，活血通经。用于热病神昏，气郁暴厥，中风痰厥，经闭，中恶昏迷，癥瘕，心腹暴痛，难产死胎，咽喉肿痛，痈肿瘰疬，跌仆伤痛，痹痛麻木。

冰片：为龙脑香科植物。辛、苦、微寒。归心、脾、肺经。清热止痛，开窍醒神。用于热病神昏，痉厥，中风痰厥，中恶昏迷，气郁暴厥，口疮，目赤，耳道流脓，咽喉肿痛。

苏合香：为金缕梅科植物苏合香树的树干渗出的香树脂，经加工精制而成的油状液体。辛，温。归心、脾经。辟秽，开窍，止痛。用于猝然昏倒，中风痰厥，惊痫，胸腹冷痛。

安息香：为安息香科植物白花树的干燥树脂。辛、苦、平。归心、脾经。行气活血，开窍醒神，止痛。用于中风痰厥，气郁暴厥，心腹疼痛，中恶昏迷，产后血晕，小儿惊风。

石菖蒲：为天南星科植物石菖蒲的干燥根茎。辛、苦，温。归心、胃经。开窍豁痰，化湿开胃，醒神益智。用于脘痞不饥，神昏癫痫，噤口下痢，健忘耳聋。

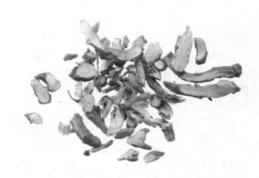

林麝 学名：Moschus berezovskii Flerov

MOSCHUS Shexiang

《麝香》

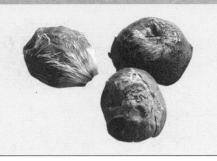

别名：脐香，当门子，麝脐香，元寸香，臭子，腊子，香脐子。

◎《本草纲目》记载麝香：

"通诸窍，开经络，透肌骨，解酒毒，消瓜果食积。治中风，中气，中恶，痰厥，积聚癥痕。"

【科 属】为鹿科动物林麝、马麝或原麝的成熟雄体香囊中的干燥分泌物。

【地理分布】**1. 林麝** 陕西、山西、甘肃、宁夏、青海、新疆、西藏及湖北、四川、贵州等地多有分布。**2. 马麝** 甘肃、青藏高原、四川、云南等地多有分布。**3. 原麝** 吉林、黑龙江、河北等地为其主要分布区。

【采收加工】野麝多在冬季至第二年春季猎取，猎获后，割取香囊，阴干，习称"毛壳麝香"；剖开香囊，除去囊壳，习称"麝香仁"。家麝直接从香囊中取出麝香仁。阴干或用干燥器密闭干燥。

【药理作用】小剂量兴奋中枢神经，大剂量抑制中枢神经；抗炎；强心；抗肿瘤；兴奋子宫；抑菌等。

【化学成分】甾体类：3β-羟基-5α-雄甾烷-17-酮，睾丸酮等；大环化合物：麝香醇，麝香酮，环十四烷酮等；无机盐：钠、钾、钙、镁等的盐酸盐、磷酸盐、硫酸盐等。蛋白质及氨基酸类：多肽，蛋白质，精氨酸，脯氨酸等；其他：尿囊素，胆固醇，脂，蜡等。

【性味归经】辛，温。归心、脾经。

【功能主治】开窍醒神，消肿止痛，活血通经。用于热病神昏，气郁暴厥，中风痰厥，经闭，中恶昏迷，癥痕，心腹暴痛，难产死胎，咽喉肿痛，痈肿瘰疬，跌仆伤痛，痹痛麻木。

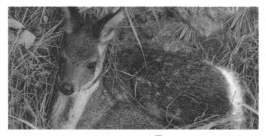

本草药方

◎ **1. 主治：闭经。**

麝香8g，地鳖虫（炙存性）30g，琥珀末15g。一同研磨成细末，酒打和为丸，每服0.9g。

◎ **2. 主治：筋伤骨折，跌打损伤。**

麝香0.9g，乳香、当归、地龙、没药、地鳖虫、红花、蟹壳、骨碎补、自然铜各15g，三七5g，苏木、大黄、续断各9g，硼砂6g，古铜钱3文。一同研磨成细末，每次服用3g，黄酒送下。6小时内可服3~4次，但必须按照病情的轻重酌量增减。同时，折伤处仍需兼用外敷法治疗。

折伤处方药：乳香、地鳖虫、没药、自然铜各8g，生五灵脂100g。一同研磨成极细末，敷于患处，外用活鸡1只，挖去内脏，将骨砸碎软，趁热裹患处，再用林秸做成箍子，将伤处围住，包扎妥当。

药膳养生

◎ **麝香夜牛酒**

麝香9g，牛黄3g，夜明砂60g，酒适量。上药放入酒中浸泡。适量饮。▶适用于食管癌疼痛。

◎ **甘草升麻酒**

炙甘草、升麻、沉香（刮）各20克。麝香（另研）0.6克，淡豆豉36克，黄酒80毫升。上五味，除麝香外，共捣碎过筛，入麝香和匀，贮瓶密封，备用。口服。每次取药末15克，用黄酒煎至八成，去渣，服之，每日早晚各服1次。并取药渣热敷肿处。▶消肿止痛。适用于头癣，或头上肿痛、刺痛作痒。

◎ **麝香冰片酒**

麝香0.2克，冰片50克，白酒400毫升。将上药研成细末，放入干净瓶中，倒入白酒，加盖密封，经常摇动，7天后启封，取上清液外用。取药酒5~20毫升，涂擦于肿瘤疼痛明显部位。若疼痛部位分散，可取痛处周围穴位涂擦。▶止痛。适用于癌症疼痛。

苏合香树 学名：Liquidambar orientalis Mill.

STYRAX Suhexiang

〖苏合香〗

别名：苏合油，咄鲁瑟剑，帝油流，流动苏合香。

◎《本草纲目》记载苏合香：

"气香窜，能通诸窍脏腑，故其功能辟一切不正之气。"

【科　属】为金缕梅科植物苏合香树的树干渗出的香树脂，经加工精制而成的油状液体。

【地理分布】肥沃的湿润土壤中多有生长。原产小亚细亚南部，如叙利亚北部地区、土耳其，现我国广西等南方地区有少量引种栽培。

【采收加工】割取树皮，采集树脂，阴干，去除杂质和水分。

【药理作用】抗血栓形成；抑制血小板聚集。

【化学成分】挥发油类：苯甲醇，苯乙烯，桂皮酸苯乙酯等；树脂类：齐墩果酮酸，苏合香树脂醇，3-表齐墩果酸等。

【性味归经】辛，温。归心、脾经。

本草药方

◎ **1. 主治：中风，中暑，痰厥昏迷，心胃气痛。**

苏合香50g，安息香100g，冰片50g，水牛角浓缩粉200g，麝香75g，檀香100g，沉香100g，丁香100g，香附100g，木香100g，乳香（制）100g，荜茇100g，白术100g，诃子肉100g，朱砂100g。以上十五味，除苏合香、麝香、冰片、水牛角浓缩粉外，朱砂研成极细粉，其余安息香等十味研成细粉；将麝香、冰片、水牛角浓缩粉研细，与上述粉末配研，过筛，混匀。再将苏合香炖化，加适量炼蜜与水制成水蜜丸960丸，低温干燥；或加适量炼蜜制成蜜丸960丸，即得。口服，一次1丸，一日1～2次。

◎ **2. 主治：洁发香发，久用头发重生，至老不白。**

苏合香油、山柰、丁香、细辛、白芷各9g，零陵香30g，辛夷、玫瑰花各15g，檀香18g，川大黄、甘草、丹皮各12g。研药为末，用苏合香油搅匀，晾干，药面撒发上。

◎ **3. 主治：解郁避秽，开窍醒神。**

苏合香丸1粒，白酒10毫升。将此丸用白酒化服（磨研即可）。

【功能主治】辟秽，开窍，止痛。用于猝然昏倒，中风痰厥，惊痫，胸腹冷痛。

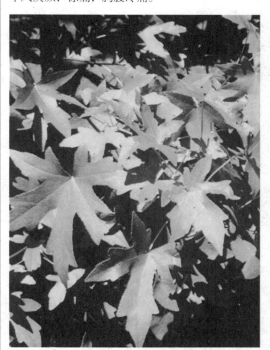

药膳养生

◎ **苏合香酒①**

苏合香丸50g，米酒1kg。将苏合香丸放入米酒中，用文火稍煮，使药丸完全溶化后备用。每日2次，每次服药酒10毫升，连服数日。▶散寒通窍，温经通脉。

◎ **苏合香酒②**

苏合香丸（有脑子者，炙去脑子）。用醇酒，每夜将5丸浸1夜。第二天早晨温饮1杯。▶可根除百病，辟四时寒邪不正之气，陈酒尤佳。

龙脑香
学名：Dryobalanops aromatica Gaertn.f.

BORNEOLUM SYNTHETICUM　Bingpian

【冰片】

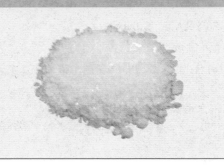

别名：龙脑，龙脑香，脑子，梅花脑，天然冰片，梅片。

◎《本草纲目》记载冰片：

"疗喉痹，脑痛，鼻息，齿痛，伤寒舌出，小儿痘陷，通诸窍，散郁火。"

【科　属】为龙脑香科植物龙脑香树脂的加工品，或龙脑香树干、树枝切碎，经蒸馏冷却而得的结晶，称"龙脑冰片"，也称"梅片"。由菊科植物艾纳香叶的升华物经加工劈削而成，称"艾片"。现在多用樟脑、松节油等，经过化学方法合成，称"机制冰片"。

【地理分布】**1.龙脑香** 印度尼西亚的苏门答腊等地为其主产区。**2.艾纳香** 产于贵州、云南、福建、广西和台湾，巴基斯坦、印度、泰国、缅甸、中南半岛、印度尼西亚、马来西亚和菲律宾也有分布。

【采收加工】于龙脑香树干的裂缝处，采取干燥的树脂，进行加工。或砍下树枝及树干，切成碎片，经蒸馏升华，冷却后即成结晶。全年可采，多于秋季采伐，除去白色边材，锯成10～100厘米的小段，粗者对半剖开，干燥。

【药理作用】镇静；耐缺氧；抗炎；抑菌；引产等。

【化学成分】异龙脑，龙脑，樟脑等。

【性味归经】辛、苦，微寒。归心、脾、肺经。

【功能主治】清热止痛，开窍醒神。用于热病神昏、痉厥，中风痰厥，中恶昏迷，气郁暴厥，口疮，目赤，耳道流脓，咽喉肿痛。

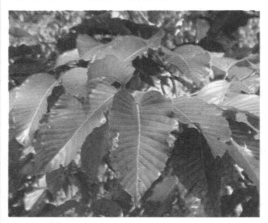

本草药方

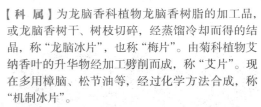

◈ **1. 主治：乳头皲裂**。

冰片5g，麻油15g，生石膏20g。将冰片和生石膏研磨成极细粉；麻油熬沸离火，搅拌兑入石膏粉冷却到50℃，缓缓筛入冰片末，搅拌冷却成膏。外用每天2次，用少量涂敷于患处。

◈ **2. 主治：乳头皲裂**。

冰片3g，生大黄末50g，油菜子100g。将油菜子炒熟碾成细粉，和大黄细末、冰片混合均匀，装瓶备用。使用时视患处大小，取药粉适量用香油调成糊状，涂敷患处，每天3次。渗血、流血者，先用药粉干撒于患处，待血水收敛后再涂药糊。

◈ **3. 主治：乳头皲裂**。

冰片少许，五倍子、五味子各等份，香油（生）适量。将五倍子、五味子研磨成细末，放入冰片以及生香油拌和如糊状，外敷于乳头患处。

药膳养生

◈ **止痛冰片酒**

冰片15克，白酒适量。将上药置容器中，加入白酒浸泡，溶化即成。外用。痛时用棍棒蘸药酒涂擦疼痛部位，反复涂擦10～15分钟见效。▶止痛。适用于晚期肝癌疼痛。

◈ **樟脑冰片**

樟脑3克，冰片0.6克。将药放碗底上，用火点着，鼻嗅其烟，1日闻3次。▶适用于偏头痛多年不愈，时好时犯者。

白花树

学名：Sryrax tonkinensis (Pierre) Craib ex Hart.

BENZOINUM Anxixiang

【安息香】

别名：拙贝罗香，息香，白花榔，水安息。

◎《本草纲目》记载安息香：
"治中恶魔寐，劳瘵传尸"

【科 属】为安息香科植物白花树的干燥树脂。

【地理分布】生于海拔 100～2000 米的山谷、山坡、疏林或林缘。江西、福建、广东、湖南、广西、海南、贵州、云南等地多有分布。

【采收加工】树干经自然损伤，或于夏、秋两季割裂树干，收集流出的树脂，阴干。

【药理作用】祛痰。

【化学成分】树脂类：桂皮酸松柏醇酯，苏门树脂酸，肉桂酸肉桂酯等；有机酸类：肉桂酸，苯甲酸等。

【性味归经】辛、苦，平。归心、脾经。

【功能主治】行气活血，开窍醒神，止痛。用于中风痰厥，气郁暴厥，心腹疼痛，中恶昏迷，产后血晕，小儿惊风。

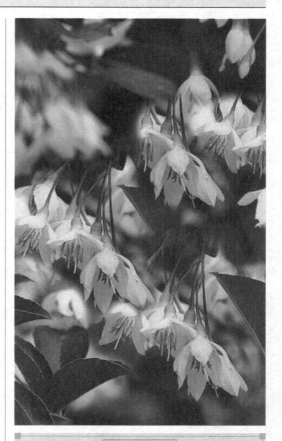

药膳养生

◎ **安息香丸**

　　本品为赭红色的大粒水蜜丸或赭色的大蜜丸，气芳香，味微苦、辛。口服，每次 1 丸，每天 2 次。
▶芳香开窍，行气止痛。对于中风，中暑，痰厥昏迷，心胃气痛有疗效。孕妇禁用。

◎ **大活络酒**

　　安息香、犀角各 5g，草乌、麻黄、乌药、人参、血竭、虎骨、天南星、全蝎、龟板各 15g，白花蛇、甘草、天麻、茯苓、白术、何首乌、骨碎补、白豆蔻、乳香、赤芍、没药、乌梢蛇各 30g，威灵仙、葛根、黑附子、当归各 40g，两头尖、贯众、羌活、黄芩、松脂、香附、玄参、官桂、藿香、沉香、僵蚕、黄连、大黄各 15g，熟地 50g，木香、青皮、丁香各 24g，细辛 9g，防风 35g，地龙 20g，麝香、片脑各 3g，牛黄 7g，65 度高粱酒 5 升。浸入高粱酒中，10 天后过滤，去渣备用。每天 1 次，每次 15 毫升，睡前 1 小时饮用。▶扶正祛风，活血通络。对于老年人行气不足，风邪侵袭，腰腿酸软疼痛，麻木等症有疗效。

本草药方

◎ **主治：**咽喉肿疼，眩晕昏倒，不省人事，牙关紧闭等症。

　　安息香 1.5g，薄荷冰 0.3g，柿霜、牛黄、麝香各 0.9g，生甘草、广木香各 15g，干姜 6g，制半夏 9g，枳壳、胖大海、山楂、桔梗、神曲各 30g。先将草木质类药碾碎过细罗，再将麝香、牛黄、薄荷冰、安息香分别研碎，兑入调匀，装入瓷瓶内密封备用。成人每服 0.4g，用黄酒或凉开水冲服。

石菖蒲 学名：Acorus gramineus Soland.

RHIZOMA ACORI TATARINOWII　Shichangpu

〖石菖蒲〗

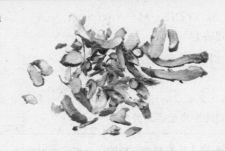

别名: 菖蒲，阳春雪，望见消，水剑草，苦菖蒲，剑草，剑叶菖蒲。

◎《本草纲目》记载石菖蒲：

"治中恶卒死，客忤癫痫，下血崩中，安胎漏，散痈肿。捣汁服，解巴豆、大戟毒。"

【科 属】为天南星科植物石菖蒲的干燥根茎。

【地理分布】生于海拔 20～2600 米的溪涧旁石上或密林下湿地。分布于黄河以南各地区。

【采收加工】秋、冬两季采挖，除去须根及泥沙，晒干。

【药理作用】改善记忆；镇静，抗惊厥；抗心律失常；解痉等。

【化学成分】挥发油类：细辛醚，α-忽布烯，石菖醚等；其他：糖，氨基酸等。

【性味归经】辛，苦，温。归心、胃经。

【功能主治】开窍豁痰，化湿开胃，醒神益智。用于脘痞不饥，神昏癫痫，噤口下痢，健忘耳聋。

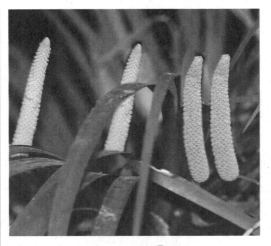

本草药方

◎ **1. 主治:** 神昏谵语，喉中痰鸣，烦躁不安，肢体抽搐。

石菖蒲、粳米、郁金、甘草各10g，生石膏150g，大青叶60g，地丁、金银花、板蓝根各30g，菊花、泽兰各15g，麦门冬、生地黄各12g。加水煎沸15分钟，滤出药液，再加水煎20分钟，去渣，两煎药液兑匀，分服，每天1剂。高热不退加羚羊角、龙胆草、青黛；烦躁痉厥加羚羊角、地龙、僵蚕、蜈蚣、全蝎、朱砂；阴液枯竭加麦门冬、沙参、西洋参；昏迷加紫雪散，安宫牛黄丸，至宝丹。

◎ **2. 主治:** 高热，头痛，昏迷。

石菖蒲、板蓝根、大青叶、远志、郁金各10g，川贝母6g，磁石、生石膏各30g，连翘、金银花、栀子、地龙、钩藤各15g。煎服法同1。每天2剂。必要时加服安宫牛黄丸1粒，每天2次。

◎ **3. 主治:** 病毒性脑炎。

鲜石菖蒲、鲜生地黄、水牛角粉各28g，胆南星、天竺黄、淡竹叶、郁金各8g，木通2g，羚羊角粉（冲）0.6g，琥珀（冲）1.5g，麝香（冲）0.09g。煎服法同1。每天2剂。

药膳养生

◎ **菖蒲粳米粥**

石菖蒲6g，冰糖适量，北粳米50g。石菖蒲研末；米与冰糖入砂锅内，加水450毫升，煮至米开汤未稠时，调入菖蒲末煮稠粥。每天2次，温热食。▶开窍宁神，芳香化湿。适用于湿浊阻滞中焦所致的不思饮食，胸脘闷胀及神情呆钝，耳聋不聪等症。

◎ **菖蒲羹**

石菖蒲25g，葱白2根，猪肾1对。菖蒲用米泔水浸12小时，猪肾剖去脂膜臊腺，切碎洗净。水2.5升煮菖蒲，取汁2.2升左右，去渣，放入猪肾片、葱白及五味调料煮做羹，以羹煮粥服食。▶益肾开窍。适用于耳鸣如风水声，肾虚耳聋，腰痛膝软等症。

◎ **菖蒲浸酒**

菖蒲1.2g，木通（锉）80g，磁石（捣碎水淘去赤汁）200g，桂心、防风（去芦头）各120g，牛膝（去苗）120g。上细锉，用生绢袋盛，用酒1瓶入药。浸6天。每天食前暖1小盏服。▶醒神益智。适用于虚劳耳聋。

补气安神篇

养心安神

补肾抗癌

补气补血

平肝息风

心悸降压

涩肠止泻

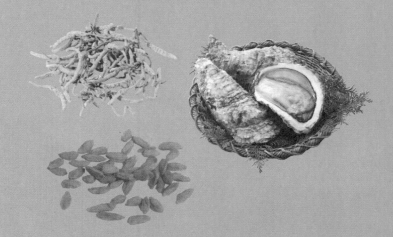

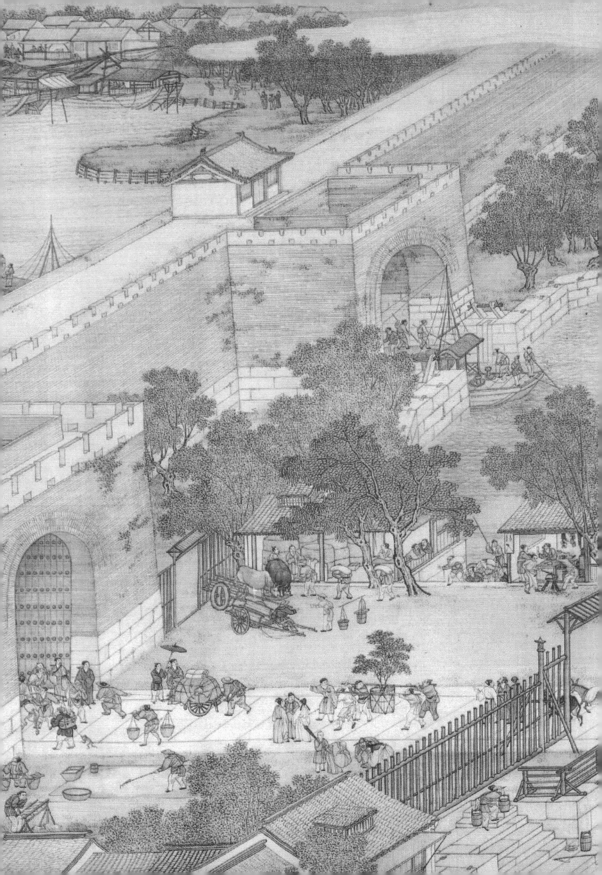

安神药

【概念】

在中医药理论中凡以镇静安神为主要作用，用治心神不安、失眠、惊痫、狂妄等症的药物，统称安神药。

【功效】

本类药物主入心经与肝经。《内经》曰："心藏神""肝藏魂"，人体的意识、精神、思维活动，与心、肝二脏的功能状态有着密切的关系。心神受扰或心神失养，都会导致神志的异常。本类药物有镇惊安神或养心安神的效用，因此能安定神志，使人的精神、意识、思维活动恢复正常。

【药理作用】

中医学科学研究表明，安神药主要具有镇静、催眠、抗惊厥、抑制中枢神经系统等作用。某些药物还有强心、祛痰止咳、改善冠状动脉血循环、抑菌、提高机体免疫功能、防腐等作用。

【适用范围】

安神药主要用于治疗心火亢盛、痰热扰心或心脾两虚、肝郁化火、阴血不足、心肾不交等原因所引起的心悸怔忡、心神不宁、癫狂、失眠多梦及惊风等病证。某些安神药还兼有平肝、解毒、敛汗、祛痰、润肠等作用，还可用治疗肝阳眩晕、热毒疮肿、自汗盗汗、痰多咳喘、肠燥便秘等症。

【药物分类】

安神药按性能、药物作用的不同，分为重镇安神药和养心安神药两类。

重镇安神药，属质重的矿石药及介类药，安神解毒、清心镇惊，主要用于痰火扰心、心火炽盛、肝郁化火以及惊吓等引起的心神不宁、心悸失眠及惊痫、肝阳眩晕、视物昏花、耳鸣耳聋、肾虚气喘等症。临床常用的重镇安神药有朱砂、磁石、龙骨、琥珀等。本类药物有镇静安神的功效，能镇定浮阳，但不能消除导致浮阳的其他因素，因此在应用时应考虑配伍适当的药物。

养心安神药，多属于植物种子、种仁，具有甘润滋养的性味，因此有滋养心肝、交通心肾的作用。主要用于阴血不足、心脾两虚、心肾不交等所致的心悸怔忡、虚烦不眠、健忘多梦、遗精盗汗、惊悸多梦、体虚多汗、忧郁失眠等症。中医验方、奇方、偏方常用的养心安神药有酸枣仁、柏子仁、合欢皮、首乌藤、远志、灵芝、缬草等药。

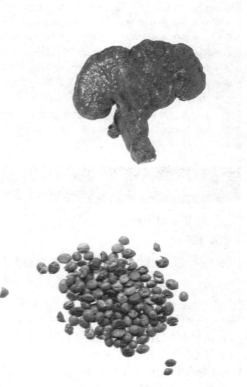

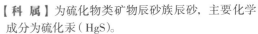
朱砂 学名：Cinnabaris.

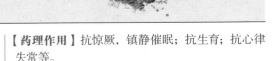

CIHNNABARIS　Zhusha

〖朱砂〗

别名：丹砂，赤丹，光明砂，辰砂。

◎《本草纲目》记载朱砂：

"治惊痫，解胎毒，痘毒，驱邪疟，能发汗。"

【科 属】为硫化物类矿物辰砂族辰砂，主要化学成分为硫化汞（HgS）。

【地理分布】湖南、湖北、四川、广西、贵州、云南等省区为其主产区。

【采收加工】采挖后选取纯净者，用磁铁吸净含铁的杂质，再用水淘去杂石和泥沙后使用。

本草药方

◎ **1. 主治**：各种疔疮，疮头紫黑起红线，神志昏迷。

朱砂6g，硇砂（生）3g，麝香0.3g，枯矾、红粉各1.5g，大青盐（煅）1g。大青盐放于锈刀上火煅，至不响最佳，再和其余五味一同研制成细末。瓷瓶收贮，不要使泄气。用时，先将疔疮顶用针刺破，以见鲜血为度，然后将药末数上，填满针眼，用拔毒膏药贴住。每天换3次。换药时，须将以前所敷药末去净，再换新药。

◎ **2. 主治**：蛇头疔。

朱砂3g，鲜苍耳草虫40只，五倍子虫3g，铁锈粉2g，麝香0.5g。一起捣成泥，涂数于患指，每天1次。

【药理作用】抗惊厥，镇静催眠；抗生育；抗心律失常等。

【化学成分】主要含硫化汞，还含有镁、钡、锰、铅、锌、铜等元素。

【性味归经】甘，微寒，有毒。归心经。

【功能主治】安神解毒，清心镇惊。对心悸易惊，失眠多梦，小儿惊风，癫痫发狂，口疮，视物昏花，喉痹，疮疡肿毒均有疗效。

药膳养生

◎ **朱砂猪心**

朱砂3g，猪心1个。猪心剖开，将朱砂放入猪心内，用线扎好，煮熟连朱砂一起服用。▶宁心安神，清心镇惊。适用于失眠、心悸等症。

◎ **朱砂蒸鸡肝**

朱砂3g，鸡肝2具，味精、食盐少量。鸡肝洗净，切成2厘米长、1厘米厚的块；朱砂为细末，和鸡肝拌匀，盛于碗内，大火蒸熟。▶养肝明目，宁心安神。适用于视力减退，肝虚目暗，小儿疳目，夜盲，眼角膜软化，心神不安等症。

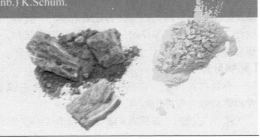

琥珀 学名：Campsis grandiflora (Thunb.) K.Schum.

SUCCINUM　Hupo

〖琥珀〗

别名：虎珀，虎魄，琥瑰，血珀，红琥珀。

◎《名医明录》记载琥珀：

"安五脏，定魂魄，……消瘀血，通五淋。"

【科 属】为古代松科松属植物的树脂，埋藏于地下多年久而转化成的化石样物质。

【地理分布】主要分布于白垩纪或第三纪的沙砾岩、煤层的沉积物中。产于河南、辽宁、云南、广西、贵州等地。

【采收加工】从地层或煤层中挖出后，除去沙石、泥土等杂质。

【药理作用】抗惊厥，镇静等。

【化学成分】元素成分：钾、钙、镁、钠、铁、磷、铜、锌、锰等；树脂类：琥珀银松酸，琥珀松香高酸，琥珀脂醇等。

【性味归经】甘，平。归心、肝、膀胱经。

【功能主治】活血散瘀，镇惊安神，利尿通淋。用于心神不安，惊风，心悸失眠，癫痫，心腹刺痛，痛经经闭，癥瘕积聚，尿痛，尿频，水肿，癃闭，瘰疬瘿瘤，疮痈肿毒等。

药膳养生

◎ 琥珀酸枣仁冲剂

琥珀30g，炒酸枣仁500g。各研为细末，拌匀，分包，每包12g。每晚睡前以白开水冲服1包。▶适用于心中焦虑，入睡困难。

本草药方

◎ 1. 主治：急性支气管炎，咳嗽。

川贝母、半夏各8g，橘红、僵蚕、杏仁、麦门冬、石膏、南星各5g，全蝎5个，白及、琥珀各2g。一同搅碎研磨成细末。每次冲服10g。每天3次。

◎ 2. 主治：泌尿系结石。

嫩桑枝、金钱草、滑石、海金沙草各28g，鸡内金（研末，冲）、石韦、冬葵子、草薢各15g，琥珀末（冲服）2g。加水煎沸15分钟，滤出药液，再加水煎20分钟，去渣，两煎药液调兑均匀，分服，每天1剂。

龙骨 学名：Os Draconis.

OS DRACONIS　Longgu

〖龙骨〗

别名：白龙骨，花龙骨，生龙骨，煅龙骨。

◎《本草纲目》记载龙骨：

"益肾镇惊，止阴疟，收湿气脱肛，生肌敛疮。"

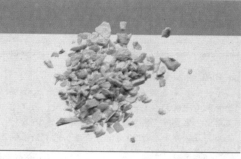

【科 属】为古代哺乳动物如象类、三趾马类、犀类、牛类、鹿类等的骨骼的化石。由磷灰石、方解石以及少量黏土矿物组成。

【地理分布】1. 磷灰石　内蒙古、河南、河北、陕西、山西、湖北、甘肃、四川等地多有出产。

2. 方解石　分布广泛。主产于沉积岩和变质岩中，金属矿脉中也多有存在，而且晶体较好，河北、江西、湖南、河南、安徽、四川等地均有出产。

【采收加工】挖出后，除去泥土以及杂质。五花龙骨质酥脆，出土后，露天放置于空气中极易破碎，常用毛边纸粘贴。

【药理作用】促进血液凝固；抗惊厥；减少血管通透性等。

【化学成分】有机成分：丙酸，乙酸，异丁酸，龙脑，戊酸等；无机成分：主要含磷酸钙和碳酸钙，还含有锌、铁、铜等元素。

【性味归经】甘，涩，平。归心、肝、肾经。

【功能主治】镇惊安神，收敛固涩，平肝潜阳。可用于心神不宁，惊痫癫狂，心悸失眠，头晕目眩，遗精，滑精，崩漏，带下，遗尿，尿频，自汗，盗汗，外伤出血，疮疡久溃不敛，湿疮痒疹等。

本草药方

◎ 1. 主治：胃肠神经官能症，自觉食物停滞胃脘梗塞不下。

龙骨、牡蛎、代赭石各28g，党参、白芍、枳壳、半夏、旋覆花、大红枣各10g，桂枝、甘草、吴茱萸各5g。加水煎沸15分钟，滤出药液，再加水煎20分钟，去渣，两煎药液调兑均匀，分服，每天1剂。

◎ 2. 主治：烧伤，烫伤。

龙骨、大黄、生石膏、儿茶各等份。一同研制成极细末，用冷茶水调成稀糊状，敷于伤处，用消毒纱布盖好，每天换药1次。

◎ 3. 主治：更年期综合征，忧郁型。

龙骨（先煎）、牡蛎（先煎）各18g，酸枣仁、党参各15g，半夏、柴胡、郁金各10g，石菖蒲、黄芩各8g。煎服法同1。每天1剂。

药膳养生

◎ 龙骨粳米粥

龙骨20g，粳米100g。先以水煎龙骨20分钟，去龙骨入粳米，熬为稠粥。每晚服1次。▶对于失眠，心悸有疗效。

合欢 学名：Albizia julibrissin Durazz.

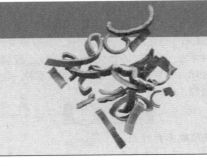

CORTEX ALBIZIAE　Hehuanpi

『合欢皮』

别名：夜合皮，合欢木皮。

◎《本经》记载合欢皮：

"安五脏，和心志，令人欢乐无忧，明目。"

【科属】为豆科植物合欢的干燥树皮。

【地理分布】生于山坡或栽培于庭院、街道两旁。分布于华东、东北、中南及西南各地。

【采收加工】夏、秋两季剥取，晒干。

【药理作用】催眠，镇静；抗过敏；抗生育；抗肿瘤。

【化学成分】皂苷类：合欢酸，合欢苷，合欢三萜内酯，合欢皂苷Ⅰ、合欢皂苷Ⅱ、合欢皂苷Ⅲ，金合欢苷B等；其他：3-三羟基黄酮、4-三羟基黄酮、7-三羟基黄酮，鞣质等。

【性味归经】甘，平。归心、肝、肺经。

【功能主治】活血消肿，解郁安神。用于心神不宁，忧郁失眠，跌打伤痛，肺痈疮肿。

本草药方

◎ **1. 主治：胃下垂，腹胀，微痛。**

升麻、木香各60g，谷芽、合欢皮、太子参、保和丸（冲服）各12g，五灵脂、吴茱萸、肉豆蔻、黑蒲黄、生香附、熟香附各5g。加水煎沸15分钟，滤出药液，再加水煎20分钟，去渣，两煎药液调兑均匀，分服，每天1剂。

◎ **2. 主治：精神病，情绪急躁，胸胁满闷，抑郁焦怒，精神恍惚，气滞血瘀，月经不调，经色紫暗，舌有瘀斑瘀点。**

茯神、当归、郁金、川芎、生地黄、红花、桃仁、远志、合欢皮、柏子仁、女贞子各12g，木香、柴胡、赤芍各8g。煎服法同1。每天1剂。

药膳养生

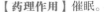

◎ **合欢皮茶**

合欢皮15g。开水冲泡。代茶饮用。▶活血消肿，解郁安神。适用于咽喉肿痛。

◎ **合欢花粳米粥**

合欢花干品30g（鲜品50g），粳米50g，红糖15g。上三味同入砂锅内，加清水50毫升，微火煮粥至稠。每晚于睡前1小时空腹温服。▶安神解郁，活血，消痈肿。适用于虚烦不安，愤怒忧郁，健忘失眠等。

柏子仁 学名：Corydalis yanhusuo W.T.Wang

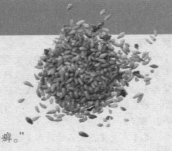

SEMEN PLATYCLADI　Baiziren

『柏子仁』

别名：柏实，柏子，柏仁，侧柏子，侧柏仁，侧柏。

◎《本草纲目》记载柏子仁：

"养心气，润肾燥，安魂定魄，益智宁神；烧沥，泽头发，治疥癣。"

【科属】为柏科植物侧柏的干燥成熟的种仁。

【地理分布】生于湿润肥沃地，石灰岩山地也有生长。东北南部，内蒙古南部，经华北向南达广东、广西北部，西至陕西、甘肃，西南贵州、四川、云南多有分布。

【采收加工】秋、冬两季采收成熟的种子，晒干，除去种皮，收集种仁。

【药理作用】催眠。

【化学成分】萜类：红松内酯，二羟基半日花三烯酸等；其他：脂肪油，挥发油，柏子醇，皂苷等。

【性味归经】甘，平。归心、肾、大肠经。

【功能主治】养心安神，润肠，止汗。用于虚烦失眠，心悸怔忡，肠燥便秘，阴虚盗汗。

本草药方

◎ **1. 主治：肝硬化。**

柏子仁、白芍、白术、生地黄、葫芦、车前子各10g，白茅根、冬瓜皮各30g，女贞子、鸡内金、旱莲草各15g。加水煎沸15分钟，滤出药液，再加水煎20分钟，去渣，两煎药液调兑均匀，分服，每天1剂。

◎ **2. 主治：白细胞减少症。**

柏子仁、黄芪、白术、党参、当归、狗脊、丹参各20g，菟丝子、酸枣仁、山药各30g，枸杞子、砂仁、远志各10g。煎服法同1。每天1剂。

药膳养生

◎ **柏子仁芡实糯米粥**

柏子仁10g，芡实20g，糯米28g，白糖1匙。柏子仁、芡实快速洗净，滤干，备用。糯米洗净后倒入小钢精锅内，柏子仁、芡实一起倒入，加冷水3大碗，中火煮粥。食用时加白糖，做早餐或当点心吃。▶补脾益肾，固精涩小便，安眠养心。适用于夜卧不宁，夜尿次数过多，睡眠不实等病证。

◎ **柏仁菊花蜜**

柏子仁、菊花各15g，蜂蜜适量。菊花、柏子仁研磨成粉后用蜂蜜水送服。▶养心安神，润肠。适用于肠燥便秘，心悸失眠等症。

何首乌 学名：Fallopia multiflora (Thunb.) Harald

CAULIS POLYGONI MULTIFLORI　Shouwuteng

【首乌藤】

别名：棋藤，夜交藤。

◎《本草正义》记载首乌藤：
"治夜少安寐。"

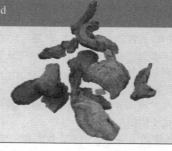

【科 属】为蓼科植物何首乌的干燥藤茎。

【地理分布】生于路边、草坡、石隙、山坡及灌木丛中。分布于华东、中南及河北、陕西、山西、甘肃、台湾、贵州、四川、云南等地。

【采收加工】每年秋、冬季节采割，去除残叶，捆成把，晾干后使用。

【药理作用】催眠，镇静；降血脂。

【化学成分】蒽醌类：大黄素甲醚，大黄素，蒽苷A等；其他：夜交藤乙酰苯苷，β-谷甾醇等。

【性味归经】甘，平。归心、肝经。

【功能主治】养血安神，祛风通络。用于血虚身痛，失眠多梦，风湿痹痛。外治皮肤瘙痒。

本草药方

◎ **1. 主治：白癜风。**

制首乌、桑葚子、补骨脂各250g，黑大豆、黑脂麻各500g，胡桃仁50个。将胡桃肉、黑芝麻炒熟后一同捣成泥状，黑大豆炒熟磨粉，制首乌、桑葚子、补骨脂烘干碾末，制成蜜丸，每丸约30g。每日3次，每次1丸，用温开水送服。

◎ **2. 主治：颈椎骨质增生，眩晕，僵硬。**

夜交藤（何首乌的地上茎）24g，丹参30g，钩藤20g，茯苓、白芍各15g，天麻、半夏、全蝎、僵蚕各10g。加水煎沸15分钟，滤出药液，再加水煎20分钟，去渣，两煎药液兑匀，分服，每天1剂。

◎ **3. 主治：腰肌劳损，腰痛，僵硬。**

首乌藤、薏苡仁各150g。共为粗末，白酒500毫升，浸泡3天，去渣，每次服20毫升，每天4次。

药膳养生

◎ **首乌鸡汤**

首乌30g，母鸡1只，调料适量。鸡洗净，首乌研末装入纱布袋后，放入鸡腹，放置容器内，加入适量清水，急火烧沸后，温火煮到烂熟，加盐、姜、黄酒调味，稍微煮透，分2次服食。▶养血安神，补精填髓，祛风通络。适用于气血不足，虚劳羸瘦，子宫脱垂，脱肛，痔疮，贫血及出血等症。

◎ **首乌煮鸡蛋**

首乌100g，鸡蛋2个。加水同煮，蛋熟后去壳，再煮片刻。饮汤吃蛋，每天1次。▶益精血，补肝肾，祛风通络。适用于肝肾不足，耳鸣耳聋，头晕目眩，腰膝酸软等症。

◎ **首乌丹参蜂蜜汁**

制首乌、丹参、蜂蜜各15g。首乌、丹参水煎去渣取汁，调入蜂蜜。每天1剂。▶养血活血，补益肝肾。用于动脉硬化，慢性肝炎，高血压等。

赤芝 学名：Ganoderma lucidum (Leyss.ex Fr.) Karst.

GANODERMA Lingzhi

【灵芝】

别名：木灵芝，菌灵芝，灵芝草。

◎《本草纲目》记载灵芝：
"疗虚劳。"

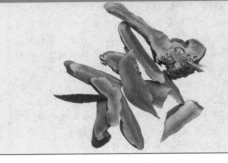

【科　属】为多孔菌科真菌赤芝或紫芝的干燥子实体。

【地理分布】1. 赤芝　生长于松科松属植物和向阳的壳斗科植物等的根际或枯树桩上。我国普遍分布，但以长江以南为多。2. 紫芝　为我国特有种，分布于长江以南高温多雨地带。生长于阔叶植物或松科松属植物的树桩上。

【采收加工】全年采收，除去杂质，剪除附有朽木、泥沙或培养基质的下端菌柄，阴干或在40～50℃烘干后使用。

【药理作用】催眠，镇静，抗惊厥；镇咳；镇痛；增强心肌收缩力；降血糖；耐缺氧；增强机体免疫力；抗肝损伤；抗过敏；抗肿瘤等。

【化学成分】多糖类：灵芝聚糖A、灵芝聚糖B、灵芝聚糖C等；萜类：灵芝酸A–D等；氨基酸、蛋白质类：酸性肽，脂酶，天冬氨酸等；生物碱类：甜菜碱等；内酯类：孢子内酯A、孢子内酯B等；甾类：麦角甾醇，β–谷甾醇等；其他：苯甲酸，腺苷，α–海藻糖，廿四烷，甘露醇，镍、钴、钙、铁等元素。

【性味归经】甘，平。归心、肺、肝、肾经。

【功能主治】止咳平喘，补气安神。用于心悸气短，眩晕不眠，虚劳咳喘。

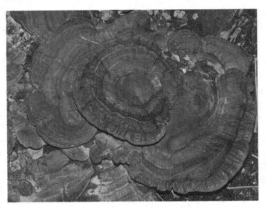

本草药方

◎ **1. 主治：闭经，血瘀型。**
　　灵芝、川芎、白芍、厚朴、木香、桃仁各5g，当归、乌药、香附、川牛膝各8g，红花、桂枝各4g，甘草3g。加水煎沸15分钟，滤出药液，再加水煎20分钟，去渣，两煎药液调兑均匀，分服，每天1剂。

◎ **2. 主治：慢性迁延性肝炎。**
　　灵芝15g，丹参、柴胡各30g，五味子10g。加水煎沸15分钟，滤出药液，再加水煎15分钟，去渣，两煎药液调兑均匀，每天1剂。

◎ **3. 主治：慢性迁延性肝炎。**
　　灵芝6g，甘草5g。加水煎，去渣，分3次，每顿饭前服用。每天1剂。

药膳养生

◎ **灵芝肉桂卤鸭**
　　灵芝、肉桂、草果各10g，鸭子1只，调料适量。鸭子宰杀后，去毛桩、内脏，清洗干净；生姜、葱洗净，切片；锅中放入灵芝、肉桂、草果水煎20分钟，取出汤汁，重复煎取2次，共取药汁3000毫升。药汁放入锅内，加姜、葱、鸭子，最好药汁没过鸭子，小火煮至鸭熟，捞起稍晾凉，锅内再放入卤汁卤熟后，捞出，净浮沫。取适量的卤汁放入锅内，加食盐、冰糖屑、味精拌匀，调好色味，放入鸭子，在微火上边滚边浇其卤汁粘在鸭子上，颜色红亮时捞出装盘。▶益肾止咳，滋阴补肺。适用于支气管炎，肺虚咳嗽，哮喘等病证。

◎ **灵芝大枣汤**
　　灵芝25g，大枣50g，蜂蜜5g。灵芝、大枣放入锅内加水共煎，取煎液共2次，合并后调兑入蜂蜜煮沸。▶对肿瘤细胞有抑制作用。适用于肿瘤防治。

平肝息风药

【概念】

在中医药理论中平肝息风药是指具有平肝潜阳、息风止痉的功效，主治肝阳上亢或肝风内动病证的药物。

【功效】

平肝息风药都属肝经，为昆虫、介类等动物药及矿石类药物，有息风止痉、平肝潜阳的功效。部分药物以其质重、性寒沉降的特性，同时具有镇静安神、解毒生肌、清肝明目、降逆、凉血等作用。

【药理作用】

中医学科学研究表明，平肝息风药主要具有抗惊厥、镇静、镇痛、降压、解热的作用。

【适用范围】

平肝息风药主要用于治疗肝风内动、肝阳上亢证。部分药物又可用治呕吐、心神不宁、呃逆、喘息、血热出血、目赤肿痛等。某些息风止痉药物，同时具有祛风通络的功效，又治疗风中经络的口眼㖞斜、痹证疼痛、痉挛、麻木等。

【药物分类】

平肝息风药可分为息风止痉药和平抑肝阳（平肝潜阳）药两类。

平肝潜阳药多为质重的介类或矿石类药物，平抑肝阳，主要用于肝阳上亢的头目眩晕、头痛、耳鸣和肝火上攻的口苦、面红、烦躁易怒、目赤肿痛、头痛头晕、视物昏花、青盲雀目等。中医验方、奇方、偏方常用的平肝潜阳药有石决明、珍珠母、紫贝齿、牡蛎、赭石、罗布麻、稆豆衣、萝芙木、蒺藜等。

息风止痉药主要用于温热病、热极动风、血虚生风、肝阳化风等所导致的眩晕欲仆、痉挛搐搦、项强肢颤等，以及风阳夹痰、痰热上扰的癫痫、惊悸失眠、目生云翳、疮疡不敛、惊风抽搐、

肢体麻木、半身不遂、妊娠子痫、高血压、咽喉肿痛、高热、口舌生疮、风毒侵袭、风湿痹痛、瘰疬、引动内风之破伤风等。牛黄、羚羊角、玳瑁、珍珠、钩藤、全蝎、天麻、僵蚕、地龙、蜈蚣等为临床上常用的息风止痉药。

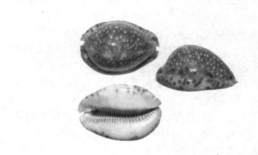

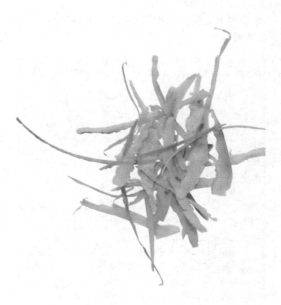

耳鲍，羊鲍，皱纹盘鲍，杂色鲍 学名：Haliotis asinina Linnaeus&

Haliotis ovina Gmelin&Haliotis discus hannai Ino&Haliotis diversicolor Reeve

CONCHA HALIOTIDIS　Shijueming

【石决明】

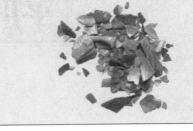

别名: 鲍鱼甲，千里光，海决明，鲍鱼壳，九孔石，决明，鲍鱼皮。

◎《山东中草药手册》记载石决明："镇肝，明目，治眩晕。"

【科 属】为鲍科动物杂色鲍、皱纹盘鲍、羊鲍或耳鲍的贝壳。

【地理分布】**1. 杂色鲍** 生活于暖海低潮线附近到10米左右深的岩礁或珊瑚礁质海底，在盐度较高、水清和藻类丛生的环境栖息较多。分布于浙江南部、台湾、福建、广西、广东、海南等地。为我国南方优良养殖种类之一。**2. 皱纹盘鲍** 喜生活于透明度高、潮流通畅、褐藻繁茂的水域，栖息于水深3～15米处。分布于山东、辽宁及江苏连云港等地。为我国鲍类中个体最大、产量最多的良种。现不仅适应我国北方沿海养殖，而且已南移到福建沿海人工养殖。**3. 羊鲍** 生活于潮下带岩石、藻类较多的海底及珊瑚礁。分布与耳鲍相同，但产量不多。**4. 耳鲍** 生活于暖海低潮线以下的岩石、珊瑚礁及藻类丛生的海底。分布于西沙群岛、海南岛、东沙群岛及台湾海峡。

【采收加工】夏、秋两季捕捉，去肉，洗净，干燥后使用。

【药理作用】提高机体耐缺氧能力；抗肝损伤；扩张气管、支气管平滑肌；抑菌；调节免疫功能等。

【化学成分】氨基酸类：天冬氨酸、甘氨酸、谷氨酸等；有机酸类：乳酸、琥珀酸、苹果酸等；磷脂类：磷脂酰胺、磷脂酰胆碱、新磷脂等；嘌呤类：鸟嘌呤、腺嘌呤、黄嘌呤等；无机成分：碳酸钙、镁、钠、钾、磷等；其他：胆甾醇，油醇，叶黄素，叶绿素等。

【性味归经】咸，寒。归肝经。

【功能主治】清肝明目，平肝潜阳。用于头痛眩晕，目赤翳障，视物昏花，青盲雀目。

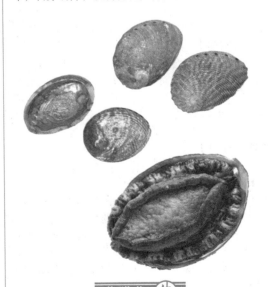

本草药方

◎ **1. 主治：** 慢性骨髓性白血病。

石决明、党参、地骨皮、龟板、生地黄、阿胶各15g，黄芪22g，牡丹皮、当归、苏木各10g。加水煎沸15分钟，滤出药液，再加水煎20分钟，去渣，两煎药液调兑均匀，分服，每天1剂。

◎ **2. 主治：** 甲亢，突眼症。

石决明、黄芩、葶苈子、浙贝母、柴胡各15g，生石膏80g，白花蛇舌草、夏枯草各50g，牡蛎30g，泽泻、车前子各20g。煎服法同1。每天1剂。

◎ **3. 主治：** 甲亢。

石决明、夏枯草、牡蛎、柴胡各25g，龟板20g，玄参、牡丹皮、白芍各15g，黄柏、龙胆草、决明子各10g，五味子5g。煎服法同1。每天1剂。

药膳养生

◎ **石决明粥**

石决明30g，粳米200g。先以水煎石决明30分钟，去渣留汁，再放入粳米熬为粥。▶可时常服用，任意量，对高血压有平抑作用。

褶纹冠蚌，三角帆蚌，马氏珍珠贝 学名：Cristaria plicata
(Leach)&Hyriopsis cumingii (Lea)&Pteria martensii (Dunker)

CONCHA MARGARITIFERA　Zhenzhumu

【珍珠母】

别名： 珠牡，珠母，真珠母，明珠母。

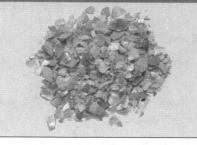

◎《**本草纲目**》记载珍珠母：
"平肝潜阳，安神魄，定惊痫，消热痞、眼翳。"

【**科 属**】为蚌科动物三角帆蚌、褶纹冠蚌或珍珠贝科动物马氏珍珠贝的贝壳。

【**地理分布**】1.**三角帆蚌** 生活于淡水泥底稍带沙质的河湖中。分布于江苏、河北、浙江、安徽等地。2.**褶纹冠蚌** 分布于全国各地。生活在湖泊、江河的泥底。3.**马氏珍珠贝** 栖息于较为平静的海湾中，岩礁、泥沙或石砾较多的海底，用足丝固着生活于岩礁或石块上，以水质较肥、潮流通畅的海区生长较好。从低潮线附近到水深 10 米左右都有生长，通常在 5 米深处较多。分布于广西沿海、广东，尤其以北部湾较为常见，广西合浦产量最高。

【**采收加工**】去肉，洗净，干燥后使用。

【**药理作用**】抗惊厥，镇静；抗肝损伤；明目；抗溃疡；抗过敏；延缓衰老；增强免疫力。

【**化学成分**】有机成分：苏氨酸、甘氨酸、脯氨酸等氨基酸，贝壳硬蛋白，磷酸乙醇胺，半乳糖基神经酰胺，卟啉等；无机成分：主要含碳酸钙，还含有铜、铝、镁、铁、锌等。

【**性味归经**】咸，寒。归肝、心经。

【**功能主治**】定惊明目，平肝潜阳。用于头痛眩晕，烦躁失眠，肝虚目昏，肝热目赤。

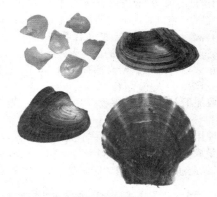

本草药方

◎ **1. 主治：更年期综合征，失眠，怕嘈声，心悸、心慌，自汗盗汗，头痛头晕，精神失常。**

珍珠母、酸枣仁、紫贝齿、磁石各22g，夜交藤30g，何首乌15g，生地黄、白芍各12g，甘草6g，朱砂（冲）1g，琥珀（冲）0.8g。加水煎沸15分钟，滤出药液，再加水煎20分钟，去渣，两煎药液调兑均匀，分服，每天1剂。

◎ **2. 主治：甲亢。**

珍珠母、女贞子、生地黄、枸杞子各25g，牡蛎、龙骨、石斛各15g，陈皮、黄芩、天花粉、山慈菇各10g，甘草5g。煎服法同1。每天1剂。

◎ **3. 主治：佝偻症。**

珍珠母、龙骨、牡蛎、石决明各10g，党参、白术、黄芪、茯苓各15g，甘草、当归、川芎各5g。煎服法同1。每天1剂。

药膳养生

◎ **珍珠母粳米粥**

珍珠母100g，粳米50g。珍珠母加水适量。煮约30分钟，去渣留汁，再用其汁同粳米煮粥。每天1次食用。▶定惊明目，平肝潜阳，清热解毒，止渴除烦。适用于温病，发热口渴，舌红苔黄，面目赤红等症。

◎ **珍珠母粳米粥**

珍珠母、生牡蛎各60g，粳米100g。珍珠母、生牡蛎加水煮约30分钟，去渣留汁（煮水约500毫升），再放入粳米一起煮成粥。每天2次。▶滋阴潜阳，定惊明目，平肝潜阳。适用于阴虚阳亢之头痛眩晕，耳鸣耳聋，肢体麻木等症。现多用于高血压，脑血管意外所致头痛眩晕之症。虚寒者不宜服用。

大连湾牡蛎，长牡蛎，近江牡蛎

学名：Ostrea talienwhanensis
Crosse&Ostrea gigas Thunberg&Ostrea rivularis Gould

CONCHA OSTREAE　Muli

〖牡 蛎〗

别名： 蛎蛤，牡蛤，蛎房，海蛎子壳，海蛎子皮，蚝皮，蚝壳。

◎《本草纲目》记载牡蛎：

"化痰软坚，清热除湿，止心脾气痛，痢下，赤白浊，消疝瘕积块，瘰疬结核。

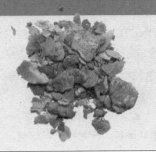

【科　属】为牡蛎科动物长牡蛎、大连湾牡蛎或近江牡蛎的贝壳。

【地理分布】**1. 长牡蛎** 栖息于潮间带至低潮线以下10米多深的泥滩以及泥沙质海底，通常在正常海水中生活的个体小，在盐度较低海水中生活的个体大。我国沿海都有分布，为河口及内湾养殖的优良品种。**2. 大连湾牡蛎** 分布于我国北方沿海。栖息于潮间带的蓄水处及低潮线以下20米左右的岩礁上，适盐度高。**3. 近江牡蛎** 生活于低潮线附近到水深7米左右的江河入海近处，适盐度为10‰~25‰。我国沿海都有分布。山东、福建、广东沿海都已人工养殖。

【采收加工】全年都可采收，去肉，洗净，晒干后使用。

【药理作用】抗溃疡；镇静；增强免疫力等。

【化学成分】糖类：D-呋喃核糖，3-甲氧基岩藻糖等；脂肪酸类：十四碳脂肪酸，正十二碳脂肪酸，十六碳脂肪酸等；甾体类：胆甾醇，22E-脱氢胆甾醇等；核苷酸类：肌苷—磷酸，黄素单核苷酸等；氨基酸类：丙氨酸，甘氨酸等；其他：B族维生素，维生素H等。

【性味归经】咸，微寒。归肝、胆、肾经。

【功能主治】潜阳补阴，重镇安神，软坚散结。用于惊悸失眠，瘰疬痰核，眩晕耳鸣，癥瘕痞块。煅牡蛎收敛固涩，用于遗精崩带、自汗、胃痛吞酸。

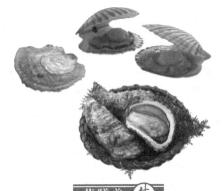

本草药方

◎ **1. 主治：上消化道出血**

牡蛎、龙骨各20g，茜草、海螵蛸、地榆、白及、白芍各15g，桂枝、甘草各6g。加水煎沸15分钟，滤出药液，再加水煎20分钟，去渣，两煎药液调兑均匀，分服，每天1剂。

◎ **2. 主治：肝硬化**

牡蛎、桑葚子、鳖甲各50g，生地黄40g，鸡内金20g，龟板胶、党参、郁金、穿山甲珠、三棱、莪术各15g，地鳖虫10g，水蛭5g。煎服法同1。每天1剂。

◎ **3. 主治：肝硬化**

牡蛎、莪术、青皮、三棱、陈皮、桃仁、乌药、赤芍、柴胡各9g，酒炒大黄、香附、昆布、红花各15g，肉桂3g。煎服法同1。每天1剂。

药膳养生

◎ **牡蛎白术苦参煮猪肚**

煅牡蛎、白术各28g，苦参15g，猪肚1个。前三味装入纱布袋，扎口；猪肚洗净，和药加水同煮，熟后去药，放入食盐调味。饮汤食肉。▶健脾补虚，涩精。适用于乏力，脾虚食少，或梦遗早泄，小便频数等症。

◎ **牡蛎知母莲子汤**

生牡蛎20g，莲子30g，知母6g，白糖6g。生牡蛎水煎半小时，取汁；莲子洗净，用热水半碗浸泡1小时，连同浸液一起倒入砂锅内，加牡蛎药汁，用小火慢炖1小时，加白糖，再炖1小时，到莲子酥烂食用。▶潜阳固精，健脾安神。适用于血压偏高者，相火旺的梦遗。

罗布麻 学名：Apocynum venetum L.

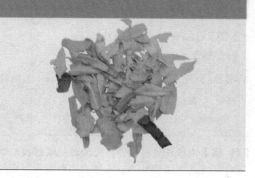

FOLIUM APOCYNI VENETI　Luobuma
【罗布麻】

别名：吉吉麻，红花草，野茶，茶叶花，红麻，野茶叶，红柳子。

◎《陕西中草药》记载罗布麻：
"清凉泻火，强心利尿，降血压。治心脏病，高血压，神经衰弱，肾炎浮肿。"

【科 属】为夹竹桃科植物罗布麻的干燥叶。

【地理分布】生长于沙漠边缘、盐碱荒地、冲积平原、河流两岸、戈壁荒滩、湖泊周围。分布于西北、华北以及辽宁、吉林、江苏、山东、河南、安徽等地。

【采收加工】每年夏、秋两季采收，晒干。

【药理作用】镇静；降压；强心；利尿；抑制血小板聚集；降血脂；增强机体免疫力；抗辐射；延缓衰老；抗病毒。

【化学成分】脂肪酸醇酯：棕榈酸蜂花醇酯，羽扇醇棕榈酸酯等；有机酸类：延胡索酸，琥珀酸等；黄酮类：金丝桃苷，槲皮素等；氨基酸类：赖氨酸，组氨酸，天冬氨酸等；其他：β－谷甾醇，鞣质，羽扇豆醇，β－香树精等。

【性味归经】甘，苦，凉。归肝经。

【功能主治】清热利水，平肝安神。用于心悸失眠，肝阳眩晕，浮肿尿少，神经衰弱，高血压，肾炎浮肿。

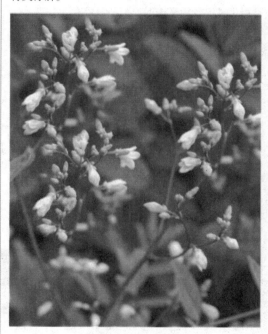

本草药方

◉ **1. 主治：高血压病，高血脂症，清热平肝，安神活血。**
罗布麻叶6g，山楂15g，五味子5g，冰糖适量（肥胖症患者可不放糖）。以上四味开水冲泡，代茶常饮。

◉ **2. 主治：头痛。**
罗布麻叶、山楂各10g，竹叶15g。水煎代茶服用。

◉ **3. 主治：高血压患者烦躁失眠。**
罗布麻叶500g。加水适量煎煮3次，去渣留液后将3次药液合并。再以小火煎煮浓缩到将要干锅时，停火晾凉，然后拌入干燥的白糖粉500g将药液吸净，混合晒干压碎，装瓶备用。用时以沸水冲开代茶饮，每次10g。

◉ **4. 主治：慢性肝炎腹胀。**
罗布麻、延胡索各6g，甜瓜蒂4.5g，公丁香3g，木香9g。共研细末，每次1.5g，每日2次，开水冲服。

药膳养生

◉ **罗布麻茶饮**
罗布麻叶35g，白糖适量。罗布麻叶放瓷杯中，加开水300毫升，盖严浸泡30分钟，加白糖8g，温饮代替茶。▶利水强心，清火降压。适用于心脏病，高血压，肾炎水肿，神经官能症等。

◉ **罗布麻泡茶**
罗布麻10g。开水冲泡。代茶饮。▶清热利水，平肝安神。适用于高血压，神经衰弱，脑震荡后遗症，眩晕，失眠，心悸，水肿。

珍 珠 学名：Concha Margaritifera Usta

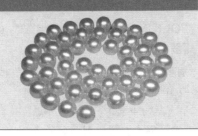

MARGARITA　Zhenzhu

【珍珠】

别名：真珠，蚌珠，真珠子，药珠，珠子，濂珠。

◎《本草纲目》记载珍珠：

"安魂魄，止遗精白浊，解痘疗毒，生难产，下死胎胞衣。"

【科 属】为珍珠贝科动物马氏珍珠贝或蚌科动物三角帆蚌或褶纹冠蚌等双壳类动物受刺激形成的固体颗粒状物。

【地理分布】1. 马氏珍珠贝 分布于广东、广西沿海，尤以北部湾较为常见，广西合浦产量最高。栖息于风浪较为平静的海湾中，岩礁、泥沙或石砾较多的海底，用足丝固着生活于岩礁或石块上，以水质较肥、潮流通畅的海域生长较好。从低潮线附近至水深10米左右均有生长，通常在5米深处较多。2. 三角帆蚌 生活于淡水泥底稍带沙质的河湖中。3. 褶纹冠蚌 生活在湖泊、江河的泥底，行动迟缓。分布于全国各地。

【采收加工】自动物体内取出，洗净，干燥后使用。

【药理作用】促进创面肉芽生长；镇静；延缓衰老；抗氧化；抗肿瘤。

【化学成分】元素：镁、钙、锰等；氨基酸类：苏氨酸，天冬氨酸，丝氨酸等；其他：糖类，类胡萝卜素，色素等。

【性味归经】甘、咸，寒。归心、肝经。

【功能主治】安神定惊，解毒生肌，明目消翳。用于惊悸失眠，目生云翳，惊风癫痫，疮疡不敛。

本草药方

☀ 主治：慢性喉炎，咽喉肿痛，喉蛾，鹅口疮，口腔炎症。

大珍珠1g，冰片18g，西瓜霜6g，硼砂2g，牛黄、寒水石、麝香、朱砂各1g。首先研磨硼砂、冰片，其次放入西瓜霜、寒水石，最后放牛黄、珍珠、麝香、寒水石、朱砂，一同研磨极细调匀，外用。

药膳养生

◎ 珍珠菱角羹

珍珠粉2g，菱角100g，冰糖25g。菱角洗净，煮熟，去壳，剁碎；冰糖打碎成屑。珍珠粉、冰糖、菱角同放炖锅内，加清水300毫升，置武火上烧沸，再用文火炖煮25分钟即成。以上为1个人的用量，2次量。每2天1次，单独食用，坚持1个月。

▶安神定惊，解毒生肌，除烦止渴，润肤。

僵 蚕 学名：Bombyx Batryticatus

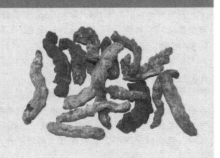

BOMBYX BATRYTICATUS　Jiangcan

【僵蚕】

别名：白僵蚕，天虫，僵虫，白僵虫。

◎《本草纲目》记载僵蚕：

"散风痰结核瘰疬，头风，风虫齿痛，皮肤风疮，丹毒作痒，痰疟癥结，妇人乳汁不通，崩中下血，小儿疳蚀鳞体，一切金疮，疔肿风痔。"

【科 属】为蚕蛾科昆虫家蚕4～5龄的幼虫感染（或人工接种）白僵菌而致死的干燥体。

【地理分布】我国江南大部分地区都有饲养。

【采收加工】多于春、秋季生产，将感染白僵菌病死的蚕干燥。

【药理作用】催眠；抗惊厥；降血糖；抗凝血；抑菌；抗肿瘤等。

【化学成分】主要含脂肪、氨基酸、蛋白质等；体表白粉中含草酸铵；此外还含有镁、钙、铁、锌等元素。

【性味归经】咸、辛，平。归肝、肺、胃经。

本草药方

◎ 1. 主治：风湿性关节炎。

僵蚕、地鳖虫、黄柏、蛞蝓、鸡血藤、防风、石南藤、姜黄、苍术、天仙藤、木瓜各12g，薏苡仁、秦艽各22g，忍冬藤15g，甘草5g，白花蛇1条，蜈蚣3条。加水煎沸15分钟，滤出药液，再加水煎20分钟，去渣，两煎药液调兑均匀，分服，每天1剂。

◎ 2. 主治：类风湿关节炎。

僵蚕、鹿角胶各10g，熟地黄、鬼箭羽各15g，白芥子、麻黄、桂枝、穿山甲珠、制草乌各5g，甘草3g。煎服法同1，每天1剂。

【功能主治】化痰散结，祛风定惊。用于咽喉肿痛，惊风抽搐，皮肤瘙痒，面神经麻痹，颏下淋巴结炎。

药膳养生

◎ 僵蚕糖藕

僵蚕8个，藕500g，红糖100g。藕洗净，切厚片，与僵蚕、红糖加水煎煮。吃藕喝汤。每天1次，连服6天。▶补血止血。适用于痔疮便后大量出血，以致心悸乏力，慢性贫血，面色㿠白，头晕耳鸣等。

◎ 僵蚕豆淋酒

僵蚕250g，黑豆250g，酒1升。黑豆炒焦，酒淋，绞去渣，贮净瓶内，加入僵蚕，5天后取用。每温饮40毫升，白天2次，夜1次。▶化痰散结，祛风定惊。适用于产后中风诸病。

赛加羚羊 学名：Saiga tatarica Linnaeus

CORNU SAIGAE TATARICAE Lingyangjiao

【羚羊角】

别名：高鼻羚羊角，羚角。

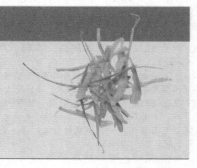

◎《本草纲目》记载羚羊角：

"平肝舒筋，定风安魂，散血下气，辟恶解毒，治子痫痓疾。"

【科 属】本品为牛科动物赛加羚羊的头角。

【地理分布】习性喜欢干旱，栖息于荒漠及半荒漠的开阔地区。在我国仅分布于新疆北部的边境地区。

【采收加工】猎取后锯它的角，晒干后可使用。

【药理作用】抗惊厥；镇静；镇痛；解热；增强心肌收缩力；降血压；提高机体耐缺氧能力。

【化学成分】甾醇类：胆甾醇，豆甾醇等；氨基酸类：亮氨酸，异亮氨酸，苯丙氨酸等；磷脂类：神经鞘磷脂，溶血卵磷脂，磷脂酰肌醇等；其他：脂肪酸及其甘油酯，钠、锌、镁、钾等元素。

【性味归经】咸，寒。归肝、心经。

【功能主治】清肝明目，平肝息风，散血解毒。用于高热惊痫，子痫抽搐，神昏痉厥，头痛眩晕，癫痫发狂，瘟毒发斑，目赤翳障，痈肿疮毒。

本草药方

◎ 1. 主治：急性期再障。

羚羊角（冲）1g，生地黄、茜草各22g，苍耳子12g，板蓝根、牡丹皮、辛夷、黄芩各10g，三七末（冲）、琥珀末（冲）各2g。加水煎沸15分钟，滤出药液，再加水煎20分钟，去渣，两煎药液调兑均匀，分服，每天2剂。

◎ 2. 主治：血热型血小板减少性紫癜。

羚羊角3g，生石膏100g，生地黄60g，丹参、白芍、牡丹皮、玄参、知母各18g，黄芩、甘草各10g。煎服法同1，每天1剂。

◎ 3. 主治：急性扁桃腺炎。

羚羊角粉1g，斑蝥20g，麝香0.1g。一同研磨成极细末，加放凡士林适量调制药膏。用小膏药一贴（胶布也行）慢火烤开，取上药膏少量，搓成黄豆粒大药丸，放置膏药中心，贴于肿侧的外颈部（对准扁桃腺）约4小时除掉。

药膳养生

◎ 羚羊菊花茶

羚羊角3g，草决明25g，菊花20g，五味子15g。一同制成粗粉末，煎水，取汁。代茶多次饮。▶清肝明目，平肝息风，散血解毒。适用于肝胆风火所导致的单纯性青光眼，头痛目痛等症状。

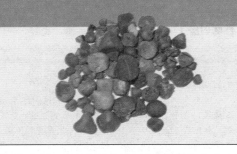

牛 学名：Bos taurus domesticus Gmelin

CALCULUS BOVIS　Niuhuang

〖牛黄〗

【别名】犀黄，丑宝，胆黄，西黄，天然牛黄。

◎《本草纲目》记载牛黄：

"痘疮紫色，发狂谵语者可用。"

【科 属】为牛科动物牛的干燥胆结石。

【地理分布】全国各地都有饲养。

【采收加工】宰牛时，若发现有牛黄，可滤去胆汁，将牛黄取出，除去外部薄膜，阴干后使用。

【药理作用】抗惊厥；镇静；镇痛；解热；降血压；增强心肌收缩力；抗炎；促进胆汁分泌；抗感染；兴奋呼吸；调节内分泌；提高机体免疫力；止血；降血脂，降血糖。

【化学成分】胆汁酸：胆酸，去氧胆酸等；胆色素：胆红素酯，胆红素等；脂类：脂肪酸，胆固醇，卵磷脂等；蛋白和氨基酸类：黏蛋白，亮氨酸，谷氨酸等；其他：钠、钾、镁、钙、铁等元素。

【性味归经】甘，凉。归心、肝经。

【功能主治】开窍，凉肝，清心，豁痰，息风，解毒。用于热病神昏，惊痫抽搐，中风痰迷，口舌生疮，癫痫发狂，咽喉肿痛，痈肿疔疮。

本草药方

◎ **1. 主治：细菌性肺炎，高热，胸闷，咳嗽喘憋。**

牛黄、麝香各0.6g，生石膏、川贝母各8g，朱砂、天竺黄各5g。一同制成细末。每次服5g。每天3次。

◎ **2. 主治：急性支气管炎，咳嗽喘憋，高热。**

牛黄、麝香各0.6g，天竺黄、朱砂各5g，生石膏、川贝母各8g。一同制成极细末。分3次冲服，每天1剂。

◎ **3. 主治：慢性胰腺囊肿。**

乳香、没药各30g，牛黄1g，麝香3g。各自制成细末，均匀调和，用稠的小米粥制成丸状。每次服3g，每天3次。

药膳养生

◎ **牛黄酒**

牛黄、钟乳（研）各3g，秦艽、麻黄（去节）、人参各3g，桂心3g，白术、龙角、当归、甘草、细辛各2g，杏仁1g，蜀椒、蜣螂（炙）各9枚。上切以绢袋盛，酒5升浸月余。每服25毫升，每天3次。▶开窍凉肝，清心豁痰，息风解毒。适用于小儿惊痫，经年小劳辄发。

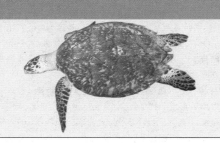

玳瑁 学名：Eretmochelys imbricata (L.)

CARAPAX ERETMOCHELYTIS　Daimao

〖玳瑁〗

【别名】明玳瑁，文甲。

◎《本草纲目》记载玳瑁：

"解痘毒，镇心神，急惊客忤，伤寒热结，狂言。"

【科 属】为龟科动物玳瑁背部的甲片。

【化学成分】脂肪酸类：棕榈酸，月桂酸，肉豆蔻酸，花生酸等；氨基酸类：角蛋白，赖氨酸，组氨酸等。

【性味归经】甘，咸，寒。入心、肝经。

【功能主治】息风定惊，镇心平肝，清热解毒。用

药膳养生

◎ **玳瑁肉汤**

玳瑁肉约500g。清炖，佐餐吃肉喝汤。▶息风定惊，镇心平肝，清热解毒，通行血脉。主治各种风毒，心惊失眠，痰热咳嗽，月经不调，二便不利等。

于神昏痉厥，眩晕，中风惊痫，疔疮肿毒，痘毒，瘟毒发斑。

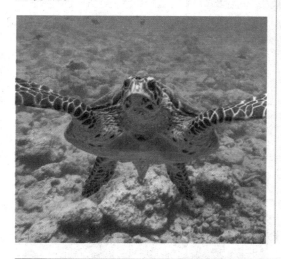

本草药方

◎1. 主治：登革热，高热不退，神昏，发斑，衄血。

玳瑁10g，生石膏120g，生地黄30g，玄参20g，知母、栀子、黄芩、连翘、竹叶、黄连、牡丹皮、赤芍药各15g，羚羊角5g。加水煎沸15分钟，滤出药液，再加水煎20分钟，去渣，两煎药液调兑均匀，分服，每天1剂。同时服用安宫牛黄丸1粒，每天2次。

◎2. 主治：痔瘘症。

玳瑁（皮纸湿包，烧灰存性）1个，血余炭30g，牛角腮（烧灰存性）1只，猪悬蹄（烧灰存性）20个，苦参60g，木耳、石菖蒲、旧棕（烧存性）、枯矾各30g，槐角子、地榆、胡麻仁、防风、雷丸、漏芦、芜荑、麝香各15g。上为极细末，炼蜜为丸如桐子大，每服3g，每天服3次，白开水送下。

东亚钳蝎 学名：Buthus martensi Karsch

SCORPIO Quanxie

【全 蝎】

别名：全虫，茯背虫，蝎子。

◎《本草纲目》记载全蝎：

"主治小儿惊痫风搐，大人痎疟，耳聋，疝气，诸风疮，女人带下，阴脱。"

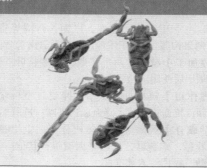

【科 属】为钳蝎科动物东亚钳蝎的干燥体。

【地理分布】喜栖息于石底及石缝的潮湿阴暗处，主要分布于河北、辽宁、山东、河南、湖北、安徽等地。

【采收加工】春末至秋初捕捉，除去泥沙，放置沸水或沸盐水中，煮到全身僵硬后，捞出，放于通风处阴干。

【药理作用】抗惊厥；镇痛；抑制血栓形成及抗凝；抑菌；抗肿瘤；抑制猪囊尾蚴活性。

【化学成分】脂肪酸类：硬脂酸，棕榈酸，油酸等；其他：铁、砷、铜等元素。

【性味归经】辛，平，有毒。归肝经。

【功能主治】攻毒散结，息风镇痉，通络止痛。用于小儿惊风，中风半身不遂，抽搐痉挛，口眼㖞斜，偏正头痛，风湿痹痛，瘰疬，疮疡。

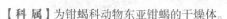

本草药方

◎1. 主治：风湿性关节炎。

全蝎、地龙、地鳖虫各3g，马钱子（土炒至黄并鼓起，再入麻油内炸至紫黑）30g，朱砂1g。每味药均研磨为末状，泛为丸，每次服1g，每天3次。

◎2. 主治：骨质增生。

全蝎3g，白僵蚕、白芷各5g，蜈蚣2条。一同研磨制成细末，撒于患处，用伤湿止痛膏固定，每天换1次。

药膳养生

◎ 全蝎酒

全蝎、白附子、僵蚕各30g，65度高粱酒250毫升。上药碎细，用酒浸于瓶中，4夜后饮用。每次饮用10毫升。▶攻毒散结，息风镇痉。适用于口眼歪斜，中风，口目瞤动等症。

钩藤　学名：Uncaria rhynchophylla (Miq.) Jacks.

RAMULUS UNCARIAE CUM UNCIS　Gouteng

【钩藤】

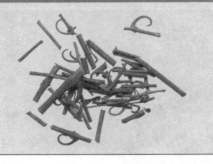

别名：钩藤，钩藤钩子，嫩钩钩，金钩藤，挂钩藤，倒挂金钩，双钩藤。

◎《本草纲目》记载钩藤：

"治大人头旋目眩，平肝风，除心热，小儿内钓腹痛，发斑疹。"

【科　属】为茜草科木质藤本植物钩藤、大叶钩藤、华钩藤、毛钩藤或无柄果钩藤的干燥带钩茎枝。

【地理分布】**1.钩藤** 分布于陕西、江西、福建、安徽、浙江、湖北、湖南、广东、四川、广西、云南、贵州等地。生长于山谷溪边的疏林中。**2.大叶钩藤** 分布于广西、广东、云南等地。生长于山地次生林中。**3.华钩藤** 分布于湖北、湖南、四川、广西、云南、贵州等地。生长于山地疏林中。**4.毛钩藤** 主产于福建、广东、广西、台湾等省区。**5.无柄果钩藤** 主产于广西、广东、云南等省区。

【采收加工】秋、冬两季采收，去除枝叶，切成段，晒干后使用。

【药理作用】镇静；降血压；抑制血小板聚集；抗惊厥；抗血栓形成；降血脂；平喘；抗肝损伤。

【化学成分】黄酮类：金丝桃苷等；生物碱类：异钩藤碱，钩藤碱，柯诺辛因碱等；其他：帽柱木菲酸，异帽柱木菲酸等。

【性味归经】甘，凉。归肝、心包经。

【功能主治】息风定惊，清热平肝。用于感冒夹惊，头痛眩晕，妊娠子痫，惊痫抽搐，高血压。

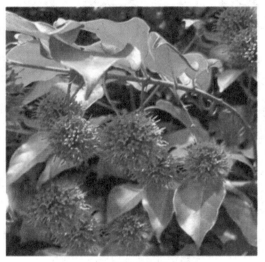

本草药方

❀ **1. 主治：肢体无力，双手鱼际肌肌萎缩。**
钩藤、何首乌、胡麻仁各10g，石斛、石决明、玉竹各30g，生地黄、白芍、麦门冬各12g，甘草5g。加水煎沸15分钟，滤出药液，再加水煎20分钟，去渣，两煎药液调兑均匀，分服，每天1剂。

❀ **2. 主治：风湿性关节炎。**
钩藤、桑白皮、鸡血藤、桑叶、忍冬藤各8g，桑枝、桑葚子、桑寄生各12g，天仙藤、防己各5g。煎服法同1，每天2剂。

❀ **3. 主治：类风湿关节炎，肢体痿软无力，有热象。**
钩藤、石斛、天花粉、知母、牛膝、甘草、桂枝、白芍、海桐皮各10g，生石膏60g，桑枝30g，忍冬藤20g。煎服法同1，每天1剂。

药膳养生

❀ **钩藤茶**
钩藤50g。每天2次，用沸水冲泡。代茶慢慢饮用。▶息风定惊。适用于早期高血压病。

❀ **钩藤乳**
钩藤8g，乳汁95毫升。钩藤水煎15分钟，取乳汁30毫升，兑入煮沸的乳汁。每服20毫升。▶定惊安神。适用于小儿惊骇夜啼，睡中时时惊惕不安，阵发性啼哭。

❀ **天麻钩藤藕粉汤**
钩藤12g，天麻8g，石决明15g，藕粉20g，白糖适量。钩藤、天麻、石决明布包煎水去渣，趁热冲熟藕粉，白糖10g调味，顿服，每天1剂，连服6剂。▶滋肾养肝，平肝潜阳。适用于梅尼埃病属肝风眩晕者。

补虚药

【概念】

在中医药理论中凡是能纠正人体气血阴阳虚衰，补虚扶弱，以治疗虚证为主要作用的药物，称为补虚药。

【功效】

补虚药大多具有甘味，能够补益精微，扶助正气，具有补虚作用。

【药理作用】

中医学科学研究表明，补虚药主要具有促进蛋白质合成、增强机体免疫功能、促进造血功能、降低血脂、调节内分泌、提高学习记忆能力、抗氧化、延缓衰老、抗心肌缺血、增强心肌收缩力、改善消化功能、抗心律失常、抗应激、抗肿瘤等作用。

【适用范围】

补虚药主要用于久病、大病之后正气不足，或者先天不足、体质虚弱，或者年老体虚所出现的各种虚证，或用于疾病过程中正气已衰、邪气未尽、抗病能力下降、正虚邪实的病证，和祛邪药一起使用，可达到扶正祛邪的目的。

【药物分类】

根据药物功效及其主治证候的不同将补虚药分为补阳药、补阴药、补气药、补血药四类。

补气药，药性甘温或甘平，具有补肺气、补脾气、补元气、补心气的作用。主治：脾气虚证，症见食欲不振、大便溏薄、面色萎黄、脘虚胀、体倦神疲，甚或脏器下垂、消瘦、血失统摄等。肺气虚证，症见气少喘促、动则益甚、声音低怯、咳嗽无力、体倦神疲、易出虚汗等。心气虚证，症见胸闷气短、心悸怔忡、活动后加剧等。临床常用的补气药有人参、党参、太子参、西洋参、白术、黄芪、白扁豆、山药、刺五加、甘草、红景天、绞股蓝、沙棘、饴糖、大枣、蜂蜜。

补阳药，药味多甘、辛、咸，性多温热，主入肾经。咸以补肾，辛甘化阳，能补助一身元阳，肾阳之虚得补，其他脏得以温煦，从而消除或改善全身阳虚诸证。主要适用于肾阳不足的畏寒肢冷、腰膝酸软、阳痿早泄、性欲淡漠、精寒不育或尿频遗尿、宫冷不孕；脾肾阳虚的脘腹冷痛或阳虚水泛的水肿；肝肾不足、精血亏虚的眩晕耳鸣、筋骨痿软、须发早白或小儿发育不良、囟门不合、齿迟行迟；肾不纳气之虚喘，肺肾两虚以及肾阳亏虚，下元虚冷，崩漏带下等证。中医验方、奇方、偏方常用的补阳药有鹿茸、海狗肾、海马、淫羊藿、仙茅、核桃仁、巴戟天、补骨脂、冬虫夏草、菟丝子、益智仁、胡卢巴、沙苑子、紫河车、蛤蟆油、肉苁蓉、锁阳、杜仲、续断、羊红膻、蛤蚧、韭菜子、紫石英。

补血药，药性甘温质润，主入心肝血分，广泛用于各种血虚证，症见面色苍白或萎黄、唇爪苍白、心悸怔忡、眩晕耳鸣，或月经愆期、量少色淡、失眠健忘，甚则闭经、舌淡脉细等。补血药熟地黄、何首乌、当归、白芍、阿胶、龙眼肉、楮实子为临床常用药。

补阴药，药性以甘寒为主，治五脏之阴虚。肺阴虚证，可见干咳无痰，或咳而少痰，或声音嘶哑；胃阴虚证，可见口干咽燥、胃脘隐痛、不欲饮食，或脘痞不舒，或咽干呃逆等；脾阴虚证，可见食后腹胀、纳食减少、唇干燥少津、便秘、干呕、呃逆、舌干苔少等；肝阴虚证，可见头晕耳鸣、眼目干涩，或爪甲不荣、肢麻筋挛等；肾阴虚证，可见头晕目眩、耳鸣耳聋、腰膝酸痛、遗精、牙齿松动等；心阴虚证，可见失眠多梦、心悸怔忡等。北沙参、明党参、玉竹、麦冬、南沙参、鳖甲、天冬、百合、黄精、石斛等为临床常用的补阴药。

人参 学名：Panax ginseng C.A.Mey.

RADIX GINSENG　Renshen

【人参】

别名：人衔，鬼盖，黄参，血参，神草，地精，棒锤。

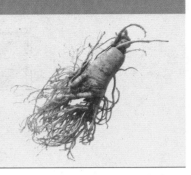

◎《本草纲目》记载人参：

"治男妇一切虚证，发热自汗，眩晕头痛，反胃吐食，痃疟，滑泻久痢，小便频数淋沥，劳倦内伤，中风中暑，痿痹，吐血、咳血，下血，血淋，血崩，胎前产后诸病。"

【科　属】为五加科植物人参的干燥根。

【地理分布】生于海拔数百米的落叶阔叶林或针叶阔叶混交林下。野生于吉林、黑龙江、辽宁及河北北部，现今吉林、辽宁栽培很多，河北、北京、山西也有引种栽培。

【采收加工】多在秋季采挖，洗净，剪去小枝根。用硫黄熏过后，放于日光下晒干，即称为生晒参；蒸2~2.5小时，取出后，烘干或晒干，就为红参。

【药理作用】抗休克；增强机体免疫功能；小剂量增强心肌收缩力，大剂量减缓心肌收缩力；延缓衰老；抗肿瘤；提高机体耐缺氧能力等。

【化学成分】挥发油类：γ-芹子烯，α-人参烯，β-榄香烯等；有机酸类：亚油酸，延胡索酸等；皂苷类：人参皂苷-Ra_1、人参皂苷-Ra_2、人参皂苷-Rb、人参皂苷-Rc、人参皂苷-Rd、人参皂苷-Rg_1、人参皂苷-Rh，西洋参皂苷-R_1，三七皂苷等；甾醇类：β-谷甾醇，胡萝卜苷等；其他：黄酮，蛋白，人参多糖等。

【性味归经】甘、微苦，平。归脾、肺、心经。

【功能主治】补脾益肺，生津，大补元气，生脉固脱，安神。用于肢冷脉微，体虚欲脱，肺虚喘咳，脾虚食少，内热消渴，津伤口渴，惊悸失眠，久病虚羸，心力衰竭，阳痿宫冷，心源性休克。

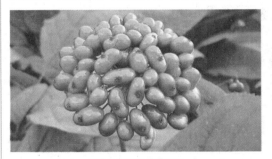

本草药方

◎ **1. 主治：溃疡性结肠炎，腹痛腹泻，脓血便，胸闷气短，舌淡苔白。**

人参8g，茯苓、白术、甘草、白扁豆、陈皮各15g，砂仁5g。加水煎沸15分钟，滤出药液，再加水煎20分钟，去渣，两煎药液调兑均匀。分服，每天1剂。夹湿热加黄连、白头翁、连翘各10g，白芍、元胡各5g，薏苡仁30g。再用黄芪、苦参、白及各20g，云南白药0.5g煎汤灌肠。

◎ **2. 主治：慢性支气管炎。**

人参、地龙各50g，丹参、胡桃肉、黄芪、补骨脂各100g，厚朴80g，肉桂、麻黄各40g，炙甘草30g，沉香22g，蛤蚧2对。一同研磨为细粉，炼蜜为丸。每次服12g。每天2次。

◎ **3. 主治：支气管扩张，咳嗽咯血。**

人参4g，牡蛎、白术各15g，甘草、茯苓各5g。煎服法同1。每天1剂。

药膳养生

◎ **人参炖乌骨鸡**

人参150g，乌骨鸡2只，猪肘500g，母鸡1只，料酒、精盐、葱、姜及胡椒粉适量。母鸡、乌骨鸡宰杀后用沸水烫一下，去毛、头，斩爪，去内脏，洗净。人参用温水洗净。猪肘用刀刮洗干净，洗净。葱切段，姜切片备用。砂锅放于旺火上，加水，放入猪肘、母鸡、葱段、姜片，沸后撇去浮沫，小火炖，到母鸡和猪肘五成烂时，将乌骨鸡和人参加入同炖，用精盐、料酒、胡椒粉调味，到鸡煮烂可食用。▶大补元气，益精血，益脾宁志。适用于老年性神经衰弱、体质虚弱、月经不调，功能性子宫出血，小儿体虚发育不良，病后体虚等症。

◎ **人参茯苓汤**

人参、茯苓各50g，一同研磨为粗末，水煎取汁。代茶饮用。▶补脾益肺，生津，大补元气，生脉固脱，安神。适用于脚气水肿，脾虚水肿，便溏等症。

党 参 学名：Codonopsis pilosula (Franch.) Nannf.

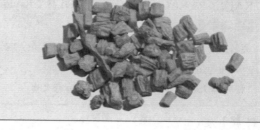

RADIX CODONOPSIS Dangshen
【党参】

别名：上党人参，防风党参，黄参，防党参，上党参，狮头参，台党参，五台参，中灵草。

◎《本草纲目》记载党参：
"能补脾肺，益气生津。"

【科 属】为桔梗科植物党参、素花党参或川党参的干燥根。

【地理分布】**1. 党参** 分布于东北、华北及宁夏、陕西、青海、甘肃、四川、河南、云南、西藏等地。生长于山地灌木丛及林缘。**2. 素花党参** 生于海拔 1500~3200 米的山地林下、林边及灌木中。分布于陕西南部、山西中部、青海、甘肃及四川西北部。**3. 川党参** 生长于海拔 900~2300 米的山地林边灌木丛中，湖北、陕西、四川、湖南、贵州等地现有大量栽培。

【采收加工】秋季采挖，洗净，晒干。

【药理作用】提高机体应激能力；增强机体免疫功能；延缓衰老；抗肿瘤；抗溃疡等。

【化学成分】挥发油类：庚酸，已酸，蒎烯等；氨基酸类：苏氨酸，天冬氨酸，异亮氨酸等；甾醇类：豆甾醇，α–蒎甾醇等；生物碱类：党参酸，胆碱，烟碱等；三萜类：木栓酮，苍术内酯Ⅱ，苍术内酯Ⅲ，蒲公英萜醇等；其他：果糖，菊糖，锌、铁、铜等元素。

【性味归经】甘，平。归脾、肺经。

【功能主治】健脾益肺，补中益气。用于脾肺虚弱，气短心悸，虚喘咳嗽，食少便溏，内热消渴。

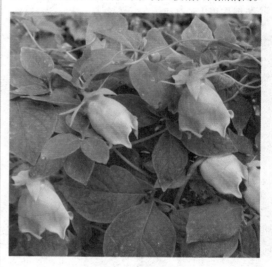

本草药方

◈ **1. 主治：**慢性结肠炎。

　　党参、茯苓、白术、肉蔻、白芍、莲子肉、薏苡仁、补骨脂各12g，扁豆、山药各15g，吴茱萸、陈皮各8g，砂仁、炙甘草各5g，大枣3枚。加水煎沸15分钟，滤出药液，再加水煎20分钟，去渣，两煎药液调兑均匀，分服，每天1剂。

◈ **2. 主治：**慢性结肠炎。

　　党参、赤芍、山楂、陈皮、白芍、木香、槐花各8g，白头翁15g，秦皮、地榆各12g，甘草、当归各5g，白术、炮姜各2g。煎服法同1。每天1剂。

◈ **3. 主治：**慢性结肠炎。

　　党参、白术、黄芪、白芍各12g，补骨脂、诃子各8g，甘草、熟附子各5g，炮姜、肉桂各2g。煎服法同1。每天1剂。

药膳养生

◎ **党参小米粥**

　　党参30g，升麻10g，小米50g。先煎党参、升麻，去渣后放入锅内煮为粥。空腹食用为佳。▶健脾益肺，补中益气。适用于气短乏力，子宫下垂。

◎ **党参百合猪肺汤**

　　党参15g，百合30g，猪肺200g。将猪肺洗净、切块，党参与百合用布包好，放入砂锅内，适量加水，慢火煎煮，熟后调味。饮汤食肺。1天内分2次服完。▶益气养肺，补虚健脾。适用于肺结核，气短咳痰，纳差闷闷，语音低弱，面色发白等症。

◎ **党参粳米粥**

　　党参、覆盆子各9g，大枣20g，粳米60g。加水煮做粥。每天1剂，连续服食6天。▶适用于气血虚弱所导致的乳汁自出症。

西洋参 学名：Panax quinquefolium L.

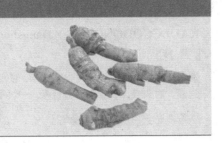

RADIX PANACIS QUINQUEFOLII　Xiyangshen

【西洋参】

别名：西洋人参，洋参，西参，花旗参，广东人参。

◎《本草从新》记载西洋参：

"补肺降火，生津液，除烦倦。虚而有火者相宜。"

【**科 属**】为五加科植物西洋参的干燥根。

【**地理分布**】原产地为北美洲，现我国东北及西安、北京、江西等地有栽培。

【**采收加工**】秋季采挖，晒干，洗净或低温干燥。

【**药理作用**】提高机体耐缺氧能力；抗应激，抗疲劳；抑制中枢神经；抗心律失常；促进肾上腺皮质激素分泌。

【**化学成分**】挥发油类：反式β－金合欢烯，已酸，辛醇，松香芹醇等；皂苷类：人参皂苷－Ro、人参皂苷－Rb$_1$、人参皂苷－Rb$_2$、人参皂苷－Rb$_3$等；果胶质及多糖：半乳糖醛酸，葡萄糖，人参三糖，酸性多糖等；有机酸类：庚酸甲酯，乙酸甲酯等；氨基酸类：赖氨酸等；其他：三七素，铁、锰、镍、钴等元素。

【**性味归经**】甘，微苦，凉。归心、肺、肾经。

【**功能主治**】清热生津，补气养阴。用于气虚阴亏，内热，虚热烦倦，咳喘痰血，口燥咽干，消渴。

本草药方

◎ **1. 主治：霉菌性肺炎。**

　　西洋参、麦门冬、百部各10g，玉竹、沙参、天花粉、知母、苦参、瓜蒌、白术、山药、地骨皮、茯苓、旱莲草各12g。加水煎沸15分钟，滤出药液，再加水煎20分钟，去渣，两煎药液调兑均匀，分服，每天1剂。

◎ **2. 主治：消化道出血。**

　　西洋参、莲子肉、茯苓、麦芽、高丽参、白术、山药、薏苡仁各12g，黑山楂肉、芡实各15g，炙甘草5g。一同研磨成细末。每次冲服10g，每天3次。

药膳养生

◎ **西洋参酒**

　　西洋参650g，米酒500g。西洋参入瓶内，用酒浸泡6天，每次空腹饮1小杯，每天2次。▶养阴清热。适用于阴虚火旺，气阴两伤，津液不足者。

◎ **西洋参粥**

　　西洋参8g，淡竹叶5g，麦冬10g，粳米30g。麦冬、淡竹叶煎汤，去渣取汁，同粳米煮粥；粥快熟时，加西洋参切片，煮到粥熟。▶益气，养阴清热。适用于气阴不足，有虚热烦渴、乏力气短等症。

大花红景天 学名：Rhodiola crenulata (Hook.f.et Thoms.) H.Ohba.

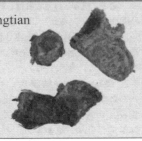

RADIX ET RHIZOMA RHODIOLAE CRENULATSE　Hongjingtian

【红景天】

别名：红景天根。

◎《西藏常用中草药》记载红景天：

"活血止血，清肺止咳，解热。治咳血，咯血，肺炎咳嗽，妇女白带等症。外用治跌打损伤，烫火伤。"

【**科 属**】为景天科植物大花红景天的干燥根及根茎。

【**地理分布**】生于海拔2800~5600米的山坡草地、灌丛中、石缝中。四川、云南、西藏等地均有分布。

【**采收加工**】秋季花茎凋枯后采挖，除去泥土，晒干或在70℃以下烘干。

【**药理作用**】抗疲劳；兴奋中枢神经；抗辐射；提

高机体耐缺氧能力；抗肿瘤。

【化学成分】氨基酸类：谷氨酸，色氨酸等；黄酮类：槲皮素等；苷及苷元：云杉素，花色苷，茵芋苷等；香豆素类：莨菪亭，香豆精等；其他：二十二醇，肉桂醇，阿魏酸二十八烷醇酯，鞣质，红景天多糖，胡萝卜甾醇，钙、钾、铁等元素。

【性味归经】甘，寒。归脾、肺经。

【功能主治】清肺止咳，健脾益气，活血化瘀。主治气虚体弱，气短乏力，病后畏寒，肺热咳嗽，咯血，跌打损伤。

◎ 红景天炖猪肺

红景天 15g，猪肺 500g，调料适量。红景天切片；猪肺洗净切为小块，以水煮沸去沫，捞出。将红景天片、猪肺块、调料等共入锅中，煮沸后小火炖至猪肺烂熟。吃肺喝汤。▶清肺止咳，健脾益气，活血化瘀。对老年性肺气肿、心悸、胸闷者有效。

扁豆 学名：Dolichos lablab L.

SEMEN LABLAB ALBUM Baibiandou

〖白扁豆〗

别名：南扁豆，峨眉豆，羊眼豆，膨皮豆，小刀豆，树豆，藤豆，眉豆。

◎《本草纲目》记载白扁豆：

"止泄泻，消暑，暖脾胃，除湿热，止消渴。"

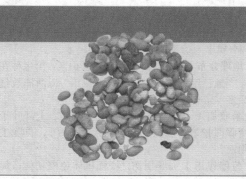

【科属】为豆科植物扁豆的干燥成熟种子。

【地理分布】主要分布于中南、华东、西南及辽宁、山西、河北、陕西等地。全国各地都有栽培。

【采收加工】每年秋、冬两季采收成熟果实，晒干，取出种子，再晒干。

【药理作用】抗菌，抗病毒；增强机体免疫功能。

【化学成分】有机酸类：油酸，棕榈酸，花生酸，泛酸等；糖类：棉子糖，水苏糖，纤维和淀粉等；含氮化合物及蛋白质：酪氨酸酶，氰苷等；其他：脂肪，淀粉酶抑制剂，胰蛋白酶抑制剂，B 族维生素、维生素 C 等。

【性味归经】甘，微温。归脾、胃经。

【功能主治】和中消暑，健脾化湿。用于脾胃虚弱，食欲不振，白带过多，大便溏泻，胸闷腹胀，暑湿吐泻。

本草药方

◎ **1. 主治：泄泻。**

白扁豆、山药、白术、炙甘草各 15g，熟地黄30g，炮姜、吴茱萸各 3g。加水煎沸 15 分钟，滤出药液，再加水煎 20 分钟，去渣，两煎药液调兑均匀，分服，每天 1 剂。

◎ **2. 主治：泄泻。**

炒白扁豆、木瓜、黄连、焦白术、山药各20g，泽泻（炒炭存性）60g，车前子（微炒）30g，党参、木香、砂仁、葛根各 15g，桔梗 8g。研为粉末。每次冲服 10g，每天 3g。

◎ **3. 主治：胃脘隐痛，十二指肠炎，吐清水，胃喜温，神疲乏力，肢冷便溏。**

白扁豆、白术、茯苓、干姜各 10g，党参 20g，木香、砂仁、诃子各 5g。煎服法同 1，每天 1 剂。

◎ **白扁豆佛手粳米粥**

白扁豆、粳米各 60g，佛手 20g。先将佛手加水煎汤，去渣后再加入扁豆、粳米煮成粥。每天 1 剂，连服 12 剂。▶适用于脾虚湿热所导致的溃疡痛。

◎ **白扁豆黄连散**

生白扁豆 150g，川黄连粉 10g。生白扁豆晒干研粉，和黄连粉混合拌匀。每服 10 克，粳米煮汁送服，每天 3 次。▶清热泻火，和胃止呕。适用于妊娠恶阻，呕吐，脘闷心烦，胁痛嗳气等症。胃脘虚寒性呕吐不宜服用。

◎ **白扁豆花北粳粥**

白扁豆花 20g，北粳米 100g。粳米煮稀粥，等粥煮熟时，放入扁豆花，慢火煮到米花粥稠。每天 2 次，早晚温热食用。▶适用于夏季感受暑湿，胸闷，发热，吐泻及赤白带下等症。

白术 学名：Atractylodes macrocephala Koidz.

RHIZOMA ATRACTYLODIS MACROCEPHALAE Baizhu

【白术】

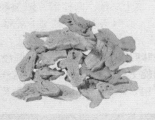

别名：山蓟，术，山芥，天蓟，山姜，山连，冬白术。

◎《医学启源》记载白术：

"除湿益燥，和中益气。其用有九：温中，一也；去脾胃中湿，二也；除胃热，三也；强脾胃，进饮食，四也；和胃，生津液，五也；主肌热，六也；治四肢倦，目不欲开，怠惰嗜卧，不思饮食，七也；止渴，八也；安胎，九也。"

【科 属】为菊科植物白术的干燥根茎。

【地理分布】原野生于丘陵地带、山区，野生种在原产地已绝迹。现在多为人工栽培，以浙江数量最多，品质最佳。

【采收加工】每年冬季下部叶子枯黄、上部叶子变脆时挖取，除去泥沙后，烘干或晒干，再除去须根。

【药理作用】抗肝损伤；增强机体免疫功能；促进胆汁分泌；抗肿瘤；抗氧化；抗菌；抗凝血等。

【化学成分】挥发油类：苍术醇，苍术酮，苍术醚，杜松脑，白术内酯等；其他：菊糖，果糖，白术多糖，丝氨酸、谷氨酸等多种氨基酸，维生素A。

【性味归经】苦、甘，温。归脾、胃经。

【功能主治】健脾益气，燥湿利水，止汗，安胎。用于脾虚食少，痰饮眩悸，腹胀泄泻，自汗，水肿，胎动不安。

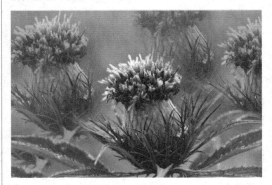

本草药方

◎ **1. 主治：白内障。**

大血藤、珍珠母各30g，刺蒺藜18g，赤芍药、白及、麦门冬各12g，黄芩、当归、木通各10g。加水煎沸15分钟，滤出药液，再加水煎20分钟，去渣，两煎药液调兑均匀，分服，每天1剂。肝经风热去刺蒺藜，加防风、玄参、黄芩各12g；阴虚火旺去刺蒺藜，加黄柏10g，知母12g，磁石30g；肝肾阴虚加女贞子30g，淮山药12g；脾气虚弱去墨旱莲、刺蒺藜，加党参、茯苓各15g，白术12g。

◎ **2. 主治：中耳炎。**

白术、枯矾、苍术各30g，食盐20g，花椒10g。一同研磨成极细末，每次取少量吹入耳中，每天两次。

◎ **3. 主治：过敏性鼻炎。**

白术、炙黄芪各12g，苍耳子、淫羊藿、桂枝、白芍药各10g，五味子5g，大枣3枚。煎服法同1，每天1剂。涕多加泽泻、牡蛎、芡实、苍术各8g。

药膳养生

◎ **白术羊肚汤**

白术30g，羊肚1个。二味加水共炖，熟后吃肉饮汤，每天3次。▶健脾调中，益气补虚。适用于久病虚弱羸瘦，四肢烦热，饮食减少等症。

◎ **白术红枣饼**

白术30g，红枣250g，干姜6g，鸡内金15g，面粉500g，调料适量。白术、干姜装纱布袋内，扎口，和红枣一起放入锅内，适量加水，大火烧沸后，用小火煮约1小时，去药包及枣核，枣肉捣泥待用；鸡内金研粉，和面粉混匀，同枣泥一起，加药汁和成面团，分别制成薄饼，小火烙熟。做点心食用。▶益气健脾，开胃消食。适用于食后脘闷，饮食无味，大便溏泻等症。

◎ **白术叶茶**

白术叶5g。将叶揉碎成粗末，放入茶杯内，沸水冲泡。代茶饮用。▶健脾益气，燥湿利水。适用于气虚及流汗。

薯蓣 学名：Dioscorea opposita Thunb.

RHIZOMA DIOSCOREAE　Shanyao

〖山药〗

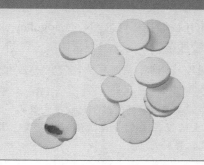

别名：署蓣，薯蓣，山芋，诸署，署豫，怀山药，九黄姜，野白薯。

◎《**本草纲目**》记载山药：

"益肾气，健脾胃，止泻痢，化痰涎，润皮毛。"

【**科 属**】为薯蓣科植物薯蓣的干燥根茎。

【**地理分布**】生于山谷林下、山坡、路旁的灌丛或杂草中、溪边，也可人工栽培。分布于华北、西北、华东和华中地区。

【**采收加工**】每年冬季茎叶枯萎后采挖，切去根头，洗净，除去外皮及须根，用硫黄熏后，干燥，俗称为毛山药；选择肥大顺直的毛山药，放于清水中，浸泡到无干心，闷透，用硫黄熏后，用木板搓成圆柱形，切齐两端后，晒干，打光，即为光山药。

【**药理作用**】降血糖；增强机体免疫功能；提高机体耐缺氧能力等。

【**化学成分**】氨基酸类：赖氨酸，组胺酸，酪氨酸，甘氨酸等；皂苷类：薯蓣皂苷；维生素类：核黄素，尼克酸，硫胺素，维生素 C 等；酚类：儿茶酚胺，多巴胺，盐酸山药碱等；其他：胆碱，蛋白，多糖，锌、钡、铜、铁等元素。

【**性味归经**】甘，平。归脾、肺、肾经。

【**功能主治**】补脾养胃，补肾涩精，生津益肺。用于脾虚食少，肺虚喘咳，久泻不止，带下，尿频，肾虚遗精，虚热消渴。

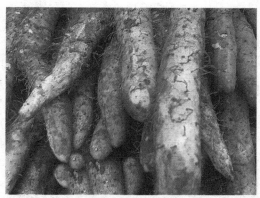

本草药方

◎ **1. 主治：肝硬化腹水。**

山药、白芍各100g，生甘草50g。加水煎沸15分钟，滤出药液，再加水煎20分钟，去渣，两煎药液调兑均匀，分服，每天1剂。

◎ **2. 主治：急性出血性小肠炎，腹胀隐痛，纳呆，面白神疲食少。**

山药、葛根、陈皮、党参、苍术、石斛、山楂、莲肉、神曲、茯苓、白术、甘草各10g。煎服法同1。每天1剂。

◎ **3. 主治：肾积水。**

山药、车前子、续断、生地黄、茯苓、牛膝、山茱萸、鸡血藤各15g，牡丹皮、桂枝、熟附子、枳实各10g。煎服法同1。每天1剂。血尿加旱莲草、白芋根各20g；小便不利加金钱草、海金沙、石韦、萹蓄、木通、瞿麦各10g；腰痛加杜仲、桑寄生各20g。

药膳养生

◎ **山药炖羊肚**

山药300g，羊肚300g，调料适量。羊肚洗净，切成3厘米长、2厘米宽的块；山药洗净，切成1厘米厚的片。同置锅内，加盐、水、姜、葱、黄酒，烧沸后转用小火炖熟。早晚空腹温热服食。▶滋肺肾，补脾胃。适用于消渴多尿症。

◎ **山药粉苡米粥**

山药粉40g，苡米30g。将上二味依常法共煮成粥。随意服食。每天2次。▶补脾养胃。适用于各类糖尿病。

◎ **山药枸杞粥**

山药50g，枸杞28g，粳米100g。前二味水煎取汁，与粳米煮成粥。早晚餐食用。▶滋补肝肾，益精明目，生津益肺。适用于肝肾不足的虚劳精亏，腰背酸痛，眼花头晕等症。

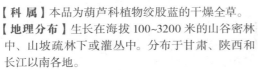

绞股蓝　学名：Gynostemma pentaphyllum (Thunb.) Makino

GOLD THERAGRAN　Jiaogulan

『绞股蓝』

别名：七叶胆，甘茶蔓，小苦药，落地生，遍地生根。

◎《全国中草药汇编》记载绞股蓝："主治慢性支气管炎，传染性肝炎，肾盂肾炎，胃肠炎。"

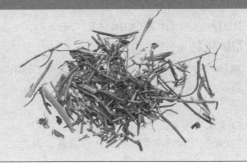

【科　属】本品为葫芦科植物绞股蓝的干燥全草。

【地理分布】生长在海拔 100~3200 米的山谷密林中、山坡疏林下或灌丛中。分布于甘肃、陕西和长江以南各地。

【采收加工】8~9 月结果前割取鲜草，除去杂质，洗净，扎成小把或切成 15 厘米左右的段，阴干或在 50~60℃烘干。

【药理作用】延缓衰老；镇静；镇痛；增强机体免疫功能；抗肝损伤；抑制血小板聚集；抗炎；抗溃疡；抗肿瘤；降血脂等。

【化学成分】氨基酸类：天冬氨酸，丝氨酸，苏氨酸等；皂苷类：绞股蓝皂苷，绞股蓝酮苷 A，人参二醇等；其他：芦丁黄酮类，维生素 C，锌、铁、锰、铜等元素。

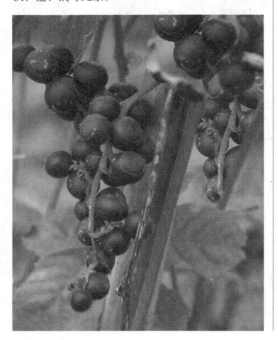

【性味归经】甘、微苦，寒。归肺、脾、心、肾经。

【功能主治】清肺化痰，补气养阴，养心安神。用于体虚乏力，咳喘痰稠，阴伤口渴，虚劳失精，心悸失眠。

本草药方

◎ **1. 主治：镇静，安眠，抗紧张。**
　　绞股蓝 50g。将洗净、阴干的绞股蓝放入茶杯中，放入沸水，泡 10 分钟即可饮用。

◎ **2. 主治：食欲不振，失眠健忘，夜尿频多。**
　　绞股蓝 10g，红枣 5 枚。两物洗净，同放锅内，加水适量，小火煮至红枣熟。每天 1 剂，吃红枣，喝汤。

药膳养生

◎ **绞股蓝山楂茶**
　　绞股蓝 15g，生山楂 30g。将绞股蓝晒干，切碎；山楂切片，与绞股蓝同入锅中。加水适量，煎煮 30 分钟，去渣取汁。代茶频频饮用，当天饮完。▶清肺化痰，补气养阴，养心安神。对于老年脂肪肝有疗效。

◎ **绞股蓝交藤饮**
　　绞股蓝 10g，夜交藤 15g，麦冬 12g。煎水，或沸水浸泡饮。▶益气安神，养心安神，养阴清心。用于气虚、心阴不足，心悸失眠，烦热不宁。

◎ **绞股蓝杜仲茶**
　　绞股蓝 15g，杜仲叶 10g。沸水浸泡饮。▶降血压，清热安神。用于高血压病，眩晕头痛，烦热不安，失眠烦躁。

◎ **绞股蓝金钱草饮**
　　绞股蓝 15g，金钱草 50g。加红糖适量，煎水饮。▶解毒清热，利湿退黄。用于病毒性肝炎，症见湿热发黄、小便黄赤短少。

沙 棘 学名：Hippophae rhamnoides L.

FRUCTUS HIPPOPHAE　Shaji

〖沙 棘〗

别名： 沙枣，醋柳果，醋柳，酸棘，黑棘。

◎《西藏常用中草药》记载沙棘：
"活血散瘀，化痰宽胸，补脾健胃。治跌打损伤，瘀肿，咳嗽痰多，呼吸困难，消化不良。"

【科 属】为胡颓子科植物沙棘的成熟干燥果实。

【地理分布】生于海拔800~3600米的向阳坡、沙漠地区、河谷阶地、砾石质的山坡和平坦沙地。我国华北、西北及四川等地均有分布。

【采收加工】秋季果实成熟或冬季果实冻硬时采收为宜，除去杂质后，干燥或蒸后干燥。

【药理作用】抗肿瘤；增强机体免疫功能；抗血栓形成；抗肝损伤；抗心肌缺血、缺氧；抗胃溃疡；抗炎等。

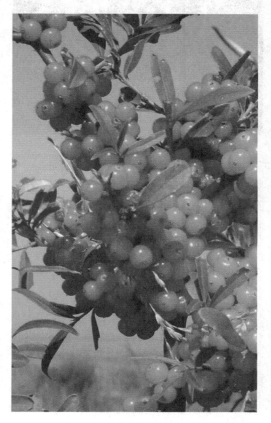

【化学成分】三萜及甾体类：齐墩果酸，麦角甾烯醇等；黄酮类：槲皮素等；有机酸类：乌索酸，月桂酸等；其他：磷脂，类胡萝卜素，糖类，氮化物，挥发油，氨基酸，蛋白质，微量元素等。

【性味归经】酸、涩，温。归肺、脾、胃、肝经。

【功能主治】消食化滞，止咳祛痰，活血散瘀。用于咳嗽痰多，消化不良，瘀血经闭，食积腹痛，跌仆瘀肿。

本草药方

◎ **1. 主治：荨麻疹，丘疹性荨麻疹，皮肤瘙痒症。**

沙棘果、党参各25g，当归、黄芩、陈皮、荆芥各20g，黄芪30g，艾叶、麻黄各10g，大枣10枚，香附15g，细辛5g。以上为成人剂量，儿童酌减。水煎服，每天服3次，每次服药量约200毫升。

◎ **2. 主治：肺病咳嗽，咯痰不利，音哑不扬，食后呕吐。**

沙棘果膏、炒莱菔子、余甘子各20g。先将莱菔子、余甘子共研为细末，过筛，再与沙棘果膏配研为细末，以蜂蜜为丸，每丸重5g。每天2次，每次1丸，噙服。

药膳养生

◎ **沙棘饮料**

纯沙棘果实汁加2倍水制为果汁饮料。每天200毫升，分多次服；或每于饭后服100毫升。▶消食化滞，止咳祛痰，活血散瘀。降血脂，止咳喘。

◎ **沙棘果炖排骨**

沙棘果35g，排骨1.2kg，调料少许。将排骨洗净；沙棘果、调料与排骨共入锅，加冷水没过排骨，慢火炖至熟透。▶消食化滞，止咳祛痰，活血散瘀。对纳食不香之跌仆瘀肿者有较好疗效。

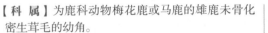
梅花鹿 学名：Cervus nippon Temminck

CORNU CERVI PANTOTRICHUM　Lurong
【鹿茸】
别名：斑龙珠。

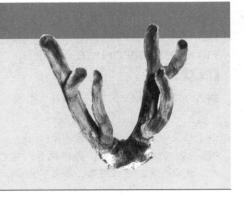

◎《本草纲目》记载鹿茸：
"生精补髓，养血益阳，强健筋骨。治一切虚损耳聋，目暗，眩晕，虚痢。"

【科　属】为鹿科动物梅花鹿或马鹿的雄鹿未骨化密生茸毛的幼角。

【地理分布】1.梅花鹿 栖息于混交林、山地草原及森林近缘。分布于华北、东北、华东、华南。
2.马鹿 栖息于混交林、高山的森林草原。分布于西北、东北及内蒙古等地。

【采收加工】每年采收两茬，夏、秋两季锯取鹿茸，头茬茸包括"二杠锯茸"和"三岔锯茸"。传统加工方法为"水煮法"，近年来又研究出"微波及远红外线法"，加工产品也分为"带血茸"和"排血茸"。

【药理作用】促进生长发育；增强机体免疫功能；性激素样作用；增加冠脉流量；延缓衰老；抗溃疡；促进创伤愈合等。

【化学成分】多糖类：酸性多糖，中性糖，葡萄糖胺，硫酸软骨素 A 等；氨基酸类：赖氨酸，色氨酸，组氨酸等；脂溶性成分：雌酮，雌二醇，卵磷脂，脑素，脑磷脂等；脂肪酸类：豆蔻酸，棕榈酸等；其他：脂肪族醇，镁、钙、铜、铁、锰等元素。

【性味归经】甘、咸，温。归肾、肝经。

【功能主治】益精血，壮肾阳，调冲任，强筋骨，托疮毒。用于阳痿滑精，赢瘦，神疲，宫冷不孕，畏寒，眩晕，耳鸣，耳聋，筋骨痿软，腰脊冷痛，崩漏带下，阴疽不敛。

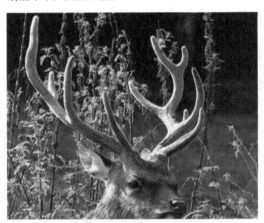

药膳养生

◎ 鹿角胶粳米粥
　　1.鹿角胶30g，粳米150g。煮粥。空腹食用。▶益精血，壮肾阳。适用于畏寒肢冷，遗精，阳痿，腰脚酸软，阴疽疮疡，乳痈初起等症。
　　2.鹿角胶30g，大米150g，生姜10g。大米煮粥，待沸后入鹿角胶、生姜煮稀粥。早晚餐食，连服20天。▶益精血，壮肾阳，强筋骨。适用于肾气不固，遗精。

◎ 鹿茸猪脬汤
　　鹿茸8g，白果仁25g，山药30g，猪膀胱1具。猪膀胱洗净，诸药捣碎，纳入膀胱内，扎口，下锅炖烂，入盐调味。汤药同服。▶温肾健脾止带，益精血，壮肾阳，调冲任，强筋骨。适用于肾虚带下清冷，小便清长，面色晦暗，腰部酸痛，小腹冷感，舌质淡，脉沉迟等症。

本草药方

◎ 1.主治：慢性支气管炎，咳嗽，气短，乏力，畏寒，精神萎靡不振，腰脊冷痛。
　　鹿角、半夏各10g，生地黄、熟地黄各15g，党参、麦门冬、淫羊藿、锁阳各12g，桂枝、白芥子各6g，生甘草、麻黄各5g，细辛3g，蛤蚧粉（吞服）2g。加水煎沸15分钟，滤出药液，再加水煎20分钟，去渣，两煎药液调兑均匀，分服，每天1剂。
◎ 2.主治：早期乳痈。
　　鹿角1根。以刀或锉刮取粉末，用时每次取鹿角粉5g，清水煎沸5分钟，吞服，每早晚各1次。

刺海马，线纹海马

学名：Hippocampus histrix Kaup&Hippocampus kelloggi Jordan et Snyder

HIPPOCAMPUS Haima

〖海马〗

别名： 水马，马头鱼，龙落子鱼。

◎《本草纲目》记载海马：

"暖水脏，壮阳道，消瘕块，治疗疮肿毒。"

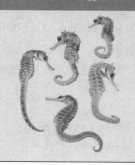

【科 属】 为海龙科动物线纹海马、三斑海马、刺海马、大海马或小海马（海蛆）的干燥体。

【地理分布】1. 线纹海马 栖息于近海藻类繁茂处，分布于我国东海和南海。**2. 三斑海马** 栖息于近海内湾水质澄清、海藻繁茂的低潮区，分布于我国东海及南海。浙江、福建、广东沿海已进行人工养殖。**3. 刺海马** 分布同线纹海马。**4. 大海马** 分布于我国广东沿海及海南岛。**5. 小海马** 我国沿海均有分布。

【采收加工】 夏、秋两季捕捞，洗净，晒干；或除去皮膜及内脏，晒干。

【药理作用】 性激素样作用；延缓衰老；抗血栓形成等。

【化学成分】 氨基酸类：牛磺酸，羟脯氨酸，天冬氨酸等；脂肪酸类：十四酸，十六酸，6-十六碳烯酸等；磷脂类：溶血磷脂酰胆碱，神经鞘磷脂，磷脂酰胆碱等；其他：蛋白质，皮肤黄色素，蛋白酶，胆固醇，钙、镁、钾、铁等元素。

【性味归经】 甘，温。归肝、肾经。

【功能主治】 温肾壮阳，散结消肿。用于阳痿，遗尿，肾虚作喘，癥瘕积聚，跌打损伤。外治痈肿疔疮。

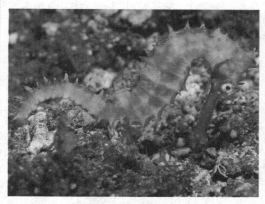

本草药方

◉ **1. 主治：** 再障，肾阳虚型，腰膝酸软，阳痿遗精，短气懒言，精神萎靡，面色苍白，形寒肢冷，自汗，便溏，舌体胖有齿痕。

海马、蛤蚧、鹿鞭、鹿肾、山药、山茱萸、鹿茸、党参各20g，熟地黄30g，茯苓、牡丹皮、白芍、枸杞子、泽泻、五味子、淫羊藿、菊花、牛膝、鸡血藤、砂仁各10g。加水煎沸15分钟，滤出药液，再加水煎20分钟，去渣，两煎药液调兑均匀，分服，每天1剂。也可配制成丸药，用量酌情。

◉ **2. 主治：** 精液不化症。

海马、牡丹皮各50g，黄柏、枸杞子、车前子各100g，生地黄、淫羊藿各200g。先将生地黄、枸杞子混煎过滤取汁，浓缩成膏状，再将余药粉碎过筛，将药末纳入膏中，让其吸收水分后晾干，炼蜜为丸，每丸重10g，每天2次，每次1丸早晚服。

药膳养生

◉ **海马酒**

海马1对，白酒500g。将海马浸入酒内，封固，两周后饮。每天临睡前饮1小杯。▶温肾壮阳，散结消肿。适用于治疗肾阳虚损，命门火衰，阳痿腰膝酸冷；孕妇、阴虚火旺者禁用。

◉ **海马童子鸡**

海马10个，净仔公鸡1只，水发香菇30g，火腿40g，精盐6g，料酒25g，葱段、姜片各15g，清汤500g。海马用温水洗净；鸡在开水中煮约5分钟取出，剔除骨取肉，连皮切成长方条；火腿、香菇切丁。将鸡条整齐摆在蒸碗里，加入海马、火腿、香菇及调料，上屉蒸1小时取出，拣去葱、姜，调入味精食用。▶补肾壮阳。适用于肾阳不足之阳痿、遗精、早泄、尿频；妇女白带清稀，小腹冷感；年老体衰，神倦肢冷等。

巴戟天 学名：Morinda officinalis How.

RADIX MORINDAE OFFICINALIS　Bajitian

【巴戟天】

别名：巴戟，巴吉天，戟天，巴戟肉，鸡肠风，猫肠筋。

◎《本草纲目》记载巴戟天：
"治脚气，去风疾，补血海。"

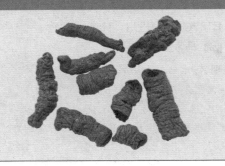

【科 属】为茜草科植物巴戟天的干燥根。

【地理分布】分布于江西、广东、福建、海南、广西等地。生长于溪边、山谷、山地疏林下，亦有人工栽培。

【采收加工】在秋、冬季采挖，挖出后，摘下肉质根，洗去泥沙，在阳光下晒到五六成干，用木棒轻轻打扁，再晒到全干。

【药理作用】促肾上腺皮质激素样作用；抗疲劳作用。

【化学成分】甾醇类：24–乙基胆甾醇，β–谷甾醇等；环烯醚萜苷类：四乙酰车前草苷，水晶兰苷等；糖类：甘露糖，葡萄糖，耐斯糖等；蒽醌类：1,6–二羟基–2,4–二甲氧基蒽醌，大黄素甲醚等；其他：棕榈酸，维生素C，锌、铁、镁、锰、钙等元素。

【性味归经】辛、甘、微温。归肾、肝经。

【功能主治】强筋骨，补肾阳，祛风湿。用于阳痿遗精，宫冷不孕，少腹冷痛，月经不调，风湿痹痛，筋骨痿软。

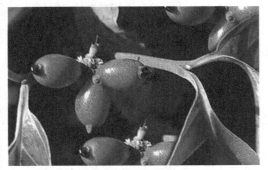

本草药方

◎ **1. 主治：更年期综合征。**

巴戟天、淫羊藿、炒知母、黄柏、菟丝子、生地黄、熟地黄、紫丹参各12g，炒白芍10g。加水煎沸15分钟，滤出药液，再加水煎20分钟，去渣，两煎药液调兑均匀，分服，每天1剂。肝肾阴虚偏于肝阳亢者去淫羊藿、巴戟天，加女贞子、菊花、枸杞子各12g，墨旱莲、钩藤各15g，生牡蛎、紫草各30g；脾肾阳虚偏于气不行水者去知母、黄柏，加黄芪20g，党参15g，泽泻、白术、茯苓各12g，肉桂5g。

◎ **2. 主治：泌尿系结石。**

巴戟天、滑石、鸡内金、白术、怀牛膝、王不留行、白芥子、冬葵子、鳖甲各15g，莱菔子、金钱草、海金沙、石韦各30g，茯苓、车前子各20g，乌药、紫苏子、熟地黄各10g。煎服法同1。每天1剂。

药膳养生

◎ **巴戟熟地酒**

巴戟天、甘菊花各60g，枸杞子30g，熟地黄30g，制附子20g，蜀椒30g，白酒1500g。上药一同捣碎，放入干净容器中，用酒浸泡，封口，6天后去渣备用。每次空心温饮2小杯，每天早晚各1次。▶强筋骨，补肾阳，祛风湿。适用于阳痿早泄，肾阳久虚，腰膝酸软等症。

◎ **巴戟炖猪大肠**

巴戟50g，猪大肠250g，调料适量。洗净猪大肠，将巴戟装入猪大肠内，放入瓷碗，加姜、葱、盐及清水适量，隔水炖熟后，再加少许味精拌匀。每天1次，连续服用。▶固下元，温肾阳。适用于妇女子宫脱垂。

◎ **巴戟胡桃炖猪脬**

巴戟天30g，猪脬（猪膀胱）1个，胡桃仁20g。将巴戟天、胡桃仁放入洗净的猪脬内，隔水炖熟后，调味服食。▶缩泉止遗，补肾助阳。适用于肾气不足，小便频数，夜甚，面色发白，神气虚弱等症。

冬虫夏草菌 学名：Cordyceps sinensis (BerK.) Sacc.

CORD YCEPS Dongchongxiacao

〖冬虫夏草〗

别名：夏草冬虫，虫草，冬虫草。

◎《本草从新》记载冬虫夏草：
"保肺益肾，止血化痰，已痨嗽。"

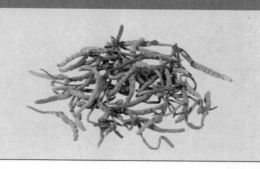

【科 属】为麦角菌科真菌冬虫夏草菌寄生在蝙蝠蛾科昆虫幼虫上的子座及幼虫尸体的复合体。

【地理分布】生于蝙蝠蛾等的幼虫体上，常见于海拔4000米以上的高山上，尤其多见于排水良好的高寒草甸。分布于青海、甘肃、四川、湖北、云南、西藏。

【采收加工】夏初子座出土、孢子未发散时挖取，晒到六七成干，除去似纤维状的附着物以及杂质，晒干或者低温干燥。

【药理作用】抗肿瘤；增强机体免疫功能；扩张支气管，平喘，祛痰；抗炎；抗菌；镇静，抗惊厥等。

【化学成分】环肽类：L-甘-L-脯环二肽等；氨基酸类：牛磺酸，赖氨酸，天冬氨酸等；糖类：D-甘露醇，半乳糖等；核苷酸类：尿嘧啶，腺嘌呤核苷，腺嘌呤等；甾醇类：胡萝卜苷，胆甾醇等；有机酸类：棕榈酸，油酸等；其他：生物碱，维生素，微量元素等。

【性味归经】甘，平。归肺、肾经。

【功能主治】止血化痰，补肺益肾。用于久咳虚喘，劳嗽咯血，腰膝酸痛，阳痿遗精。

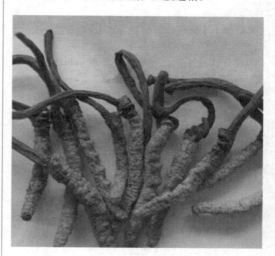

本草药方

◎ **1. 主治：再障。**

冬虫夏草、人参粉各5g，黄芪、何首乌各30g，白芍15g，女贞子、枸杞子、鸡血藤各12g，当归、淫羊藿各10g。加水煎沸15分钟，滤出药液，再加水煎20分钟，去渣，两煎药液调兑均匀，分服，每天1剂。

◎ **2. 主治：阳痿遗精。**

冬虫夏草、甘枸杞、熟地黄、潞党参、炒白术、阳起石、净韭菜子各12g，炙鳖甲、生龟板各30g，菟丝子15g，制锁阳、杜仲、当归身、淫羊藿、补骨脂、紫河车、川续断、肉苁蓉、炙甘草各8g。上药各研磨为细末，均匀调和，炼蜜为丸，如梧桐子大，金箔为衣。每次5g，每天3次，1个月为1个疗程。

药膳养生

◎ **冬虫夏草瘦肉粥**

冬虫夏草15g，小米150g，猪瘦肉50g。将冬虫夏草与小米、猪肉切成片同煮粥。喝粥吃肉。▶益精气，补虚损，润肺补肾。适用于虚喘，肺肾阴虚，咯血，劳嗽，自汗盗汗，腰膝酸痛，阳痿遗精，病后久虚不复等。

◎ **冬虫夏草蒸猪脑**

冬虫夏草15g，猪脑1只，细盐、黄酒适量。将冬虫夏草洗净，滤干备用。将猪脑挑去血筋，洗净，最好保持全脑不破碎，备用。冬虫夏草、全只猪脑放入瓷盆中，再加黄酒1匙、冷水2匙、细盐少量。瓷盆不加盖，让水蒸汽进入，隔水蒸1小时食，也可单食用。▶补脑益肾，畅肺气，除风眩。适用于肾虚头昏，行步欲跌。

蛤 蚧 学名：Gekko gecko Linnaeus

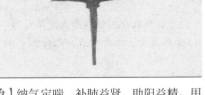

GECKO Gejie

【蛤蚧】

别名：蛤解，蛤蟹，仙蟾，蚧蛇，大壁虎。

◎《本草纲目》记载蛤蚧：

"补肺气，益精血，定喘止嗽，疗肺痈，消渴，助阳道。"

【科 属】为壁虎科动物蛤蚧的干燥体。

【地理分布】多栖息于山岩罅隙或树洞内，也见于农家屋间。以昆虫、小蜥蜴等为食。分布于福建、台湾、广西、广东、云南等地。

【采收加工】全年都可捕捉，除去内脏，拭净，用竹片撑开，使全体扁平顺直，低温干燥。

【药理作用】平喘；延缓衰老；提高机体免疫功能；激素样作用；抗炎；抗应激等。

【化学成分】氨基酸类：苏氨酸，天冬氨酸，组氨酸等；脂肪酸类：豆蔻酸，月桂酸，花生酸等；磷脂：磷脂酰胆碱，溶血磷脂酰胆碱等；其他：糖脂，胆固醇，性激素样物质，生物碱，胆碱，肌肽，磷、钙、镁等元素。

【性味归经】咸，平。归肺、肾经。

◎ 蛤蚧糯米团

蛤蚧粉25g，糯米250g。糯米洗净焙干为末，与蛤蚧粉混合均匀，加水适量，放入白糖20g，合均揉为面团，上笼蒸熟食之，每天1剂。▶纳气定喘，补肺益肾。对于支气管哮喘等症有疗效。

◎ 蛤蚧炖龟肉

蛤蚧1对，乌龟800g，火腿30g，猪瘦肉120g，鸡清汤1.5kg，花生油、盐、味精、胡椒面、绍兴黄酒、姜、葱各适量。将龟去掉硬壳、颈和爪尖，刮去黄皮，洗净切块，用开水余透捞出洗净，猪瘦肉亦用开水余好。龟肉与姜、葱一道炒片刻，加入绍兴黄酒，开锅后5分钟捞出龟肉，弃掉原汤。把龟肉放入锅内，把蛤蚧捣碎，与火腿、猪瘦肉共置于龟肉四周，加上鸡清汤、葱、姜、黄酒、盐，蒸烂后只留鱼肉、火腿、猪肉，其余拣掉，调入胡椒面即可食用。味道清香。▶滋阴降火，补益肺肾，补阴血，降气平喘。用于劳嗽咳血，肾虚气促，阳痿遗精等症有疗效。

【功能主治】纳气定喘，补肺益肾，助阳益精。用于劳嗽咳血，肾虚气促，阳痿遗精。

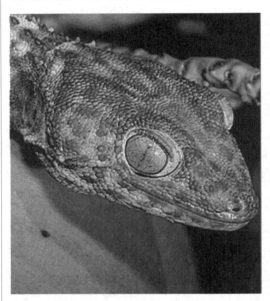

本草药方

◎ **1. 主治：吐脓痰臭痰，虚损劳嗽，喘嗽之肺痈、肺结核。**

蛤蚧（用黄酒120g浸透，阴阳瓦焙干，研磨成细面）1对，川贝母（研极细面）、蜜蜡、蜂蜜各60g。将蜜、蜡化开和蛤蚧、贝母粉末制成小丸，像绿豆般大小，每次服8g，每天3次。

◎ **2. 主治：支气管炎合并肺气肿。**

蛤蚧2对，丹参60g，生地黄、地龙、山茱萸肉各35g，泽泻、牡丹皮、人参、麦门冬、川贝母、菟丝子、茯苓、山药、胡桃仁、冬虫草各30g，五味子18g，沉香10g。研磨成细粉末，炼蜜为丸，每丸重10g。每次服1丸，每天3次。

菟丝子 学名：Cuscuta chinensis Lam.

SEMEN CUSCUTAE Tusizi

【菟丝子】

别名：菟丝实，吐丝子，黄藤子，龙须子，豆须子，缠龙子，黄丝子。

◎《本草纲目》记载菟丝子：
"治男女虚冷，添精益髓，去腰疼膝冷，消渴热中。久服去面䵟，悦颜色。"

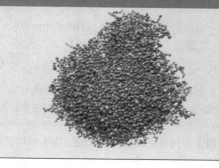

【科 属】为旋花科植物菟丝子的干燥成熟种子。

【地理分布】生于路边、田边、荒地、灌木丛中、山坡向阳处。在菊科、豆科、藜科等草本植物上多有寄生。分布于全国大部分地区，以北方地区为主。

【采收加工】秋季果实成熟时采收植株，先晒干，然后打下种子，除去杂质。

【药理作用】增强机体免疫功能；增强性腺功能；抑制血小板聚集；抗肝损伤；抗肿瘤。

【化学成分】氨基酸类：甲硫氨酸，缬氨酸，异亮氨酸等；甾醇类：豆甾醇，胆甾醇等；黄酮类：紫石英苷，槲皮素，金丝桃苷等；其他：胡萝卜素，鞣质，叶黄素，淀粉，蛋白质，糖类，钾、钙、磷、硫、铁、铜等元素。

本草药方

◎ **1. 主治：单纯疱疹病毒性角膜炎。**
菟丝子、女贞子、枸杞子各15g，黄芪、党参各30g，黄精18g，山茱萸肉12g，牡丹皮10g，五味子、川芎、升麻、陈皮、柴胡各8g。加水煎沸15分钟，滤出药液，再加水煎20分钟，去渣，两煎药液调兑均匀，分早晚两次服，每天1剂。连服3个月后改每周3剂。

◎ **2. 主治：单纯疱疹病毒性角膜炎。**
菟丝子、急性子各8g，黄精18g，枸杞子13g，金果榄10g，谷精草珠8g，密蒙花6g，炙甘草5g。煎服法同1。每天1剂。剩渣加菊花8g，枣蒺藜12g，煎汤熏洗患眼，每晚1次。

◎ **3. 主治：视网膜炎，中心性浆液性视网膜病变。对于胸闷不舒，脘痛胀满，头晕目眩，舌淡红，苔薄白，脉弦等病证也有疗效。**
菟丝子15g，生石决明24g，白芍药、当归、茯苓、枸杞子各12g，柴胡、白术各8g，薄荷、甘草各5g。煎服法同1，每天1剂。

【性味归经】甘，温。归肝、肾、脾经。

【功能主治】固精缩尿，补益肝肾，明目，安胎，止泻。用于阳痿遗精，腰膝酸软，遗尿尿频，尿有余沥，目昏耳鸣，胎动不安，肾虚胎漏，脾肾虚泻。外治白癜风。

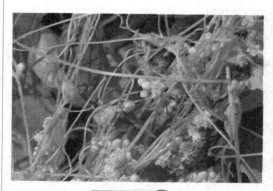

药膳养生

◎ **菟丝子粥**
菟丝子30g，粳米100g，白糖适量。先煎菟丝子，去渣，后放米煮粥，等到粥熟后，加入白糖。
▶补肾气，壮阳道，益精髓，养肝明目，固精缩尿，止泻。适用于腰膝酸痛，肾阳不足，尿有余沥等症，对阳痿滑精、目暗不明也有疗效。

◎ **菟丝枸杞麻雀**
菟丝子、枸杞子各15g，麻雀3只。将麻雀去毛、爪及内脏；二药混匀后放入麻雀腹内，用线缝好，放于砂锅内煮1小时。饮汤食麻雀。▶养肝明目，固精缩尿，补益肝肾，安胎，止泻。用于肾虚阳痿，遗精，早泄，尿频，夜尿多，头晕眼花等症。

◎ **菟丝子煎蛋**
酒制菟丝子10g，鸡蛋1个。鸡蛋打入碗内；菟丝子研磨成末，调入鸡蛋内搅匀，下锅煎熟。
▶养肝明目。适用于视物模糊，肝血不足等症。

肉苁蓉 学名：Cistanche deserticola Y.C.Ma

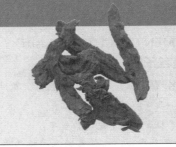

HERBA CISTANCHES　Roucongrong

『肉苁蓉』

别名：苁蓉，大芸，肉松蓉，纵蓉，地精，金笋，寸芸。

◎《本草纲目》记载肉苁蓉：

"暖腰膝，健骨肉，滋肾肝精血，润肠胃结燥。"

【科　属】为列当科植物肉苁蓉的干燥带鳞叶的肉质茎。

【地理分布】生于海拔225~1150米的荒漠中，寄生在藜科植物梭梭、白梭梭等的根上。分布于内蒙古、甘肃、青海、陕西、宁夏、新疆。

【采收加工】大多在春季苗未出土或刚出土时采挖，除去花序，切段，晒干后使用。

【药理作用】增强下丘脑－垂体－卵巢轴功能；缓泻；延缓衰老；增强机体免疫功能等。

【化学成分】苯丙苷类：海胆苷，麦角甾苷，肉苁蓉苷A、肉苁蓉苷B、肉苁蓉苷C、肉苁蓉苷H等；挥发油类：3-甲基-3-乙基己烷，6-甲基吲哚，2,6-双（1,1-二甲基乙基）-4-甲基苯酚，十七烷等；其他：N,N-甲基甘氨酸甲酯，甜菜碱，蔗糖，咖啡酸糖脂等。

【性味归经】甘、咸，温。归肾、大肠经。

【功能主治】润肠通便，补肾阳，益精血。用于不孕，阳痿，筋骨无力，腰膝酸软，肠燥便秘。

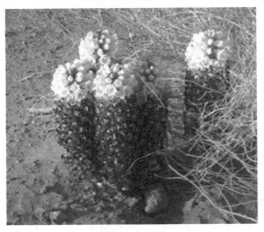

本草药方

◎ **1. 主治：缺乳，气血两虚型。**

肉苁蓉18g，何首乌、天花粉、天门冬各22g，生黄芪、山药各12g，瓜蒌仁、王不留行、穿山甲珠、党参各8g。加水煎沸15分钟，滤出药液，再加水煎20分钟，去渣，两煎药液调兑均匀，分服，每天1剂。

◎ **2. 主治：胆囊手术后发热。**

肉苁蓉、生地黄、决明子、蒲公英各30g，生白术60g，柴胡、菊花各15g，生大黄（后下）5g。煎服法同1。每天1剂。

◎ **3. 主治：再障，肾阳虚型，形寒肢冷，头晕乏力，大便溏稀，紫癜少有，舌淡。**

肉苁蓉、黄芪、补骨脂、仙茅、何首乌、枸杞子、巴戟天、菟丝子各25g，阿胶、鹿角胶、当归、鸡血藤各15g，鸡内金、白参、甘草各10g。煎服法同1。每天1剂。

药膳养生

◎ **肉苁蓉羊肉粥**

肉苁蓉30g，羊肉200g，大米40g，食盐10g。将羊肉洗净切片，放锅中加水煮熟，加大米、苁蓉煮粥，食盐、味精调味后服用。▶补肾益精，温里壮阳。适用于腰膝冷痛，阳痿遗精，肾虚面色灰暗等症。

◎ **肉苁蓉炖羊腰子**

肉苁蓉40g，羊腰子1对。羊腰子去脂膜臊腺，切片，和肉苁蓉一起煮熟，去除苁蓉，调味后服食。▶补肾壮阳，益精养血。适用于肾虚阳痿，小便夜多，腰膝酸痛，便秘等症。

◎ **山萸苁蓉酒**

肉苁蓉60g，山萸25g，五味子35g，炒杜仲40g，川牛膝、菟丝子、白茯苓、泽泻、熟地、山萸肉、巴戟天、远志各30g，醇酒2kg。上药共加工捣碎，用绢袋或细纱布盛之，放入净瓷坛或瓦罐内，倒入醇酒浸泡，封口。春夏5日，秋冬7日，即可开封，取去药袋，过滤澄清即成。每日早晚各1次，每次空腹温饮10~15毫升。▶滋补肝肾。适用于肝肾亏损，头昏耳鸣，耳聋，怔忡健忘，腰脚软弱，肢体不温等症。

中国林蛙 学名：Rana temporaria chensinensis David

OVIDUCTUS RANAE　Hamayou

〖蛤蟆油〗

别名：田鸡油，哈什蟆油，蛤蟆油，蛤蚂油。

◎《饮片新参》记载蛤蟆油：
"养肺、肾阴。治虚劳咳嗽。"

【科　属】为蛙科动物，中国林蛙雌蛙的输卵管，经采制干燥而得。

【地理分布】栖息在阴湿的山坡树丛中，离水体较远，营两栖生活9月底至次年3月。分布于黑龙江、吉林、内蒙古、辽宁、山西、河北、甘肃、陕西、新疆、青海、江苏、山东、四川、西藏等地。

【采收加工】选肥大的雌蛙，用麻绳从口部穿起，挂于露天风干。干燥后，用热水浸润后，立即捞起，放麻袋中闷一夜，第二天剖开腹皮，将输卵管轻轻取出，去净卵子及其内脏，放于通风处阴干。

【药理作用】抑制血小板聚集；抗疲劳；耐高温；降血脂。

【化学成分】脂类：胆固醇脂，糖脂，磷脂等；脂肪酸类：亚油酸，棕榈酸，油酸，亚麻酸等；氨基酸类：谷氨酸，甘氨酸，丙氨酸，丝氨酸，精氨酸，赖氨酸等；甾体类：胆固醇等；其他：糖类，激素，多种维生素，镁、锌、铅、钙、锂、铜等元素。

【性味归经】甘、咸，平。归肺、肾经。

【功能主治】养阴润肺，补肾益精。用于病后体虚，神经衰弱，劳嗽咯血，心悸失眠，产后虚弱，潮热盗汗等症。

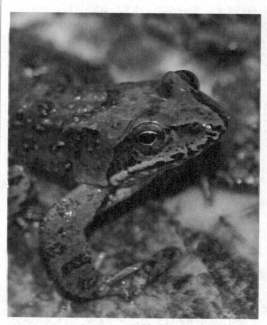

药膳养生

◎ 珍珠蛤蟆

蛤蟆油30g，蛤蟆4只（用开水烫死，剥皮筋取蛤蟆籽），猪膘肉25g，珍珠粉3g，鸡脯肉50g，火腿、冬笋、黄瓜各15g，鸡蛋清2个，香菜10g，精盐10g，花椒水、葱末、姜末各5g，鸡汤500g，芝麻油5g。将鸡脯肉和肥猪肉砸成细泥，加入鸡蛋清、鸡汤、葱、姜末、精盐搅拌。火腿、冬笋、黄瓜切成片。勺内放入汤，烧开后，移到小火上，把鸡泥和珍珠粉搅拌均匀，挤成小丸子，逐个放入汤内，待丸子漂浮后，撇净浮沫，放入火腿、冬笋、黄瓜、蛤蟆油、花椒水、精盐、味精，撇去浮沫，滴上芝麻油，盛入碗内。把香菜切成末，装入碟内，随汤上桌即可。▶养阴润肺，补肾益精，健肌肤。对于女性性功能低下、皮肤粗糙、产后虚弱，肺痨咳嗽，吐血，盗汗，神经衰弱等症有疗效。

本草药方

◎ **1. 主治：**性功能下降，虚劳干咳，痰中血丝，乏力盗汗，舌红，脉数无力。

蛤蟆油20g，天冬、麦冬、浮小麦各30g。加水煎沸15分钟，滤出药液，再加水煎20分钟，两煎药液调兑均匀，分早晚两次服。

◎ **2. 主治：**胎动不安症，心烦不寐，口干声哑。

蛤蟆油20g，旱莲草、女贞子各15g。水煎服，每天早晚分服，每天1剂。

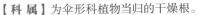

当 归　学名：Angelica sinensis (Oliv.) Diels

RADIX ANGELICAE SINENSIS　Danggui

【当 归】

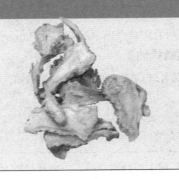

别名： 干归，马尾当归，秦归，马尾归，云归，西当归。

◎《本草纲目》记载当归：

"治头痛、心腹诸痛，润肠胃、筋骨、皮肤。治痈疽，排脓止痛，和血补血。"

【科 属】为伞形科植物当归的干燥根。

【地理分布】栽培于甘肃、陕西、四川、湖北、云南、贵州等地。

【采收加工】秋末采挖，除去须根及泥沙，待水分稍蒸发后，捆成小把，上棚，用烟火慢慢熏干。

【药理作用】促进血红蛋白、红细胞生成；抑制血小板聚集；对子宫有双向调节作用；抗血栓形成；抗心律失常；抑制心脏；降低心肌耗氧量；增加冠脉流量；降血压；扩张血管；抗动脉粥样硬化；降血脂；促进胃肠蠕动；抗肝损伤；抗变态反应；抗氧化等。

【化学成分】氨基酸类：蛋氨酸，缬氨酸等；糖类：蔗糖，当归多糖，果糖等；挥发油类：丁烯基苯酞，苯酚，邻苯二甲酸酐等；其他：异虎耳草素，花椒毒素，维生素 B_{12}、维生素 A，尿嘧啶，阿魏酸，腺嘌呤，铜、钙、磷、锌、钾、铁等元素。

【性味归经】甘、辛，温。归肝、心、脾经。

【功能主治】调经止痛，补血活血，润肠通便。用于血虚萎黄，眩晕心悸，经闭痛经，跌仆损伤，月经不调，虚寒腹痛，风湿痹痛，肠燥便秘，痈疽疮疡。

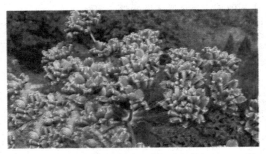

药膳养生

◎ **当归煮鸡蛋**

当归 10 克，鸡蛋 2 个。当归加水 3 碗。放入煮熟去壳、用针刺 10 多个孔的鸡蛋，煮汤至 1 碗。吃蛋饮汤。每天 2 次。▶益气养血，和血止血。适用于血虚气滞的经闭。

◎ **当归生地煲羊肉**

当归 30g，生地 30g，羊肉 300g。上三味一起煮到肉烂，加盐调味。食肉喝汤。▶益气养血，和血止血。适用于经血过多，崩漏等症。

◎ **当归炖母鸡**

当归 30g，母鸡 1 只，醪糟汁 60g。将鸡去毛并内脏洗净。当归洗去浮灰。将鸡放入砂锅内，同时加水、醪糟汁、当归、姜、葱、盐，盖严锅口，先在旺火上烧开，再用小火炖 3 小时。出锅时撒胡椒面食用。▶补气养血，润肠，补血活血。适用于气血不足，眼花头昏、心悸耳鸣、盗汗无力等；妇女月经不调、痛经；老人及产后便秘。健康人食用能益寿延年，防治贫血。

本草药方

◎ **1. 主治：大肠癌。**

黄芪30g，枸杞子、黄精、槐花、鸡血藤、马齿苋、败酱草、仙鹤草、白英各15g。加水煎沸15分钟，滤出药液，再加水煎20分钟，去渣，两煎药液调兑均匀，分服，每天1剂。脾肾两虚加党参15g，菟丝子、白术、女贞子各10g；脾胃不和加党参15g，白术、茯苓、陈皮、半夏各10g；心脾两虚加党参15g，当归、酸枣仁、茯苓各10g。同时应用西药的抗癌药物。

◎ **2. 主治：脾肿大，虚寒腹痛。**

藏红花、桃仁、血竭、川芎、当归各30g，麝香2g。研磨成细末。每次服5g，每天2次。

◎ **3. 主治：右下腹疼痛，急性阑尾炎。**

当归、川芎、白术各12g，白芍120g，茯苓、泽泻各30g，香附18g，煎服法同1。每天2剂。

驴 学名：Equus asinus L.

COLLA CORLL ASINI　Ejiao

《阿 胶》

别名： 傅致胶，盆覆胶，驴皮胶。

◎《本草纲目》记载阿胶：

"疗吐血、衄血、血淋、尿血，肠风下痢。女人血痛、血枯、经水不调、无子、崩中、带下、胎前产后诸疾。男子一切风病，骨节疼痛，水气浮肿，虚劳咳嗽喘急，肺痿唾脓血，及痈疽肿毒。和血滋阴，除风润燥，化痰清肺，利小便，调大肠。"

【科 属】马科动物驴的干燥皮或鲜皮经煎煮浓缩制成的固体胶，又称驴皮胶。

【地理分布】中国北部地区都有饲养。

【采收加工】10月至第二年5月为生产季节。先将驴皮放到容器中，用水浸软，除去驴毛，剁成小块，再用水浸泡使其白净，然后再放入沸水中，皮卷缩时捞出，再放入熬胶锅内熬炼，胶出尽后捞去驴皮，浓缩，倒入容器内，凝固后切成小块，晾干。

【药理作用】止血；提高机体耐缺氧能力；促进造血功能；抗寒冷；抗疲劳；抗休克；利尿；增强机体免疫功能；抗辐射等。

【化学成分】蛋白及氨基酸类：精氨酸，骨胶原赖氨酸，组氨酸等；其他：糖，胺，聚糖类—硫酸皮肤素，钙、钾、硫、钠、镁等元素。

【性味归经】甘，平。归肺、肝、肾经。

本草药方

◉ **1. 主治：支气管扩张，劳嗽咯血。**

阿胶（另包，烊化）、白茅根、牛膝各10g，生地黄、仙鹤草各30g，赤芍、川芎、栀子、牡丹皮、柴胡、丹参、郁金、甘草各5g。加水煎沸15分钟，滤出药液，再加水煎20分钟，去渣，两煎药液调兑均匀，每天1剂。

◉ **2. 主治：粘连性肠梗阻。**

阿胶、厚朴、枳壳、党参、枸杞子、陈皮各10g，黄芪20g，白芍15g，当归、元胡各12g，乳香、肉苁蓉、没药各8g，儿茶6g，白豆蔻5g，广木香、生甘草各2g。共为细末。每次冲服10g，每天3次。

◉ **3. 主治：上消化道出血，脾气虚弱，吐血便血量大。**

阿胶、白术、当归、艾叶炭各8g，党参15g，黄芪12g，炙甘草5g，炮姜炭2g。煎服法同1。每天2剂。

【功能主治】润燥，补血滋阴，止血。用于血虚萎黄，眩晕心悸，虚风内动，心烦不眠，肺燥咳嗽，劳嗽咯血，便血，崩漏，吐血，尿血，妊娠胎漏。

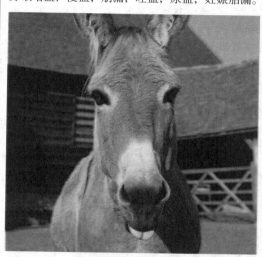

药膳养生

◉ **阿胶散**

阿胶6g，黄酒45毫升。阿胶用蛤粉炒，研磨成细末，黄酒兑温开水送服。▶润燥，补血滋阴。适用于血虚小腹空痛，经行后期，量少色淡，面色萎黄，身体瘦弱，头晕心悸等症。

◉ **阿胶羹**

阿胶、冰糖各250g，红枣500g，黄酒150毫升，桂圆肉、黑芝麻、核桃肉各150g，红枣去核，和桂圆、芝麻、核桃肉一起研磨为粉；阿胶浸于黄酒中泡10天，放入搪瓷容器内隔水蒸到阿胶全部溶化时，将红枣等药粉、冰糖加入搅匀，蒸至冰糖溶化，冷却。每晨2匙，开水冲化食用。▶润燥，补血滋阴。用于健身，润肤，中老年妇女可加人参适量，在冬至前后服用。

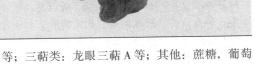

龙眼 学名：Dimocarpus longan Lour.

ARILLUS LONGAN　Longyanrou

【龙眼肉】

别名：龙眼，益智，桂圆，荔枝奴，亚荔枝，圆眼，元眼肉，龙眼干。

◎《**本草纲目**》记载龙眼肉：
"开胃益脾，补虚长智。"

【**科 属**】为无患子科植物龙眼的假种皮。

【**地理分布**】我国西南部至东南部以福建、台湾栽培最广，广东也有栽培，多植在堤岸和园圃，广东、广西南部及云南也见野生或半野生于疏林中。

【**采收加工**】夏、秋两季采收成熟的果实，干燥，除壳、核，晒到干爽不黏即可。

【**药理作用**】抗肿瘤；抗衰老；促进智力发育；增强机体免疫功能等。

【**化学成分**】黄酮类：槲皮素，槲皮苷等；维生素类：维生素 B_1、维生素 B_2、维生素 D、维生素 C

等；三萜类：龙眼三萜 A 等；其他：蔗糖，葡萄糖，鞣质，酒石酸等。

【**性味归经**】甘，温。归心、脾经。

【**功能主治**】养血安神，补益心脾。用于心悸怔忡，气血不足，血虚萎黄，健忘失眠。

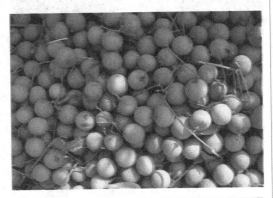

本草药方

⊛ **1. 主治：自身免疫性溶血性贫血，血虚萎黄，气血不足。**

　　龙眼肉、当归、党参、黄芪、熟地黄各20g，白芍、远志、茯神、川芎、白术、酸枣仁各10g，甘草5g。加水煎沸15分钟，滤出药液，再加水煎20分钟，去渣，两煎药液调兑均匀，分服，每天1剂。

⊛ **2. 主治：贫血，气血不足。**

　　龙眼肉、莲子、五味子、芡实、五加皮各10g。煎服法同上，每天1剂。

药膳养生

⊛ **龙眼丹参远志汤**

　　桂圆肉30g，远志、丹参各15g，红糖适量。三药水煎，加红糖调服，每天2次。▶活血化瘀，补益心脾。适用于心脾两虚，心悸气短，气滞血瘀，食少便溏，胸痛头晕，面唇青紫等症。

⊛ **龙眼沙参蜂蜜膏**

　　龙眼肉、沙参各200g，党参250g，蜂蜜30g。将党参、沙参切片，与龙眼肉同入13杯水中，煮沸1小时，过滤药液；加水2升，再煮沸30分钟，过滤药液；合并2次药液，慢火浓缩到稀流膏状；另取蜂蜜加热后过滤，并继续加热至沸，向稀流膏中边搅边加蜜煮沸后，凉食用。每次服用15毫升，每天2次，温开水冲服。▶补元气，清肺热，适用于消瘦烦渴，体质虚弱，声音嘶哑，干咳少痰等症。

⊛ **龙眼粥**

　　龙眼20g，大米150g，冰糖20g。龙眼肉洗净除去杂质，大米洗净，放入锅内，加水适量。冰糖熬成汁。锅置火上烧开，小火熬50分钟，加入冰糖汁即成。▶健脑益智，养心补血。适用于智力低下、反应较慢、血虚等症。

⊛ **糖渍龙眼**

　　鲜龙眼500g，白糖300g。龙眼去皮和核，放入碗内加白糖，反复上笼蒸3次，晾3次，至色泽变黑。制好的龙眼肉拌少许白糖，装入瓶中即成。服用时，每次服龙眼4~5粒，每日2次。▶养心血，安心神。适用于病后体弱及心血不足的失眠、健忘等症。

环草石斛 学名：Dendrobium loddigesii Rolfe.

HERBA DENDROBII　Shihu

【石斛】

别名：林兰，杜兰，悬竹，吊兰花，千年竹。

◎《本草纲目》记载石斛：
"治发热自汗，痈疽排脓内塞。"

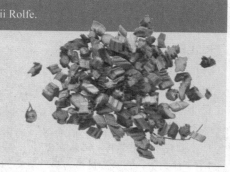

【科　属】本品为兰科植物环草石斛、马鞭石斛、黄草石斛、铁皮石斛或者金钗石斛的新鲜或干燥茎。

【地理分布】**1. 环草石斛** 附生于树上或林岩石上。分布于广西、广东、贵州、云南等地。**2. 马鞭石斛** 附生于树上或山谷岩石上。分布于云南、广西等地。**3. 黄草石斛** 附生于树上和岩石上。分布于广西、贵州、云南、西藏等地。**4. 铁皮石斛** 附生于树上。分布于贵州、广西、云南等地。**5. 金钗石斛** 附生于高山岩石上或林中树干上。分布于台湾、湖北、广西、广东、贵州、四川、云南等地。

【采收加工】全年都可采收，鲜用者除去根以及泥沙；干用者采收后，除去杂质，烘软或用开水略烫，再边搓边烘晒，到叶鞘搓净，干燥。铁皮石斛剪去部分须根后，边炒边扭成螺旋形或者弹簧状，烘干后，习称"耳环石斛"。

【药理作用】减弱心肌收缩力；增强机体免疫功能；延缓衰老；双向调节肠道平滑肌等。

【化学成分】酚类：毛兰菲，毛兰素等；生物碱类：石斛氨碱，石斛碱，石斛碱星，石斛副碱等；其他：紫罗兰酮，柏醇，多糖，β-谷甾醇，氨基酸等。

【性味归经】甘，微寒。归胃、肾经。

【功能主治】滋阴清热，益胃生津。用于口干烦渴，阴伤津亏，病后虚热，食少干呕，目暗不明。

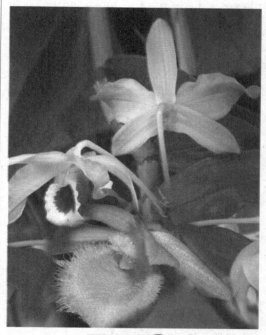

本草药方

◎ **1. 主治：肺炎，阴伤津亏。**

石斛15g，玄参、生地各24g，麦门冬12g，浙贝母、金银花、天花粉、黄芩各8g，菊花、甘草各5g，薄荷2g。加水煎沸15分钟，滤出药液，再加水煎20分钟，去渣，两煎药液调兑均匀，分服，每天1剂。

◎ **2. 主治：阴虚内热，口眼干燥，口角疼痛，大便干燥，舌红绛。**

石斛、菊花、枸杞子各10g，太子参、浮小麦各30g，淫羊藿、生地黄、全瓜蒌、天花粉、大红枣各15g，甘草5g。煎服法同1，每天1剂。

药膳养生

◎ **石斛茶**

石斛5g。用水煎后去渣，取汁。代茶徐徐饮。▶滋阴清热，益胃生津。适用于肺胃虚粥，舌红口干，或者干咳无痰，呼吸短促等症。

◎ **石斛粥**

鲜石斛30g，北粳米50g，冰糖适量。鲜石斛水煮取汁（石斛久煮才有效），和粳米、冰糖一起放入砂锅内煮粥。每天2次，稍温顿服。▶滋阴清热，益胃生津。适用于热病津伤，心烦口渴；虚热不退，病后津亏；胃虚隐痛兼有干呕，舌光苔少等症。

百合　学名：Lilium brownii F.E.Brown var.viridulum Baker.

RULBUS LILII　Baihe

『百合』

别名：重迈，中庭，夜合花，白花百合，白百合，卷丹。

◎《上海常用中草药》记载百合：
"治干咳久咳，热病后虚热，烦躁不安。"

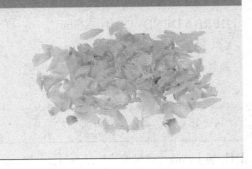

【科　属】为百合科植物卷丹、百合或细叶百合的干燥肉质鳞叶。

【地理分布】**1. 卷丹** 海拔 2500 米以下的林缘路旁及山坡草地多有生长。分布于河北、陕西、河南、甘肃、山东、四川、云南、贵州、西藏等地。现全国各地均有栽培。**2. 百合** 海拔 900 米以下的山坡草丛、石缝中或村舍附近多有生长，也有栽培。河南、河北、陕西、山西、江西、湖北、安徽、浙江、湖南等地多有分布。**3. 细叶百合** 海拔 400~2600 米的山坡、林下及山地岩石间多有生长。分布于东北、华北、西北及河南、山东等地。

【采收加工】秋季采挖，洗净，剥取鳞叶。

【药理作用】镇静，催眠；增强免疫功能；镇咳，平喘，祛痰；抗应激性损伤等。

【化学成分】磷脂类：磷脂酰甘油，磷脂酰胆碱等；生物碱类：水仙碱等；氨基酸类：脯氨酸，精氨酸，谷氨酸等；其他：小分子苷，甘油衍生物，淀粉，蛋白质、钙、铁、镁等元素。

【性味归经】甘，寒。归心、肺经。

【功能主治】清心安神，养阴润肺。用于痰中带血，阴虚干咳，失眠多梦，虚烦惊悸，精神恍惚。

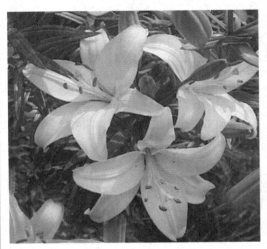

本草药方

◎ 1. 主治：疰夏，夏季食少，不思饮食，逐渐消瘦，纳呆乏力。

百合、莲子肉各18g，冬瓜子仁、薏苡仁各28g。加水煎沸15分钟，滤出药液，再加水煎20分钟，去渣，两煎药液调兑均匀，分服，每天2剂。

◎ 2. 主治：消化道出血，阴虚有热。

百合、当归、白芍、川贝母、甘草、桔梗、玄参各3g，生地黄、天门冬、麦门冬、熟地黄各6g。煎服法同1。每天1剂。

◎ 3. 主治：情绪过度改变者，更年期综合征。

百合、白芍、淫羊藿、娑罗子、川楝子、石菖蒲各12g，生地黄、生铁落各15g，当归、柴胡、山栀子、知母各8g。煎服法同1。每天1剂。

药膳养生

◎ 白糖百合汤

白糖40g，百合80g。水煎1小时后，取汤顿饮，或代茶多饮。▶润肺止咳，清心安神。适用于肺阴不足之干咳无痰，盗汗；心阴不足，虚热心烦不安，失眠等症。

◎ 百合梨汤

百合20g，大雪梨1个，麦冬10g，胖大海5枚。梨洗净切小块与后三味同煎，待梨八成熟时，放入20g冰糖。▶养阴生津润肺。适用于肺阴亏虚，干咳少痰，声音嘶哑，咽喉干燥，鼻腔干燥等症。

◎ 百合蜂蜜

百合20g，蜂蜜25g。百合洗净，放瓷碗内，加入蜂蜜，上屉蒸1小时。温服。▶润肺止咳。适用于咯浓痰，肺虚久咳，低热烦冈等症。

枸杞子 学名：Lycium barbarum L

FRUCTUS LYCII Gouqizi

〖枸杞子〗

别名：枸杞红实，甜菜子，西枸杞，地骨子，血枸子，枸杞豆，血杞子。

◎《本草纲目》记载枸杞子：
"滋肾，润肺，明目。"

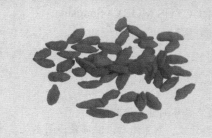

【科属】为茄科植物宁夏枸杞的干燥成熟果实。

【地理分布】沟岸以及山坡或灌溉地埂和水渠边等处多有生长。野生和栽培均有。分布于西北、华北等地。其他地区也有栽培。

【采收加工】夏、秋两季果实呈红色的时候采收，热风烘干，除去果梗；或晾到皮皱后，晒干，除去果梗。

【药理作用】延缓衰老；调节免疫功能；抗脂肪肝；降血脂；升高白细胞；抗肿瘤；抗遗传损伤等。

【化学成分】生物碱类：莨菪碱，阿托品，甜菜碱等；氨基酸类：苏氨酸，天冬氨酸，谷氨酸等；维生素类：硫胺素，胡萝卜素，核黄素等；其他：酸浆果红素，维生素 B_1、维生素 B_2、维生素 C、钙、钾、钠等元素。

【性味归经】甘，平。归肝、肾经。

【功能主治】益精明目，滋补肝肾。用于腰膝酸痛，虚劳精亏，内热消渴，眩晕耳鸣，血虚萎黄，目昏不明。

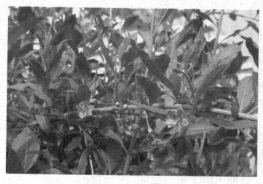

本草药方

◉ **1. 主治：大便下血。**

枸杞子25g，焙干制成粉末。以黄酒冲服10g，每天3次。

◉ **2. 主治：角膜溃疡。**

枸杞子8g，蒲公英30g，车前子15g，菊花、白芍药、天花粉各12g，蜂蜜30g为引。加水煎沸15分钟，滤出药液，再加水煎20分钟，去渣，两煎药液调兑均匀，分服，每天1剂。

◉ **3. 主治：视网膜病变。**

枸杞子、菊花、丹参各15g，车前子、白茯苓各12g，泽泻、黄连、黄芩、柴胡各10g，黄柏8g，甘草、大黄各5g。煎服法同2，每天1剂。

药膳养生

◉ **枸杞肉丝**

精猪肉500g，枸杞100g，青笋200g，调料适量。猪肉切丝，青笋切丝；枸杞洗净。烧热锅，放猪油，热后下笋丝、肉丝，划散，加绍兴黄酒、酱油、白糖、盐、味精各5g，放枸杞翻炒几下，淋上麻油，推匀起锅。▶养血明目，滋阴养肾。对于血虚眩晕，肝肾阴虚，心悸，视物模糊，腰痛，肾虚阳痿，以及体弱乏力、神疲等症有疗效。

◉ **枸杞子糯米粥**

枸杞子30g，白糖20g，糯米60g。将上三味一起放入砂锅内，加水用小火烧到微滚到沸腾，待米开花，汤稠有油出现即停火，焖5分钟。每日早晚温服，可长期食用。▶益精明目，滋补肝肾。适用于肝肾阴虚，头晕目眩，视力减退，阳痿、遗精，腰膝酸软等症。

◉ **枸杞炖鲫鱼**

鲫鱼3尾在沸水中烫一下捞出，画十字花刀。油烧至八成热时用葱、姜炝锅，后放清汤、胡椒粉、料酒、盐煮沸，将鱼、枸杞子15g下入汤锅中，烧沸后用文火炖至鱼熟，加味精、香油调味即成。▶健脾益胃，适用于慢性胃炎、消化不良、糖尿病等症，健康人常食更佳。

桑葚　学名：Morus alba L.

FRUCTUS MORI　Sangshen

【桑葚】

别名：桑仁，桑实，桑果，乌葚，桑枣，桑葚子，桑粒。

◎《本草纲目》记载桑葚：
"捣汁饮，解中酒毒。酿酒服，利水气，消肿。"

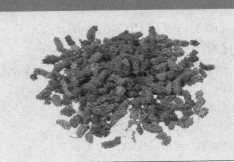

【科　属】为桑科植物桑的干燥果穗，通称桑果。
【地理分布】丘陵、村旁、山坡、田野等处多有生长，多为人工栽培，分布于全国各地。
【采收加工】4~6月果实变红时采收，晒干或略蒸后晒干。
【药理作用】增强免疫功能。
【化学成分】脂肪酸类：琥珀酸，亚油酸，油酸，硬脂酸等；维生素类：胡萝卜素，维生素 B_1、维生素 B_2、维生素 C；其他：鞣酸，糖，苹果酸。
【性味归经】甘、酸，寒。归心、肝、肾经。
【功能主治】生津润燥，补血滋阴。用于眩晕耳鸣，心悸失眠，津伤口渴，须发早白，血虚便秘，内热消渴。

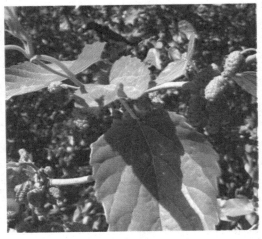

本草药方

◉ **1. 主治：胆囊炎。**

桑葚子、知母、西洋参各10g，龟板30g，麦门冬、枸杞子、生地黄、石斛各15g，甘草5g。加水煎沸15分钟，滤出药液，再加水煎20分钟，去渣，两煎药液调兑均匀，分服，每天1剂。

◉ **2. 主治：脑动脉硬化症，头痛眩晕，震颤，情绪波动，平衡失调。**

桑葚子、女贞子、熟地黄、何首乌、枸杞子、补骨脂、鹿角胶、石菖蒲、益智仁、山茱萸、山药、白芍、龟板、远志、丹参、当归、桃仁、赤芍、川芎、红花、牡丹皮、山楂、虎杖、生地黄、三七、鳖甲各10g。煎服法同1，每天1剂。阴虚加玄参、沙参、麦门冬各10g；痰湿加半夏、苍术、茯苓、厚朴各10g；肝阳上亢加羚羊角、石决明、天麻、白蒺藜、钩藤各10g；气虚加党参、黄芪、黄精、五味子各10g；阳虚加肉苁蓉、仙茅、淫羊藿各10g；气滞加木香、砂仁、陈皮各10g心神不宁加柏子仁、酸枣仁、朱茯苓、浮小麦、珍珠母各10g。

药膳养生

◈ **桑葚芝麻散**

鲜桑葚30g，黑芝麻15g。将桑葚捣烂，芝麻研末，和匀服用。每天2次。▶生津润燥，补血滋阴，补肾益精。适用于糖尿病见腰膝酸软，口渴喜饮，尿频量多等症。

◈ **桑葚茶**

鲜桑葚果1kg（干品500g），蜂蜜300g。桑葚果洗净，水煎，每隔半小时取汁，再加水煎煮，共2次，合并煎液，小火熬浓，到稠黏时加入蜂蜜，到沸停火，待冷，装瓶。每次1汤匙，沸水冲饮，每天3次。▶生津润燥，补血滋阴，补肾益精。适用于高血压所引起的耳鸣，头晕，健忘，目暗，便秘，烦渴等症。

◈ **桑葚饼干**

桑葚50g，白糖150g，面粉400g。将桑葚洗净，放铝锅中，加适量水，用慢火煮熬20分钟去渣取汁。把白糖与面粉混匀，用药汁揉和成面团，做成饼干，烘烤熟。▶润肠胃，补肝肾。适用于气血不足的头晕目眩，皮肤干燥，大便干结等症。

脂 麻　学名：Sesamum indicum L.

SEMEN SESAMI NIGRUM　Heizhima
【黑芝麻】

别名：胡麻，乌麻，乌麻子，黑脂麻，油麻，乌芝麻，小胡麻。

◎《医林纂要·药性》记载黑芝麻：

"黑色者能滋阴，补肾，利大小肠，缓肝，明目，凉血，解热毒。赤褐者交心肾。"

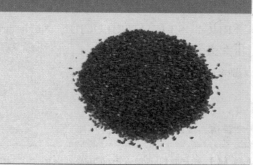

【科 属】为脂麻科（胡麻科）植物脂麻的干燥成熟种子。

【地理分布】适应于夏季气温低、气候干燥、排水良好的沙土壤或土壤地区，除西藏高原外，全国各地均有栽培。

【采收加工】秋季果实成熟时采割植株，晒干，打下种子，除去杂质，再晒干后使用。

【药理作用】降血糖；延缓衰老等。

【化学成分】脂肪油类：亚油酸，油酸，硬脂酸等；蛋白质类：α-球蛋白，β-球蛋白，13s球蛋白等；木脂素类：芝麻林素，芝麻素，芝麻酚等；其他：多种氨基酸，维生素，糖类和元素。

【性味归经】甘，平。归肝、肾、大肠经。

【功能主治】益精血，补肝肾，润肠燥。用于头晕眼花，须发早白，耳鸣耳聋，肠燥便秘，病后脱发。

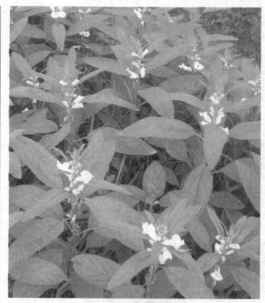

本草药方

◎ **1. 主治：白血病。**

黑芝麻、野苜蓿、大红枣、冬葵子各20g。加水煎沸15分钟，滤出药液，再加水煎20分钟，去渣，两煎药液调兑均匀，分服，每天1剂。

◎ **2. 主治：老年人大便干燥，排便困难。**

黑芝麻500g。炒研碎。每次服20g，每天4次。

◎ **3. 主治：老年性便秘。**

甜杏仁150g，黑芝麻、小米各60g。同研磨成细末，每次以100g加水煮熟，顿服。每天3次。

◎ **4. 主治：乳头皲裂。**

黑芝麻、白芝麻各20g（炒焦），浙贝母10g。上药共研磨成细末装净瓶备用。视患处大小取药粉适量与香油调糊敷于患处，每天2次。流血、渗液者先用药粉干撒在疮面上，待收敛后再调糊敷患处。

药膳养生

◎ **黑芝麻茶**

黑芝麻15g，冰糖适量。黑芝麻炒，研磨，加糖，用沸水冲泡，代茶饮用。▶益精血，补肝肾，润肠燥。适用于燥咳。

◎ **黑芝麻粥**

黑芝麻（捣碎）50g，大米300g。大米淘净，和黑芝麻一起放入锅内，加适量的水，小火煮粥。产后经常食用。▶润肠通便。适用于产后血虚津亏的便燥症。

◎ **黑芝麻杏仁粥**

黑芝麻100g，大米200g，薏苡仁60g，当归9g，白糖30g。前三味水浸后磨糊状，煮熟后用当归、白糖煎汤调服。每天1次，连服数天。▶润肠通便。适用于血虚便秘。

女贞 学名：Ligustrum lucidum Ait.

FRUCTUS LIGUSTRILUCIDI　Nuzhenzi

【女贞子】

别名：女贞实，冬青子，白蜡树子。

◎《本草纲目》记载女贞子：
"强阴，健腰膝，变白发，明目。"

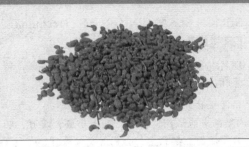

【科　属】为木樨科植物女贞的干燥成熟果实。

【地理分布】海拔 2900 米以下的疏林或密林中多有生长，也多栽培于路旁或庭院。分布于甘肃、陕西及长江以南各地。

【采收加工】冬季果实成熟时采收，除去枝叶，稍蒸置于沸水中略烫后，干燥，或者直接干燥。

【药理作用】升高白细胞；增强免疫功能；抗肝损伤；降低眼内压；抗炎；降血糖；抑制变态反应；抗诱变等。

【化学成分】磷脂类：溶血磷脂酰胆碱，磷脂酰肌醇，磷脂酰乙醇胺等；挥发油类：丙硫酮，乙醛等；有机酸类：齐墩果酸，女贞子酸，乙酰齐墩果酸，2α-羟基齐墩果酸等；其他：萜类，苷类，甾类，糖，多种微量元素，多种氨基酸。

【性味归经】甘，苦，凉。归肝、肾经。

【功能主治】明目乌发，滋补肝肾。用于腰膝酸软，眩晕耳鸣，目暗不明，须发早白。

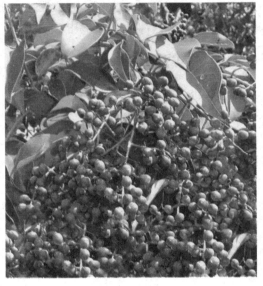

本草药方

⊛ **1.主治：视网膜静脉周围炎，急性出血期。**

女贞子、黑地榆、当归各10g，连翘、白芍药、白茅根各20g，生地黄、藕节各15g，牡丹皮、茜草根、墨旱莲各12g，川芎3g，三七粉（冲服）、甘草各2g。加水煎沸15分钟，滤出药液，再加水煎20分钟，去渣，两煎药液调兑均匀，分服，每天1剂。

⊛ **2.主治：神经性耳聋。**

女贞子、北沙参、生地黄各30g，枸杞子、麦门冬、白芍药各20g，川楝子、全当归、牡丹皮、佛手片、甘菊花各10g。煎服法同1。每天1剂。

⊛ **3.主治：高血压病，头晕目眩，胸闷心悸，头痛耳鸣，肝肾两虚，失眠多梦，腰酸肢麻，夜尿频。**

女贞子、旱莲草、珍珠母各30g，桑葚子、白芍、丹参各15g，苋蔚子、钩藤、杜仲、牛膝各12g，地龙10g。煎服法同1。每天1剂。

药膳养生

⊛ **女贞决明子汤**

女贞子20g，桑葚子、黑芝麻、草决明各15g，泽泻10g。水煎，代茶饮，每天1剂。▶滋补肝肾，润肠通便，清养头目。适用于肝肾阴虚所致的便秘，头晕目花及动脉硬化症。

⊛ **女贞子黄酒**

女贞子250g，黄酒500毫升。药洗净，放入酒中浸泡4周。每次饮1小杯，每天2次。▶明目乌发，滋补肝肾。用于治疗腰膝酸软疼痛，肾阴虚腰痛，腰膝肢体乏力，久立累痛增，卧则减轻，心烦失眠，口燥咽干，面色潮红，手足心热，舌红，脉弦细数。

⊛ **女贞子高粱酒**

女贞子250g，65度高粱白酒500毫升。女贞子研碎后，放入酒中，密封5天后使用。每次空腹饮2小杯，每天2次。▶明目乌发，滋补肝肾。适用于腰膝酸软，阴虚内热，头晕目眩，须发早白等症。

收涩药

【概念】

在中医药理论中凡以收敛固涩为主要功用，用来治疗各种滑脱病证的药物称为收涩药，又叫作固涩药。

【功效】

收涩药大多味酸涩，性温平，主入脾、肺、肾、大肠经，分别具有止汗固表、敛肺涩肠、缩尿、止带、收敛止血等功效。

【药理作用】

中医学科学研究表明，收涩药物主要具有抑制腺体分泌、收敛、止泻、抗菌作用。

【适用范围】

适用于久病体虚、正气不固的自汗、盗汗，遗精、滑精，尿频、遗尿，久泻、久痢，久咳虚喘，以及崩带不止等滑脱不禁的病证。

【药物分类】

收涩药物根据中医临床应用及药性的不同，分为固表止汗药、敛肺止咳药、涩肠止泻药、涩精缩尿止带药四类。

固表止汗药，性收敛，味多甘平，多入心、肺经。能行肌表，调节卫分，顾护腠理而有固表止汗的功效。对气虚肌表不固、虚热不退、腠理疏松、津液外泄的自汗，阴虚不能制阳、阳热迫津外泄的盗汗多有疗效。临床常用的固表止汗药有浮小麦、麻黄根、糯稻根须。

敛肺止咳药，具有敛肺止咳的功能，主入肺经。对肺虚喘咳久治不愈、呕吐腹痛、胆道蛔虫、梦遗滑精、便血脱肛、久泻久痢、痈肿疮毒、外伤出血、皮肤湿烂，或肺肾两虚、摄纳无权的虚喘证有主要功效。临床中药方常用的敛肺止咳药有乌梅、五味子、罂粟壳、诃子、五倍子。

涩肠止泻药，具有涩肠止泻、收敛止血、温中行气的功效，主入大肠经。多用于大肠虚寒不能固摄或脾肾虚寒所导致的久痢、久泻、脘腹胀痛、食少呕吐、月经不调、便血、崩漏。禹余粮、赤石脂、肉豆蔻、石榴皮为临床中药方常用的涩肠止泻药。

涩精缩尿止带药，主入膀胱经、肾经，具有缩尿、止带、补益肝肾、涩精固脱的功效。某些药物甘温，还兼有补肾的功效。适用于肾虚不固所致的阳痿、遗精、遗尿、尿频、大汗虚脱、脾虚久泻、便血、痔血以及带下清稀等症。临床中药方常用的涩精缩尿止带药有山茱萸、金樱子、桑螵蛸、芡实、覆盆子、刺猬皮、莲子、鸡冠花、海螵蛸、椿皮。

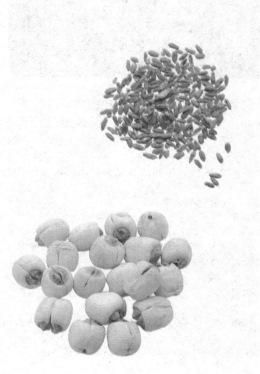

小麦 学名：Triticum aestivum L.

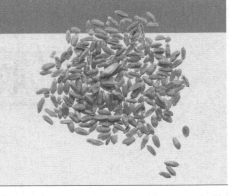

FRUCTUS TRITICI LEVIS Fuxiaomai

〖浮小麦〗

别名：浮麦。

◎《本草纲目》记载浮小麦：

"益气除热，止自汗、盗汗，骨蒸虚热，妇人劳热。"

【科 属】为禾本科植物小麦的干燥轻浮瘦瘪的果实。

【地理分布】全国产麦区均有生产。

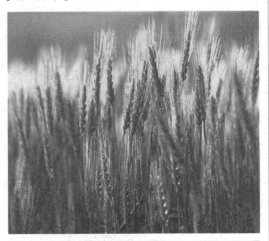

【采收加工】每年夏至前后，果实成熟采收后，取轻浮瘪瘦和没脱净皮的麦粒，筛去灰屑，用水漂洗，然后晒干。

【药理作用】抑制汗腺分泌等。

【化学成分】糖类、粗纤维、淀粉、蛋白质、谷甾醇、卵磷脂、尿囊素、淀粉酶、精氨酸、蛋白分解酶、微量元素、B族维生素、维生素E等。

【性味归经】甘，凉。归心经。

【功能主治】固表止汗，除热，益气。用于盗汗、自汗，骨蒸劳热。

药膳养生

◎ **小麦山药粥**

小麦100g，淮山药50g，白糖20g。将上二味一起捣成碎末，加水煮成粥状，用白糖调味。随意服食即可。▶补气虚。适用于脾胃虚弱所致的胃脘冷痛，大便溏薄，消化不良等症。

◎ **小麦稻根茶**

浮小麦、糯稻根各40g，大枣20枚。水煎数沸，去渣。不限时间，代茶多次饮用。▶补气虚。适用于气虚不固，自汗，形寒肢冷者。

◎ **小麦糯米粥**

小麦仁60g，糯米30g，大枣15枚，白糖少许。将前三味洗净，共煮做粥，入白糖使其溶。每天2次。▶适用于病后脾虚，盗汗，自汗等症。

◎ **小麦黄芪牡蛎汤**

小麦30g，黄芪、生牡蛎各18g。将牡蛎先煎，30分钟后下黄芪、小麦同煎，再煎60分钟，饮汤。每天1剂。▶益气固表止汗。适用于气虚自汗症。

◎ **浮小麦羊肚汤**

浮小麦30g，装于净小布袋内，羊肚50g，洗净切块。将上述二者加水适量，慢火煮至烂熟，捞去布袋，调味，食肚饮汤，一天内分次吃完。连用5~10天。▶健脾益气，固表止汗。对虚汗均有效。

本草药方

◎ **1. 主治：更年期综合征（忧郁烦躁型）。**

浮小麦、大枣各70g，甘草10g。加水浓煎，去掉甘草（药渣）后1次服下，大枣及浮小麦淡食。

◎ **2. 主治：更年期综合征，轰热汗出，肝肾两虚，不能自控者。**

浮小麦30g，煅牡蛎、煅龙骨各15g，白芍、淫羊藿、钩藤各12g，黄芩、柴胡、当归各9g，川黄柏、桂枝、五味子、甘草各5g。加水煎沸15分钟，滤出药液，再加水煎20分钟，去渣，两煎药液调兑均匀，分服，每天1剂。

◎ **3. 主治：甲状腺功能减退，心肾阳衰，水气上泛。**

浮小麦50g，白芍20g，茯苓、生姜、人参、附子、甘草、白术、陈皮、枳壳、大红枣各15g。煎服法同2。每天1剂。

糯 稻 学名：Oryza sativa L.var.glutinosa Marsum.

RADIX ORYZAE GLUTINOSAE　Nuodaogenxu

【糯稻根须】

别名：糯稻根，稻根须，糯谷根，糯稻草根。

◎《**本草纲目**》记载糯稻根须：
"止盗汗。"

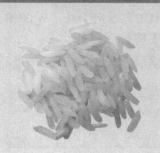

【**科 属**】为禾本科草本植物糯稻的干燥根及根须。

【**地理分布**】我国水稻产区均产。

【**采收加工**】每年夏、秋两季，糯稻收割后，挖取根茎和须根，除去残茎，洗净，晒干。

【**药理作用**】祛风湿，安胎，治疗冻疮，止渴，止汗，治疗马来丝虫病。

【**化学成分**】氨基酸类：异亮氨酸，亮氨酸，缬氨酸，蛋氨酸，门冬氨酸，苏氨酸，赖氨酸，丝氨酸，酪氨酸，甘氨酸等；其他：B族维生素，多糖，无机盐等。

【**性味归经**】甘，平。归心，肝经。

【**功能主治**】固表止汗，益胃生津，退虚热。用于自汗，盗汗，骨蒸潮热，虚热不退。

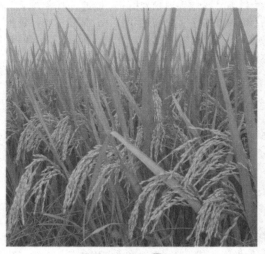

本草药方

◎ **1. 主治：**肺气不足，汗出怕风，易感冒咳嗽，体倦乏力，虚热不退，脉细弱，苔薄白。

糯稻根须、浮小麦、大枣各15g，黄芪、碧桃干、白术、党参、山药各9g，煅牡蛎30g，防风、五味子各6g。水煎服，每天1剂。

◎ **2. 主治：**乳糜尿，尿痛，尿频，尿急。

糯稻根250g。水煎服，每天1剂。

◎ **3. 主治：**慢性肝炎，肝肾两虚。

糯稻根须6g，丹参30g，黄精25g。水煎服，每天1剂。

◎ **4. 主治：**百日咳症，盗汗，自汗，尿频尿急，肝炎。

糯稻根须、浮小麦各30g。水煎服，每天1剂。

◎ **5. 主治：**神经衰弱。

糯稻根60g，薏苡仁30g，红枣8枚，同煮食。

◎ **6. 主治：**虚汗，盗汗，多汗症。

糯稻根30~60g，红枣4~6枚。水煎服。

药膳养生

◎ **糯稻根泥鳅汤**

糯稻根25g，泥鳅80g。将泥鳅宰杀洗净，然后用食油煎至金黄色。糯稻根用清水2碗煎至1碗时，入泥鳅煮汤，调味。吃泥鳅饮汤。每天1剂。▶补气固表止汗。适用于气虚自汗及产后汗出较多症。

◎ **糯稻根茶**

陈年糯稻根100g，冰糖适量。水煎，去渣，入冰糖令溶。代茶饮。▶固表止汗，益胃生津，退虚热。适用于小儿百日咳。

◎ **糯稻草饮**

糯稻草60g。洗净后切成约1寸长，加水500g，煎取250g，每天2次服用。▶固表止汗，益胃生津，退虚热。主治黄疸型肝炎。

◎ **复方浮小麦饮**

糯稻根50g，浮小麦50g，麦冬12g，地骨皮9g。加水2碗，共煎至1碗，去渣，加红糖适量，每日分2~3次服。▶适用于小儿阴虚出汗。

乌梅 学名：Gekko gecko Linnaeus

FRUCTUS MUME Wumei

【乌梅】

别名： 梅实，山梅，盐梅，杏梅，熏梅，橘梅肉，酸梅。

◎《本草纲目》记载乌梅：

"敛肺涩肠，治久嗽，泻痢，反胃噎膈，蛔厥吐利，消肿，涌痰，杀虫，解鱼毒、马汗毒、硫黄毒。"

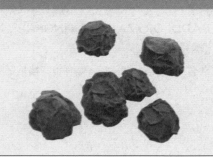

【**科 属**】为蔷薇科植物梅的干燥近成熟果实。

【**地理分布**】主产于四川江津，福建永泰，贵州修文、息烽，湖南郴州、常德，浙江长兴、萧山，湖北襄阳、房县，广东番禺、增城。以四川产量最大，浙江长兴质量最佳。此外，云南、陕西、广西、江西、安徽、江苏、河南等地也出产。

【**采收加工**】当果实呈黄白或青黄色，尚未完全成熟时摘下，按大小分开，分别炕焙，当梅子焙至六成干时，需要上下翻动，使它干燥均匀，到果肉呈黄褐色起皱皮为可。焙后再闷3日，等到变成黑色即成。

【**药理作用**】驱蛔；抗病原微生物等。

【**化学成分**】酯类：三酰甘油，甾醇酯，硬脂酸酯等；氨基酸类：天冬氨酸，丝氨酸，甘氨酸等；有机酸类：游离脂肪酸，苹果酸，琥珀酸等；挥发性类：正己醛，正己醇，苯甲醇等；其他：黄酮，碳水化合物，谷甾醇，蜡醇，多糖等。

【**性味归经**】酸、涩、平。归肝、脾、肺、大肠经。

【**功能主治**】敛肺，涩肠，生津，安蛔。用于肺虚久咳，久痢肠滑，蛔厥，虚热消渴，呕吐腹痛；胆道蛔虫症。

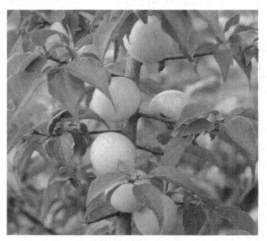

本草药方

◎ **1. 主治：** 龋齿牙痛。

　　乌梅12个。将乌梅含在口中。

◎ **2. 主治：** 慢性咽炎，咽喉干燥疼痛，胸脘痞胀，嗳气泛恶，纳呆神倦。

　　乌梅、白术、陈皮、法半夏、茯苓、桔梗、麦门冬各10g，党参20g，砂仁（后下）、广木香（后下）、甘草各5g。加水煎沸15分钟，滤出药液，再加水煎20分钟，去渣，两煎药液调兑均匀，分服，每天1剂。

◎ **3. 主治：** 梅核气，肺虚久咳。

　　乌梅、厚朴、桔梗、半夏、陈皮、枳壳各10g，苏梗、香附各12g，甘草5g，生姜2片。煎服法同2。每天1剂。

药膳养生

◎ **乌梅红枣汤**

　　乌梅8枚，蚕茧壳1个，红枣（大枣）6枚。各洗净水煎服。每天1剂，代茶饮。▶温肾缩尿。适用于小儿肾阳不足，肢冷畏寒，夜间遗尿或出而不禁，小便清长等症。

◎ **乌梅清暑饮**

　　乌梅15g，石斛10g，莲子心6g，竹叶卷心30根，西瓜翠衣30g，冰糖10g。各味洗净，石斛入砂锅先煎，后下各味一起煎取汁，调入冰糖。代茶多次饮用。▶清热祛暑，生津止渴。适用于感受暑热，身热息高，心烦溺黄，口渴汗出等症。

◎ **乌梅白糖汤**

　　乌梅8枚，白糖80g。煎汤，代茶饮。▶生津止渴，养阴敛汗。适用于温病口渴及夏季烦热，汗出，口渴等症。

五味子 学名：Schisandra chinensis (Turcz.) Baill.

FRUCTUS SCHISANDRAE CHINENSIS　Wuweizi

【五味子】

别名： 五梅子，辽五味，山花椒，香苏，香苏，红铃子。

◎《药性切用》记载五味子：

"敛肺滋肾，专收耗散之气，为喘嗽虚乏多汗之专药。"

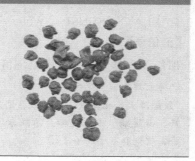

【科 属】为木兰科植物五味子的干燥成熟果实。

【地理分布】生长于海拔1500米以下的向阳山坡杂林、林缘及溪旁灌木中。分布于东北、华北及河南等地。

【采收加工】在8月下旬至10月上旬，果实呈紫红色时，随熟随收，晒干或阴干。遇雨天可用微火烘干。

【药理作用】兴奋呼吸中枢；增强机体适应能力；强心；改善学习记忆能力；抗肝损伤；降血压；抗氧化；抗惊厥；抗菌；抗胃溃疡；抗肿瘤等。

【化学成分】木脂素类：五味子甲素、五味子乙素、五味子丙素、五味子素、去氧五味子素、戈米辛A、戈米辛B、戈米辛C、戈米辛F、戈米辛G等；有机酸类：苹果酸、枸橼酸、酒石酸、琥珀酸等；挥发油类：荜澄茄烯、防风根烯、依兰烯、月桂烯、莰烯、柠檬烯、α-蒎烯、β-蒎烯、芳樟醇等；其他：甾醇、叶绿素、多糖、柠檬醛、维生素C、维生素E，树脂，鞣质等。

【性味归经】酸、甘、温。归肺、心、肾经。

【功能主治】收敛固涩，益气生津，补肾宁心。用于久嗽虚喘，梦遗滑精，尿频遗尿，久泻不止，自汗，盗汗，津伤口渴，短气脉虚，内热消渴，心悸失眠。

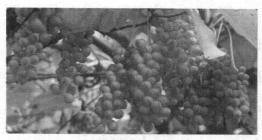

本草药方

◎ **1. 主治：** 慢性结肠炎。

五味子、党参、白术、补骨脂各20g，白扁豆、白芍、地榆、槐花、陈皮各15g，干姜、甘草各10g。加水煎沸15分钟，滤出药液，再加水煎20分钟，去渣，两煎药液调兑均匀，分服，每天2剂。

◎ **2. 主治：** 慢性结肠炎。

五味子、吴茱萸、木香、甘草、炮姜各5g，山药20g，白术、白芍、茯苓各15g，罂粟壳、砂仁、肉豆蔻、半夏、厚朴、栀子、人参各10g。煎服法同1。每天1剂。

◎ **3. 主治：** 自汗浸衣湿破，多梦，短气脉虚。

五味子、白芍、麦门冬各12g，浮小麦30g，龙骨、牡蛎各15g，白术、黄芪、防风各8g，桂枝、甘草各5g，人参、生姜各2g，大枣3枚。煎服法同1。每天1剂。

药膳养生

◎ **五味子蜂蜜膏**

五味子300g，蜂蜜适量。五味子用水洗净，后煮烂，去滓，浓缩，加蜂蜜，制膏。每服20毫升，日3次。▶收敛固涩，益气生津，补肾宁心。适用于心肾不交，遗精盗汗，虚烦不寐，各种神经衰弱失眠症，急慢性肝炎谷丙转氨酶高者。

◎ **五味子茶**

北五味子10g，紫苏梗、人参各2克，砂糖60g。前三味水煮熬汁，去渣澄清，加入砂糖。代茶慢饮。▶补肾收敛，益气生津。适用于肺气阴两伤、肾水不能上承而引起的咳嗽，胸闷，口渴不能多饮，气少乏力等症。

◎ **五味枸杞饮**

五味子、枸杞子各50g，冰糖30g。五味子置纱布袋内，与枸杞子加水1升，煮取800毫升，加入冰糖。代茶饮用。▶养阴生津，健脾益肾。适用于夏季热，入夏后低热不退、神疲乏力、食欲不振等症。

盐肤木
学名：Rhus chinensis Mill

GALLA CHINENSIS　Wubeizi
〖五倍子〗

别名： 百仓虫，文蛤，木附子，漆倍子，红叶桃，旱倍子，乌盐泡。

◎《本草纲目》记载五倍子：

"敛肺降火，化痰饮，止咳嗽、消渴、盗汗、呕血、失血、久痢、黄病、心腹痛、小儿夜啼，治眼赤湿烂，消肿毒、喉痹、敛溃疮、金疮，收脱肛、子肠坠下。"

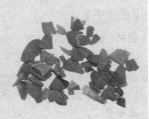

【**科 属**】为漆树科植物盐肤木、青麸杨或红麸杨叶上的虫瘿，主要由五倍子蚜寄生而形成。

【**地理分布**】1. 盐肤木　我国大部分地区有分布。

2. **青麸杨**　生长于向阳山坡、山谷的疏林或灌木丛中。分布于河南、河北、陕西、山西、江西、甘肃、浙江、湖北、福建、湖南、四川、贵州等地。

3. **红麸杨**　生长于山坡灌木丛中。分布于湖北、湖南、贵州、四川、云南等地。

【**采收加工**】于9~10月间采摘，将虫瘿浸入沸水内煮，杀死内中的寄生虫，干燥。生用或煅用。

【**药理作用**】收敛；抗肿瘤；抗菌；抗肝损伤；杀精子等。

【**化学成分**】鞣质类；五倍子鞣质，缩合没食子鞣质等；其他：脂肪，树脂，蜡质，鸟苷酸等。

【**性味归经**】酸、涩、寒。归肺、大肠、肾经。

【**功能主治**】敛肺降火，敛汗止血，涩肠止泻，收湿敛疮。用于肺虚久咳，久泻久痢，肺热痰嗽，盗汗，消渴，痔血、便血，外伤出血，痈肿疮毒，皮肤湿烂。

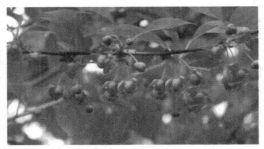

本草药方

◎ **1. 主治：脱肛。**

五倍子5g，黄芪30g，党参20g，白术、升麻、当归各10g，乌梅、小茴香各6g。加水煎沸15分钟，滤出药液，再加水煎20分钟，去渣，两煎药液调兑均匀，分服，每天1剂。

◎ **2. 主治：痢后脱肛。**

鳖头灰、五倍子、伏龙肝、生白矾、赤石脂、诃子肉各15g。上药均晒干，共为极细末，葱汤洗净，掺于肠头上，多次更换，以愈为止。

◎ **3. 主治：急慢性口腔炎、齿龈炎、急慢性咽炎、扁桃腺炎。**

五倍子适量。煎水，每天用以漱口3~4次。

◎ **4. 主治：水田皮炎。**

五倍子15g，蛇床子30g，韭菜子、白明矾各9g，烧酒120毫升。将前四味共研粗末，置玻璃瓶中，注入烧酒，塞紧瓶盖，浸泡3日后（浸泡时，每日早晚各摇动1次，通常振动可使药性加速渗透）即可取用。用棉签蘸液涂擦患处，每日早、中、晚各涂擦1次。以愈为度。

药膳养生

◎ **九子回春汤**

五味子、蛇床子、破故纸各8g，菟丝子、覆盆子、枸杞子、淫羊藿各25g，金樱子、韭菜子、石莲子各15g，大熟地、淮山药各50g。水煎服，每天1剂，分3次服用。▶补益，敛肺降火。主治性欲低下，阳痿，遗精。对于耳鸣，耳聋，头目眩晕，盗汗，腰膝酸软，或久病气衰神疲，畏寒肢冷等症有疗效。

◎ **痔疮调养方**

五倍子、射干、炮山甲、火麻仁、乌梅各10g，苦参15g，煅牡蛎30g。水煎服，每天1剂，每天服2次。▶补益涩肠，敛肺降火，清热解毒，润肠通便。适用于痔疮。

◎ **五倍子绿茶**

五倍子500g，绿茶30g，酵糟120g。五倍子捣碎，研末，同余药同拌匀，做成10克重的块饼，待发酵至表面长白霜时晒干，贮于干燥处。用开水冲泡代茶饮。▶适用于久咳痰多。

罂粟 学名：Papaver somniferum L.

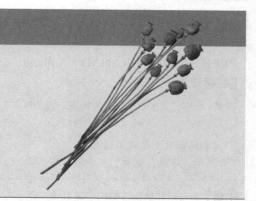

PERICARPIUM PAPAVERIS　Yingsuqiao
【罂粟壳】

别名：米壳，粟壳，烟斗斗，鸦片烟果果，罂子粟壳。

◎《本草纲目》记载罂粟壳：
"止泻痢，固脱肛，治遗精久咳，敛肺涩肠，止心腹筋骨诸痛。"

【科　属】为罂粟科植物罂粟的干燥成熟果壳。

【地理分布】我国部分地区的药物种植场有少量栽培，原产于欧洲南部及亚洲。

【采收加工】于夏季采摘已除去浆汁的果实，破开，除去蒂以及种子，晒干。

【药理作用】抑制呼吸中枢；镇痛，镇静，催眠；镇咳；止泻等。

【化学成分】糖类：天庚糖，D–甘露庚酮糖等；生物碱类：罂粟碱，吗啡，罂粟壳碱，可待因，那碎因等；其他：内消旋肌醇，甲基转移酶等。

【性味归经】酸、涩，平，有毒。归大肠、肺、肾经。

【功能主治】敛肺，涩肠，止痛。用于久咳、久泻，脱肛，脘腹疼痛。

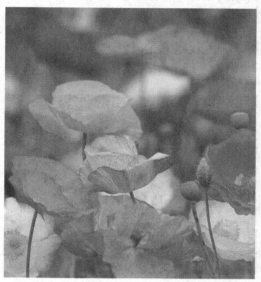

药膳养生

◎ 罂粟山药粥
白罂粟米100g，人参末10g，生山药（切细研磨）30g。煮粥，入生姜汁及盐花少许，搅匀，分2次服用，不计早晚食用。▶敛肺止咳，涩肠止呕。适用于反胃饮食不畅，腹痛及久咳，久泻，久痢，脱肛。

◎ 罂粟壳健脾和胃汤
罂粟壳4g，炒苍术、茯苓、山楂炭、车前子（包煎）、泽泻、鸡内金各6g，木香、槟榔各5g，砂仁、炙甘草各3g。诸药水煎浓缩成200毫升，每天1剂，代茶饮。▶敛肺止咳，涩肠止呕。适用于婴幼儿消化不良。对于泄泻、呕吐、发热等症有疗效。

◎ 罂粟壳调养汤
罂粟壳60g，龙骨、牡蛎、莲子、芡实、金樱子、赤石脂各60g，莲须、白蒺藜、补骨脂、五味子、石菖蒲、淮山药、核桃仁各40g。研成细末为丸，每次6g，早晚各服1次。忌房事7天。▶健脾益气，肃肺化痰。适用于肾虚精亏，肺虚咳嗽。

本草药方

◎ 1. 主治：坐骨神经痛。
罂粟壳、延胡索各15g，白芍、炙甘草各50g。加水煎沸15分钟，滤出药液，再加水煎20分钟，去渣，两煎药液兑匀，分服，每天1剂。

◎ 2. 主治：烫伤。
罂粟壳、连翘、当归、乳香、没药、大黄、黄连、栀子、白芷、儿茶、海螵蛸各等份，冰片为上药总量的5%。以上各药都研为细末状，用麻油调成糊状，敷于患处，流水者可撒干粉，前2天每天换药1次，以后隔天1次。有感染症状的人，加入0.5%红升丹。

◎ 3. 主治：喘咳痰嗽。
罂粟壳（炙）、杏仁（炒）各120g，麻黄（炙）、五味子（炒）各150g，胡桃仁、法半夏各60g，干姜（炒）30g。共为极细面，炼蜜成药丸，每丸8g重。每天1丸，早晚分2次服，白开水送下。

石 榴 学名：Punica granatum L.

PERICARPIUM GRANATI　Shiliupi

〖石榴皮〗

别名： 石榴壳，酸石榴皮，酸榴皮，西榴皮。

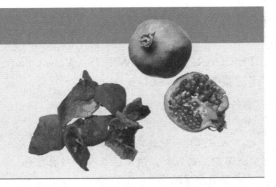

◎《本草纲目》记载石榴皮：

"止泻痢，下血，脱肛，崩中，带下。"

【**科　属**】为石榴科植物石榴的干燥果皮。

【**地理分布**】主产于湖南、江苏、四川、山东、湖北、云南等地。全国大部分地区都出产。

【**采收加工**】秋季果实成熟，顶端开裂时采摘，除去种子以及隔瓤，切成瓣，晒干，或者用微火烘干。

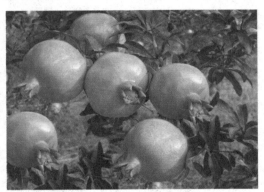

【**药理作用**】收敛；驱虫；抗菌，抗病毒等。

【**化学成分**】石榴皮亭 A，石榴皮亭 B，安石榴林；有机酸类：没食子酸，苹果酸，熊果酸等；苷类：安石榴苷，异槲皮苷等；其他：鞣质，树脂，甘露醇，糖等。

【**性味归经**】酸、涩，温。归大肠经。

【**功能主治**】涩肠止泻，止血，驱虫。用于久泻，久痢，便血，脱肛，崩漏，白带，虫积腹痛。

本草药方

◎ **1. 主治：疝气**

石榴皮、枳壳、乌梅肉、橘核仁、川楝子、小茴香、向日葵秆瓢各 10g，吴茱萸、肉桂各 5g。加水煎沸 15 分钟，滤出药液，再加水煎 20 分钟，去渣，两煎药液调兑均匀，分服，每天 1 剂。

◎ **2. 主治：泄泻**

石榴皮适量，焙干为末。每次服 9g，每天 3 次。

◎ **3. 主治：绦虫病**

石榴皮 30g，槟榔 120g。水煎，早晨空腹 1 次服完，1 小时后再服芒硝 15g 或大黄 6g。

◎ **4. 主治：肺结核咳嗽及老年慢性支气管炎。**

未成熟鲜石榴 1 个，每晚临睡前取种子嚼服。

◎ **5. 主治：月经过多**

白石榴皮 1 个，白莲蓬 1 个，水煎服。

药膳养生

◎ **石榴皮炖鸡肉**

石榴皮 8g，鸡肉 120g。将石榴皮洗净，鸡肉洗净切块，二者同装于陶罐内，用旺火隔水炖熟。吃鸡肉喝汤，每天 1 次，连服 4 次。▶健脾止带，涩肠止泻，止血，驱虫。适用于脾虚带下，清稀量多，脸色萎黄，体弱乏力等症。

◎ **石榴皮茶**

石榴皮 30g。洗净，切片，煎汤或沸水冲泡。代茶多次饮用，连用 6 天。▶健脾止带，涩肠止泻，止血，驱虫。适用于慢性菌痢，阿米巴痢疾及慢性结肠炎。

◎ **石榴皮蜜膏**

鲜石榴皮干品 500g，蜂蜜 300 毫升。石榴皮洗净，加水煎煮 2 次，每次 15 分钟，合并 2 次煎液，文火浓缩至较稠时，加入蜂蜜，搅匀至沸停火，待冷，装瓶备用。每服 10 毫升，开水冲服，每天 3 次。▶涩肠止泻，杀虫止血。适用于久泻，久痢，脱肛，消化不良性腹泻，肠炎，细菌性痢疾。慢性胃炎患者不用。

◎ **石榴皮蜜粥**

石榴皮 30g，粳米 100g，白糖适量。先将石榴皮洗净，放入砂锅，加水适量煎煮，取汁去渣，再入粳米煮粥，待粥将熟时，加入白糖稍煮即可。每日 1~2 次，3~5 日为 1 个疗程。▶适用于脾肾虚弱，带下绵绵，腰酸腹痛等症。

肉豆蔻 学名：Myristica fragrans Houtt.

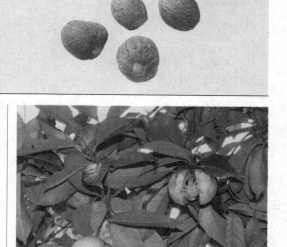

SEMEN MYRISTICAE Roudoukou

【肉豆蔻】

别名：豆蔻，肉果，玉果。

◎《本草纲目》记载肉豆蔻：
"暖脾胃，固大肠。"

【科 属】为肉豆蔻科植物肉豆蔻的干燥种仁。

【地理分布】原产马鲁古群岛，热带地区广泛栽培。我国台湾、云南、广东等地引入栽培。

【采收加工】采摘成熟果实，除去果皮，剥去假种皮，使种仁在45℃环境中慢干，经常翻动，当种仁摇晃有声响时即可。如果高于45℃，脂即溶解，失去香味，质量下降。

【药理作用】小剂量促进胃液分泌及胃肠蠕动，大剂量则抑制；镇静；抗肿瘤；抗炎等。

【化学成分】苷类：肉苁蓉苷 A–F 等；挥发油类：α–蒎烯，肉豆蔻醚，龙脑，丁香酚等；脂肪油类：肉豆蔻甘油酯，油酸甘油酯等；氨基酸类：天门冬氨酸，谷氨酸，丝氨酸等；其他：淀粉，色素，胡萝卜素，雌二醇，果酸，钙、钾、钠等元素。

【性味归经】辛，温。归脾、胃、大肠经。

【功能主治】涩肠止泻，温中行气。用于脾胃虚寒，脘腹胀痛，久泻不止，食少呕吐。

本草药方

◈ 1. 主治：肠结核，脐周阵发性绞痛，腹泻、便秘。

肉豆蔻、诃子、石榴皮各20g，薏苡仁、沙参、山药各30g，百合、六月霜各22g，白扁豆、百部、肉桂、茜草各15g，大蓟、小蓟各10g。加水煎沸15分钟，滤出药液，再加水煎20分钟，去渣，两煎所得药液调兑均匀，分服，每天1剂。

◈ 2. 主治：月经不调，气血两虚。

肉豆蔻炭、党参、黄芪、白术各8g，仙鹤草15g，赤石脂（包煎）、淮山药、补骨脂各12g，远志4g，炙甘草、升麻各2g。煎服法同1。每天1剂。

◈ 3. 主治：小儿消化不良，腹泻。

苍术、白术、泽泻、防风、甘草各3g，陈皮、厚朴、茯苓、猪苓、升麻、肉豆蔻各6g，水煎服，每日2次。

药膳养生

◈ 豆蔻粥

肉豆蔻8g，生姜2片，粳米30g。粳米如常法煮粥，沸后加入捣碎的肉豆蔻细末和生姜，继续煮沸。早晚温服。▶开胃消食，温中行气。对于脘腹隐痛，嗳气，呕吐，泄泻等症有疗效。

◈ 丁香肉蔻奶

肉豆蔻3g，丁香2g。上药一起放入锅内，加水适量，煎30分钟，去渣取汁，兑入熟牛奶150毫升，以白糖少许调味，即可喂服。▶主治小儿夜啼。

◈ 豆蔻饼

肉豆蔻40g，面粉200g，红糖各100g，生姜120g。先把肉豆蔻去壳，然后研为极细粉末，生姜洗净后刮去外皮，捣烂后加入冷开水约300g，后绞取生姜汁；将面粉同肉豆蔻粉末以及红糖，一同用生姜水和匀后，如常法做成小饼约30块，然后放入平底锅内，烙熟即可。每天3次，每次嚼食2小块，直至痊愈。▶温中行气，健脾，消食，止泻。对于小儿脾虚腹泻或受凉后所致的水泻均有疗效。热痢和湿热泻不用。

山茱萸 学名：Cornus officinalis Sieb.er Zucc.

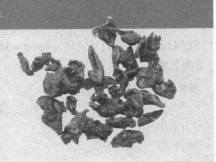

FRUCTUS CORNI　Shanzhuyu

〖山茱萸〗

别名： 山黄肉，枣皮，蜀枣，枣肉，药枣，红枣皮。

◎《本草正》记载山茱萸：

"固阴补精，调经收血。"

【科 属】为山茱萸科植物山茱萸的干燥成熟果肉。

【地理分布】生于海拔 400~1500 米，甚至可达 2100 米的林缘或林中。分布于陕西、甘肃、河南、山西、山东、江苏、安徽、江西、浙江、湖南。四川有引种栽培。

【采收加工】果实呈红色时成熟，分批采摘，加工方法可用水煮；将红色新鲜果置沸水中煮 10~15 分钟，及时捞出浸冷水，趁热挤出种子，将果肉晒干或烘干即成。也可用机械脱粒法，挤出种子后使果肉干燥。

【药理作用】增强心肌收缩力；增强免疫功能；抑制血小板聚集；扩张外周血管，降血压；降血糖；增强抗疲劳及耐缺氧能力；抗炎、抗菌等。

【化学成分】有机酸类：没食子酸，苹果酸，酒石酸等；氨基酸类：天冬氨酸，甘氨酸，谷氨酸等；挥发油类：异-丁基甲醇，α-蒎烯，丁醇等；苷及苷元类：山茱萸苷，脱水莫诺苷元等；其他：酚类，多糖，苷类，鞣质，铁、铝、钙等元素。

【性味归经】酸、涩，微温。归肝、肾经。

【功能主治】补益肝肾，涩精固脱。用于眩晕耳鸣，腰膝酸痛，遗尿尿频，阳痿遗精，崩漏带下，大汗虚脱，内热消渴。

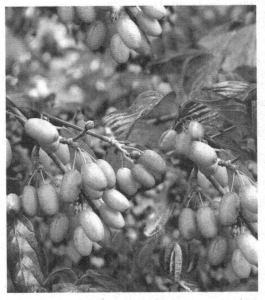

本草药方

◎ **1. 主治：更年期综合症。**

　　山茱萸12g，熟地黄、山药、附片各20g，牡丹皮15g，茯苓、泽泻各10g，肉桂（研末冲服）3g。加水煎沸15分钟，过滤取液，渣再加水煎20分钟，滤过去渣，两次滤液调匀均匀，分服，每天1剂。

◎ **2. 主治：更年期综合症阴虚火旺型，头晕耳鸣，心慌，自汗。**

　　山茱萸肉、茯神、远志、莲子心、牡丹皮、知母、黄柏、石斛、泽泻各6g，山药30g，熟地黄、白术各12g，桔梗4g。煎服法同1。每天1剂。

◎ **3. 主治：更年期综合症脾肾阳虚型。**

　　山茱萸、白术各12g，山药、熟地黄、党参、淫羊藿各30g，仙茅20g，肉桂5g。煎服法同1。每天1剂。

药膳养生

◎ **山茱萸酒**

　　山茱萸40g，65度高粱白酒500毫升。山茱萸洗净，放入白酒内浸泡6天。每次服用10毫升，每天2次。▶补益肝肾，敛汗涩精。适用于肾虚腰痛，遗精，体虚多汗等症。

◎ **山茱萸肉粳米粥**

　　山茱萸肉20g，粳米100g，白糖20g。将山茱萸肉洗净去核，与粳米一起放入砂锅煮粥，熟时加白糖调服。6天为1疗程。▶补肝益肾，涩精敛汗。适用于肝肾不足，头晕目眩，耳鸣腰酸，遗精遗尿，虚汗不止。肾虚带下，小便淋涩的患者忌用。

大刀螂 学名：Paratenodera sinensis Saussure

OOTHECA MANTIDIS　Sangpiaoxiao

【桑螵蛸】

别名： 螳螂蛋，螳螂壳，螳螂子，刀螂子。

◎《玉楸药解》记载桑螵蛸：

"起痿壮阳，回精失溺，温暖肝肾，疏通膀胱。治带浊淋漓，耳痛，喉痹，瘕疝，骨鲠。"

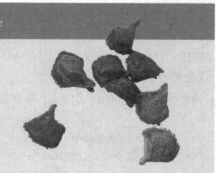

【科 属】 为螳螂科昆虫大刀螂、小刀螂或巨斧螳螂的干燥卵鞘。分别称为"团螵蛸""长螵蛸"及"黑螵蛸"。

【地理分布】 1.**大刀螂** 栖息于草丛及树枝上。全国大部分地区均有分布。2.**小刀螂** 全国大部分地区均有分布。3.**巨斧螳螂** 常活动于农田附近，栖息在瓜架、灌木、桑树或墙壁上。分布于台湾、湖北和广东等地。

【采收加工】 每年秋季至翌年春季在树上采集卵鞘，蒸30~40分钟，以杀死其中虫卵，晒干或烘干，备用。

【药理作用】 敛汗；降血糖；促进消化液分泌；降血脂；抗肿瘤。

【化学成分】 氨基酸类：天冬氨酸，苏氨酸，丝氨酸等；磷脂类：磷脂酰胆碱，磷脂酸；其他：蛋白质，脂肪，粗纤维，柠檬酸钙，色素，铁、钙等元素。

【性味归经】 甘、咸，平。归肝、肾经。

药膳养生

◎ **桑螵蛸粥**

高粱米50g，桑螵蛸10g。桑螵蛸放入纱布袋内，放水中煮几分钟后，取出布袋，洗净的高粱米放入汁内，煮粥。每天1次，持续食用2个月，到病好。▶缩尿益肾，止浊。适用于小儿遗尿。

◎ **桑螵蛸龙骨散**

1.炙桑螵蛸、白龙骨各20g。共为细末。每服6g，空腹盐汤送下，每天2次。▶敛汗涩精，缩尿，益肾固精，止浊。适用于肾阴虚的盗汗，失眠多梦，遗精，妇女白带过多等。

2.桑螵蛸、白龙骨粉各20g，芡实米50g。桑螵蛸焙干研细粉，和白龙骨粉混合均匀，过筛。每次15g，芡实煮粥送服，每天2次。▶敛汗涩精，缩尿，益肾固精，止浊。适用于肾阴虚的盗汗，失梦遗精，妇女白带过多等。

【功能主治】 缩尿，益肾固精，止浊。用于遗精滑精，遗尿尿频，小便白浊。

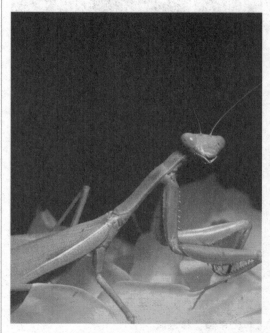

本草药方

◎ **1.主治：尿崩症，尿便增多。**

桑螵蛸、天花粉、葛根各20g，黄芪、牡蛎各28g，陈皮、升麻、五味子、白术、甘草各10g。加水煎沸15分钟，滤出药液，再加水煎20分钟，去渣，两煎药液调兑均匀，分服，每天1剂。

◎ **2.主治：糖尿病，真阴不足，下元不固，遗尿尿频，尿如脂膏，形体消瘦，倦怠乏力，腰膝酸软。**

桑螵蛸、山茱萸、黄柏各12g，天花粉60g，山药40g，黄芪、白术、枸杞各30g，生地黄、熟地黄各20g。煎服法同1。每天1剂。

金樱子 学名：Rosa laevigata Michx.

FRUCTUS ROSAE LAEVIGATAE　Jinyingzi

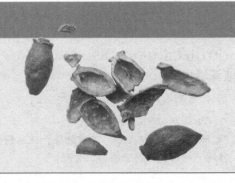

〖金樱子〗

别名：金罂子，山石榴，烟笼果，糖刺果，刺橄榄。

◎《蜀本草》记载金樱子：

"脾泄下痢，止小便利，涩精气……"

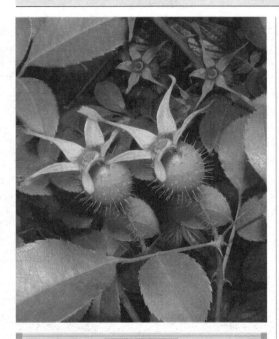

【科　属】为蔷薇科植物金樱子的干燥成熟果实。

【地理分布】生长于海拔100~1600米的向阳山野、田边、溪畔灌木丛中。分布于陕西、河南、江苏、安徽、江西、浙江、台湾、福建、湖南、湖北、海南、广东、四川、广西、贵州、云南等地。

【采收加工】10~11月间，果实红熟的时候采摘，晾晒后放到桶中搅拌，擦去毛刺，再晒到全干。

【药理作用】抗病原微生物；抗动脉粥样硬化等。

【化学成分】有机酸类：柠檬酸，苹果酸，鞣酸等；鞣质类：金樱子A~G等；其他：萜类，树脂，维生素C，淀粉，钾、钙、钠等元素。

【性味归经】酸、甘、涩，平。归肾、膀胱、大肠经。

【功能主治】涩肠止泻，固精缩尿。用于遗尿尿频，遗精滑精，崩漏带下，久泻久痢。

本草药方

◎ **1. 主治：**糖尿病。

金樱子、枸杞子、天花粉、女贞子、知母各25g，生石膏50g，麦门冬、石斛、生地黄各20g，党参15g，五味子10g。加水煎沸15分钟，滤出药液，再加水煎20分钟，去渣，两煎药液调兑均匀，分服，每天1剂。血糖不降加苍术、玄参各15g；尿糖不降加黄芪、山药、萆薢各15g；阴虚加山茱萸15g；心火偏盛加黄连、白薇各10g。

◎ **2. 主治：**周期性麻痹。

金樱子、山茱萸、枸杞子、川续断、生地黄、女贞子、杜仲、芡实、陈皮各15g，桑螵蛸30g。煎服法同1。每天1剂。

◎ **3. 主治：**遗精滑精。

金樱子、萹蓄各30g。煎服法同1。每天1剂。

药膳养生

◎ **金樱子蜜**

金樱子200g，蜂蜜200g。金樱子剖开去核，然后洗净，用水煮2次，合并滤液。浓缩到稀流膏状，加入滤净的蜂蜜，然用煮沸。每服12g，每天2次，温开水冲服。▶补肾益髓，涩肠止泻，固精缩尿。适用于肾气亏虚，梦遗滑精，淋浊，小便不禁，带下，失眠，盗汗等症。

◎ **金樱子粳米粥**

金樱子15g，桑螵蛸12g，粳米100g。将金樱子、桑螵蛸去净灰渣，入砂锅，加水煎取汁，去渣。粳米淘净，加药汁煮成稀粥。▶补肾固涩。适用于肾气虚弱，遗精，滑泄，小便频数或小便失禁等症。

◎ **金樱子炖鲤鱼**

金樱子30g，鲤鱼250g。将鲤鱼留鳞去内脏，与金樱子同加水炖汤，盐、油调味，食鱼饮汤。▶补肾益髓，涩肠止泻，固精缩尿。适用于肾虚遗精。

华东覆盆子 学名：Rubus chingii Hu.

FRUCTUS RUBI Fupenzi

〖覆盆子〗

别名：覆盆，小托盘，牛奶子。

◎《本草衍义》记载覆盆子：
"益肾脏，缩小便。"

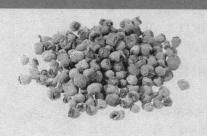

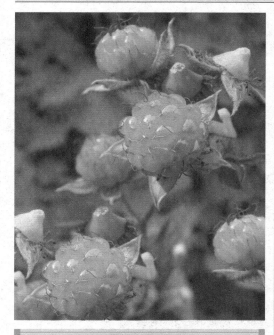

【科 属】为蔷薇科植物华东覆盆子的干燥果实。

【地理分布】生长于低海拔至中海拔地区，在山坡、路边向阳处或阴处灌木丛中常见。分布于安徽、江苏、福建、浙江、江西、广西等地。

【采收加工】6~8月间果实已饱满呈绿色未成熟时采收，将摘下的果实拣净梗、叶，用沸水烫1~2分钟，取出放置烈日下晒干。

【药理作用】抗菌；雌激素样作用等。

【化学成分】有机酸类：枸橼酸，苹果酸，酒石酸；糖类：葡萄糖，果糖；其他：维生素，氨基酸，微量元素等。

【性味归经】甘，酸，温。归肾、膀胱经。

【功能主治】益肾，固精，缩尿。用于小便频数，肾虚遗尿，阳痿早泄，遗精滑精。

药膳养生

◈ **覆盆子炖牛肉**
　　覆盆子30g，牛腩1000克，各种调料，食盐少许。牛腩切后，各物共入锅中，加水没过各物。慢火炖至肉烂。随意吃肉饮汤。▶补虚固精，缩尿止带。对肾虚阳痿，小便清长，遗精，或妇女白带清稀量大，身倦腰酸有效。

◈ **三子酒**
　　覆盆子、楮实子、桑葚子各30g，研为粗末，浸入绍兴黄酒，3天后可用。每饮1小盅，温饮更佳。▶对子宫发育不良及产后体虚乳少有效。

◈ **白果覆盆子煲猪肚**
　　白果（鲜）100g，覆盆子（干）10g，猪肚150g。将白果、覆盆子、猪肚洗净。将白果炒熟去壳，猪肚切成小块。将白果、覆盆子、猪肚放入锅内，加入清水500毫升煮熟即成。▶适用于小儿尿床。

◈ **芡实覆盆子汤**
　　覆盆子20g，芡实50g。先将覆盆子加水煮汁，取汁去渣，加入芡实，放糖少许煮成粥食用。▶收敛补肾。适用于肾虚遗尿的小儿。

◈ 本草药方 ◈

◈ **1. 主治：白带腰痛，肾虚遗尿。**
　　覆盆子90g，菟丝子120g，韭菜子15g。研成细末，炼蜜制成药丸，每丸重8g，每天3次，每次1丸。

◈ **2. 主治：外阴白斑。**
　　覆盆子、地骨皮、麦门冬、牡丹皮、红花各10g，益母草、女贞子、桑寄生、墨旱莲各30g，续断、枸杞子各20g，何首乌15g，菟丝子12g。加水煎沸15分钟，过滤取液，渣再加水煎20分钟，滤过去渣，两次滤液调兑均匀，分早晚两次服，每天1剂。

◈ **3. 主治：服避孕药后引起的闭经。**
　　覆盆子、黄精、熟地黄、菟丝子、淫羊藿、仙茅、紫石英、川续断各12g，党参、当归、香附、何首乌、白术、白芍、枸杞子、川楝子各8g。煎服法同2。每天1剂。

臭 椿 学名：Ailanthus altissima (Mill.) Swingle

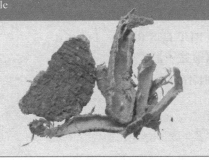

CORTEX AILANTHI　Chunpi

〖椿 皮〗

别名：樗白皮，樗皮，臭椿皮，苦椿。

◎《本草拾遗》记载椿皮：
"主赤白久痢。"

【科 属】为苦木科植物臭椿的干燥根皮或干皮。

【地理分布】主产于江苏、浙江、河北、湖北及天津、北京，以浙江、河北产量大。此外广东、陕西、福建、山西也出产。

【采收加工】春、夏季挖掘根部，去掉粗皮和其中的木心，先切丝，然后晒干。

【药理作用】抗肿瘤；抗真菌等。

【化学成分】内酯类：11- 乙酰臭椿苦内酯，臭椿苦内酯，臭椿辛内酯 C 等；其他：多种有毒生物碱 β– 卡波林衍生物。

【性味归经】苦、涩，寒。归大肠、胃、肝经。

【功能主治】清热燥湿，收涩止带，止血，止

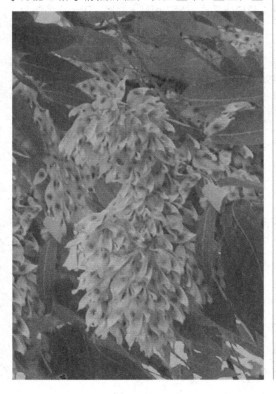

泻。用于赤白带下，久泻久痢，湿热泻痢，便血，崩漏。

本草药方

◎ **1. 主治：大便下血。**

椿根皮、生绿豆芽、生白萝卜各120g。加水煎沸15分钟，滤出药液，温服，每天2剂。

◎ **2. 主治：肠风下血，大便前后都有血。**

椿根白皮30g，红花、当归、灯心草、竹叶、粉甘草各9g，红糖120g，黄酒250毫升。用水一大碗同黄酒、红糖以及各药一起煎成一茶碗，每次饭前1小时温水服用，分早、午、晚3次服完。每天1剂。重症者可连服4剂，轻症者连服两剂，即可痊愈。

◎ **3. 主治：大便下血。**

椿根白皮（蜜炒）75g，艾叶（炒）6g，黄芩（炒）6g。共研细面，每服8g，黄酒送下，每天1次。无论证属虚实，均可奏效。

◎ **4. 主治：血痢及肠风下血。**

椿白皮150g，槐角子200g，明白矾100g，研为末，每日服15g，热水饮调下。

药膳养生

◎ **椿子泡茶**

椿树子仁 30g。开水浸泡，代茶饮用。▶清热解毒利水。适用于小便短赤，尿时痛如刀割。

◎ **椿叶粳米粥**

椿叶50g，粳米100g。先煎椿叶去渣取汁，放入粳米煮粥，空腹食用。▶清热解毒利水。适用于虚肥积年，气上如冲，面肿，以及痢疾，虫症。

◎ **椿根白皮汤**

鲜椿根白皮、蜂蜜各30g。椿根白皮洗净、切碎，加水300毫升，煎取汁150毫升，加白糖或蜂蜜，搅匀微煮。每服30毫升，每天3次。▶清热燥湿，收涩止血，涩肠止泻。适用于湿热带下，尿路感染，细菌性痢疾等。

解毒杀虫燥湿止痒药

【概念】

在中医药理论中凡以解毒疗疮，解毒杀虫，燥湿止痒为主要作用的药物，称为解毒杀虫燥湿止痒药。

【功效】

主要具有杀虫止痒，攻毒疗疮作用。

【药理作用】

中医学科学研究表明，解毒杀虫燥湿止痒药物大都具有杀菌、消炎、抗肿瘤作用。

【适用范围】

解毒杀虫燥湿止痒药物主要适用于某些外科、皮肤科及五官科病证，如疥癣、疮痈疔毒、湿疹、聤耳、梅毒及癌肿、虫蛇咬伤等。

【药物分类】

解毒杀虫燥湿止痒药在中医药方经常使用的种类有雄黄、硫黄、蛇床子、土荆皮、大蒜、木鳖子、蟾酥、樟脑、白矾、蜂房。

雄黄功能主治：解毒杀虫，燥湿祛痰，截疟。用于痈肿疔疮、蛇虫咬伤、虫积腹痛、惊痫、疟疾。

硫黄内服补火助阳，外用解毒杀虫疗疮。外治用于秃疮，疥癣，阴疽恶疮；内服用于阳痿足冷，虚喘冷哮，虚寒便秘。

蛇床子功能主治：燥湿，温肾壮阳，祛风，杀虫。用于阳痿，宫冷，妇人阴痒，湿痹腰痛，寒湿带下。外治外阴湿疹，滴虫性阴道炎。

土荆皮功能主治：止痒，杀虫。用于疥癣瘙痒。

大蒜功能主治：消肿，解毒杀虫，行气消滞，止痢，暖胃健脾。用于疥癣，痈肿疮毒，泄泻，痢疾，顿咳，肺痨，钩虫病，蛲虫病。

木鳖子功能主治：解毒，开窍醒神，止痛。用于痈疽疔疮，咽喉肿痛，腹痛吐泻，中暑神昏。

蟾酥功能主治：攻毒疗疮，散结消肿。用于疮疡肿毒，乳痈，瘰疬，干癣，痔漏，秃疮。

樟脑功能主治：温散止痛，除湿杀虫，开窍辟秽。用于疥癣瘙痒，湿疮溃烂，牙痛，跌打损伤，痧胀腹痛，吐泻神昏。

白矾功能主治：燥湿止痒，外用解毒杀虫；内服止血止泻，祛除风痰。外治用于疥癣，湿疹，聤耳流脓；内服用于久泻不止，崩漏，便血，癫痫发狂。

蜂房功能主治：攻毒，祛风，止痛，杀虫。用于龋齿牙痛，疮疡肿毒，瘰疬，乳痈，鹅掌风，皮肤顽癣等。

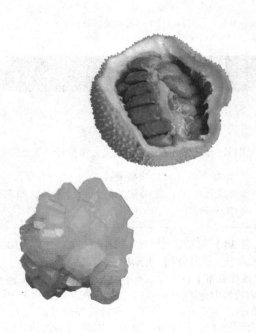

雄 黄　学名：Realgar

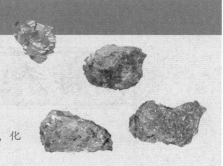

REALGAR　Xionghuang

〖雄 黄〗

【别名】黄金石，石黄，黄石，熏黄，天阳石，鸡冠石。

◎《本草纲目》记载雄黄：

"治疟疾寒热，伏暑泄痢，酒癖成癖，惊痫，头风眩晕，化腹中瘀血，杀劳虫疳虫。"

【科 属】为硫化物类矿物雄黄族雄黄，主含二硫化二砷（As_2S_2）。或由低品位矿石浮选生产的精矿粉。

【地理分布】主产于湖南慈利、石门、思南，贵州郎岱。湖北、云南、甘肃、四川也有出产。

【采收加工】雄黄在矿中质软如泥，见空气后立即变坚硬，一般用竹刀剔取它熟透的部分，除去杂质泥土。

【药理作用】抗菌；抗血吸虫等。

【化学成分】二硫化二砷（As_2S_2），含砷75%，硫24.9%，并夹杂少量砒霜（As_2O_3）；其他：硅、铁、铝等元素。

【性味归经】辛，温，有毒。归肝、大肠经。

【功能主治】解毒杀虫，燥湿祛痰，截疟。用于痈肿疔疮，蛇虫咬伤，虫积腹痛，惊痫，疟疾。

本草药方

◎ 1. 主治：疽。

雄黄6g，轻粉、铅丹各3g，冰片、麝香各1g。研磨成末，撒在膏药上少许，贴患处，每天1次。

◎ 2. 主治：搭手、痈疽、疔疮肿毒，已溃未溃皆可服之。

雄黄、川乌头各5g，蜈蚣15g，全蝎、穿山甲珠、僵蚕、乳香、没药各8g，蟾酥3g，麝香2g。各制成细末，共为水丸，每次服0.3g，每天3次，以温黄酒送服。

◎ 3. 主治：搭手。

雄黄15g，五倍子30g，石灰3g，蛇蜕1条。各焙黄，一同制成粉末，醋调涂，每天4次。

药膳养生

◎ 雄黄朱砂粉

雄黄、朱砂各8g，葛根粉20倍量拌匀，每日服2g。▶解毒，燥湿祛痰，截疟。治小儿诸痛，猪心血调下。

硫 黄　学名：Sulphur

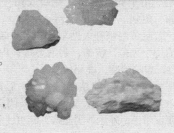

SULFUR　Liuhuang

〖硫 黄〗

【别名】石硫黄，石流黄，黄英，黄硇砂，白硫黄，硫黄花，硫黄粉。

◎《本草纲目》记载硫黄：

"主虚寒久痢，滑泄霍乱，补命门不足，阳气暴绝，阴毒伤寒，小儿慢惊。"

【科 属】为自然元素类矿物硫族自然硫，采挖后，加热熔化，除去杂质；或者用含硫矿物经加工制得。

【地理分布】自然硫主要形成于火山喷发作用，火山硫含少量硒、砷、锌、铊。沉积岩或风化带中的自然硫含黏土、沥青、有机质等机械混入物。台湾的自然硫及山西、新疆、江苏、山东、四川、湖南、贵州等地的自然硫有药用史，以上各地及甘肃、陕西、安徽、广西、河南、湖北、青海、内蒙古、广东、西藏等地都有制品硫产销。

【采收加工】采挖得自然硫后，加热熔化，除去杂质；或用含硫矿经加工制得。

【药理作用】抑制真菌、细菌，杀疥虫；祛痰镇咳；抗炎等。

【化学成分】硫黄主要含有硫，还含钙、铝、砷等元素。

【性味归经】酸，温，有毒。归肾、大肠经。

【功能主治】内服补火助阳，外用解毒杀虫疗疮。

外治用于秃疮、疥癣、阴疽恶疮；内服用于阳痿足冷，虚喘冷哮，虚寒便秘。

本草药方

◎ 1. 主治：胃脘痛。

硫黄30g，绿豆（炒熟）30g。一起研磨为细末。每次冲服2g，每天3次。

◎ 2. 主治：泄泻。

硫黄20g，大红枣（去核，烤干）500g，山药250g，赤石脂150g。共为细末。每次冲服15g，每天3次。

药膳养生

◎ 硫黄茶

硫黄、诃子皮、紫笋茶各8g。硫黄研细，上药调和均匀，加水煎茶。稍微热饮用。每天1剂。▶适用于肾阳不足，泄泻，腹部冷痛，不思饮食，食后饱胀，神疲乏力等。

◎ 硫黄粥

硫黄（为末）1g，白米200g，黄酒适量。先煮米成粥，然后放入硫黄末及酒，搅匀。空腹食用。▶补火助阳。适用于命门火衰，腰酸膝冷，阳痿，腹冷久泻，以及肾气不纳所致的气喘。不可久服。阴虚内热患者及孕妇忌用。

金钱松 学名：Pseudolarix amabilis Gord.

CORTEX PSEUDOLARICIS　Tujingpi

【土荆皮】

别名：土槿皮，荆树皮，金钱松皮。

◎《全国中草药汇编》记载土荆皮：
"主治手足癣、神经性皮炎、湿疹、癞痢头。"

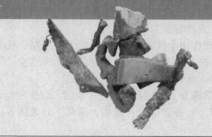

【科　属】为松科植物金钱松的干燥根皮或近根树皮。

【地理分布】主产于浙江、江苏、江西、安徽、福建、湖南等地。

【采收加工】于立夏前后采收近树根皮或根皮，除去杂质，晒干。

【药理作用】抗生育；抗真菌；抗肿瘤；止血等。

【化学成分】萜类：土荆乙酸，土荆甲酸，白桦脂酸，土荆丙酸，土荆苷A–D等；其他：鞣质，挥发油。

【性味归经】辛，温，有毒。归肺、脾经。

【功能主治】止痒，杀虫。用于疥癣瘙痒。

药膳养生

◎ 土荆皮野菊花两用汤

土荆皮、川柏各12g，生百部、野菊花各16g，韭菜20根。水煎喝汤，并以此汤熏洗坐浴，每天1次。▶止痒，杀虫。用于疥癣瘙痒。主治滴虫性阴道炎。

本草药方

◎ 1. 主治：癣疮，皮肤顽癣，浸淫作痒。

土荆皮、苦参子、花椒、樟皮、白及、姜、百部、槟榔、木通各30g，高粱酒750毫升。将各药一起捣碎，装入布袋，用酒浸于净瓶中，5天后开取，去渣备用。用毛笔蘸酒涂患处，每天2次，至愈为度。

◎ 2. 主治：脱发。

土荆皮、地肤子、侧柏叶各15g，皂荚、野菊花各10g。煎汁去渣，温液洗头，2天洗涤1次。

◎ 3. 主治：体、手、足癣。

土荆皮25g，蛇床子、凤仙花、透骨草、大风子仁、花椒、百部各12.5g，当归10g，蝉蜕7.5g，侧柏叶10g，吴茱萸、防风各5g，斑蝥3g。除斑蝥研成细末外，其余均碎成粗粉，相互混合，按流浸膏与浸膏剂之渗滤法，用乙醇与冰醋酸按3：1混合，制成溶剂，将上药粉末在其中浸渍48小时，缓慢渗滤，共收集2000毫升渗滤液，静置取上清液，加入香精适量，搅匀即可。外用涂搽，每天3次。

蛇床 学名：Cnidium monnieri (L.) Cuss.

FRUCTUS CNIDII　Shechuangzi

〖蛇床子〗

别名：蛇米，蛇珠，蛇栗，蛇床仁，蛇床实。

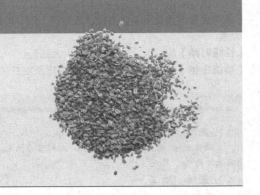

◎《本草纲目》记载蛇床子：

"暖丈夫阳气，助女人阴气，治腰胯酸疼，四肢顽痹，缩小便，去阴汗，湿癣，齿痛，赤白带下，小儿惊痫，仆损瘀血。煎汤浴大风身痒。"

【科 属】为伞形科植物蛇床的干燥成熟果实。

【地理分布】生长于低山坡、路边、田野、河边、沟边、湿地，分布全国。主产于山东、河北、浙江、江苏、四川、内蒙古、陕西、山西也出产。

【采收加工】夏、秋两季果实成熟时采收，摘下果实晒干，或割取地上部分晒干，然后打落果实，筛净或者簸去杂质。

【药理作用】抗真菌、滴虫、病毒；杀精；祛痰平喘；抗心律失常；性激素样作用；抗诱变；局部麻醉；延缓衰老等。

【化学成分】香豆素类：蛇床子素，欧前胡脑，白芷素等；挥发油类：莰烯，蒎烯，异龙脑等；其他：β-谷甾醇，棕榈酸，铜、锰、锌等元素。

【性味归经】辛、苦、温，有小毒。归肾经。

【功能主治】燥湿，温肾壮阳，祛风，杀虫。用于阳痿，宫冷，妇人阴痒，湿痹腰痛，寒湿带下。外治外阴湿疹，滴虫性阴道炎。

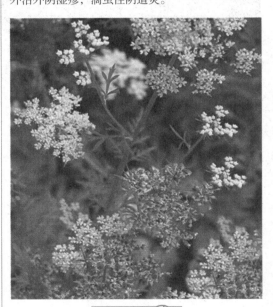

本草药方

◎ **1.主治：阴囊湿疹。**

蛇床子（研末）15g，苦参60g，黄柏（研末）、银花各30g。水煎2遍，去渣兑匀，分2次服，每天1剂。

◎ **2.主治：湿疹。**

蛇床子、苦参、地肤子各60g，百部30g。加水煎汤，外洗患处，分3天洗，1天洗1次，1次洗20分钟。

◎ **3.主治：男性不育症。**

蛇床子、肉苁蓉各20g，淫羊藿30g，巴戟天、红花、穿山甲、王不留行、丹参、枣仁各10g，川芎6g。加水煎沸15分钟，滤出药液，再加水煎20分钟，两煎药液调兑均匀，分服，每天1剂。

心烦失眠，手脚心热加生地黄、何首乌、白芍药各12g；纳差，腹胀，神疲，体倦加党参15g、白术、陈皮各10g；小便频繁，淋沥白浊加公英、野菊花、败酱草、黄柏各15g，去巴戟天、肉苁蓉。

◎ **4.主治：性欲低下，阳痿。**

蛇床子、肉苁蓉、五味子、菟丝子、远志各等份。将药研成粉末，每天睡前空腹服6g，黄酒送服。

药膳养生

◎ **蛇床子茶**

蛇床子100g。碾碎，水煎。代茶多次饮用。

▶燥湿祛风，温肾。适用于高血压病。

◎ **海马蛇床子酒**

蛇床子15g，枸杞子、韭子、菟丝子各10g，海马2对，65度高粱白酒1.5升。将诸药放入白酒中，密封浸泡10天后饮服。每次服30毫升，每晚1次。

▶温肾益气。对于肾虚阳痿，关节冷痛，腰膝酸软等症有疗效。

拔毒化腐生肌药

【概念】

在中医药理论中凡是以拔毒化腐、生肌敛疮为主要作用的药物，称为拔毒化腐生肌药。

【功效】

药味以辛、甘为主，药性有寒热的区分，多有剧毒，但也有平和的药品。具有排脓化腐、拔毒攻毒、敛疮生肌的功效，部分药物尚有收湿、杀虫、止痒以及明目退翳的功效。

【药理作用】

中医学科学研究表明，拔毒化腐生肌药物主要具有杀灭或抑制细菌的作用，还有防腐、保护和促进创口愈合的作用。

【适用范围】

中医药方使用拔毒化腐生肌药物主要用于外科的痈疽疮疡，并且多用于溃后脓出不畅，或者溃后腐肉不去，伤口难以愈合的病证；也可用于疥癣瘙痒、皮肤湿疹等症；部分药物还可用治五官科的目赤肿痛、口疮咽痛、目生翳膜以及耳疮等。

升药功能主治：排脓生肌，拔毒化腐。用于痈疽溃后，脓出不畅，新肉难生，胬肉不去，黄水疮，湿疮，顽癣，梅毒。

砒石功能主治：用于胬肉不脱之恶疮，痔疮，牙疮，疥癣瘙痒，疟疾，寒痰哮喘，痢疾等症。外用攻毒杀虫，蚀疮去腐；内服祛痰平喘，截疟。

铅丹功能主治：外用杀虫止痒，拔毒生肌；内服坠痰镇惊，攻毒截疟。外治用于湿疹瘙痒，疮疡溃烂，疥癣，酒渣鼻，狐臭；内服治疗惊痫癫狂，疟疾。

炉甘石功能主治：收湿止痒敛疮，解毒明目退翳。用于目赤肿痛，翳状胬肉，眼缘赤烂，脓水淋漓，溃疡不敛，湿疮，皮肤瘙痒。

轻粉功能主治：内服祛痰消积，逐水通便；外用杀虫，敛疮，攻毒。内服用于痰涎积滞，水肿鼓胀，二便不利；外治用于疥疮，顽癣，臁疮，梅毒，疮疡，湿疹。

硼砂功能主治：内服清肺化痰，外用清热解毒。用于咽喉肿痛，目赤翳障，口舌生疮，痰热咳嗽。

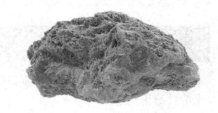

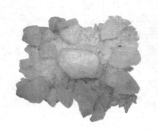

铅丹 学名：Minium

PLUMBUM Qiandan
【铅 丹】

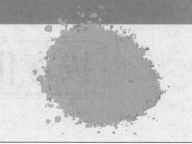

别名：黄丹，真丹，铅华，丹粉，国丹，朱粉。

◎《本草纲目》记载铅丹：

"坠痰杀虫，去怯除忤恶，止痢明目。"

本草药方

◎ **1. 主治：疔。**

　　铅丹、苦地胆、天南星、一见消各8g，蓖麻子仁、黄连藤、鹅不食草、紫花地丁、威灵仙、皂角刺、穿山甲各12g，栀子、连翘各5g，麻油500g。除铅丹外，其他药物均用麻油炸焦，去渣，徐徐加入铅丹，至滴水成珠，制成膏药，贴疔，每天换1次。

◎ **2. 主治：疔。**

　　铅丹、白及、寒水石各20g。一起研成细末，加凡士林50g，涂敷于患处，每天2次。

◎ **3. 主治：疔。**

　　铅丹、枯矾、白芷、炉甘石、赤石脂、松香、冰片各8g。各自制成粉末，一起研磨均匀，加凡士林60g，敷于患处，每天2次。

【科 属】为纯铅经加工炼制的氧化物（Pb_3O_4）。

【地理分布】主产于广东、河南、福建、云南等地。

【采收加工】将纯铅放在铁锅中加热，炒动，利用空气使它氧化。待冷却后，放入石臼中研成粉末。用水漂洗，将粗细粉末分开，漂出细粉。再经氧化24小时，研成细粉过筛即得。生用或炒用。

【药理作用】驱杀寄生虫；杀菌等。

【化学成分】铅丹主含四氧化三铅（Pb_3O_4 或 $2PbO \cdot PbO_2$）。

【性味归经】辛，微寒，有毒。归心、肝经。

【功能主治】外用杀虫止痒，拔毒生肌；内服坠痰镇惊，攻毒截疟。外治用于湿疹瘙痒，疮疡溃烂，疥癣，酒渣鼻，狐臭，内服治疗惊痫癫狂，疟疾。

炉甘石 学名：Calamina

GALAMINA Luganshi
【炉甘石】

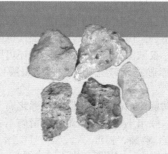

别名：甘石，卢甘石，羊肝石，浮水甘石。

◎《本草纲目》记载炉甘石：

"止血，消肿毒，生肌，明目云翳退赤，收湿除烂。"

【科 属】为碳酸盐类矿物方解石族菱锌矿，主含碳酸锌（$ZnCO_3$）。

【地理分布】主产于广西融水苗族自治县的四项、融安县的葛家塘，都集散在桂林；四川、云南也有出产。

【采收加工】从矿中挖出后，先拣去杂石，后去净泥土。

【药理作用】驱杀寄生虫；杀菌等。

【化学成分】炉甘石主要成分为碳酸锌，还含有少量的氧化镁，氧化钙，氧化锰，氧化铁。煅炉甘

本草药方

◎ **1. 主治：褥疮。**

　　煅炉甘石20g，煅石膏、朱砂各3g，当归、龙骨、冰片各2g。研成细末，撒涂疮上，每天2次。

◎ **2. 主治：肛门及肛门周围瘙痒。**

　　炉甘石粉30g，青黛粉3g。研成细末，外搽于患处，每天2次。

◎ **3. 主治：水痘。**

　　煅赤石脂、煅炉甘石、煅石膏各等份。共研细末，温水调匀，搽敷患处。

石的主要成分为氧化锌。

【性味归经】甘，平。归胃经。

【功能主治】收湿止痒敛疮，解毒明目退翳。用于目赤肿痛，翳状胬肉，眼缘赤烂，脓水淋漓，溃疡不敛，湿疮，皮肤瘙痒。

药膳养生

◎ **消化性溃疡自调方**

海螺蛸（炒）100g，炉甘石（煅）250g，五倍子20g，儿茶、血竭各15g。为粉末状。每次冲服5g，每天3次。▶对胃、十二指肠溃疡有疗效。可以保护溃疡局部，制酸。

硼 砂 学名：Borax

BORAX Pengsha

【硼 砂】

别名： 蓬砂，鹏砂，月石，盆砂。

◎《本草纲目》记载硼砂：

"治上焦痰热，生津液，去口气，消障翳，除噎膈反胃，积块瘀肉，阴癀，骨鲠，恶疮及口齿诸病。"

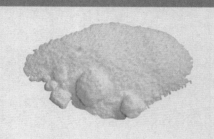

【科 属】为硼酸盐类硼砂族矿物硼砂。

【地理分布】主产于青海柴达木盆地及内蒙古阿拉善西山盐湖、西藏黑河和阿里地区；云南、四川、陕西、新疆也出产。

【采收加工】于8~11月间采挖矿砂，将矿砂溶于沸水中后，用以下方法处理：①倒入缸内，然后在缸上放几条横棍，棍上系数条麻绳，下坠铁钉，垂入缸内，等到硼砂水溶液冷却后，也就是绳上或者缸底有成串的大块结晶析出，取出干燥，即得"月石坠"及"月石块"。②倒入盆中，将硼砂水溶液向四周摆动，停止后就可得盆状的结晶体，即"盆砂"。

【药理作用】防腐；抑菌；抗惊厥等。

【化学成分】硼砂主含四硼酸钠（$Na_2B_4O_7 \cdot 10H_2O$），微量的硅、镁、铁、铜、钙、铝、铅等元素。

【性味归经】甘、咸，凉。归肺、胃经。

【功能主治】内服清肺化痰，外用清热解毒。用于咽喉肿痛，目赤翳障，口舌生疮，痰热咳嗽。

本草药方

◎ **1. 主治：疔毒恶疮。**

硼砂、枯矾各3g，麝香、蟾酥各0.6g，冰片0.3g，火硝、玄明粉各1.5g，朱砂、雄黄各6g，蜈蚣3条。蟾酥用人乳煮化，其余的药研为细末，合均匀为丸，如绿豆般大小。内服用半丸，葱白煎汤送下。其余的半丸用水化开敷患处。重症患者一次可服3丸。服后有腹鸣现象，药则奏效。

◎ **2. 主治：乳头破裂。**

硼砂、白芷、苦参、蒲公英、甘草各8g。加水煎汤，先熏后洗患处，每次18分钟，每天2次。

◎ **3. 主治：乳头破裂。**

硼砂、朱砂、玄明粉、冰片各10g。共研极细末，加蜂蜜30g拌均匀，涂敷于患处，并且用胶布固定。使用药量请参照医嘱。

◎ **4. 主治：牙痛。**

硼砂粉15g，人中白3g，冰片末、青黛末各90g。共研细末，用硬纸筒或胶管吹在痛牙的牙龈上，也可敷于牙龈。

药膳养生

◎ **食管癌自调方**

硼砂3g，茯苓45g，赭石4g，清半夏、石竹根各30g，苏梗、橄榄各18g，枳壳15g，橘红、生姜各9g。水煎2次，早晚分服，每天1剂。▶为食管癌患者延缓病情之用。

◎ **食管癌晚期自调方**

硼砂60g，礞石45g，火硝30g，砌砂、梅冰片、上沉香各9g。上药共研细面，过一百目筛，密贮瓶内备用。用时取约1g含化咽下，不可用开水送服，每30分钟含服1次，直到肿消，痰涎吐尽，饮水能下时，即改为3小时服1次，再服3次即停止。▶用于食管癌晚期滴水难咽者，可减轻症状。切记不可多服常服。

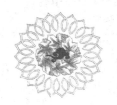